矿物药

真伪图鉴及应用

主编 高天爱 马金安 刘如良

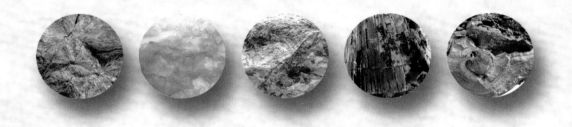

山西出版传媒集团

山西科学技术出版社

贺《矿物药鉴别图鉴及应用》出版

重视中药鉴别

确保用药安全有效

肖培根

二〇一三年

十一月

（肖培根，中国工程院院士，中国医学科学院药用植物研究所名誉所长、研究员，北京中医药大学药学院名誉院长。）

说明：本书原定名为《矿物药鉴别图鉴及应用》，故题字如上，高天爱。

序

　　矿物类药作为中药家族的成员，在几千年中医药发展史中占有重要位置。随着近年来矿物类药使用的增多，社会各界对矿物类药的认识也在不断深化。但用于此类药物鉴别的工具书、参考资料尚不多见，使从业者常常感到困惑。山西省药品检验所原副所长高天爱女士，长期从事中药鉴定工作，在几十年的职业生涯中，收集了大量矿物类药物的真伪标本，近几年在担任国家人事部、国家中医药管理局老中医药专家学术传承人教学之余，笔耕不辍，连续编辑出版了多部中药材鉴定方面的专著。《矿物药真伪图鉴及应用》便是其又一部力作，书中收录了231种矿物药，图片清晰、鉴别特征明显，具有很强的学术价值和使用价值。本书著者数十年积累、历经艰辛，常年奔波在药材产区和各大药市，所录品种均是作者和其学生一一筛选，其执着与专注精神令人钦佩。此书付梓之际，受嘱作序，望作者继续努力，把多年积淀的中药鉴定经验和知识结集与大家分享，不断为丰富中医药宝库做出贡献！

中国中医科学院研究生导师

中国中医研究院首席研究员、

博士生导师

中药研究所原所长

二零一三年十一月

前　言

　　矿物药是中医药的重要组成部分，具有数千年的使用历史，为中华民族的繁衍昌盛发挥了重要作用。早在医学著作《五十二病方》中就记载了雄黄、丹砂、硝石等20种矿物药，现存最早的本草专著《神农本草经》收载矿物药46种。李时珍《本草纲目》收载矿物药223种。中国药典历版均收载有矿物药，现行版正文收载25种，附录收录22种。

　　由于人们对矿物药的认识和用药习惯的不同，矿物药名和矿物名称又不尽一致，历来对矿物药的研究较少，专著不多，即产生了同物异名、同名异物的混乱现象；矿物药因产状、产地不同致使同一种矿物药的组分和化学成分有较大的差异，以致于影响了临床疗效；矿物药单从外观性状鉴别真伪是比较困难的；加之在产地采挖后忽视净制，大多对伴生矿物未清除干净；炮制加工随意性大，不依法炮制，炮制品质量低劣；人为的造假掺假，影响了中医药的信誉；一些本草著作和有关文献过多强调矿物药的毒副作用，导致部分医药人员对矿物药望而生畏，致使一些临床疗效好的矿物药资源未得到充分利用。

　　为了澄清中药材市场矿物药的混乱品种，提高矿物药鉴定水平，开发利用矿物药资源，保证人民用药安全有效，为中药生产、经营、临床使用、检验、管理、教学、科研提供准确的更具有实用价值的参考资料，我们参照历版中国药典、卫生部药品标准、各省市自治区药品标准及炮制规范九十余册，广泛收集中药志、中华本草、中华海洋本草等七十余册专著和三十余种文献杂志，历经近两年时间编写了这部《矿物药真伪图鉴及应用》一书。本书收载矿物药231种，其中166种有标准收载，其余65种多为中华本草和中国藏药等专著收载品种。书中附自拍彩色图片570余幅。内容丰富，图片真实清晰，鉴别特征明确，是一部实用性很强且比较全面的矿物药鉴定工具书。

　　本书在编写过程中得到亚宝药业集团股份有限公司，（山西省）榆社化石博物馆、西藏甘露藏药股份有限公司、青海省藏医院、内蒙古医科大学蒙药博物馆、亳州蜀中药业有限公司、安徽精诚本草中药饮片有限公司、安国市济安堂中药饮片有限公司等单位的大力支持；同时也得到马秀红、梁素娇、李晶、薛培凤、包哈申、李正、刘亚蓉、陈海滨、洛桑多吉、骆桂法、冯枫、廖宝源、徐俊等同志的大力支持与热情协助，在此一并表示诚挚的感谢。由于时间仓促，作者编写水平有限，书中的差错及不足之处，敬请中医药界同仁、读者批评指正。

高天爱

2013年春节于太原

凡　　例

1．本书分总论、各论、附录三部分。总论主要介绍矿物药概况、分类、加工炮制、鉴定依据、取样方法、一般鉴别方法；各论共收载矿物药及其制剂231种，有标准的166种，其余65种多为中华本草和中国藏药等专著收载品种，附彩色图片570余幅；附录部分附医疗用毒性药品管理办法、品种、毒性药品（矿物药）用量表、矿物学名词简释等。

2．各论部分矿物药按其主要化学成分分为十五类：含砷类（8种）、含汞类（22种）、含铅类（8种）、含铜类（20种）、含铁类（25种）、含钙类（28种）、含硅类（38种）、含铝类（9种）、含钠类（18种）、含硫类（5种）、含锌类（2种）、含锡类（3种）、含钾类（3种）、化石类（12种）、其他类（30种）。在各类前加有概述。

3．每种矿物药一般按名称、本草考证、别名、藏药名等少数民族用药名称、原矿物、来源、性状、鉴别、检查、含量测定、化学成分、产状与分布（或制法与产地）、炮制、炮制品性状、药理、毒理、性味与归经、功能与主治、用法与用量、注意、贮藏、附注、参考文献的顺序编写。

4．书中附矿物药彩图，均为作者自行拍摄，因该书篇幅所限，从7000余张图片中选出具有代表性的570余幅，供读者参阅。

5．附录中附了矿物学、岩石学有关名词简释，对鉴定矿物药涉及的有关名词术语作了简介，以利读者对矿物药鉴定术语的理解。

6．本书最后附有中文笔画索引。

7．本书所用的计量单位，均为法定计量单位，以国际通用单位符号表示，如长度单位以cm（厘米）、mm（毫米）表示。

目　录

总　论

各　论

总　论

第一章　绪　论

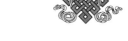

第一节　矿物药概况

　　中药材按其基原可分为植物类药材、动物类药材和矿物类药材三大类。矿物类药材简称矿物药。要了解矿物药，首先要弄清矿物的定义。矿物是由地质作用所形成的天然单质或化合物。它们具有相对固定的化学组成，在一定的物理化学条件范围内稳定，是组成岩石和矿石的基本单元。目前已知的矿物约有3000种，绝大多数是固态无机物，在固态矿物中，绝大部分都属于晶质矿物。此外尚有生物类化石、矿物加工品及纯化学制品。其主要化学成分，均为无机化合物，故又称为无机化合物类药材。

　　中医使用矿物药预防和治疗疾病有着悠久的历史。湖南长沙马王堆西汉墓出土的《五十二病方》可称为我国最早的药物学专著。其中记载矿物药20种，如雄黄、丹砂（朱砂）等。春秋战国时期的《山海经》记载了矿物药64种。《神农本草经》收载矿物药46种。到明朝，李时珍的《本草纲目》收载矿物药已达223种。历代本草收载的矿物药多达370余种。《中华本草》第二卷收载矿物药114种，分为16类。20世纪80年代全国第三次药材资源普查，全国中草药12807种，其中矿物药80种。矿物药多在成方制剂中使用。

　　现今临床较常用的矿物药有40余种，矿物药的数量较植物药和动物药为少。但就医疗价值而言，同样是十分重要的。如石膏为清解气分实热之要药，适用于外感热病、高热烦渴等症；眼科用于明目退翳，外科收湿止痒的炉甘石；外用解毒杀虫的硫黄和雄黄；泻热通便、润燥软坚的芒硝；具有散瘀止痛、续筋接骨之功，视为中医伤科要药之一的自然铜；清心镇惊、安神解毒的朱砂等均为中医临床常用药物，且疗效显著。所以著名中药学专家谢宗万先生说："金石同草木，啖之祛疾。"

一、矿物药研究近况

随着现代科学的发展，边缘科学的相互渗透，近期对矿物药的研究有了新的发展。如品种考证、鉴定、炮制、成分分析与含量测定、药理、毒理与临床等方面研究更深入、广泛。

（一）品种考证研究

本草著作是我国历代传统用药理论与经验总结，考证可使我们了解矿物药历代用药的演变情况。对自然铜、寒水石、紫石英、礜石、矾石、硝石、花蕊石等都有大量的研究报道。如紫石英，历史考证结果认为紫石英的正品应是矿物紫石英（SiO_2），而不是矿物萤石（CaF_2）。

（二）矿物药鉴定和成分分析研究

矿物药鉴别方法报道也不少，如对琥珀、自然铜、紫石英、花蕊石、硼砂、滑石、赭石、磁石、石膏、寒水石、砒石、雄黄与雌黄，有经验鉴别、理化鉴别、显微鉴别等。张建国编写了44种矿物药的理化鉴别检索表。王盛民等编写了矿物类药材性状特征检索表。罗国海把硬度和相对密度作为区分矿物药的重要依据，并列出30种矿物药的硬度、相对密度对照表。

近年来，应用偏光显微镜、热分析法、X射线分析法、光谱分析法、化学分析方法等现代科学技术鉴别和研究矿物药较多。偏光显微镜是研究矿物晶体薄片光学性质的重要手段，依据矿物药在偏光显微镜下所呈现的形态、光学性质和物理常数，即可鉴别矿物药的真伪及炮制前后的变化。如魏东岩对寒水石的光学测试结果证实，寒水石既不是芒硝，也不是石膏，更不是方解石，而是李时珍所说的盐精、盐枕、盐根，即矿物学上的白钠镁矾。李刚用X射线衍射法，对禹余粮进行了定性定量分析，结果表明，禹粮石主要含有赤铁矿、针铁矿、石英和少量黏土矿物，含量因产地而异。热分析方法是用已知的原矿物热分析曲线对比来判断矿物药中矿物组分的种类和量比。利用热分析资料研究矿物药煅制的合理温度以及煅制过程中矿物组分的变化。卢长庆对白矾煅制标准的研究证实，白矾煅制时120℃开始大量失去结晶水，大约在260℃脱水基本完成，300℃则开始分解。因此他认为白矾的煅制温度应控制在180～260℃之间，煅制4小时为宜。发射光谱分析是对矿物药中所含元素的定性和半定量分析方法，为矿物药治病的原理提供了一定的理论依据。它已开始应用于矿物药炮制研究。田进国等编写的《矿物红外光谱图集》收载了矿物药的红外光谱。直接用压片法测定白石脂、滑石粉、砒霜、石膏的红外光谱，具有较好的鉴别效果。对矿物药的鉴定和研究已从宏观的研究发展到微观的研究以及作用原理的探讨。用原子吸收光谱法、发射光谱法对麦饭石、自然铜、紫石英、赭石、磁石、花蕊石、雄黄等进行了全分析和主要微量元素分析。含量测定，多用化学分析法。

《中国药典》2010年版一部正文收载的25种矿物药除自然铜、赤石脂等8种外，其余大青盐、石膏、白矾、玄明粉、芒硝、朱砂、红粉、皂矾、炉甘石、轻粉、钟乳石、硫黄、雄黄、紫石英、磁石、赭石等及九一散制剂均收载了含量测定。

中成药中矿物药成分的定量分析研究较多，尤其是含汞、砷化合物的中成药。如小儿惊风散中的朱砂定量，牛黄解毒丸（片）、牛黄清心丸中雄黄的定量等。

（三）矿物药炮制研究

矿物药炮制方法主要是采用火煅、淬、水飞、重结晶等方法，其目的是减少或除去有害元素及杂质，降低其毒副作用，缓和药性，使其质地疏松有利于粉碎，增加溶解度，提高临床疗效。故现代研究多从炮制方法和具体炮制条件入手，结合其主要成分和微量元素进行检测和探讨。这些炮制方法，多与现代物理学和化学原理相吻合，从而进一步证明了经验炮制方法是有一定科学道理的。

（四）矿物药药理、毒理研究

矿物药与植物药和动物药相比，其药理、毒理研究报道的不多。张大禄等对《中药大辞典》收载的矿物药品种进行统计，有这方面资料报道的品种仅占22%，但这些研究比以前还是有所突破。岳旺等对62种矿物药进行急性毒性LD_{50}（半数致死量）测定，多数矿物药为低毒或微毒，甚至毒性小于食盐。尚发现随着矿物药产地、炮制加工的不同，LD_{50}测定值也存在显著差别。近年来，矿物药的药理作用研究多集中在抗炎、抗肿瘤、镇静等方面。如：云母能提高再生黏膜组织及功能恢复，减轻胃黏膜炎症，最终达到溃疡愈合，具有促进胃黏膜良性增殖的作用，可以逆转萎缩改变，促进腺体再生。滑石有明显减轻关节浮肿的作用；咸秋石具有一定的抗炎、退热作用；砒霜治疗急性早幼粒性白血病取得较好疗效，在恶性白血病治疗中疗效显著，新近研究对大肠癌细胞具有显著抑制生长作用，该抑制作用与诱导细胞凋亡密切相关；雄黄诱导白血病细胞凋亡的效果较好；硇砂提取液在肝癌动物模型治疗上，效果优于无水乙醇；麦饭石不同浓度溶液均有抗突变性；龙骨镇静催眠作用强于磁石；金箔通过刺激周围组织形成假鞘，阻止了来自腱周的粘连，是较理想防粘连材料。以上文献研究较以往研究方向有一定拓宽和延伸，由单纯的药理研究转向作用机制探讨。

（五）矿物药临床研究

矿物药临床研究的报道较多，用于皮肤科、眼科、肛肠科、泌尿科、肿瘤、精神病、儿科、妇科、内科等。

黑龙江哈尔滨医大药业有限公司生产的抗肿瘤药物亚砷酸氯化钠注射液（国药准字H19990191、H 20030347），主要成分为亚砷酸，化学名称三氧化二砷。适用于急性早幼粒细胞性白血病、原发性肝癌晚期。至今尚未发现因亚砷酸氯化钠注射液用药过量引起急性中毒的报道。

二、矿物药研究存在的问题和建议

矿物药的研究虽有较大进展，但仍存在一些问题。

（一）矿物药品种混乱

矿物药与植物药一样存在名实不符，即同名异物和同物异名现象。同名异物：即不同的矿物基原，而叫同一药名，如自然铜矿物基原有黄铁矿、褐铁矿、自然铜、黄铜矿等；禹余粮有褐铁矿、多水高岭土及千枚岩；紫石英有萤石、紫石英；滑石有滑石与高岭土等。同物异名：即同一矿物基原被叫不同药名，如云母既作云母石又作银精石使用；石膏既作石膏又作玄精石使用；褐铁矿既作禹余粮，一些地区又作自然铜、蛇含石使用。以上品种的混乱现象，是历代一直没有解决的问题，不仅影响到临床用药的准确性，而且在药材交流、药品管理上也带来不少困难。近年来在查处中药材伪劣品种中很少提起矿物药，对矿物药混乱现象，药品监督管理部门应引起重视，尽快予以澄清，运用矿物学的基本知识和现代化的科学技术，如X射线衍射、电镜、原子吸收光谱、差热分析、物相分析、红外光谱、核磁共振等现代测试方法，结合药效学研究和临床疗效确定矿物药基原、产地和质量优劣，制定和进一步完善矿物药及其制剂的质量标准。常用矿物药应相对固定产状和主要产区，以保证品种的准确性和稳定性。

（二）矿物药药理、毒理研究

从目前报道的有关矿物药药理、毒理研究资料看，往往忽略了研究所用的矿物基原。因为不同产状和产地、不同的炮制方法、不同的处方配伍，其中有害元素含量差别较大。有些矿物药含有一定的对人体有害的元素，如汞、铅、锑、镉、砷等。这些有害元素在限量内使用得当，可能对人体有益，但关键在于适量。一旦摄入量超过机体排泄能力形成积蓄，最终毒害细胞或脏器。故使用含有有害元素的矿物药时，必须重视体内积蓄和危害。矿物药除含一定对人体有害的元素外，还含有人体必需的生命元素。为保证临床安全有效和发掘矿物药的新用途，需在搞清矿物药基原、产地、炮制的前提下，研究各元素存在形式、价态及其与毒理和功效之间的定量关系，建立微量元素及络合物与病理相沟通的机理模型；确定元素间的协同与拮抗、服用量与疗效、中毒的关系，进一步深入开展矿物药药理、毒理和作用机理的研究，对矿物药今后的应用关系重大。

从矿物结构形态入手，研究探讨其药理作用，按中医理论组方配伍后的变化、对药物成分可溶性的影响及体内药物动力学和在体内吸收、分布、代谢等，结合临床进行药效学研究。

（三）矿物药炮制研究

矿物药的炮制方法主要是煅淬、水飞、重结晶等。实验证明以上炮制方法多与现代物理学和化学原理相吻合，具有一定的科学依据。但目前还普遍存在炮制工艺落后，操作差异较大，缺乏定性定量指标和统一的炮制质量标准等问题。矿物药的炮制方法以及炮制前后化学成分和微量元素的变化报道资料较多，而与矿物药的药理、临床相结合的研究比较少。

（四）矿物药的临床研究

矿物药的临床研究中，和植物药一样，应注明矿物药的基原、产地、炮制方法等有关资料，否则将无法进行对比和进一步推广应用。因为矿物药即使是同一基原，不同的矿物成因、不同的产地、不同的矿床以及矿物结构构造、伴生矿物组分不同，采用不同的炮制方法、不同的炮制条件，还有矿物药的粒度、用药剂量和给药途径不同，都会直接影响临床疗效。矿物药及其制剂与其他药，尤其是与化学药品合用的配伍禁忌也是不可忽视的，影响临床疗效和产生副作用。

（五）矿物药化学成分研究

目前虽对一部分矿物药的主要化学成分和微量元素有了进一步的研究。但是，矿物药的化学成分研究和药效学、临床结合起来进一步寻找其活性成分，从化学成分和微量元素的生化效应及生物物理的角度探索治病机理的研究是十分必要的、有待深入的。纳米矿物药研究可以提高生物利用度、降低毒性，为矿物药的应用开辟新天地。

一些科研人员认为可用纯净的化合物替代天然矿物药。常用矿物药主要成分大多已明确，但在临床上起主要作用的不一定是已知的主要成分，即使是，它也不能完全代替原矿物药。因为微量成分是不可忽视的，微量成分的种类、它们的量比变化、存在形式等是人工合成无法解决的，在矿物药中存在状态是无法模拟的。当前这种观点还缺乏理论基础，不宜倡导。

三、矿物药特点

（一）矿物药的药源丰富

矿物药多来自自然界产出的矿物或天然矿物的加工品。我国地域辽阔，矿产资源丰

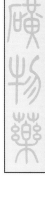

富，是矿物药资源的天然宝库，足以保证矿物药的药材资源和临床用药。

（二）矿物药功能确切，疗效肯定

如石膏，清热泻火，除烦止渴；芒硝、玄明粉，泻热通便，润燥软坚，清火消肿；炉甘石，解毒明目退翳，收湿止痒敛疮；滑石，利尿通淋，清热解暑等，其功效被历代临床所证实，而且疗效迅速。

（三）矿物药加工炮制比较简单

矿物药的产地加工，只需采挖后除去泥沙和杂石，即可进行炮制。炮制中经过净选、煅、淬、水飞或提净几道工序即可药用，简单易行。

（四）矿物药临床应用要重视其毒性和副作用

含汞、铅、砷等矿物药的临床有效剂量和中毒剂量比较接近，安全范围较小，而患者的个体差异比较大。因此，此类药大多外用，内服宜慎。用药时要特别慎重，要注意在规定用药剂量范围内，还应从小剂量开始，控制其用量，不宜长久使用，以免体内积蓄而导致中毒。

1980年我国已正式加入濒危野生动植物国际贸易公约，1987年国务院发布了"国家重点保护野生药材物种名单"。矿物药虽不是活的生物体，但也存在贮藏量的问题，随着用量的增加而逐渐减少。贾敏如建议增加保护的常用矿物中药种类，二级（稀有）的有龙骨、龙齿，三级（渐危）的有信石、雄黄、朱砂、滑石等。

第二节　矿物药分类

矿物药历代本草分类不一，《神农本草经》分为三品，即上品、中品和下品。明朝李时珍《本草纲目》将矿物药分为火部、水部、土部、金石部、石部等。大部分矿物药纳入石部和金石部，也有依中医临床按药物的功能主治分类的，如北齐徐之才的《雷公药对》。毕焕春编著的《矿物中药与临床》将其分为清热药、泻下药、利水渗湿药、涌吐药、安神药、平肝息风药、活血祛瘀药、止血药、理气药、化痰止咳平喘药、助阳药、收敛药、消积药、外用药等14类。随着现代科学的发展，依据矿物药中所含主要成分或含量最多的化合物进行分类。如南京药学院药材学教研组编著的《药材学》、刘友樑编写的《矿物药与丹药》、李焕编写的《矿物药浅说》、赵中杰编著的《矿物药分析》等，将矿物药分为10类：砷类药、汞类药、铅类药、铜类药、铁类药、钙类药、硅类药、硫类药、氯类药和其他矿物药。此外，还有根据矿物药的来源、加工方法及所用原料不同等，将其分类。如李鸿超所编的《中国矿物药》将矿物药分为原矿物药、矿物制品药和矿物药制剂3类。司勤等编写的《中医药用矿物》，按其矿物基原，将常用的49种矿物药分为4类，即矿物类（33种）、岩石类（3种）、化石类（5种）、加工制品类（8种）。本书依据矿物药中所含主要化学成分，结合矿物药基原，将其分为15类。

1. 含砷的矿物药：如雄黄、信石。

2. 含汞的矿物药：如朱砂、轻粉。

3. 含铅的矿物药：如密陀僧、红丹。

4. 含铜的矿物药：如胆矾、铜绿。

5. 含铁的矿物药：如自然铜、赭石。

6. 含钙的矿物药：如石膏、钟乳石。

7. 含硅的矿物药：如滑石、阳起石。

8. 含铝的矿物药：如白矾、赤石脂。

9. 含钠的矿物药：如大青盐、芒硝。

10. 含硫的矿物药：如硫黄、天生磺。

11. 含锌的矿物药：如炉甘石、锌。

12. 含锡的矿物药：如锡、氧化锡。

13. 含钾的矿物药：如硝石、正长石。

14. 化石类矿物药：如琥珀、龙骨。

15. 其他矿物药：如硼砂、金箔。

第三节　矿物药的加工炮制

一、矿物药的采集加工

矿物药的采集，不像植物药和动物药受季节限制，只要找到矿石露头，就可全年开采。开采出的矿石中，选择符合药用要求的矿物，除去泥土杂石等非药用部分，以提高矿物药的质量。如石膏表层往往附着有红棕色及灰黄色矿物杂质，也可能含有有害物质，因此，在产地采集加工时应除去其表面泥土杂质，净选往往可以显著降低有害物质的含量。

药用生物类化石也可以全年采挖，但因其多产自新生代第三、四纪地层中，故往往在冬春大搞农田基本建设、整修土地或因雨水冲刷而露出地面，可随时采挖。采挖时除去泥土杂质，净选后供药用。

二、矿物药的炮制

矿物药的炮制是指将矿物药材通过净制、煅、淬、水飞、提净等操作，制成适应医疗要求的块状或粉状物。

矿物药炮制是我国劳动人民在与疾病做斗争的长期医疗活动中积累和发展起来的一门传统的制药技术，它对中医临床起着重要的作用。矿物药经过炮制，除了可使其易于粉碎、药物得到进一步纯净外，在化学性质上也有相应的改变。煅烧可使含结晶水的矿物失去结晶水，成为无水化合物，还可使许多成分被氧化而产生新的成分，如炉甘石煅制可使原来的主要成分碳酸锌（$ZnCO_3$）变为氧化锌（ZnO）。因此，矿物药用不同的方法炮制，目的就是使矿物药能够发挥最大的疗效。具体归纳为：

1. 降低或消除矿物药的毒性或副作用：如朱砂、雄黄等的炮制是照水飞法，水飞，晾干。水飞法具有净化和减小毒性的作用。水飞过程中可除去悬浮不起的残留物和水溶性杂质。朱砂水飞炮制后可除去有害的物质，如游离汞及可溶性汞盐。雄黄水飞或碱洗后可降低毒性成分三氧化二砷（As_2O_3）的含量。

2. 改变或缓和药性：矿物药各有其寒、热、温、凉、酸、苦、甘、辛的性能，性味偏盛，临床应用会带来一些副作用。太寒会伤阳，太热会伤阴，过苦会伤胃，过甘生湿助满，过咸易助痰湿等。为了适应患者病情和体质等临床需要，则需经炮制以改变其性能。如芒硝，性味咸、苦，寒。归胃、大肠经。其功能为泻热通便、润燥软坚、清火消肿。与萝卜共煮，以萝卜的甘温之性可缓和芒硝的咸寒之性，以缓和泻下作用，还可增加其消导降气功能。石膏生用清热泻火，除烦止渴，用于外感热病、高热烦渴等。经煅制后的熟石膏具收湿、生肌、敛疮、止血的功能，外治溃疡不敛、湿疹瘙痒、水火烫伤、外伤、出血。

3. 增强药物疗效：矿物药大多质地坚硬，经煅制后使其质地疏松，有利于粉碎和煎煮，活性成分易于煎出，可增强疗效。如龙骨、白矾煅制可增强其收涩敛疮、生肌、止血、化腐作用。自然铜煅后可增强散结止痛作用。赭石、磁石等含铁矿物药，煅后醋淬可使亚铁离子增加，有利于吸收，增强补血作用。炉甘石用三黄汤炮制，可增加清热明目退翳、收涩敛疮作用。花蕊石煅制可使$CaCO_3$、$MgCO_3$分解生成CaO、MgO，易于吸收，可增强止血作用。

4. 便于调剂和制剂：矿物药经过炮制，可使其硬度降低，质地疏松，易于粉碎，溶解度可明显增加，有利于有效成分的溶出，便于调剂和制剂。

第四节　矿物药鉴别依据与取样方法

一、矿物药鉴别依据

《药品管理法》第二十三条规定：药品必须符合国家药品标准或者省、自治区、直辖市药品标准。国务院卫生行政部门颁布的《中华人民共和国药典》和"卫生部药品标准"为国家药品标准。药品标准是国家对药品质量及检验方法所做的技术规定，是药品生产、供应、使用、检验和管理部门必须共同遵循的法定依据。

我国药品标准分为国家药品标准及省、自治区、直辖市药品标准，药材分为三级：

（一）《中华人民共和国药典》（简称《中国药典》）

自1950年卫生部成立卫生部药典委员会以来，已颁布了《中华人民共和国药典》1953年版、1963年版、1977年版、1985年版、1990年版、1995年版、2000年版、2005年版及2010年版共九版。

（二）卫生部药品标准

中华人民共和国卫生部药品标准，简称"卫生部药品标准"，是补充同一时期内《中国药典》中尚未收载的品种和内容，亦属国家药品标准。《中华人民共和国卫生部进口药材部颁标准》1974、1977、1979及1986年版，均未收载矿物药。1991年卫生部将第一批中药材部颁标准101种汇编为《中华人民共和国卫生部药品标准》中药材第一册予以颁布。其中收载矿物药无名异、云母石等12种。部标藏药收载矿物药8种，维吾尔药分册收载矿物药3种。国家食品药品监督管理局颁布儿茶等43种进口药材质量标准，未收载矿物药。

（三）省、自治区、直辖市药品标准

简称地方标准，它是各省、自治区、直辖市卫生厅、局根据本地区用药的实际情况和用药习惯制定并颁布的药品标准。如《山西省中药材标准》1987年版，《四川省中药材

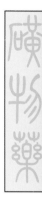

标准》1987年版、1987年版增补本、2010年版，《贵州省中药材标准》1988、2003年版，《广西中药材标准》1990、1996年版，《湖南省中药材标准》1993、2009年版，《藏药标准》1979年版，《北京市中药材标准》1998年版，《广东省中药材标准》第一册、第二册，《湖北省中药材质量标准》2009年版，《内蒙古蒙药材标准》1986年版，《山东省中药材标准》1995、2002年版，《维吾尔药材标准》上册等均收载有矿物药。

中药材资源丰富、品种多，药品标准不可能全部收载。因此，国家组织编著的《中药志》、《中国药用动物志》、《民族药物志》、《中药材手册》、《中药鉴别手册》、《中华本草》、《中华海洋本草》、《中药大辞典》、《全国中草药汇编》、《四川中药志》及各省编写的中草药、中药志，如《山西中草药》、《河北中草药》、《内蒙古中草药》、《湖北中药志》，以及有关专家编写的《中药材品种论述》、《中药材粉末显微鉴定》、《中草药学》、《实用中药材鉴别检索手册》、《中国中药材真伪鉴别图典》、《矿物药与丹药》、《中国矿物药》、《中国矿物药图鉴》、《矿物药》、《矿物药分析》、《有毒中草药大辞典》和有代表性的本草著作，如《神农本草经》、《新修本草》、《本草纲目》、《本草纲目拾遗》等，是对中药材中的矿物药的品种真伪、质量优劣的鉴定必不可少的参考书籍。

二、矿物药的取样方法

矿物药取样法是指选取供检定用的矿物药材样品的方法。取样的代表性直接影响到检定结果的正确性。因此，必须重视取样的每个环节。

取样前应注意矿物药名称、来源、产地、生成环境、清洁程度等，详细记录。

取样，实验样品多属自然取样，即根据经验选取其中的一块。由于矿物组分比例的不同，每块样品之间，甚至于同一块样品的不同部位，检测结果都不相同，因此，样品检测一般很难重现。经过多次或多个样品的测试，得出有一定幅度范围的数据，以供参考。正确的取样方法应是具有代表性的"平均试样"法。对组分分布比较均匀的样品（如金属样、人工合成品），一般可任意取一部分或稍加混合均匀后取其中一部分。对组分分布不均匀、不易粉碎的矿物药，要经过粉碎、过筛、混匀和缩分后，选取样品，使样品达到"平均试样"。样品粉碎的细度不必过细，以避免粉碎过程中的污染，只要所取样品有代表性即可。

特殊样品的处理。有些矿物药不能按上述方法取样，如云母石成片状，很难粉碎，需用剪刀剪碎，再用玛瑙乳钵研碎，取样；有的矿物药含水分较高，如芒硝、大青盐、秋石等，取样时应注意水分含量和包装；有的矿物药粉碎时易被污染，如石英易被铁、锰等污染，粉碎时应注意粉碎器械及药筛制作材料。这些特殊样品需用特殊方法处理。

第二章　矿物药鉴别方法

由于矿物药的成因不同，其化学组成和结晶构造不同，就有各自不同的物理性质和化学性质，这些性质对矿物药鉴别是非常重要的。

 第一节　外表特征鉴定

一、矿物药的性状

矿物药因其生成环境、成分、构造的不同，形状是多种多样的，可分为结晶形状和整体形状。

（一）结晶形状（通常用显微镜观察）

根据不同晶形、晶轴之间的相互关系，分为7个晶系。

1.等轴（立方）晶系：如大青盐、紫石英。

2.四方（正方）晶系：如黄铜矿。

3.六方晶系：如白石英。

4.斜方（正交）晶系：如硫黄、无名异。

5.单斜晶系：如雄黄、芒硝、石膏。

6.三斜晶系：如胆矾。

7.三方（菱形）晶系：如朱砂、白矾。

（二）整体形状（通常用肉眼观察）

天然晶体很少是单个的，常常连成双晶、晶簇、集合体、致密块状等。常见的有以下几种形状：

1. 粒状：如自然铜、硫黄。

2. 致密块状：如玛瑙、玉石。

3. 土状：如炉甘石、赤石脂、无名异。

4. 针状、柱状：如阳起石。

5. 放射状：如无名异、阴起石。

6. 叶片状、鳞片状、片状：如云母石、银精石、金精石、金礞石。

7. 板状：如南寒水石、方解石。

8. 钟乳状：如钟乳石。

9. 结核状：如蛇含石（褐铁矿结核）、赭石（结核状赤铁矿）。

10. 鲕状：如赭石。

11. 连生集合体：如白矾。

12. 双晶状体：如玄精石。

此外还有层状、粉末状、液体状、胶凝状等。

二、矿物药的颜色

矿物颜色一般在新鲜表面观察，颜色的生成是矿物分子对阳光的吸收和反射合成的。有些矿物的名字，是根据它的颜色来命名的。当矿物中含有杂质时，颜色就会改变，可以以颜色辨别矿物药材的真伪优劣。矿物的颜色表里是不一致的。有些矿物药受氧化作用后，表面产生一层薄膜，致使里外颜色不同，这种现象叫锈色。在鉴别矿物药时应砸开观察里面的颜色。矿物药的颜色常见者有：

（一）具金属光泽

1. 灰黑色：如磁石。

2. 钢灰色：如方铅矿（密陀僧的原料）。

3. 铜黄色：如黄铜矿。

4. 金黄色：如金箔。

5. 亮淡黄色：如自然铜（黄铁矿）。

6. 银白色：如银箔、水银、锡。

（二）无金属光泽

1. 黄棕色：如蛇含石。

2. 红棕色：如禹余粮。

3. 暗棕红色：如赭石。

4. 粉红色：如赤石脂。

5. 鲜红色：如朱砂。

6. 橙红色：如红信石、雄黄。

7. 紫色：如紫石英。

8. 深蓝色：如胆矾。

9. 绿色：如紫石英。

10. 柠檬黄色：如雌黄。

11. 黄色：如硫黄。

12. 棕黄色：如金礞石。

13. 褐黄色：如金精石。

14. 近白色：如大青盐、光明盐、白硇砂、石膏、芒硝、玄明粉、白矾、钟乳石、鹅管石、白石英、浮石、云母石、软滑石、滑石、硼砂。

三、矿物药的条痕

矿物药的粉末颜色和矿物药的颜色往往不同。粉末的颜色叫粉色，又叫条痕。看矿物药的条痕时，不必将其砸碎，只要把它在白瓷板或瓷碗底上划一条痕，这条痕的颜色就是该矿物药的粉末颜色。观察矿物药的条痕对鉴别矿物药来说是非常重要的，是更为可靠的方法之一。

1. 蛇含石　　　　　颜色：黄棕或深棕色　　　　　条痕：暗褐色

2. 自然铜（黄铁矿）颜色：亮淡黄色　　　　　　　条痕：绿黑色或棕红色

3. 金　　　　　　　颜色：金黄色　　　　　　　　条痕：浅绿色

4. 雄黄　　　　　　颜色：深红色　　　　　　　　条痕：淡橘红色

5. 紫石英　　　　　颜色：紫色或绿色　　　　　　条痕：白色

6. 磁石　　　　　　颜色：灰黑色或棕褐色　　　　条痕：黑色

7. 赭石　　　　　　颜色：暗棕红色或灰黑色　　　条痕：樱红色或红棕色

8. 玛瑙　　　　　　颜色：白色、灰色、棕色和红棕色最常见　条痕：白色或近白色

9. 禹余粮　　　　　颜色：红棕色、灰棕色或浅棕色　条痕：棕黄色

10. 硫黄　　　　　　颜色：黄色或略呈绿黄色　　　条痕：白色至浅黄色

四、矿物药的透明度

物体容许可见光透过的程度叫透明度。矿物的透明程度和矿物的厚度关系很大，透明矿物厚的时候，可以成半透明、不透明的矿物，如果不透明或半透明矿物薄到一定程度，也可以成半透明或透明状。在矿物学中，一般以1cm厚的矿物的透光程度为准。将矿物的透明度分为3级：

1.透明：如云母石、水晶等。

2.半透明：如胆矾、玛瑙等。

3.不透明：如禹余粮、磁石等。

五、矿物药的光泽

矿物光泽即矿物表面对可见光反射的能力。换句话说就是光线照射到矿物新鲜面上反射出来的光亮程度和特点。在矿物学中，将光泽的强度由强而弱分为4级：

1.金属光泽：如自然铜、磁石等。

2.半金属光泽：如禹余粮、赭石、无名异等。

3.金刚光泽：如朱砂、雄黄、锡石等。

4.玻璃光泽：如白石英、南寒水石、白矾等。

金属矿物具有金属光泽和半金属光泽。非金属矿物一般都表现为非金属光泽。金刚光泽和玻璃光泽统称为非金属光泽。矿物光泽的强弱应以晶面、解理面等平滑表面的反射为准，其他反射表面及某些集合体形态则可引起特殊的光泽。

1.珍珠光泽：如云母石、炉甘石等。

2.油脂光泽：如琥珀、玛瑙等。

3.松脂光泽：如雄黄等。

4.丝绢光泽：如石膏、阳起石等。

5.蜡状光泽：如花蕊石、赤石脂、滑石等。

6.土状光泽：如伏龙肝等。

7.金刚石样光泽：如灵砂（辰砂）等。

按光泽的程度不同，可分为5级：

1.耀光：反光能力极强，能照见物影，如锡石。

2.辉光：如矿物天青石。

3.闪光：如石膏、黄铜矿。

4.微光：如玛瑙。

5.乌光：反光极弱，如伏龙肝。

有的矿物在一定条件下能产生荧光、磷光或摩擦光。

1.荧光：矿物经高能量的短波光线照射后，能吸收其部分能量，并在短暂时间内，以低能量的长波形式所释放出的光即荧光，如紫石英。

2.磷光：具有发光性的物体，在外界激发发光的能量停止作用后，还能保持一段时间继续发光。

3.摩擦光：矿物经强烈摩擦后所产生的一种发光现象，如云母石。

六、手舌对矿物药的感觉

矿物药大多无气味，但可溶于水的矿物口尝有一定味道。如大青盐、光明盐、秋石有咸味；白矾具有涩味；朴硝味凉而微苦咸；胆矾味苦涩；绿矾味酸涩；硼砂味甜微咸；浮石味微咸；白石脂、赤石脂、黄石脂、软滑石、龙骨、龙齿等具有吸湿性，可吸舌。

矿物表面有粗糙软硬的不同，用手摸之，可有滑、柔、糙、凉等不同的感觉。软滑石、无名异手摸有滑腻感并染手；滑石手摸有润滑感；浮石手摸有粗糙感；阳起石手捻碎后呈针束状丝棉，软而有弹性，粘着皮肤则发痒，且不易除去；白石英、玉石一类的矿物药手摸有发凉的感觉，利用此特性可区别某些矿物药。

七、矿物药的解理

解理即晶体或晶粒在外力打击下总是沿一定的结晶方向裂成光滑平面的固有性质。解理也是鉴别矿物药的一种方法。解理依照强弱程度可以分为4级：

1.最完全解理：如云母石、石膏。

2.完全解理：如南寒水石、紫石英。

3.清楚解理：如信石、朱砂。

4.不清楚解理：如白石英、胆矾。

矿物被打碎后，有的破碎成规则的形状，按照解理的方向不同又可分为6种：

1.立方体解理：如大青盐。

2.菱形体解理：如南寒水石。

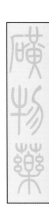

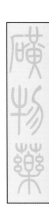

3.八面体解理：如紫石英。

4.斜方十二面解理：如闪锌矿。

5.柱面解理：如朱砂。

6.底面解理：如云母石。

八、矿物药的断口

矿物在外力打击下，不依一定结晶方向破裂而形成断开面，其断口也是鉴别矿物药的一种依据。断口按其形态可分为5种：

1.贝壳状断口：如白石英、白矾。

2.平坦状断口：如赤石脂。

3.不平坦状断口：如无名异、磁石。

4.参差状断口：如自然铜。

5.锯齿状断口：如胆矾。

九、矿物药的硬度

试验矿物硬度可以用擦、磨、打、钻、压等不同方法来测定。一般常用擦、磨方法，即用两种矿物互相擦磨，硬度高的可以刻划硬度低的。矿物学中的硬度多是指摩氏硬度，即矿物与摩氏硬度计相比较的刻划硬度。摩氏硬度计是由10种不同硬度的标准矿物组成，相应地将硬度由低到高分为10级（见表2-1）。

表 2-1　矿物药的硬度分级

硬度	标准矿物名称	药材名称	备注
1	滑石	滑石	
2	石膏	石膏、玄精石	
3	方解石	南寒水石	
4	萤石	紫石英	
5	磷灰石		未作药用
6	长石	长石	
7	石英	白石英	
8	黄玉		未作药用
9	刚玉		未作药用
10	金刚石		未作药用

矿物药鉴定硬度皆在8级以下，当手边没有硬度计时，可用下列标准品来彼此刻划以比较硬度。

表 2-2　标准药物与近似物的硬度比较

硬度级别	1	2	3	3.5	4	5	5.5	6	7
标准药物	滑石	石膏	南寒水石	白矾	紫石英	禹余粮	赭石	磁石	白石英
近似物品	铅心	指甲	硬币	回形针	铁片	玻璃	小刀	瓷块	石英石

十、矿物药的相对密度（比重）

相对密度即物体在空气中的重量与4℃时同体积的水的重量之比。在矿物学中一般将矿物比重粗略地分为3级：比重小的，<2.5，如浮石、芒硝、白硇砂。比重中等的2.5～4，如钟乳石、阳起石。比重大的，>4.0，如炉甘石、赭石、朱砂、自然铜。

第二节　理化鉴定

一、矿物药的磁性

有的矿物药具有磁性，如磁石，它是一种黑色金属矿物。自然界黑色金属矿物很多，为了鉴别磁石，可利用磁石的特性——具有较强的磁性，它的碎块或粉末可被磁铁（吸铁石）吸起来，再结合它的形状、光泽、条痕等特征，可以正确地对它加以鉴定。

二、矿物药烧后的现象

有些矿物放在火上烧时会产生不同的物理现象，借助这些特性可以鉴定矿物药。如金精石（蛭石）碎片置灼热的铁片上，迅速层裂，体积可膨胀18～25倍，渐弯曲，似"水蛭"伸展；金礞石置灼热的铁片上，即层裂或散裂，体积可膨胀2～5倍；而云母石、银精石灼烧无膨胀现象；硼砂燃之易熔融，初则体积膨大酥松如絮状，继则熔化成透明的玻璃球状；信石等含砷的矿物药在火上烧之，会发出一种蒜臭气；烧铜矿时会发出蓝绿色火焰；紫石英（萤石）烧后在暗的地方能看见蓝或绿色的光；硫黄燃烧时易熔融，火焰为蓝色，并有二氧化硫的刺激性臭气等。

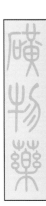

三、矿物药特异臭气

某些矿物可以通过摩擦、打击、燃烧等方法产生特异臭气，以此作为鉴别方法。

1.摩擦臭：如磷灰石摩擦时产生焦皮臭。

2.打击臭：如自然铜打击有硫的臭气，石英打击有臭氧臭，雄黄、信石打击有蒜臭。

3.燃烧臭：如硫黄、天生黄燃烧有二氧化硫臭。

4.水湿臭：如软滑石水湿后有焦臭。

四、矿物药其他物理性质

1.电性：如硫黄摩擦带电，石英加热带电。

2.升华性：如信石、白硇砂具有升华性，而紫硇砂则无。

3.潮解性：如火硝、赤石脂具有潮解性。

4.风化性：如芒硝失去结晶水而成玄明粉。

5.燃烧性：如硫黄、雌黄皆可以燃烧。

6.膨胀性：如金精石、金礞石加热体积可急剧膨胀。

7.脆性：如氟石。

8.延展性：如铜、金。

9.弹性：如云母石。

五、吹管分析

吹管分析是定性测定矿物中主要化学成分的一种方法。它是借助吹管吹动酒精灯的火焰，使火焰的温度升高至1400℃左右，并使氧化焰（外焰）和还原焰（中焰）部分更加明显。然后灼烧矿物，观察矿物在氧化或还原条件下的变化，以及矿物与不同试剂的化学反应，确定某种元素是否存在。吹管分析是比较老的方法，有闭管试验和开管实验、矿物熔点试验、火焰反应、木炭试验、熔球试验等，是鉴别矿物药的一种方法。

六、显微镜鉴定法

借助显微镜，主要是偏光显微镜，来观察研究矿物药的形态、光学性质和物理常数的方法。

利用偏光显微镜的不同偏光组合（单偏光、正交偏光、正交偏光加聚光）及附件（检板等），观察和测定折射率和晶体对称性所表现的光学特征、常数，可用来鉴定和研究晶质矿物药。偏光显微镜鉴定矿物药，是利用薄片和碎屑来进行的。用碎屑时将药材的细小颗粒置于载玻片上，盖好盖玻片，往载玻片和盖玻片之间滴入少量水和浸油，即可观察其光学性质。若用薄片进行鉴定，就需要专门设备磨制薄片。其观测内容和操作要领，可参阅《晶体光学和透明矿物显微镜鉴定手册》。

七、X射线分析方法

X射线分析是研究结晶物质的重要手段之一。对一些矿物药，利用外表特征或偏光显微镜等方法难以鉴别，或炮制后的矿物药已发生物相（成分和／或结构）转化，此时采用X射线分析法可获得十分精确的鉴定结果。因此，用X射线分析法鉴别和研究矿物药有很高的实用价值。中科院贵阳地球化学研究所编辑的《矿物X射线粉晶鉴定手册》可供参考。

八、热分析法

矿物加热过程中，会发生脱水、分解、氧化、重结晶、结晶格架改变、熔化、升华等物理化学变化。热分析法是测量物质在等速变温条件下，其物理性能与温度关系的一种方法。矿物受热后，它的热能、质量、电、磁、光、几何尺寸等，都会相应地随之变化，研究这些变化不仅可以鉴别矿物药，还能提供其性能参数，为矿物药鉴别、炮制和研究提供科学依据。其方法有差热分析、热重分析、热电法、热磁法等。

九、化学分析法

矿物药很少是单元素的，常是几种元素形成的化合物。经过化学分析和仪器分析，可对该矿物药内化学成分进行定性定量分析。因此，化学分析法是鉴别矿物药不可缺少的试验方法。常用的方法有：

1.简单的化学试验　即用化学试剂进行简单的点滴试验，看它有何反应，检出某种成分是否存在，以达到鉴别矿物药的目的。

2.光谱分析　光谱分析法是根据组成物质的原子受激烈激发后直接发出的可见光谱确定其化学成分的方法。它是对矿物药中所含元素的定性和半定量分析的一种方法。光谱分析包括发射光谱法和吸收光谱法，常用的是原子发射光谱分析法。

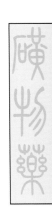

3.极谱分析　在矿物药样品制成的液体中放入汞电极，汞电极达到一定电位后，在一定底液条件下产生催化波，测定其波高与浓度关系，得出元素含量。要测定矿物药中极微量的砷（As），即可使用这一方法。

4.火焰光度法　某些元素被火焰激发后，发射一定波长的光，依据所发射光的强度测定其含量的方法称火焰光度法。常用于测定碱金属（锂、钠、钾、铷、铯、钫）和碱土金属（铍、镁、钙、锶、钡、镭）等元素。

5.化学全分析　对矿物主要化学成分和次要成分进行定量的、系统的分析方法。可分为定性、半定量和定量分析，但通常指定量全分析。一般在光谱分析的基础上，有目的地分析某种成分含量，多使用这种方法。

6.物相分析　又叫化学物相分析或合理分析，是测定矿物药中不同矿物组分或不同类别的矿物组分中某些成分含量的一系列定量分析方法的综合。必须充分研究清楚矿物药的矿物组分、结构构造等，明确要研究哪种有用或有害元素的赋存（寄主）矿物以后，才使用此种分析方法。

除以上介绍的鉴别方法外，还有电子显微镜鉴定法、电子探针分析法等。由于所需设备目前国内尚难推广，这里不再介绍。

在鉴定矿物药时，不是将上述鉴别方法全部使用，有的矿物药只需用一两种方法就可以鉴别出来，有的却需用几种方法综合起来才能鉴定真伪，所以要根据不同的矿物药选择不同的鉴别方法。

另外需要说明的是，矿物药中主要化学成分或微量成分，因受放射性污染，可能含有放射性同位素，为避免辐射对人体造成危害，应对常用矿物药进行放射性检测。开发和利用当地矿物药品种时，应先测试该地区土壤、岩石、地下水及地表水的辐射量背景，在确保无放射性危害的前提下，才可以开发利用。

各 论

第三章 含砷的矿物药

正常人体的砷含量受生活环境、饮食习惯的影响等差异很大，一般人体共含砷14～21mg。砷与角蛋白有特殊亲和力，故毛发中含砷量最高。人体内的砷主要通过肝脏和肾脏由胆汁及尿中排出。

砷是人体非必需元素，但有人认为砷是人体一种正常成分。砷分布广泛，食物和饮水中都含有微量砷，正常饮食的人可食入0.02mg以下。用砷过量主要表现为砷中毒，$As^{3+}>As^{5+}$。单质砷不溶于水，故无毒性。三氧化二砷（As_2O_3）水溶性最高，毒性最强。人口服三氧化二砷5～15mg可致中毒，服60～200mg即可致死。但雄黄（As_2S_2）和雌黄（As_2S_3）水溶性低，毒性较小。砷及其化合物对酶蛋白的巯基具有特殊的亲和力，使酶失活而影响细胞的正常代谢，导致细胞死亡。近年来有人认为适量的砷可能有一定的生血刺激作用，刺激细胞的生长繁殖，但由于发现砷有致癌作用，因此有人主张慎用砷剂。

含砷的矿物药主要有：雄黄、雌黄、礜石、信石、砒霜等。雄黄应用较多。

含砷的矿物药在我国战国时代以前就已开始应用于灭鼠。《神农本草经》对雌黄、雄黄二药记载有治恶疮，头秃，痂疥，杀毒虫虱，身痒邪气诸毒和治寒热，鼠瘘，疽痔，死肌之效用。另外对砷类矿物药的炼制和临床历代医药文献也有不少记载，特别是炼制含砷的丹药早在唐代已盛行。

药理

1.砷为一种原生质毒，有杀灭活体细胞（使其崩坏）的作用，对恶性肿疡、梅毒性象皮肿的新生物也有同样的作用。

2.内服吸收少量，可使同化作用加强，促进蛋白质合成，脂肪组织增厚，皮肤营养改善，加速骨骼成长，使骨髓造血机能活跃，促使红细胞和血色素新生。

3.有直接杀灭细菌、原虫、螺旋体的作用。

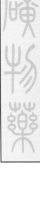

4. 能抑制白细胞过多增生。

5. 对小鼠肉瘤S-180有抑制作用。

毒理

1. 砷为原生质毒，是一种全身原浆中毒剂，与含巯基酶结合，影响酶的活性，从而严重干扰细胞代谢，引起血管、肝、肾、大脑、神经、胃肠等组织器官的损害。对人体的肝、肾、毛细血管的损害尤为显著。中毒可引起肝、肾脂肪变性，而出现黄疸、水肿等症；砷化氢尚有溶血作用，可致溶血性贫血。

2. 砷急性中毒。给动物静脉注射砷制剂，则引起血压显著下降，主要由于少数动脉及毛细血管的末梢麻痹所引起，甚则出现心力衰竭。肠壁血管对砒最敏感，因此可引起肠壁营养障碍，浆液渗出，细胞变性。

3. 慢性中毒或亚急性中毒。动物之毛细血管呈类似急性中毒时的症状，内脏器官变性、末梢神经炎、皮肤黏膜营养障碍、毛发脱落、鼻炎、鼻衄、结膜炎等，重者可致剥脱性皮炎、疲乏、头晕、共济失调、肝大、黄疸、消瘦、贫血等。

4. 砷中毒会突然发生急性胃肠炎，口有金属味，咽部有灼热感，口渴，全身剧痛，剧烈的恶心、呕吐、腹泻，泻出大量血性或黏液性水样粪便。并可导致脱水及循环衰竭、尿少、腓肠肌痉挛、昏迷等。可在1～2日死亡。

5. 砷中毒可引起缺氧，缺氧到一定程度（用量超过一定量时）则引起显著的组织崩坏、变性、脂肪化而产生酸中毒，合成能力消失，并可明显引起所有脏器机能麻痹。

6. 砷对昆虫和低等动物具有强大毒性作用。

中毒原因

含砷的矿物药中所含砷既是有效成分，又是有毒成分。雄黄、雌黄、砒石、信石毒性主要决定于三氧化二砷含量。因此必须对砷类矿物药进行分析，控制三氧化二砷含量，并控制其用药剂量。

含砷的矿物药中毒多因误服、过量服用、长期服用，或因他杀而致中毒。砷中毒剂量，由于个体对砷的耐受性不同，故中毒程度亦有差异。一般认为，成人中毒量为10mg（敏感者1mg即可中毒），致死量为0.1～0.2g。

急救处理

1. 排出毒物　洗胃，之后服新沉淀的氢氧化铁30ml。该药可与三氧化二砷结合，生成不溶性的砷酸铁，阻止砷被吸收。

2. 解毒药物

(1) 二巯基丙磺酸钠（Unithol），是目前治疗砷中毒效果较好的药物。

（2）二巯基丁二酸钠（Na-DMS）。

（3）二巯基丙醇（BAL）。

（4）用绿豆煎水服，或用防风120g煎水，或用小蓟根捣汁服，或用防风、大青叶、甘草、绿豆煎汤服。

也可用明矾3g，大黄24g，甘草15g，水煎冷服。

防己煎浓汁服解雄黄毒。

雄黄[1]

【本草考证】本品为较常用中药，始载于《神农本草经》，名为黄金石，列为中品。吴普谓："雄黄生山之阳，是丹之雄，所以名雄黄也。"苏恭谓："宕昌、武都者为佳，块方数寸，明彻如鸡冠，或以为枕，服之辟恶。其青黑坚者，不入药用。"李时珍谓："武都水窟雄黄，北人以充丹砂，但研细色带黄耳。"[2]

【别名】黄金石、黄食石《神农本草经》，石黄《唐本草》，天阳石，鸡冠石《石药尔雅》，黄石《本草品汇精要》，飞雄黄、腰黄、明雄黄、雄黄精[21]，熏黄[3]《新修本草》，砒黄[23]。

【藏药名】东瑞《四部医典》，董茪《藏药标准》，玛那西拉、玛尼察、玛尔保质丹，门西、玛乃石察、么布尺点《晶珠本草》[24]。

【蒙药名】额热—阿拉坦—呼胡尔《无误蒙药鉴》，东瑞《认药白晶鉴》[25]，阿勒坦一呼呼日、巴拉[6]，阿拉坦—呼呼日《内蒙古蒙药材标准》。

【维吾尔药名】再尔尼合《注医典》，咱而尼黑《回回药方三十六卷》，艾再尔尼胡里 艾斯排尔、再尔尼合 再尔地、艾日塔里《明净词典》[26]。

【苗药名】雄防（贵州东南），雄黄（贵州松桃），黄金石、石黄、砒黄[23]。

【傣药名】亨勒《西双版纳傣药志》[27]。

【原矿物】雄黄族雄黄，又称"鸡冠石"。

【来源】本品为硫化物类矿物雄黄族雄黄，主含二硫化二砷（As_2S_2）。采挖后，除去杂质，或是由低品位矿石浮选生产的精矿粉。

【性状】本品为块状或粒状集合体，呈不规则块状。深红色或橙红色。条痕淡橘红色，晶面有金刚石样光泽。质脆，易碎，断面具树脂样光泽。微有特异的臭气，味淡。精矿粉为粉末状或粉末集合体，橙黄色至橙红色。质松脆，手捏即成粉，无光泽。

硬度　1.5～2.0。

相对密度　3.4～3.6。

熔点 307～308℃。

块大颜色鲜艳，色红半透明，有光泽者习称"明雄"或"雄黄精"。

以色红、块大、质松脆、有光泽、无泥沙杂石者为佳。

【鉴别】1. 本品粉末黄色、橙红色或深红色。可见不规则碎片或团块，呈金黄色至橙黄色，有光泽，边缘颜色稍暗；细小颗粒色暗，半透明或不透明[4]。

2. 不溶于水及盐酸，可溶于硝酸，溶液呈黄色；溶于氢氧化钠溶液，呈棕色[24]。

3. 本品燃之易熔融成红紫色液体，并产生黄白色烟，有强烈的蒜臭气；冷却后熔融物凝成红紫色固体，质纯者凝成橘红色固体[24]。

4. 取样品少许于闭口管中加热，熔化为暗红色液体，并生成红色升华物于管壁上凝积，最后留下残渣。残渣愈多，雄黄质愈次。

5. 取本品粉末10mg，加水润湿后，加氯酸钾饱和的硝酸溶液2ml，溶解后，加氯化钡试液，生成大量的白色沉淀。放置后，倾出上层酸液，再加水2ml，振摇，沉淀不溶解。

6. 取本品粉末0.2g，置坩埚内，加热熔融，产生白色或黄白色火焰，伴有白色浓烟。取玻片覆盖后，有白色冷凝物，刮取少量，置试管内加水煮沸使溶解，必要时滤过，溶液加硫化氢试液数滴，即显黄色，加稀盐酸后生成黄色絮状沉淀，再加碳酸铵试液，沉淀复溶解[1,7]。

7. X-射线粉末衍射指纹图谱（i）α-雄黄5个特征衍射峰的2θ值/°分别为（1）14.707

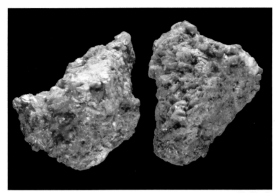

雄黄矿

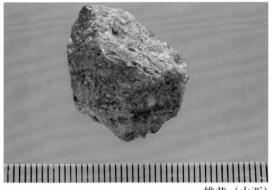

雄黄（山西）

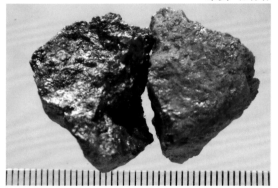

雄黄（安国药市）

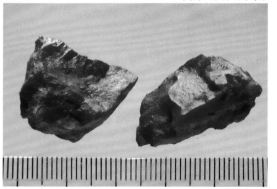

雄黄（亳州药市）

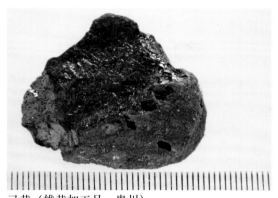

刁黄（雄黄加工品，贵州）

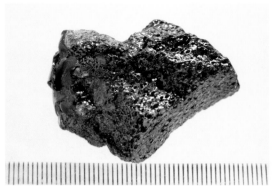

烧黄（雄黄加工品）

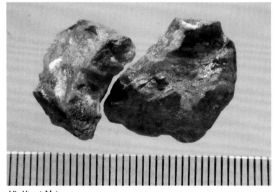

雄黄（伪）

（2）15.451（3）16.441（4）29.297（5）30.544，（ii）β-雄黄5个特征衍射峰的2θ值/°分别为（1）15.415（2）17.803（3）22.660（4）29.820（5）31.140。供试品图谱中应有与对照图谱（i）或（ii）一致的5个特征衍射峰，并与上（i）或（ii）所列之数值的偏差（Δ2θ）均应小于±0.2°[4]。

【检查】三氧化二砷　取本品适量，研细，精密称取0.94g，加稀盐酸20ml，不断搅拌30分钟，滤过，残渣用稀盐酸洗涤2次，每次10ml，搅拌10分钟。洗液与滤液合并，置500ml量瓶中，加水至刻度，摇匀，精密量取10ml，置100ml量瓶中，加水至刻度，摇匀，精密量取2ml，加盐酸5ml与水21ml，照砷盐检查法（中国药典2010年版一部附录Ⅸ　F　50页第一法）检查，所显砷斑颜色不得深于标准砷斑。

【含量测定】取本品粉末约0.1g，精密称定，置锥形瓶中，加硫酸钾1g、硫酸铵2g与硫酸8ml，用直火加热至溶液澄明，放冷，缓缓加水50ml，加热微沸3～5分钟，放冷，加酚酞指示液2滴，用氢氧化钠溶液（40→100）中和至显微红色，放冷，用（0.25mol/L）硫酸溶液中和至褪色，加碳酸氢钠5g，摇匀后，用碘滴定液（0.05mol/L）滴定，至近终点时，加淀粉指示液2ml，滴定至显紫蓝色。每1ml碘滴定液（0.05mol/L）相当于5.348mg的二硫化二砷（As_2S_2）。

本品含砷量以二硫化二砷（As_2S_2）计，不得少于90.0%。

【化学成分】主含二硫化二砷（As_2S_2），含砷约75%，硫24.9%，及少量其他重金属盐、硅、铁、铝、钙、镁、钡、锑及微量的锰、钛、铅、铋、铜等[7]。此外尚含三氧化二砷（As_2O_3）。

【产状与分布】产于低温热液矿脉中。产于温泉中者是由含砷物质升华凝结而成。

次生的见于煤矿和褐铁矿矿床中，是由有机物质腐烂所生之硫化氢与含砷溶液作用而生成。雄黄从不在地面出现，因为它受光线作用后，即被破坏，并局部地变为雌黄[3]。有时含砷物质因火山的升华或在温泉中堆积而成，常与雌黄、辉锑矿等共生，有时也在黏土中。主产于湖南、云南、贵州、陕西、湖北、甘肃、四川等地。

【炮制】1.雄黄粉　取雄黄照水飞法(中国药典2010年版一部附录21页)水飞，晾干。

2.取净雄黄加1%的盐水适量共研细，再加多量盐水，搅拌，倾取混悬液，下沉部分再按上法反复操作数次，除去杂质，合并混悬液，分取沉淀，干燥，研细备用[25]。

3.取净雄黄500g，粉碎成青稞粒大小，用纱布包扎，装入盛有山羊奶的无锈容器中，放入拇指大小山羊肝或山羊肉100g，加热煮沸，至奶液蒸发去一半时，捞出纱布包，倒去奶液和肉块（有毒，埋入地下），打开纱布包，将药物置容器中，用清水冲洗至无臭味，晾干即得[5]。

【炮制品性状】雄黄粉呈极细腻的粉末，橙红色或橙黄色。质重，触之易染手。具特异的臭气而刺鼻[22]。

取粉末适量，照上述三氧化二砷检查项下的方法检查，应符合规定。

【药理】1.抑菌作用　对金黄色葡萄球菌、变形杆菌、绿脓杆菌均有杀菌作用；对人型、牛型结核杆菌，耻垢杆菌及常见致病性皮肤真菌均有抑制作用；浓度为2%时能杀死10^{-5}大肠杆菌，且灭菌作用较同浓度黄连水溶液为强，对三种成药检验表明，加入雄黄后对杂菌的抑菌率平均达61.2%，对真菌抑制力达28%[9]。

2.抗癌作用　雄黄对小鼠肉瘤S-180有抑制作用。可用于皮肤癌、宫颈癌、唇癌、阴茎癌、乳腺癌等。对人体子宫癌细胞培养株系有抑制作用，抑制率在90%以上[25]。

3.抗血吸虫作用　感染日本血吸虫尾蚴的小鼠，给雄黄等合剂后，成虫减少率达75.27%，动物无虫率达14.29%，无雌虫率达42.86%[24]。

4.对白血病细胞的作用　雄黄诱导NB₄细胞和HL-60细胞凋亡[26]。

【毒理】雄黄西黄芪胶混悬液给小鼠灌胃的LD_{50}为3.207g/kg，灌胃后可立即死亡，肝、肺充血[10]。

【性味与归经】辛，温；有毒。归肝、大肠经[1]。苦，辛，热[5]。

【功能与主治】解毒杀虫，燥湿祛痰，截疟。用于痈肿疔疮，蛇虫咬伤，虫积腹痛，惊痫，疟疾[1]。

祛腐、排脓、消肿。用于疠疫，创伤化肿，淋巴结肿大，白喉等[5]。

【用法与用量】0.05~0.1g，入丸散用；外用适量，熏涂患处。

【注意】1.内服宜慎，不可多服久用；孕妇禁用[1]；阴虚亏虚者忌服[28]；年迈体弱者慎服[25]；外用也不可大面积涂搽或长期持续使用[29]。

2.雄黄遇热易分解产生三氧化二砷，故不作汤剂，切忌火煅[7, 22]。

3.本品系毒性中药，应遵照《医疗用毒性药品管理办法》的有关规定执行。

【贮藏】置阴凉干燥处，密闭。

【附注】1.雄黄中有含砷的氧化物——三氧化二砷，使用易引起中毒，故在使用前，必须按药典标准方法对三氧化二砷含量进行检查，合格后，方可药用；雄黄遇热易产生三氧化二砷，用水飞法炮制雄黄时，最后只能晾干，不可用火烘烤；民间用雄黄煎炒食品，如猪肝、鸡蛋等，是极不安全的[7]。

2.雄黄在商品中常分为雄黄、明雄、刁雄等规格[3]。

（1）雄黄又分块状、粒状及粉末状三种规格。块状者又名苏雄黄，药用主要为此种规格。粉末状者又名苏尖。

（2）明雄又名腰黄、雄黄精。系选自雄黄中熟透者，多呈块状，颜色鲜红，半透明，有光泽如琥珀坠，质松脆，质量佳。可随身佩带作装饰品者为雄精，又称"腰黄"或明雄，但产量甚少。销全国大城市，并出口。

（3）刁雄为雄黄的提炼加工品。无石性，呈大小不等的块状，色紫红，无光泽或微有肥皂样光泽；质较坚硬，砸碎之，断面树脂状，不呈结晶体，常有细孔状砂眼；微有特异的臭气。主产于贵州、四川一带，其成分二硫化二砷（As_2S_2）低于雄黄，因经过火烧结构发生变化[11]。专销国外，疗效与雄黄同。

3.贵州88[12]收载的雄黄分明雄黄与烧雄黄。明雄黄即药典收载雄黄，烧雄黄系将含二硫化二砷的矿石（含量较低）加热熔融除去杂质，冷凝而得。习称"烧雄黄"，又称"烧黄"。烧雄黄：晶面细小，色紫红，断面胶质状，树脂样光泽较弱。条痕黄色。一部分断面有细孔眼。微有硫黄气味。二硫化二砷含量较低[8]。在制备烧雄黄时，含杂质较多的"锅底"，称为"雌黄"，作火药用。

明雄黄、烧雄黄、炼制雌黄的区别见表3-1[12]。

表 3-1 明雄黄、烧雄黄、炼制雌黄的区别

项目	明雄黄	烧雄黄	炼制雌黄
来源	天然矿物雄黄族雄黄（As_2S_2含量高）	天然矿石烧制而成（As_2S_2含量低）	炼制烧黄剩余锅底
外观色泽	深红色或橙红色	深红色或橙红色	黑棕色
粉末色泽	橙红色	橙红色	橙红色
置坩埚中加热	冒持久的黄烟	冒持久的黄烟	冒白烟
用途	药用	药用	作火药原料

4. 雄黄暴露日久，受光和空气的作用，可局部变为雌黄。

5. 以DDC-Ag比色法测定雄黄及不同炮制品As_2O_3含量，结果表明：净选可显著降低雄黄中As_2O_3含量。干研法不能减少其As_2O_3含量，水飞法降低雄黄中As_2O_3含量的效果与水温及用水量有规律性关系。中国药典2000年版一部雄黄炮制项下删去原来"研成极细粉"的方法，仅保留"照水飞法水飞，晾干"的炮制方法，水飞法炮制雄黄是有科学依据的[13]。

6. 雄黄的主成分As_2S_2毒性很小，但夹杂的As_2O_3是剧毒性化合物，致死量0.1～0.2g。炮制方法中以醋制法和水洗法比较理想，其降低As_2O_3的幅度与急性毒性实验结果基本吻合[14]。

7. 采用$Ar-H_2$和$Air-C_2H_2$火焰原子吸收分光光度法分别测定两种雄黄样品As和12种微量元素。雄黄中除主含As外，还存在Ca、Mg、Fe、Pb、Ni、Cd、Zn、Mn、Sr、Cu、Cr、Co等元素，其中Fe、Ca、Mg、Pb含量较高。品质较优的样品As_2S_2含量较高，As_2O_3的含量较低，其他微量元素如Fe、Ca、Mg、Pb、Ni、Cd、Sr、Mn、Cu含量也高[15]。

8. 湖南雄黄矿是我国目前最大的中药雄黄生产厂矿，以产优质雄黄闻名。高品位雄黄矿石（含As_2S_2纯度在90％以上）资源日渐枯竭，而夹杂岩石的大量低品位雄黄矿石(纯度在15％～30％)却未被利用。为此采用浮选工艺，将低品位矿石浮选成一种粉末状雄黄，称之为雄黄精矿粉，《中国药典》1990年版一部在雄黄来源项下已记载。经检验，精矿粉色泽稍差，含水量偏高，二硫化二砷百分含量偏低，含游离砷超标，但若经50℃烘干或经自来水冲洗后则可达标。提示：雄黄精矿粉经水飞法炮制加工后，其游离砷即可符合规定[16]。中国药典2005年版以后雄黄来源项下删去"或由低品位矿石浮选生产的精矿粉"内容。但在【性状】项下仍保留"精矿粉"的性状特征。注意辨别。

9. 有将铅丹作雄黄粉末服用中毒的情况，应注意区分。火试法，铅丹燃之不熔，无火焰及冒烟现象，无臭。以此可与雄黄鉴别[17]。

10. 章丹、红粉、雄黄外观性状相似，易混淆，鉴别见表3-2[18]。

11. 雄黄中夹杂的剧毒性化合物As_2O_3可与稀盐酸作用生成$AsCl_3$，略溶于水生成亚砷酸，可被洗除。实验表明，雄黄经3次酸洗、5次水洗后，As_2O_3，可基本除净[19]。

12. 采用不同浓度、不同比例、不同碱洗次数对不同粒度的雄黄进行炮制，分析炮制后雄黄中As_2O_3的含量，结果表明，可溶性As_2O_3的含量明显降低，低于《中国药典》限量规定。碱洗和酸洗雄黄的失重一致。除As_2O_3的效果：碱洗法＞酸洗法＞干研法[20]。

13. 采用DDC-Ag法对中药雄黄样品中的As_2O_3含量进行测定和比较，结果表明，13个样品中有6个As_2O_3含量明显高于1990年版《中国药典》的限量规定，其中1个样品竟高达

表 3-2 章丹、红粉、雄黄比较

		章丹	红粉	雄黄
性状	色泽	橙红色粉末	不规则块状，橙红色	同红粉
	手感	光滑、细腻	粗糙	粗糙
理化鉴别	溶于3%HNO_3溶液	迅速溶解，溶液呈粉红色，放置后色加深	溶解较缓，溶解后无色透明	溶解后溶液呈黄色
	上述溶液加0.5mlH_2SO_4加热	产生白色沉淀	——	——
	上述沉淀加10%醋酸铵加热	溶解	——	——
显微鉴别		呈砂样颗粒状或相聚成群，橙红色，不透明	呈不规则块片状，橙黄色，不透明	呈众多大小不等晶体，橙黄色，微透明或不透明，略显棱角，有些小晶体结成团块状

限量的5.01倍。主要是药材的来源复杂及生产加工条件的差异所致，可能是影响用药安全的直接原因[19]。

14.有些地区在端午节常有饮用雄黄酒的习惯，要小心中毒。

15.体内代谢 含雄黄的复方制剂中，As_2O_3的体内吸收与分布进行实验研究，发现经阴道给药的家兔，As_2O_3在各脏器中主要分布在肝和脾脏，其吸收量，一只家兔连续7天给药后，As_2O_3在肝中的蓄积量为0.632mg[8]。

参考文献

[1]国家药典委员会.中华人民共和国药典.2010年版一部.北京:中国医药科技出版社,2010,316.

[2]李时珍.本草纲目(校点本上册).北京:人民卫生出版社,1985,534.

[3]中国医学科学院药用植物研究所,中国协和医科大学,等.中药志:第六册.北京:人民卫生出版社,1998,376.

[4]中华人民共和国香港特别行政区卫生署.香港中药材标准:第四册.2011,389.

[5]青海省食品药品监督管理局.青海省藏药炮制规范(2010年版).西宁:青海人民出版社,2010,21.

[6]中国药学会内蒙古分会第二次会员代表大会汇编.1987,25.

[7]郭晓庄.有毒中草药大辞典.天津:天津科技翻译出版社公司,1992,552.

[8]国家中医药管理局《中华本草》编委会.中华本草:第一册第二卷.上海:上海科

学技术出版社, 1999, 387.

［9］曹兆波, 等. 中草药. 1986, 17（12）: 35.

［10］岳旺, 等. 中国中药杂志. 1989, 14（2）: 44.

［11］中华人民共和国卫生部药政管理局, 等. 中药材手册. 北京: 人民卫生出版社, 1992, 736.

［12］贵州省卫生厅. 贵州省中药材质量标准. 1988, 128、271.

［13］原思通, 等. 中药通报. 1987, 12（5）: 2.

［14］原思通, 等. 中药通报. 1988, 12（8）: 17.

［15］支正良, 等. 微量元素. 1991（增刊）: 96.

［16］杜赫, 等. 第四届全国药检系统中药药检学术研讨会论文集. 1992, 191.

［17］尹靖先. 中药通报. 1986, 11（2）: 21.

［18］万国庆. 中国中药杂志. 1993, 18（11）: 674.

［19］铁步荣, 等. 中药材. 1992, 15（10）: 32.

［20］铁步荣, 等. 中成药. 1993, 15（7）: 19.

［21］上海市食品药品监督管理局. 上海市中药饮片炮制规范. 2008年版. 上海: 上海科学技术出版社, 2008, 345.

［22］重庆市食品药品监督管理局. 重庆市中药饮片炮制规范及标准. 2006年版. 2006, 365.

［23］国家中医药管理局《中华本草》编委会. 中华本草: 苗药卷. 贵州: 贵州科技出版社, 2005, 542.

［24］国家中医药管理局《中华本草》编委会. 中华本草: 藏药卷. 上海: 上海科学技术出版社, 2002, 30.

［25］国家中医药管理局《中华本草》编委会. 中华本草: 蒙药卷. 上海: 上海科学技术出版社, 2004, 53.

［26］国家中医药管理局《中华本草》编委会. 中华本草: 维吾尔药卷. 上海: 上海科学技术出版社, 2005, 39.

［27］国家中医药管理局《中华本草》编委会. 中华本草: 傣药卷. 上海: 上海科学技术出版社, 2005, 17.

［28］李兴广. 常用中药宜忌速查. 北京: 人民军医出版社, 2011, 297.

雌黄[1～2]

【本草考证】本品为少用中药，始载于《神农本草经》，列为中品。《名医别录》已清楚记载雄黄与雌黄是共生矿物。谓："雌黄生武都山谷，与雄黄同山生，生其阴。"[4]

【别名】黄金石[20]《神农本草经》，武都仇池黄、昆仑黄《本草经集注》，石黄[20]《新修本草》，天阳石[20]、黄安、鸡冠石《石药尔雅》，黄石[20]《品汇精要》[19]，砒黄[18]。

【藏药名】帕拉《四部医典》，哈日达拉、达拉《鲜明注释》，啊肯滴那、哈若达拉《晶珠本草》，赛尔保智丹、拉尹纳萨《甘露本草明镜》，哇拉[20]。

【蒙药名】额木阿拉坦呼呼日一巴拉[5]。

【原矿物】雌黄。

【来源】本品为单斜晶系硫化物类矿物雄黄族雌黄的矿石[7, 20]；或在雄黄矿中选取呈金黄色的矿石[2]；为硫化物类矿物雌黄族雌黄[3, 19]。主含三硫化二砷（As_2S_3）。全年均可采挖，采挖后，除去杂质及砂石。

【性状】本品呈不规则的块状、薄片状或粒状，结晶体呈柱状。全体多呈柠檬黄色，表面橘黄色，具黄色条纹，有时带红色斑块。并常覆一层黄色粉末，用指甲可刻划成痕。条痕鲜黄色。体较重，质脆易碎。断面不平坦。结晶体，半透明，有树脂光泽，略显层状，可层层剥离，解理面有珍珠光泽。微有特异蒜样臭气，味淡[1, 3, 15]。

硬度　1.5～2.0。

相对密度　3.4～3.5[18]。

以块状、柠檬黄色、半透明、质脆、具金刚光泽者为佳。

【鉴别】1. 本品粉末黄色或橙黄色，有亮星，结晶多呈暗黄色或暗黄绿色。类方形、类长方形或不规则形，具纹理，半透明。偶有橘红色透明及绿黄色、黄色、黑色不透明块状物[3, 17]。

2. 本品粉末不溶于水及盐酸，可溶于硝酸，溶液呈黄色；溶于氢氧化钠溶液，溶液呈棕色。燃之易熔融，呈红黑色液体，生黄白色烟，有强烈蒜臭气[7]。冷却后熔融物凝结成红黑色固体。

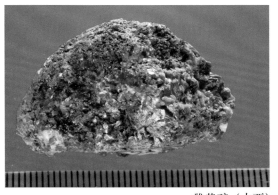

雌黄矿（山西）

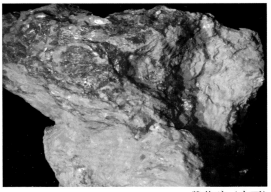

雌黄矿（山西）

3.取本品粉末约1g，加氢氧化钠试液5ml，浸渍20分钟，取上清液照下法试验：①取上清液加亚硝基铁氰化钠试液2滴，溶液立即显紫红色。②取上清液加硝酸银试液，溶液立即显棕黑色沉淀[19]。

4.取粉末0.5g，加稀盐酸5ml，放置数分钟，溶液显砷盐的各种反应。置测砷瓶中，加无砷锌粒数个，用醋酸铅棉花过滤，产生气体，管口用溴化汞试纸覆盖严密，室温中放置20～30分钟，即产生黄棕色斑点[17]。

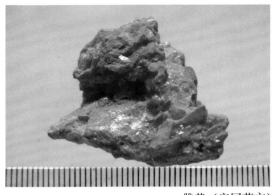

雌黄（安国药市）

5.取本品粉末0.1g，置厚度为0.2～0.3mm的洁净铝片上，酒精灯外焰加热，供试品因受热而发生烟雾。雌黄的烟雾以青烟、白烟为主，对着铝片吹气，可出现短暂的橙黄烟雾[6]。

6.X-射线粉末衍射指纹图谱　雌黄对照品5个特征衍射峰的2θ值/°分别为（1）

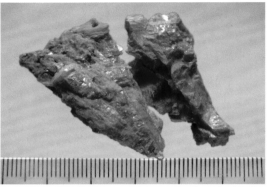

雌黄（亳州药市）

18.535（2）22.346（3）24.130（4）28.028（5）32.126。供试品图谱中应有与对照图谱一致的5个特征衍射峰，并与上所列之数值的偏差（Δ2θ）均应小于±0.2°[3]。

【检查】氧化砷限度检查　取本品粉末1.0g，置100ml锥形瓶中，加28%（W/V）盐酸20ml，搅拌30分钟，滤过，残渣用28%（W/V）盐酸10ml洗涤2次，各搅拌10分钟，合并滤液，转移于500ml量瓶中，加水至刻度，混匀，取溶液10ml转移于100ml量瓶中，加水至刻度，混匀，即为供试品溶液。（a）取供试品溶液2ml，置锥形瓶中，加盐酸5ml，水21ml，16.5%（W/V）碘化钾溶液5ml和酸性氯化亚锡溶液5滴，放置10分钟，加锌粒2.0g，置40℃水浴中，加热45分钟，取出并检查溴化汞试纸。（b）取三氧化二砷对照品溶液2ml，置锥形瓶中，照（a）依法操作，取出并检查溴化汞试纸。（a）生成的橙色斑点不得比（b）更深[3]。

【含量测定】精密称取本品粉末0.1g，置250ml锥形瓶中，加硫酸钾1.0g，硫酸铵2.0g和硫酸8ml，用电热板加热溶液至微沸约10分钟，放冷至室温，缓缓加水50ml，用电热板加热溶液至微沸约5分钟，放冷至室温，加酚酞指示液2滴，用适量40%（W/V）氢氧化钠中和至溶液显粉红色，放冷至室温，用适量5%（W/V）硫酸中和至溶液褪色。加碳酸氢钠2.0g，水50ml与淀粉指示液2ml。用碘滴定液滴定至溶液显持久淡紫蓝色。记录碘滴定液消耗的体积，按公式计算样品中三硫化二砷的百分含量。

本品含三硫化二砷（As₂S₃）不得少于96.0%[3]。

【化学成分】 主含三硫化二砷（As₂S₃），其中含砷61%、硫39.0%。并常含Sb₂S₃、FeS₂、SiO₂等杂质[10]。

【产状与分布】 雌黄主要是低温热液成因的矿物，常与雄黄、辉锑矿等共生。此外还见于火山喷发物中，与自然硫共生。雄黄暴露日久，氧化后局部变为雌黄，称为次生雌黄。次生雌黄也可见于煤矿与褐铁矿矿床中。这是由于有机物腐烂所生的硫化氢和含砷溶液作用而生成[8]。主产地同雄黄。

【炮制】 1.净雌黄　取原药材，除去杂质，碾成细粉。

2.取雌黄500g，除去杂质，捣碎（如青稞粒大小），装入小布袋中，缝口。放入锅中，加适量山羊奶及山羊肝或山羊肉100g，用文火煎熬，至山羊奶剩一半时，取出，打开布袋，用水分多次洗净至无臭味，晒干[20]。

【炮制品性状】 本品为青稞粒大小黄色碎块。有珍珠样光泽，可层状剥离。气异，味淡[20]。

【药理】 1.具有杀灭细菌、寄生虫的作用；1∶2的浓度在试管内对多种皮肤真菌有抑制作用。

2.能使胃液分泌增加，促进食欲。

【毒理】 贵州产雌黄，小鼠静注，LD₅₀为3.83g/kg。中毒表现为拒食、竖毛、肝充血[9]。

【性味与归经】 辛，平；有毒。归肝经[1]。辛、温；有毒。归脾、肺经[2]。苦、辛，热[20]。

【功能与主治】 燥湿杀虫，解毒。用于疥癣，恶疮，蛇虫蜇伤，癫痫，寒痰咳喘，虫积腹痛[1]。用于咽喉肿痛；外用于疥癣，带状疱疹，疔疮痈肿，蛇虫咬伤[2, 7]。

祛腐，排脓，消肿。用于疬疫，创伤化脓，淋巴结肿大，白喉等[20]。

【用法与用量】 0.3～1g[1]。0.15～0.3g[16]，多入丸、散；外用适量，研末调敷；或制膏涂患处。

【注意】 1.内服宜慎，不可久用。孕妇忌服。阴亏血虚者禁服[16]。

2.本品不宜火烘[14]。

3.本品系毒性中药，应遵照《医疗用毒性药品管理办法》的有关规定执行[14]。

【贮藏】 贮干燥容器内，密闭，置通风干燥处。

【附注】 1.李时珍早在《本草纲目》中对雌黄鉴别已有记载："于甲上磨之，上色者好，又烧熨斗底，以雌划之，如赤黄线一条者好。"此法与现今的矿物药鉴定常用的条痕法相同[11]。

2.雄黄与雌黄性状相似，均为砷类矿物药，易混淆，主要鉴别如表3-3[6, 11]：

表 3-3 雄黄与雌黄的比较

	雄黄	雌黄
主成分	As_2S_2	As_2S_3
颜色	深红色或橙红色	柠檬黄色
条痕	淡橘红色	柠檬黄色
加热烟包法*	烟雾浓而持久，以橙色、黄色为主	烟雾较淡，以青烟、白烟为主

*注：加热烟包法：取厚度0.2～0.3mm洁净铝片，中心置供试品粉末0.1g，酒精灯外焰加热，即产生烟雾。

3.雌黄除天然雌黄矿物外，尚有人造雌黄。其方法为：雄黄与硫黄（4∶1），分别研末倒入小陶罐中，抑盖铁碗，封固，碗上装满水，置火上煅炼，升华物冷凝在盛水的碗底，为橘红色粉末，即雌黄，也叫小灵丹[12～13]。

4.本品忌见火，以免氧化成剧毒之三氧化二砷。

5.配药时不可与火硝、硫黄共研粉，以防爆炸。

6.氧化砷限度检查过程，反应产物（砷化氢）易燃，能自燃，并具有毒性。注意安全[3]。

参考文献

［1］山东省药品监督管理局.山东省中药材标准.2002年版.济南：山东友谊出版社，2002，264.

［2］天津市食品药品监督管理局.天津市中药饮片炮制规范.2005年版.2005，369.

［3］中华人民共和国香港特别行政区卫生署.香港中药材标准：第四册.2011，381.

［4］李时珍.本草纲目(校点本上册).北京：人民卫生出版社，1985，540.

［5］中国药学会内蒙古分会第二次会员代表大会汇编.1987，25.

［6］郭晓庄.有毒中草药大辞典.天津：天津科技翻译出版公司，1992，602.

［7］上海市卫生局.上海市中药材标准.1994年版.1994，345.

［8］刘寿山，等.中药研究文献摘要(1962～1974).北京：科学出版社，1979.

［9］岳旺，等.中国中药杂志.1989，14(2)：44.

［10］南京药学院药材教研室.药材学.北京：人民卫生出版社，1960，1281.

［11］谢裕芳，等.中药材科技.1983，(2)：38.

［12］李鸿超，等.中国矿物药.北京：地质出版社，1988，302.

［13］毕焕春.矿物中药与临床.北京：中国医药科技出版，1992，139.

［14］上海市食品药品监督管理局.上海市中药饮片炮制规范.2008年版.上海：上海科学技术出版社，2008，347.

[15] 北京市药品监督管理局.北京市中药饮片标准.2000年版.2000,422.

[16] 安徽省食品药品监督管理局.安徽省中药饮片炮制规范.2005年版.合肥:安徽科学技术出版社,2006,27.

[17] 国家中医药管理局《中华本草》编委会.中华本草:藏药卷.上海:上海科学技术出版社,2002,36.

[18] 中国医学科学院药用植物研究所,中国协和医科大学,等.中药志:第六册.北京:人民卫生出版社,1998,388.

[19] 国家中医药管理局《中华本草》编委会.中华本草:第一册第二卷.上海:上海科学技术出版社,1999,391.

[20] 青海省食品药品监督管理局.青海省藏药炮制规范(2010年版).西宁:青海人民出版社,2010,25.

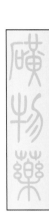

礜石[1]

【本草考证】本品为极少用中药,始载于《神农本草经》,列为下品。李时珍曰:"礜石有数种,白礜石、苍礜石、紫礜石、红皮礜石……惟苍、白二色入药用。"[2]《范子计然》云:"礜石出汉中,色白者善。"对苍礜石的择用则是:"其外形紫赤色,内如白霜,中央有臼,形状如齿者佳。"[3]

【别名】礜《五十二病方》,青分石、立制石、固羊石《神农本草经》,白礜石、鼠乡、泽乳《吴普本草》,太白石、食盐、苍礜石、苍石、鼠毒、石盐《名医别录》,卷礜石、礜石[5],白虎、白龙、制石、秋石、固羊、太石、盐仓石膏、细石《石药尔雅》[1],毒砂《矿物药与丹药》。

【原矿物】毒砂。又称砷黄铁矿。

【来源】本品为硫化物类矿物毒砂矿石。主含砷硫化铁(FeAsS)。采挖后,除去杂石。

【性状】本品为银白色与钢灰色交错结成不规则的柱状、棒状、散射状或粒状。两者界限清晰,表面有明显的暗灰色条纹。条痕灰黑色,具金属光泽,质重,较坚硬。断面不平坦,敲击时发出蒜臭气,味淡(不能入口尝)。

硬度 5.5~6。

相对密度 5.9~6.3。

以色泽洁白,具强金属光泽,无杂质者为佳。

【鉴别】1.取本品少许置两端开口的玻璃管中灼热之红透,放出蒜臭气,升华出黄色硫化砷,管口处可见白色氧化砷薄膜。

2.取本品粉末少许置试管中灼烧，则可以还原出灰黑色的砷粒薄膜（光亮如镜，又称砷镜）。

3.不溶于盐酸；可溶于硝酸，并析出硫。

【化学成分】主要成分为砷硫化铁（FeAsS）。含砷46.0%、硫19.7%、铁34.3%。常含少量钴、锑、铜、镍等[1, 7]。

【产状与分布】产出于硫化物矿脉中，或粒状分散于矿脉及围岩蚀变带中。多见于高温和中温热液矿床中。广东、广西、湖南、陕西、山东、江苏、江西等省均有产。

【炮制】取净礜石，用黄泥包好，置炭火中煅烧，24小时取出，除去黄土，捣碎[4]。

【药理】外用有直接杀灭细菌作用。

【性味与归经】辛，热；有剧毒。归肺、脾经[1, 5]。

【功能与主治】祛寒湿，消冷积，蚀恶肉，杀虫。用于风寒湿痹、寒湿脚气，癥冷腹痛，积聚坚癖，赘瘤息肉，瘰疬，顽癣恶疮。

【用法与用量】一般不作内服，外用适量，多与其他药物研末涂敷用。内服：研末，0.3～0.9g；或入丸散；或制备成溶液。

【注意】有剧毒，内服宜慎，不宜久服；体虚及孕妇忌服；无论内服外用，均应严格掌握剂量，防止中毒。

【贮藏】密闭，置通风干燥处。

【附注】1.礜石性大热，有剧毒，具强烈的腐蚀作用，临床上偶尔用其少量，不作为常用久服之品，服用应予特别慎重，必须严格控制用量。

2.礜石作为毒鼠药，在我国战国时代以前就已开始应用。说明我国用礜石毒鼠已有悠久历史。

3.据文献考证，对砒石、礜石两者的命名、炮制、外形特征、地区分布、性能主治的考察分析，二者均属砷类矿物药。砒石问世以前，礜石已是一味临床上较常用的矿物药，砒石的出现则基本上结束了礜石的药用[3]。

4.加热炮制能除去一部分硫和砷，并使质地酥脆。水飞也可除去一部分次生砷盐或氧化砷和黏土[6]。

5.《医林纂要》：礜石，煎用以甘草、黑豆、羊血等制其毒。

6.毒砂在500℃左右分解为Fe_2O_3与SO_2、As_2O_3，后两者逸散而有臭味[5]。

参考文献

［1］国家中医药管理局《中华本草》编委会.中华本草：第一册第二卷.上海：上海科

学技术出版社，1999，393.

[2] 李时珍.本草纲目（校点本上册）.北京：人民卫生出版社，1985，604。

[3] 谢建年，等.中药材.1987，(1)：50.

[4] 毕焕春.矿物中药与临床.北京：中国医药科技出版社，1992，133.

[5] 郭晓庄.有毒中草药大辞典.天津：天津科技翻译出版公司，1992，311.

[6] 李鸿超，等.中国矿物药.北京：地质出版社，1988，253.

[7] 江苏新医学院.中药大辞典：上册.上海：上海科学技术出版社，1991，1325.

信石[1]（砒石）[2]

【本草考证】 本品为少用中药，以"砒石"始载于《开宝本草》。苏颂谓："惟信州者佳。其块有甚大者，色如鹅子黄，明彻不杂。"李时珍谓："惟出信州，故人呼为信石。"又谓："生砒黄以赤色者为良，熟砒黄以白色者为良。"而今生者极少，多为熟者；为各地蒙医广泛较常用的药材。始载于《观音之喜》。

【别名】 砒石《开宝本草》，砒黄《日华子本草》，信石、人言《本草纲目》，白砒，红砒[16]，白砒石、红砒石[22]，信砒[5]，红信石、白信石[7]，红矾[9]，信精、亚砒酸、红矾[3]。

【蒙药名】 朝伦—浩日、道都格《观者之喜》[19]，楚伦浩日一刀图格[4]。

【维吾尔药名】 散格亚、赛木力帕尔、买日格木西、散克亚《拜地依药书》[20]。

【原矿物】 砷华、毒砂（硫砷铁矿）、雄黄等含砷矿物。

【来源】 本品为天然的砷华矿石，或由硫砷铁矿、雄黄矿等含砷矿物加工制成。主含三氧化二砷（As_2O_3），矿石全年均可采挖，采挖后除去杂石。因含硫、铁等杂质量的不同，有白砒、红砒之分，药用以红砒为主。

【性状】 红砒（红信石）：为不规则块状、碎粒或碎末。淡橙黄色、粉红色至红色，有的带灰黑色[22]。有黄色与红色相间的彩晕，略透明或不透明，具玻璃样或绢丝

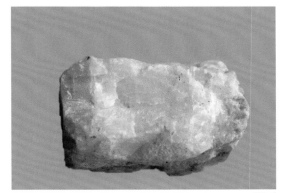

砒石

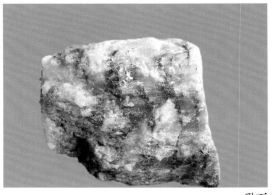

砒石

样光泽。质脆，易碎。断面凹凸不平，呈纤维状结构。气微，有极毒，不能入口尝。烧之有蒜样臭气。

以块状、色红润、有晶莹直纹、无杂质者为佳。

白砒（白信石）极少见。无色或类白色至灰白色。其余性状特征同红砒。

以块状、色白、具晶莹直纹、无杂质者为佳。

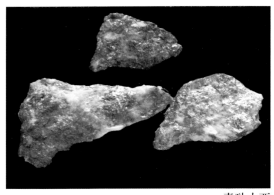

毒砂山西

硬度 1.5。

相对密度 3.72～3.88[18]。

【鉴别】1. 本品粉末呈白色、灰黄色至橙红色。有众多近长方形或不规则多面体，有时多数晶体相聚成堆，有的为不定型或呈片状，半透明，无色或橙黄色[2, 20]。

2. 取本品少许，置闭口管中，加热至137℃以上，可见白色升华物附于管壁上，并有蒜臭气[5]；取本品少量，置木炭火烧之，产生白色气体，于木炭上显一层白色被膜[12]。

3. 取本品粉末少许加金属铜片2～3小块置于试管中，加入稀盐酸后，片刻可见铜片呈灰黑色，取出铜片用蒸馏水冲净，用滤纸将水吸净后，再将铜片置于干燥试管中，用酒精灯焰加热管底，至铜片完全变为红色，试管壁可见有砷的结晶，置扩大镜下观察可见有明亮的八面体结晶[20]。

4. 取本品粉末少量，加水煮沸使溶解，溶液加硫化氢试液数滴，即显黄色，加稀盐酸后生成黄色絮状沉淀[6]，再加碳酸铵试液，沉淀复溶解。

5. X-射线粉末衍射指纹图谱 砒石对照品5个特征衍射峰的2θ值/°分别为（1）13.850（2）27.911（3）32.335（4）35.322（5）46.367。供试品图谱中应有与对照品图谱一致的5个特征衍射峰，并与上所列之数值的偏差（Δ2θ）均应小于±0.2°[2]。

【含量测定】参见砒霜【含量测定】项下方法测定。

本品含三氧化二砷（As_2O_3）不得少于96.0%[2]。

【化学成分】主成分为三氧化二砷（As_2O_3），含量在96%～99%。红砒除含三氧化二砷外，尚含少量硫化砷（As_2S_3）[7]及红色矿物质铁、硫等；天然砒石还含银、铅、镍、锑等混杂成分，人工制品成分混杂物取决于原料药的矿物[20]。

【产状与分布】少数为天然"砷华"矿石。天然氧化砷矿床常与含砷矿物共生，并伴有铅、锑、银等矿，或是产于毒砂之裂缝中，纯粹者较少。主产于江西上饶（古信州），湖南衡山、零陵（古汞州）、邵阳等地，广东、四川、贵州也产。

【制法】信石现多为毒砂、雄黄加工制成品，加工方法很多，现举新法和老法各一种。

老法　将毒砂（硫砷铁矿FeAsS）砸成小块，剔除杂石，与煤、木炭或木材在砒灶中烧炼成砒灰（系以三氧化二砷为主体，并夹有燃料之灰分、烟炭、硫黄、单体砷等物质的混合物）。将砒灰再放在熏灶的"鼓"上加热升华，即得信石[5]。此法虽简单，但费人力并有害健康[8]。

新法　选取纯净的雄黄，砸成10cm左右小块，点燃之使雄黄燃烧，生成气态的三氧化二砷及二氧化硫，通过冷凝管道，使三氧化二砷得到充分冷凝，即为信石[9]。

【炮制】1.净信石　除去杂质，用时研细。

2.生砒石　取原药，除去杂质，砸碎如米粒大小[21]。

3.煅信石　取净信石，照明煅法煅至红透，取出，晾凉，碾细[14]。

4.制砒石　取净砒石，装入布袋，与豆腐和适量水共煮8小时，至豆腐呈蜂窝状时，取出砒石，晾干。

每100kg砒石，用豆腐20kg[21]。

5.煨制砒石　用鲜瘦牛肉包裹本品，置热灰中煨制牛肉熟透时，取出放凉，除尽包裹的牛肉即可[19]。

去毒炮制法有多种，主要有以下几种[20]：

（1）取砒石1份，硼砂2份，研成细粉，放在陶瓷中，加热致湿度干化，不再发出药喳声和冒烟为止。

（2）取适量砒石，放在铁盘中，加沙、糖2份，加热，不断搅拌，不断加适量白矾，将砒石炒至硬化为止。

（3）取适量丁香烧焦，研粉，取焦粉1000g，浸泡在5000ml水中过一昼夜，滤过，取滤液，另取砒石21g放在铁盘中，加热，并不断地将上述滤液滴于砒石上，使砒石完全吸收完毕为止。

【炮制品性状】煅信石、制砒石均为白色结晶或粉末[10]。

【药理】具有砷剂的基本药理和毒理[7]。

1.长期吸收少量，可使同化作用加强，促进蛋白质合成，脂肪组织增厚，皮肤营养改善，加速骨骼成长，使骨髓造血机能活跃。促使红细胞和血色素新生。其作用原理是少量的砒抑制氧化而引起的同化增强，是由于体内缺氧使基础代谢降低，耗氧量减少而产生的。

2.砒为原生质毒，有杀灭活体细胞（使其崩坏）的作用。对恶性肿疡、梅毒性象皮肿的新生物也有同样的作用。

第三章　含砷的矿物药

3. 有直接杀灭细菌、原虫、螺旋体的作用。

4. 对血液系统的作用　本品可抑制白细胞的过多繁殖，促进红细胞增生和血色素的生长[19]。

【毒理】 江西产红信石ig，急性毒性LD_{50}为0.242g/kg。白信石（江西产）ig，急性毒性LD_{50}为0.144g/kg[11]。文献报道，口服$1mgAs_2O_3$可引起严重中毒，20mg可危及生命，但耐受高者可至10g。一般成年人中毒剂量为10mg，致死量为0.1～0.2g[19]。

【性味与归经】 辛、酸，大热；有大毒。归肺、脾、胃、大肠经[21]。

【功能与主治】 祛痰，截疟，杀虫，蚀腐肉。用于寒痰哮喘，疟疾，休息痢；外治痔漏，瘰疬，走马牙疳，癣疮，溃疡腐不脱。

【用法与用量】 0.002～0.004g；1～3mg[12]。多入丸、散用；外用适量。

【注意】 1. 本品极毒，不可口尝；本品畏水银，不宜与水银同用；忌与绿豆、醋同用[23]。

2. 遵医嘱服用，体虚、孕妇、哺乳期妇女及肝肾功能损害者禁服；外敷面积不宜过大[12]。

3. 本品极易溶于乙醇，故不可作酒剂[23]或以酒烫服，以防中毒[15]。

4. 不能过量或持续服用，以防积蓄中毒[15]。

5. 忌火煅。

6. 本品系毒性中药，应遵照《医疗用毒性药品管理办法》的有关规定执行。

【贮藏】 贮干燥容器内，置阴凉干燥处，防尘。密闭专柜存放，勿与其他药相混。

【附注】 1. 古时"砒石"（含氧化砷矿石）和"礜石"（含硫化砷矿石）不分。《开宝本草》始将砒石和礜石分开。

2. 三氧化二砷加高热可以升华，升华物称砒霜。

3. 内蒙古中药材标准[1]、天津炮制[16]、河南炮制[14]以"信石"收载；重庆炮制[15]、浙江炮制[21]及中华本草蒙药卷[19]、中华本草维吾尔药卷[20]以"砒石"记载；上海炮制[22]则以"白砒石""红砒石"分别收载。

4. 信石和硼砂、白矾、滑石、石膏等粉末不易辨认，而信石有毒。为了用药准确，应注意鉴别。取粉末约0.5g做升华试验，用酒精灯缓缓加热，继而产生白色浓烟，可见载玻片上有白色冷凝物。显微镜下观察，可见大量的四面体或八面体结晶，即为信石。硼砂、白矾、滑石、石膏均无升华物[13]。

5. 参照《中国药典》1977年版一部附录90页方法测定成都市中药材公司、金堂县淮口批发部4个样品，三氧化二砷含量为：红信石101.4%；白信石100.3%；红信石100.5%；红信石100.6%。测得结果偏高，原因可能是杂质微量锑等同族元素的干扰[5]。

6. 信石、砒石不同的收载标准及文献记载成人日用量差异较大，多为0.002～0.004g，浙江[21]用量一日极量为0.02～0.04g；毒剧中药[17]用量0.03～0.075g；内蒙古标准[1]用量最大，为0.09～0.15g。供临床参考。

参考文献

［1］内蒙古自治区卫生厅.内蒙古中药材标准.1988年版.1988,174.

［2］中华人民共和国香港特别行政区卫生署.香港中药材标准:第四册.2011,343.

［3］毕焕春.矿物中药与临床.北京:中国医药科技出版社,1992,109.

［4］内蒙古药检所.蒙药材品种整理初报.1981,8.

［5］成都市卫生局.成都市习用中药材质量规定(1984).1984,64.

［6］赵中杰.矿物药分析.北京:人民卫生出版社,1991,70.

［7］郭晓庄.有毒中草药大辞典.天津:天津科技翻译出版公司,1992,370.

［8］李家实.中药函授教材——药材学,522.

［9］江苏新医学院.中药大辞典:下册.上海:上海科学技术出版社,1991,1620.

［10］青海省卫生厅.青海省中药炮制规范.1991,406.

［11］岳旺,等.中国中药杂志.1989,14(2):44.

［12］国家中医药管理局《中华本草》编委会.中华本草:第一册第二卷.上海:上海科学技术出版社,1999,384.

［13］张泽云.中药材.1987,(6):30.

［14］河南省食品药品监督管理局.河南省中药饮片炮制规范.2005年版.郑州:河南人民出版社,2005,508.

［15］重庆市食品药品监督管理局.重庆市中药饮片炮制规范及标准.2006年版.2006,257.

［16］天津市食品药品监督管理局.天津市中药饮片炮制规范.2005年版.2005,359.

［17］杨仓良,等.毒剧中药古今用.北京:中国医药科技出版社,1993,342.

［18］地质部地质辞典办公室.地质辞典(二):矿物 岩石 地球化学分册.北京:地质出版社,1981,53.

［19］国家中医药管理局《中华本草》编委会.中华本草:蒙药卷.上海:上海科学技术出版社,2004,44.

［20］国家中医药管理局《中华本草》编委会.中华本草:维吾尔药卷.上海:上海科学技术出版社,2005,28.

［21］浙江省食品药品监督管理局.浙江省中药炮制规范.2005年版.杭州:浙江科学技术出版社,2006,435.

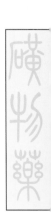

[22] 上海市食品药品监督管理局.上海市中药饮片炮制规范.2008年版.上海:上海科学技术出版社,2008,334.

[23] 李兴广.常用中药宜忌速查.北京:人民军医出版社,2011,306.

砒霜[1]

【本草考证】 本品为少用中药，始载于《日华子本草》。《本草纲目》载："砒乃大热大毒之药，而砒霜之毒尤烈。"

【别名】 白砒《中药志》。

【来源】 本品为无机化合物三氧化二砷（As_2O_3），经化学合成或由砒石（信石）经升华而成的三氧化二砷的精制品[1, 3]。主含三氧化二砷（As_2O_3）。

【性状】 本品为白色结晶块片或粉末。体重，质脆，具玻璃光泽。气微，无味，极毒，不可口尝。

以色白，无杂质者为佳。

【鉴别】 1.粉末呈白色，取本品粉末少许置载玻片上，滴1～2滴20%稀甘油，立即置显微镜下观察，可见许多棱柱多面体、不规则多角形或近长方形的晶体。有时多数晶体相聚

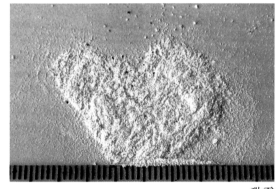

砒霜

成堆；有些呈不定形的晶体，边缘不甚规则，个别晶体呈三角形或不规则薄片状[1, 6]。

2.本品能溶于水、乙醇、酸类及碱类。

3.取本品水溶液加硫化氢试液，即生成三硫化二砷，显黄色，加盐酸数滴，无黄色沉淀生成。

4.取本品少许置闭口试管中，加热可见白色升华物附于管壁上，并有蒜臭气。

5.X-射线粉末衍射指纹图谱砒霜对照品5个特征衍射峰的$2\theta/°$分别为（1）13.863（2）27.918（3）32.340（4）35.328（5）46.370。供试品图谱中应有与对照品图谱一致的5个特征衍射峰，并与上所列之数值的偏差（$\Delta 2\theta$）均应小于$\pm 0.2°$。

【含量测定】 精密称取本品粉末0.1g，置250ml锥形瓶中，加4%（W/V）氢氧化钠溶液10ml，用电热板加热溶液至60℃约10分钟。加水20ml和1%（W/V）甲基橙指示液1滴。用适量5%（W/V）硫酸中和至溶液显粉红色。再加碳酸氢钠2.0g，水50ml与淀粉指示液2ml。用碘滴定液滴定至溶液显持久淡紫蓝色。记录碘滴定液消耗的体积，再计算样品中三氧化二砷的百分含量。

本品含三氧化二砷（As$_2$O$_3$）纯度不得少于99.50％。

【化学成分】主含三氧化二砷（As$_2$O$_3$）。

【制法与产地】取净砒石，置煅锅内，上盖一个口径较小的锅，两锅接合处用盐泥封固，上压重物，盖锅底上贴一白纸条或放几粒大米，用文武火加热煅至白纸或大米成老黄色，离火待凉透后，收集盖锅上的结晶。主产于江西、湖南、广东、贵州等地[9]。

【炮制】除去杂质，研细。

【药理】抗肿瘤作用：砒霜系细胞原浆毒物质，可抑制癌细胞的氧化过程[10]。

【性味与归经】辛、酸，大热；极毒。归肺、脾、胃、大肠经。

【功能与主治】祛痰截疟，杀虫，蚀疮去腐。用于寒痰哮喘，疟疾，休息痢；外治用于痔疮，瘰疬，痈疽恶疮，走马牙疳，癣疮，溃疡腐肉不脱。

【用法与用量】0.001～0.003g，入丸、散用；外用适量，研末撒或调敷患处。

【注意】1.内服宜慎，不可久服，孕妇禁服。

2.体虚及肝肾功能不全者禁用[2]。

3.外用面积不宜过大，以免局部吸收中毒[2]。

4.砒霜配方应按毒性中药管理规定执行[3]。

【贮藏】贮于干燥容器内，密封，置干燥处。专人专柜保管。

【附注】1.本品与滑石粉、苏打、面粉、山芋面等易混，可用加热升华方法予以鉴别。见白色升华物，并嗅到蒜臭的为砒霜。注意区别[10]。

2.砒霜的传统制法是升华法，目前此法事实上已不采用。药材市场上往往以砒石来充砒霜。明代已产生的砒矾（砒石、明矾各等份）共煅法，可达到一定的炮制目的，故用煅法取代升华法制取砒霜更好[7]。

3.砒霜、铅霜、水粉均为白色粉末，外观性状十分相似，有误用现象，鉴别见表3-4[4]：

表 3-4　砒霜、铅霜、水粉的区别

	砒霜	铅霜	水粉
成分	As$_2$O$_3$	Pb(C$_2$H$_3$O$_2$)$_2$·3H$_2$O	2PbCO$_3$Pb(OH)$_2$
形状	粉末成细小结晶体	粉末或凝集成不规则块状	白色针状粉末或板块状结晶块
颜色	白色	白色或类白色	白色或类白色
质地	脆，质重	质重，滑腻感。手捻即成粉	质重，略有滑腻感，手捻即成粉
光泽	玻璃光泽	无光泽或略带光泽	金属光泽或略有光泽
直火加热	产生白烟，有蒜臭气	熔化，有醋酸味	无变化
升华物镜检	四面体或八面体结晶	无结晶	无结晶
硫化氢反应	黄色，无沉淀产生	黑色沉淀	黑色沉淀
盐酸反应	无气体产生	无气体产生	有CO$_2$气体产生

4.参照《中国药典》1977年版一部附录90页方法测定，四川省金堂县淮口批发部样

品，三氧化二砷含量为99.64%[5]。

5.江苏炮制08将砒石、信石、砒霜视为同一药物，在【处方应付】项下规定："写砒石、信石、砒霜均付砒霜。"砒霜热毒甚于砒石。砒石与砒霜两者含三氧化二砷的纯度不同，后者毒性更大，应区别使用。

参考文献

［1］中华人民共和国香港特别行政区卫生署.香港中药材标准:第四册.2011,337.

［2］国家中医药管理局《中华本草》编委会.中华本草:第一册第二卷.上海:上海科学技术出版社,1999,386.

［3］安徽省食品药品监督管理局.安徽省中药饮片炮制规范.2005年版.合肥:安徽科学技术出版社,2006,25.

［4］刘中明.中国中药杂志.1990,15(9):10.

［5］成都市卫生局.成都市习用中药材质量规定(1984年).1984,66.

［6］陈俊华,等.中药粉末显微鉴别手册.第一卷.1986,145.

［7］张继武,等.中药材.1990,13(2):27.

［8］江苏省药品监督管理局.江苏省中药饮片炮制规范.2002年版.南京:江苏科学技术出版社,2002,514.

［9］张贵君,等.常用中药鉴定大全.哈尔滨:黑龙江科学技术出版社,1993,599.

［10］郭晓庄.有毒中草药大辞典.天津:天津科技翻译出版公司,1992,373.

小灵丹[1]

【本草考证】本品为极少用中药，见于《中国矿物药》。小灵丹系马钧家传方，其成分和制法与《证类本草》引《胜金方》金粟丸（《普济方》称雌黄丸）相似。

【别名】人造雌黄[3]。

【来源】为硫黄与雄黄经升华制成的砷硫化合物。主含三硫化二砷(As_2S_3)。

【性状】本品为无定型致密块状。红色。条痕橘黄色。透明至半透明，玻璃光泽。体重，质硬脆，用小刀可得一划痕；易砸碎，碎块橘红色。气微，味淡。

【化学成分】主成分为三硫化二砷（As_2S_3）[4]。

【制法与产地】取雄黄120g，硫黄30g，分别研末，混匀装陶瓷罐中，灌口用装凉水的碗盖严，封闭，加热5～6小时，离火待凉，揭开碗底，取下凝结橘黄色的粉末或呈玻璃状的薄片，即小灵丹。主产北京等地[1,3]。

【性味与归经】辛，寒，有毒。归肝、脾经。

【功能与主治】散寒止痛。用于脾肾虚寒引起的偏坠疝气，脾虚久泻，胃寒疼痛，妇女血寒经痛，寒湿带下。

【用法与用量】内服：研末，3g，温黄酒或温开水冲。

【注意】不宜过量、久服。阴虚血亏及孕妇禁服。

【贮藏】置干燥容器内，密闭，放通风干燥处。

【附注】雌黄与人工雌黄（小灵丹）主成分相同，但其功效、主治、毒性是否一样，应作进一步探讨[2]。

参考文献

［1］国家中医药管理局《中华本草》编委会.中华本草:第一册第二卷.上海:上海科学技术出版社,1999,393.

［2］李焕.矿物药浅说.济南:山东科学技术出版社,1981,269.

［3］刘友樑.矿物药与丹药.上海:上海科学技术出版社,1962,128.

［4］杨松年,等.中国矿物药图鉴.上海:上海科学技术文献出版社,1990,54.

太乙神精丹[1～2]

【本草考证】本品为极少用中药，始载于《千金方》。

【来源】本品由丹砂、曾青、雌黄、雄黄、硝石等为原料炼制而成的砷制剂。主要成分为三氧化二砷（As_2O_3）。

【性状】本品为雪花状粉末。白色微显橙红色或淡绿色，光明皎洁。质重，加热后散发出蒜臭气。

【鉴别】同信石。

【化学成分】主要成分为三氧化二砷（As_2O_3）。此外尚含微量的氧化汞（HgO），硫酸铜（$CuSO_4 \cdot 5H_2O$），硫酸铁（$FeSO_4 \cdot 2H_2O$），碱式碳酸铜[$2CuO_3 \cdot (OH)_2$]。

【药理】同信石。

【性味与归经】有毒，具刺激性。

【功能与主治】截疟，杀虫，强壮。用于疟疾，痞块，症瘕，积聚，梅毒，癫疾，恶疮，历节风痛，以及猝死，癫狂，霍乱等症。

【用法与用量】外用：作散剂用；或与大枣肉捣烂和药粉制成小丸，如粟米大，内服。

【注意】同信石。

广物药

【贮藏】贮干燥密闭容器内，置通风干燥处，防尘，防潮。

参考文献

[1] 杨松年. 中国矿物药图鉴. 上海: 上海科学技术文献出版社，1990，52.

[2] 刘友樑. 矿物药与丹药. 上海: 上海科技出版社，1962，129.

砒矾散[1～2]

【本草考证】本品为极少用中药，始载于《张氏医通》。

【别名】枯痔散。

【来源】本品为砒石与白矾烧炼而成的砒制剂。主含三氧化二砷（As_2O_3）。

【性状】本品为疏松的块状或粉末状。白色。质脆。有大毒，不可入口尝。

【鉴别】溶于热水；烧之有蒜臭气。

【化学成分】主含三氧化二砷（As_2O_3）和脱水硫酸钾铝[$KAl(SO_4)_2$]。

【制法】取砒石30g研末放入罐内，将白矾粉末60g盖在砒石粉上面，置炉上烧炼，待罐内冒出来的烟出尽，待冷取出刮下。

【药理】外用除能使局部组织引起干燥坏死外，一般不会使砒大量吸收进入身体发生中毒。

【性味与归经】辛、酸，涩；有毒。

【功能与主治】能杀菌，腐蚀，去赘肉。用于痔疮瘘管，赘瘤瘰疬，及痈疽溃后脓水流出不畅者。

【用法与用量】本品有毒，只可外用。外用用量亦须严格控制。

【注意】本品腐蚀性甚强，不能供作内服。

【贮藏】贮干燥密闭容器内，置通风干燥处。防尘，防潮。

参考文献

[1] 杨松年. 中国矿物药图鉴. 上海: 上海科学技术文献出版社，1990，53.

[2] 刘友樑. 矿物药与丹药. 上海: 上海科技出版社，1962，131.

第四章　含汞的矿物药

汞在人体内的赋存因汞化合物的种类不同而异。金属汞蒸气具有高脂溶性和高扩散性特点，经肺泡壁扩散入血浆，其吸收率可达76％～100％；有机汞在消化道中吸收完全，无机汞吸收较少。

进入体内的汞主要以无机汞的形式沉于肾脏。肾汞主要存贮在近曲肾小管和髓袢细胞中。汞离子（Hg^{2+}）或有机汞离子（$R\text{-}Hg^+$）在细胞内皆能和各种巯基蛋白质结合。有机汞脂溶性高，脑组织中蓄量比肾多，且可透入胎盘进入胎儿体内。汞主要通过胆汁和尿排出体外。

各种汞化合物在体内都经生物转化生成Hg^{2+}，而表现其活性。汞为机体非必需金属，主要表现为毒性。Hg^{2+}能同各种蛋白质或酶上的巯基结合，影响各种含巯基酶的活性。还能和DNA、RNA中的胞嘧啶、腺嘌呤或鸟嘌呤基团结合而改变其结构影响其功能。影响尿Na^+重吸收而增加尿量。汞剂外用可与菌体蛋白质结合，使之沉淀而抗菌，如升汞、氧化氨基汞、黄氧化汞等。

含汞的矿物药主要有：水银、朱砂、灵砂、轻粉、红粉、白降丹、黄升、升药底、银朱、（白）粉霜、红升丹、三仙丹、佐太等。

含汞的矿物药在我国医学文献上早有记载。《神农本草经》即收载了水银（汞）、丹砂（朱砂）等，并对其功效和化学性质做了简要说明。随着历代炼丹术的发展，汞及其化合物的种类以及临床应用日见广泛。《本草纲目》收载有6种：汞、丹砂、水银粉（轻粉）、粉霜、银朱、灵砂等，并对其来源、性状、功效、制法、用法用量、方剂配伍等做了较详细的记载。

汞在蒙药中应用历史较早，占有一定地位，《蒙药成方选》收载方剂1011种，含汞及其化合物的就有160个。水银多与硫、锡、铅等物质合用，经过炮制以汞的化合物或汞齐的形式药用。应用最多的是汞的硫制剂及朱砂等。

药理

1. 汞离子可以沉淀蛋白质，可与机体组织中的蛋白质生成变性蛋白盐沉淀，而具收敛硬化作用。同时与菌体内酶蛋白结合，使酶失去活性而发挥强有力的杀菌防腐作用。

2. 应用其少量内服，经吸收后能刺激骨髓，使其充血和增进心脏机能。结果可使红细胞增生和尿液分泌增加，故奏补血、利尿之效。

3. 能扑杀梅毒的病原体、细菌、寄生虫等。

4. 能抑制中枢神经系统兴奋，起镇静和催眠作用。

毒理

汞是一种原浆毒，汞化合物对人体具有强烈的刺激性和腐蚀作用，汞盐可以经消化道及皮肤吸收，对内脏的毒性也很大，其中以升汞（高价汞）毒性为大，低价汞在吸收达到相当浓度时，也产生高价汞同样毒性。毒性作用皆由汞离子所引起，汞离子与各器官的组织蛋白结合形成汞蛋白，使细胞发生各种营养不良性改变，甚至坏死。汞在体内与各种酶的疏基具有特异的亲和力，能抑制许多酶的活性，引起中枢神经功能紊乱。汞可以通过肾脏、肝脏、结肠黏膜排泄，其中肾脏排泄约占汞全部吸收量的75%。

汞蒸气对狗的致死浓度是 $15.29 \sim 20.06 mg/m^3$，狗吸入 $15 \sim 20 mg/m^3$ 的汞蒸气，每天8小时，$1 \sim 3$ 天内即死亡。狗吸入汞4小时，LD_{50} 为 $15 mg/m^3$；大鼠腹腔给汞 LD_{50} 为 $400 mg/kg$。

成人口服升汞中毒量为 $0.1 \sim 0.2g$，致死量为 $0.3 \sim 0.5g$；甘汞口服致死量为 $2 \sim 5g$；氧化汞的致死量 $1 \sim 1.5g$。所以在服用含汞的矿物药制剂时，应注意不宜大量久服。汞化合物制剂也不宜长期、大剂量外用。使用含汞药物的患者口服适量苯巴比妥可减少副作用。在用甘汞或其他汞制剂时，若内服碘化钾或溴化钾，会引起强烈的刺激作用（生成碘化汞或溴化汞），因此注意两类药不宜配伍使用。

中毒症状

汞急性中毒，多半由于误服升汞引起，慢性中毒一般见于工业中毒。主要表现为，急性腐蚀性胃肠炎，坏死性肾病，周围循环衰竭等。出现口有金属味及辛辣感，黏膜红肿、口臭、口渴，呕吐，吞咽困难，头痛，心悸，失眠，恐惧，四肢痉挛，皮肤疹块，呼吸困难，虚脱或中毒性肾病，败血性热而死亡。

大多数职业性汞中毒是慢性的，以神经衰弱症候群为主。典型表现为口腔及消化系统病变、神经异常、中毒性脑病、汞毒性震颤。

急救处理

1. 口服中毒者，给予2%碳酸氢钠溶液或温开水洗胃。

2.给予牛乳、鸡蛋清，使其与汞结合成汞的蛋白质络合物，使汞不易被吸收，并可保护消化道黏膜。

3.禁食盐，因食盐能增加升汞的溶解度。

4.服解毒药物。

（1）二巯基丁二酸钠、二巯基丙磺酸钠或二巯基丙醇（BAL）等。

（2）青霉胺。

（3）硫代硫酸钠。

（4）绿豆汤、地浆水、麻油三者合用；服黄连解毒汤加金银花30g，土茯苓60g，竹沥400ml；草木灰煎浓汁；华佗轻粉解毒方（金银花30g，紫草30g，山慈菇30g，乳香15g，没药15g）空腹饮之。

服药禁忌

1.服药时忌用热水。

2.服药时避免同服有甲基结构药物，如茶碱、心得安等。

3.避免高脂饮食，避免饮酒，以免增加汞的溶解量。

4.忌同服巴氏合剂、三溴合剂、碘化钾合剂等，其生成的化合物具有强烈刺激作用。

5.不可过量服用，以防急性中毒。

6.服用含汞制剂药物，应定期复查肝、肾功能。

7.服用含汞中成药，中病即止，不可长期服用。

水银[1~2]（附白吊药）[11]

【本草考证】本品为少用中药。据《许氏说文解字》及《淮南子》高诱等叙述中皆曾提及，推测可能在汉代以前已开始应用（公元前2世纪）。首见于《五十二病方》[3]。《神农本草经》列为中品。李时珍曰："其状如水似银，故名水银。"[4]

【别名】白澒《淮南子》，姹女《周易参同契》，澒《广雅》，汞《名医别录》，铅精、神胶、元水、流珠、元珠、赤汞、砂汞《石药尔雅》[3]，灵液[4]，活宝[8]，圣液《矿物中药与临床》。

【原矿物】辰砂、汞。

【来源】本品为液态金属汞；天然汞矿不多见，通常用辰砂矿石加热蒸馏制得。主含单体金属元素汞（Hg）。

【性状】本品在常温下为不透明的重质液体。全体呈银白色，具金属光泽。质重。极易流动或分裂为小球，流过处不留污痕，不粘手。遇热易挥发。无臭。

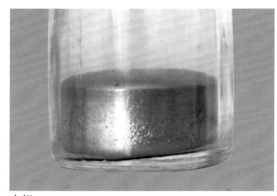

水银

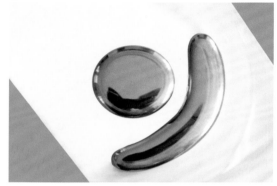

水银

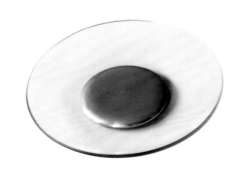

水银

相对密度 13.6。

沸点 358℃；零下39℃可凝固成金属样固块。

以银白色、光亮、流动灵活、在纸面流过无痕迹者为佳。

【鉴别】 1. 本品不溶于水、醇、盐酸，可溶于硝酸，热浓硫酸中形成汞盐[9]。

2. 与硫黄研磨形成灰黑色粉末（硫化汞）；能与多种金属如钾、钠、银、金、锌等形成合金，称汞齐，因组成不同，汞齐可以呈液态或固态[9]。

3. 取本品少许，置带塞试管中，加热，则有汞的小球凝结于管壁上，如开口加热则完全挥发[9]。

4. 取本品0.5g，滴加适量硝酸溶液后，溶液显汞盐（中国药典2010年版一部附录28页）的鉴别反应。

5. 以手试之，如粘手上，并呈豆腐片状物，则说明其中含有铅等杂质，质量差。

【检查】杂质 1. 取本品数滴置白纸上，保持小球状滚动，球滴滚过的地方不得留有污痕。

2. 取本品用滤纸（用直径0.5mm的细针刺成小孔）过滤，滤纸上不得留有杂质。

3. 取本品5～10g，溶解于35～40℃硝酸（比重1.4）100ml中，溶液应无不溶物[1, 6]。

【含量测定】 取本品约0.4g，精密称定，置锥形瓶中。加硝酸与蒸馏水的等容混合液20ml，溶解后缓缓加热，至不再发生棕色的蒸气，溶液澄明，放冷，加蒸馏水150ml，并加1%高锰酸钾溶液至显粉红色，再加少许硫酸亚铁使红色消失，加硫酸铁铵指示液2ml，用硫氰酸铵液（0.1mol/L）滴定，即得。每1ml的硫氰酸铵液（0.1mol/L）相当于10.03mg的汞。

本品含汞不得少于99.9%[7]。

【化学成分】为单体金属元素汞（Hg），尚含微量银（Ag）[9]。

【产状与分布】产于辰砂（硫化汞HgS）矿脉的氧化带，常呈小珠球存在于矿脉及岩石的洞隙内及浮土中。多数是由辰砂矿石砸碎，置炉中通空气（或加石灰及铁质），加热蒸馏，过滤提取制得。汞矿分布很广，贵州万山特区、铜仁县及湖南、湖北、四川、广西、江苏、云南、陕西等地均有出产。

【炮制】1.水银　原品入药；或用时将水银与硫黄共研成粉末[13]。或与桃仁、苦杏仁、核桃仁等有油性药物共研成末[5~6]。

2.水银　用一口带箅子的生铁锅，将盛有水银的碗置于箅子上，然后用铜盖密闭，用文火烧一昼夜，凉后小心的启盖，水银则随蒸气升浮于铜盖上，收集即得[14]。

3.制水银　取纯铅置容器内，加热熔化，用铁铲拨去上层黑渣，倒入水银搅匀后倒出，放凉，研成细粉。

每100kg水银，用铅40kg[5]。

【炮制品性状】硫黄制水银　本品为银灰黄色或淡黄绿色细粉，微具特殊臭气[13]。

桃仁、苦杏仁等制水银　类白色粉末，具油性，味微苦。

制水银　为银灰色细粉，质疏松[5]。

【药理】水银的化合物有消毒、泻下、利尿作用，现已不用或罕用。元素汞不引起药理作用，解离后的汞离子能与病原微生物呼吸酶中巯基结合而干扰细胞的代谢功能，最后使其窒息而被杀灭，故有杀虫、消毒、防腐之功效。

【毒理】小量常服有蓄积性，最小致死量70mg[8]。

【性味与归经】辛，寒；有大毒。归心、肝、肾经。

【功能与主治】杀虫，攻毒。用于皮肤疥癣，梅毒，恶疮肿毒，灭虱。

【用法与用量】外用适量，与他药研细末点、搽患处。

【注意】1.本品有大毒，不宜内服，外用不可过量或久用。用于溃疡创面时尤须注意，以免吸收中毒[2~3]。

2.孕妇禁用，年迈体弱者慎用。

3.畏信石[5]；不宜与白砒石、红砒石同用[12]；畏砒霜。

4.生产、炮制加工时，注意防护。

5.本品系毒性中药，应遵照《医疗用毒性药品管理方法》的有关规定使用。

【贮藏】贮存于干燥容器，密封，置阴凉干燥处。专柜保管。

【附注】1.色灰暗，混浊，暗淡无光，液体呆滞不灵活者多掺有锡、铅，为劣品[10]。

2.本品为制造轻粉、红粉、三仙丹、白粉霜、白降丹、银朱等的原料。

3.本品很少直接入药，往往是配其他群药制成制剂，如"一扫光"用来涂擦疥癣、湿疮等。

4.元素汞不能自肠胃吸收，但其表面暴露于空气中时可形成氧化物或硫化物，因而吞食后有时可引起轻度泻下，利尿。吞食水银的人，大多并无症状，水银自粪便排出，少数人可有某些症状，而极少数（敏感或其他未知原因）可引起立即死亡。

5.汞蒸气散布于空气中被人吸入会引起慢性中毒，如不慎散落，必须尽可能收集纳入瓶中。其遗留在缝隙处的汞，可覆盖硫黄粉使之生成硫化汞。

6.贮藏时应注意在温度不高于40℃室内，置坚固容器中，密闭保存；或在汞的上层覆盖一层水使汞不能蒸发出来。

7.制剂。**"白吊药"**[11]本品为水银、火硝、绿矾、食盐、煅石膏炼制白大升（粉霜）中的伴生产物，经分离提纯而得的白色块状物。炮制：取原药材，研成细粉。功能：消肿排脓，拔毒脱腐。用法：外用适量。注意：本品有毒，不可内服。

参考文献

［1］甘肃省食品药品监督管理局.甘肃省中药材标准(2009年版).兰州:甘肃文化出版社,2009,365.

［2］湖南省食品药品监督管理局.湖南省中药材标准(2009年版).长沙:湖南科学技术出版社,2010,268.

［3］国家中医药管理局《中华本草》编委会.中华本草:第一册第二卷.上海:上海科学技术出版社,1999,395.

［4］李时珍.本草纲目(校点本上册).北京:人民卫生出版社,1985: 523.

［5］河南省食品药品监督管理局.河南省中药饮片炮制规范(2005年版).郑州:河南人民出版社,2005,492.

［6］四川省卫生厅.四川省中药材标准.1987年版.1987,62.

［7］贵州省卫生厅.贵州省中药材质量标准(1988年版).贵阳:贵州人民出版社,1990,31.

［8］郭晓庄.有毒中草药大辞典.天津:天津科技翻译出版公司,1992,124.

［9］中国医学科学院药用植物研究所,中国协和医科大学,等.中药志:第六册.北京:人民卫生出版社,1998,304.

［10］中国科学院四川分院中医中药研究所.四川中药志:第三册.成都:四川人民出版社,1962,2371.

［11］浙江省卫生厅.浙江省中药炮制规范.杭州:浙江科学技术出版社,1986,712.

［12］上海市食品药品监督管理局.上海市中药饮片炮制规范.2008年版.上海:上海科学技术出版社,2008,331.

［13］江西省食品药品监督管理局.江西省中药饮片炮制规范.2008年版.上海:上海科学技术出版社,2009,526.

水银（欧曲）[1]

【藏医文献考证】水银为藏医临床常用药物。《晶珠本草》云："欧曲因色泽不同而分两种，色白而易流动、性猛者为上品，色青而缓流者性温为下品。"《甘露本草明镜》云："古代贤者们对欧曲这具有大毒药材的来源及历史等方面有很多不同的叙述，但实则欧曲是由自然汞或辰砂中提炼而来的。"

【藏药名】堆孜达伟思巴、萨达居雄杰布、闷其唑吾吉巴、丝其岗吉穷归、郎其掐穷嘎布、架吉土帕恩布、堆孜岗其期给、热萨亚哪《格言·白琉璃串》[1]，莪曲[3]，偶曲、达曲[4]，额曲苍德（热制）、额曲张德（寒制）[2]。

【原矿物】辰砂、汞（水银）。

【来源】本品为液态金属汞，主要由含汞矿物辰砂加热蒸馏而得（自然汞少见）经反复加工去毒的产物。

【性状】同水银。

【鉴别】同水银。

【检查】同水银。

【化学成分】同水银。

【产状与分布】同水银。

【炮制】因水银具有重毒，历代藏医很重视其加工炮制。至今，有资料记载且一直沿用的方法有热制法、寒制法、白制法、黑制法（猛制法）等。

1.热制法[2]

（1）取水银50g，加三辛药粉（高良姜、荜茇、黑胡椒）各25g，放入獐子皮袋中包囊，扎紧，用手缓慢揉搓3昼夜。除去三辛药粉（深埋地下，有毒），分出水银，用水冲洗数次。

（2）取上述所得水银，加沙棘膏等溶液，分步以文火缓缓煎煮，用水冲洗数次。

（3）取上述所得水银，加入等量熔融的硫黄（制）中，搅拌研磨成灰黑色的粉末，即得。

2.寒制法[2]

（1）取水银50g，加三辛药粉各25g，放入獐子皮袋中包囊，扎紧，用手缓慢揉搓3昼夜。除去三辛药粉（深埋地下，有毒）分出水银，用水冲洗数次。

（2）取上述所得水银，加沙棘膏等溶液，分步以文火缓缓煎煮，用水冲洗数次。

（3）取上述所得水银，加入等量的硫黄（制）研磨成灰黑色的粉末，即得。

3.白制法[4]　取水银3g、锡1.5g、铅0.75g，菜油三小勺，共放入铁勺中，置火上烧制，待水银与铅、锡交融后，倒在冷石上，冷却后，用黄牛尿或沙棘膏果汁洗三次而成。

4.黑制法（猛制法）[4]　取硫黄粉、水银各3g，先将硫黄放入铁勺中，文火徐徐熔解，不使焦枯，然后加水银，用铁筷频频翻动，待转化为青色液体时，乘热倾出，成青黑如铜镜样锈色即可。

5.用三辛粉（荜茇、干姜、胡椒）碱花、青盐等消毒（1～3天），消毒过程水银均置于沙棘水煎液中过夜；用三尿（童尿、儿马尿、黄牛尿）、三酸水（沙棘水煎液、青稞酒、硫酸亚铁饱和溶液）还有硼砂、光明盐、大青盐、白硇砂、紫硇砂、芒硝、火硝、大蒜、鲜羊肉汤、陈羊肉汤等辅料，洗毒（4～17天），洗毒过程一定要保持长时间搅拌，辅料一定要分多次冲洗干净。

6.炼制去毒　用寒水石、旱獭油、山羊油、酥油、骨髓汁、羊奶、能持八铁灰、牛黄、青油、硫黄、酒泡铁屑、金矿石、银矿石、铁矿石、礞石、雌黄、自然铜、蓖麻油等辅料炼制（18～28天），炼制去毒过程保持文火加热，以免火大水银外溢。最终加工成黑色粉末状成品[4]。

【药理】同水银。

【毒理】同水银。

【性味】甘、涩；（热制）涩，温[2]；（寒制）涩，寒[2]；涩，凉，有毒[4]。

【功能与主治】调血，清热解毒，滋补强身。用于中风，麻风，痞瘤，炭疽，关节痛风，黄水病，各种炎症，各种中毒症，及"培根"病，高血压心脏病，寒、热引起的诸症，疯病。无病者服用具有滋补强身，防病，延年益寿，延缓衰老，增强五官功能及皮肤光泽等特殊功效[1]。

热制水银：滋补，化毒，疗疮，干黄水。用于黄水引起的四肢关节疼痛，肺脓肿、疔痈、肠胃绞痛、麻风、梅毒、皮肤病、肾痨、疫疠等[2]。

寒制水银：清热解毒，调血，滋补强身。用于中风、麻风、痞瘤、痛风、黄水病、各种中毒症及"虫"病[2]。

白制法水银：治性病。

黑制法水银：内服治白喉、炭疽、疠病刺痛、天花、麻风、疖痈、诟病、"刚巴"病、痹病[4]。

【用法与用量】内服：研末，1g；或入丸散[1]；配方用[2]。

【注意】1.本品有大毒，无论内服、外用均须慎重使用。奏效即可，不宜用之过久。

2.本品的炮制必须在藏医药专业人员的指导下进行，经藏医药专家鉴定后，方可使用。

3.无论哪种加工炮制方法，制得的炮制品均不得有水银颗粒存在。

【贮藏】密闭，置通风干燥处。

【附注】1.历代藏医很重视其加工炮制。去毒法有洗、煮、冲三法，其操作规程《炮制集要》中有详细论述。总结炮制方法有十五种之多，无论哪一种配方，不去毒，不可入药[4]。切记。

2.水银炮制工艺繁杂，应用辅料和其他药物较多，炮制技术难度较大，时间长。在炮制水银的整个过程应注意防护，以免中毒。

3.水银与银朱别名均称"达曲"，二者极易混淆，临床用药注意区分。

4.藏医所用水银与中医使用水银为同一物。但加工炮制差异很大，所用辅料和药物有明显不同，功能主治有较大区别，故单列。供临床参考。

参考文献

[1]国家中医药管理局《中华本草》编委会.中华本草:藏药卷.上海:上海科学技术出版社,2002,12.

[2]青海省食品药品监督管理局.青海省藏药炮制规范(2010年版).西宁:青海人民出版社,2010,2.

[3]青海省卫生厅.青海省藏药标准.1992年版.1992,附录170.

[4]青海省药品检验所,青海省藏医药研究所.中国藏药:第二卷.上海:上海科学技术出版社,1996,58.

孟根—沃斯[1] （水银）

【蒙医药文献考证】本品为蒙医习用药材，载于《无误蒙药鉴》。内称："正如《正部医典》中蒸馏银朱一样，将银朱或朱砂用武火蒸馏化烟而变液体且状如铅，凉时似水并具有重毒、穿毒、汁毒。"上述药材形状与蒙医所用水银形状基本相符，故历代蒙医药文献所载的乌勒础即孟根—沃斯[2]。

【蒙药名】乌勒础《无误蒙药鉴》，雄胡音—沃斯《蒙药学》，孟根—乌苏、乌勒出[3]。

【原矿物】辰砂、自然汞。

【来源】本品为液态金属汞（Hg）[1]；主要由辰砂矿炼出，少数为自然汞[2]。

【性状】同水银。

【鉴别】同水银。

【化学成分】同水银。

【产状与分布】同水银。

【炮制】1.制水银（热制水银）　取等量水银和硫黄粉放入事先用牛油或羊油擦好的铁锅中文火加热，不断搅动，注意火候，避免燃烧。当硫黄熔化与水银黏合变稠时，去火继续搅拌，待变稀后再放火上加热，如此反复数次。放凉凝结，取出，掰开不见水银颗粒为准[1~2]。

2.寒制水银　取等量水银和硫黄粉，置乳钵中，研磨至灰黑色，不见水银颗粒即可[2]。

【炮制品性状】1.热制水银　为凝结块状。断面为青灰色或灰黑色。无水银颗粒。

2.寒制水银　为灰黑色粉状物。不得见到水银颗粒。

【药理】同水银。

【毒理】同水银。

【性状】辛，重、凉；有毒。

【功能与主治】燥协日乌素，燥脓血，杀虫，消"奇哈"。用于协日乌素病，痛风，游痛症，结喉，发症，"吾雅曼"，"奇哈"，梅毒，疥癣，黄水疮，秃疮，痘疹，瘙痒，淋巴结肿大，胸伤。

【用法与用量】内服：炮制后，研末入丸剂。外用：适量。

【注意】本品有毒。不可过量与久用。孕妇禁服。年迈体弱者慎用。

【贮藏】同水银。

【附注】蒙医所用孟根－沃斯（水银）与中医使用水银为同一物。但炮制方法不同，功能主治有别，故单列。供临床用药时参考。

参考文献

［1］内蒙古自治区卫生厅.内蒙古蒙药材标准.1986年版.赤峰:内蒙古科学技术出版社,1987,385.

［2］国家中医药管理局《中华本草》编委会.中华本草:蒙药卷.上海:上海科学技术出版社,2004,33.

［3］中国药学会内蒙古分会第二次委员代表大会汇编.1987,25.

<h1 style="text-align:center">水银[1]（斯玛甫）[2~3]</h1>

【维吾尔医文献考证】水银为维吾尔医常用矿物药。《注医典》载："水银是一种液状、有光泽、可颤动的矿物，相似于熔化了的银水[3]。"《药物宝库》记载："水银产于矿中，像溶化了的银子，常颤动不止，多出于中国和法国。《古希腊生药》以及《维吾尔民族医常用药物》均有收录。"根据上述维吾尔医本草所述药物特征和实物对照，与现代维吾尔医所用水银一致。

【维吾尔药名】汞、银朱[1]，即八吉《回回药方三十六卷》，再依白克、帕热、及外《药物之园》[3]。

【原矿物】辰砂。

【来源】本品为单质元素（Hg），一般将辰砂砸碎置于火上加热后过滤即得。自然水银已少见。

【性状】本品在常温下为不透明的重质液体。全体呈银白色，微有亮光，极易流动或分解成小球，流过处不留污痕，遇热易挥发。

以银白色、光亮、流动灵活、在纸面上流过无痕迹者为佳。

【鉴别】同水银。

【检查】杂质　取本品数滴置白纸上，则保持小球状滚动，球滴流过的地方不遗留污痕。

炽灼残渣　取本品5g，置称定重量的坩埚中，精密称定后，加硝酸5ml与蒸馏水3ml的混合物，加盖，待反应停止后于微火缓缓蒸干，并于700~800℃烧灼至恒重，测得炽灼残渣不得超过0.02%。

【含量测定】测定方法同水银。本品含汞（Hg）不得少于99.5%。

【化学成分】同水银。

【产状与分布】同水银。

【炮制】可同脂肪共研成细粉或油膏用。炮制水银去毒，维吾尔医有自己的数种方法：如将水银装入莱莱菔、糖萝卜等内，口用黏土闭封，埋热沙一昼夜；或将水银放入莳萝、卷心菜、柠檬汁、指甲花汁等中，研磨2天；或与硫黄、硇砂一起研磨3天等[3]。

【药理】同水银。

【毒理】同水银。

【性味】二级寒、三级湿，淡，有毒。

【功能与主治】强筋骨，壮阳，健胃止痛，杀菌。用于腹痛，筋骨神精虚弱，手足震颤，麻风，梅毒，瘙痒，痈疮，舌疮，头癣，胃虚，阳痿，固精，灭虱[1]。

生湿生寒，除风净血，收敛生肌，排脓去毒，愈合伤口，抗菌消炎，固精壮阳，杀虫。用于干热性或胆液质性各种恶性疮疡，梅毒，湿疹，头癣，早泄，遗精，阳痿[2]。

【用法与用量】内服：0.12～0.24g；外用：适量。本品可入散剂、丸剂、粉剂、油剂、软膏等。

【注意】1.本品有毒，一般多为外用。若内服，要去毒后慎用。

2.对肾、口腔、牙齿、筋有害[2]。

【贮藏】同水银。

【附注】同水银。

维吾尔医所用水银同中医使用水银为同一物，但炮制方法不同，功能主治有别。故单列，以供临床参考。

参考文献

[1]新疆维吾尔自治区卫生厅.维吾尔药材标准:上册.乌鲁木齐:新疆科技卫生出版社(k)，1993，47.

[2]新疆维吾尔自治区食品药品监督管理局.新疆维吾尔自治区中药维吾尔药饮片炮制规范.2010年版.乌鲁木齐:新疆人民卫生出版社，2010，229.

[3]国家中医药管理局《中华本草》编委会.中华本草:维吾尔药卷.上海:上海科学技术出版社，2005，15.

朱砂[1]

【本草考证】本品为常用中药，始载于《神农本草经》。名为丹砂，列为中品。苏颂谓："今出辰州、宜州、阶州。而辰砂为最。"

【别名】丹砂[7]《神农本草经》，辰砂《本草图经》，神砂、丹粟《山海经》，朱丹《穆天子传》，赤丹《淮南子》，真朱[15]《别录》，汞砂《石药尔雅》，光明砂《外台》，巴砂、越砂、马齿砂、马牙砂、无重砂、妙硫砂[2]，肺砂、镜面砂、珠宝砂[7]，澄水砂、辰锦砂、云母砂、豆砂、个砂、正洋尖砂[23]，梅柏砂、芙蓉砂、金座砂、玉座砂、面砂、土砂、末砂[11]，朱宝砂、贡朱砂(天津)，泽光砂、洋尖砂、劈砂、片砂《中国藏药》。

【藏药名】角拉《四部医典》[24]，尼其门《诀窍金升》，加参角拉玛《蓝琉璃》[24]，角拉玛[7]《青海省藏药标准》，觉拉《中国藏药》。

【蒙药名】朝伦一雄胡《认药白晶鉴》，昭格拉玛、擦勒高得《无误蒙药鉴》[25]，楚伦一雄手、查勒高得（内蒙古），绰伦－雄胡《内蒙古蒙药材标准》。

【维吾尔药名】星日福《注医典》，升哥而福《回回药方三十六卷》，赞节福尔、新吉日非《拜地依药书》[26]。

【壮药名】砂红[22]。

【原矿物】辰砂。

【来源】本品为硫化物类矿物辰砂族辰砂，主含硫化汞(HgS)。采挖后，选取纯净者，用磁铁吸净含铁的杂质，再用水淘去杂石和泥沙。

【性状】本品为粒状或块状集合体，呈颗粒状或块片状。鲜红色或暗红色，条痕红色至褐红色，具光泽。体重，质脆。片状者易破碎，粉末状者有闪烁的光泽。气微，味淡。

硬度 2～2.50。

相对密度 8.09～8.20[25]。

以色红、鲜艳、有光泽、透明、无细粉、不染手、质脆、体重、无杂石者为佳。

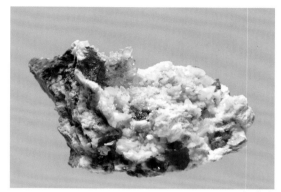

朱砂矿

【鉴别】1. 本品粉末鲜红色或暗红色。结晶性状不规则，大小不一。暗红色至鲜红色，边缘不平坦，显暗黑色。有的具顺直纹理[3]。

2. 溶于王水。

3. 取本品粉末，用盐酸湿润后，在光洁的铜片上摩擦，铜片表面显银白色光泽，加热烘烤后，银白色即消失。

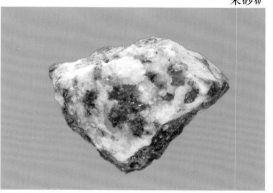

朱砂矿

4. 取本品粉末2g，加盐酸-硝酸（3:1）的混合溶液2ml使溶解，蒸干，加水2ml使溶解，滤过，滤液显汞盐与硫酸盐(中国药典2010年版一部附录28、29页)的鉴别反应。

5. X-射线粉末衍射指纹图谱 朱砂对照品6个特征衍射峰的2θ值/° 分别 （1）26.592（2）28.259（3）31.285（4）43.695（5）

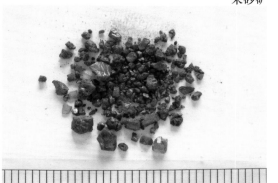

朱砂

廣物藥

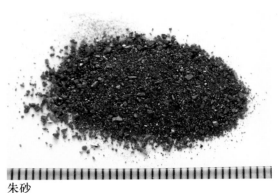
朱砂

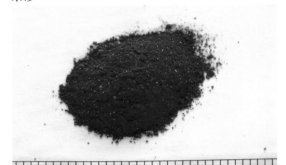
朱砂粉

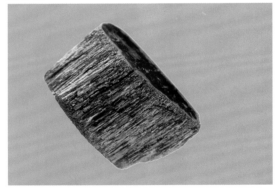
朱砂伪品（灵砂）

45.872（6）51.851。供试品图谱中应有与对照图谱一致的6个特征衍射峰，并与上所列之数值的偏差（Δ2θ）均应小于±0.2°[3]。

【检查】铁　取本品1g，加稀盐酸20ml，加热煮沸10分钟，放冷，滤过，滤液置250ml量瓶中，加氢氧化钠试液中和后，用水稀释至刻度。取10ml，照铁盐检查法（中国药典2010年版一部附录Ⅸ D 50页）检查，如显颜色，与标准铁溶液4ml制成的对照液比较，不得更深（0.1%）。

【含量测定】取本品粉末约0.3g，精密称定，置锥形瓶中，加硫酸10ml与硝酸钾1.5g，加热使溶解，放冷，加水50ml，并加1%高锰酸钾溶液至显粉红色，再滴加2%硫酸亚铁溶液至红色消失后，加硫酸铁铵指示液2ml，用硫氰酸铵滴定液（0.1mol/L）滴定。每1ml的硫氰酸铵滴定液（0.1mol/L）相当于11.63mg的硫化汞（HgS）。

本品含硫化汞（HgS）不得少于96.0%。

【化学成分】主含硫化汞（HgS），含汞量为85.41%，常夹杂有少量土质、有机物及氧化铁，尚有少量硒、碲[24]；常含有雄黄、磷灰石、沥青等杂质[27]；还含有硒、锌等多种微量元素[15]。

【产状与分布】辰砂是低温热液成因的矿物，有时可有外生成因的辰砂，形成于氧化带的下部，由黑黝铜矿分解而成。主产于湖南、贵州、四川、广西、云南、湖北等地[5]。

【炮制】1.朱砂粉　取朱砂，用磁铁吸去铁屑，或照水飞法（中国药典2010年版一部附录21页）水飞，晾干或40℃以下干燥，过120目筛。

2.清洗杂物，砸成青稞般大小，煅烧于铁锅内，烧之黑褐色，无烟气为止[24]。

3.取原药材，放入红铜锅中，加少许藏酒（以藏族传统方式酿制的青稞酒），炒至深红色，取出，过筛[7]。

【炮制品性状】朱砂粉　为朱红色极细粉末，体轻，以手指搓之无粒状物，以磁铁吸之，无铁末。气微，味淡。

照上述【鉴别】1、2和【检查】项下试验，应显相同结果。

可溶性汞盐　取朱砂粉1g，加水10ml，搅匀，滤过，静置，滤液不得显汞盐（中国药典2010年版一部附录28页）的鉴别反应。

取朱砂粉约0.20g，精密称定，照上述【含量测定】项下的方法测定，含硫化汞（HgS）不得少于98.0%。

【药理】1.镇静、催眠，抗惊厥　2%朱砂混悬液0.6mg/10g给小鼠连续灌胃3周，能使催眠剂量的异戊巴比妥钠催眠时间延长（P<0.05）。对戊四氮1mg/10g腹腔注射引起的惊厥无拮抗作用。但也有报道，抗惊厥和脑电图变化实验表明，给朱砂组（口服0.1g/10g，连续7天）产生惊厥时间平均可推迟1′20″，其脑电图频率减慢、波幅增大[25]。

2.抑制生育　雌鼠口服朱砂后受孕率低于空白对照组，说明雌性动物服用朱砂后对受孕有一定影响。妊娠期母鼠口服朱砂后，其胎儿的汞含量高于空白对照组，并有显著性差异，表明朱砂中汞能通过胎盘屏障而进入胎儿体内，故妊娠期应禁服朱砂[23]。

3.以家兔为实验对象，以药物造成心律失常病理模型，考察朱砂、朱砂安神丸及去朱砂之朱砂安神丸的抗心律失常作用与镇心安神功效的关系。实验揭示，朱砂给家兔灌胃，具有对抗氯仿—肾上腺素和草乌注射液所致心律失常的作用。可推论，朱砂的抗心律失常作用可能为其镇心安神功效的主要基础之一。朱砂、朱砂安神丸、去朱砂之朱砂安神丸均呈现有抗心律失常作用，其作用强度即朱砂安神丸＞朱砂＞去朱砂之朱砂安神丸，尤其是朱砂安神丸作用远强于去朱砂之朱砂安神丸[8]。

4.小白鼠单次口服朱砂的吸收半衰期为0.20小时，清除半衰期为13.35小时，说明口服朱砂吸收虽不缓慢，但在体内滞留时间较长，排泄缓慢，提示有积蓄中毒的可能[9]。

5.小白鼠连续服用朱砂1个月，各脏器组织的含量分布以肾脏为最高，肝脏次之。

【毒理】四川产朱砂（煎剂），小鼠急性毒性iv LD$_{50}$为12.10g/kg[10]；9.5g/kg（相当成人剂量500倍）1次给小鼠灌胃，水飞朱砂、研磨朱砂在给药48小时内均未见任何中毒症状及死亡[21]；上述各组给药10天，剂量同上，各组肝、肾的汞含量高于血汞含量，以肾脏为最高[10]；用水飞朱砂，分为给药10天组、20天组、30天组，每组10只，每日灌胃1次（剂量同上）。各组均未出现中毒症状及死亡[21]。

【性味与归经】甘，微寒；有毒。归心经[1]。微甜，寒；有毒[22]。甘、涩，寒[7]；微甜，冷；有毒。入热经、慢经[27]。

【功能与主治】清心镇惊，安神，明目，解毒。用于心悸易惊，失眠多梦，癫痫发狂，小儿惊风，视物昏花，口疮，喉痹，疮疡肿毒[1]。

藏医　清热，固骨。用于脉热，股端疏松症等[7]。消炎，舒筋。用于筋络病，骨松质缺血，骨折，骨结核[24]。

壮医　调龙路火路，清心镇惊，安神解毒，消瘰散结。用于心悸易惊，年闹诺（失眠），巧坞乱（癫狂），勒爷狠风（小儿惊风），脑囊虫，痞块，白内障[22]。

【用法与用量】0.1～0.5g，多入丸散服，不宜入煎剂。外用适量[1]；0.3～0.9g[7]。

【注意】1.本品有毒，不宜大量服用，也不宜少量久服。服药时忌用热水，避免高脂饮食，避免饮酒。

2.孕妇及肝肾功能不全者禁用。

3.脾胃虚寒及无热证者不宜使用[4]。

4.中枢神经处于抑制状态及抑郁症的患者不宜使用[4]。

5.在炮制过程中忌用金属器具，勿用火煅，忌球磨机干研，以免重金属汞析出[6]。

6.朱砂反铝，与铝反应生成汞铝齐，0.5g该物质即可引起中毒，故朱砂与铝或含铝的药物应避免同用[4]。

【贮藏】贮干燥容器内，置阴凉干燥处，防尘。

【附注】1.朱砂的异名很多，以产地命名的有巴砂、辰砂；以色泽命名的有朱砂、丹砂、光明砂、镜面砂、澄水砂；以产地和色泽混合命名的有辰锦砂；以形状命名的有云母砂、马齿砂、豆砂、梅柏砂、芙蓉砂、箭镞砂、金座砂、玉座砂、金星砂；以性质命名的有面砂、土砂、末砂、妙硫砂[11]。

2.朱砂商品按形状、颜色、质地不同分为如下几种规格[12, 23]：

（1）朱宝砂（珠宝砂）：又称"统装砂"。呈多角形或不规则片状及碎渣，尚有粉末者。鲜红色，明亮。触之不染手。目前市场此种规格多见。

（2）镜面砂：多呈斜方形、长条形或不规则形薄片状，边缘不整齐，大小厚薄不一。直径0.7～1.5cm，厚约0.2cm。光亮如镜面，透明。质松脆，易破碎。按颜色质地不同又分红镜(鲜红色，质稍松，质量最佳)与青镜（色发暗，质较坚）两种，可通用。

（3）豆瓣砂：又名豆砂或个砂。呈豆状、方圆形块状，多棱角。大小不等，赤红色，颜色发暗。体重而硬，不易破碎。

以上三种规格，镜面砂、朱宝砂质量较好，而豆瓣砂则品质较次。

3.灵砂又称"平口砂"、"马牙砂"。是以水银及硫黄为原料，经加热升华而得的汞制剂，成分亦是硫化汞（HgS），呈大小不等的块状。暗红色或紫红色，有光泽。质沉重而较疏松，易碎，断面呈细针状结晶束。气微，味淡（详见灵砂项）。在天然产朱砂供不应求的情况下，有的地区即用此作朱砂药用，或作颜料。有的地区不作内服，只供外用。

此种辰砂为人工合成的朱砂，在药材商品上称做"辰砂"，而将天然产的矿物"辰砂"称作"朱砂"。此与矿物学上所指天然产矿物辰砂不同，应注意区别[12]。

4. 朱砂中有时掺有砂石，注意鉴别。朱砂硬度为2～2.5质较松脆，易研碎，而砂石不易研碎。朱砂具有红色不染手，而砂石稍蘸水，以手捻之红色即可褪掉[12]。

5. 掺伪朱砂性状与正品极为相似，唯色深而晦深。含量测定过程中，加硫酸与硝酸钾，加热溶解不完全，继加硫酸铁铵指示液，溶液呈乳白色混浊。测定结果：含硫化汞最高者为77.28%，最低者仅含43.30%，平均59.20%。以水漂洗至红色颗粒消失后，出现大量白色透明和少量黑色矿石块及砂砾，系采矿时净选不彻底或人为掺入杂石所致[13]。

6. 朱砂炮制应采用水飞法，水飞过程可除去一部分对人体有害的游离汞和可溶性汞盐[14]。有的朱砂样品游离汞含量达10mg/g。由此可见水飞法炮制朱砂是非常必要的。

7. 朱砂、灵砂（辰砂）、银朱虽然主要成分相同，但它们的来源、制法、药性和临床疗效不同，是3种不同的矿物药，不可互相代用或混用，应注意鉴别[16]。

8. 朱砂忌见火，见于历代本草。《本草经疏》谓："若经伏火及一切烹炼，则毒等砒硇，服之必毙。"《本草纲目》载："入火则热而有毒，能杀人。"但目前仍有朱砂拌制麦冬、远志、茯苓、灯心草等品种入汤药煎煮情况[17]。见某中药厂生产紫雪散不按《中国药典》规定制法生产，为了产品色泽好加入朱砂等药后用柴火加热至干（4～8小时）[18]。任何形式加热朱砂，高温产生氧化汞，增加毒性，都不宜沿用，应引起注意。不要在铝器中研磨朱砂，在铝器中用力研磨朱砂时，可摩擦生热，局部产生高温而使少量朱砂分解成汞和硫[19]，生成有毒物质，对人体有害，应当注意。中华本草[22～23,27]在用法项下记载："或拌染他药（如茯苓、茯神、灯心草等）同煎。"中华本草·藏药卷[24]在炮制项下记载："清洗杂物，砸成青稞般大小，煅烧于铁锅内，烧至黑褐色，无烟气为止"，中华本草·维吾尔药卷[26]在注意项下记载："此药用于心悸，咽喉炎等病症时，必须煅烧去毒后使用……"以上记载有无科学依据，尚不清楚。但与本草记载及药典规定不宜入煎剂是相违背的，临床应倍加关注。

9. 有的朱砂含有对人体有益的微量元素硒和锌，硒具有解汞毒作用[20]。

10. 鲜红的朱砂，如长时间与空气接触，将引起硫化汞等被氧化，或水化，变为暗紫色，称"锖面砂"。"朱砂应包装严密，放阴凉干燥处"，是防止这些变化的一个措施。氧化、水化物属毒副成分[5]。

11. 朱砂在内服应用时，不可与碘化物、溴化物、含氯离子的药物或与带甲基的物质同时服用，如溴化钾、溴化铵、盐酸氯丙嗪等。因为朱砂所含硫化汞会与其发生化学反

第四章　含汞的矿物药

应，生成物质与体内酶蛋白的巯基结合而抑制酶的功能，妨碍细胞的正常代谢，造成肾、肠和口腔的病变，尤其对肾脏损害最为严重[15]。

参考文献

[1] 国家药典委员会.中华人民共和国药典.2010年版一部.北京：中国医药科技出版社，2010，128、附录21、28、29、50.

[2] 王嘉荫.本草纲目的矿物史料.北京：科学出版社，1957，26.

[3] 中华人民共和国香港特别行政区卫生署.香港中药材标准：第四册.2011，357.

[4] 李兴广.常用中药宜忌速查.北京：人民军医出版社，2011，213.

[5] 李鸿超，等.中国矿物药.北京：地质出版社，1988，100.

[6] 重庆市食品药品监督管理局.重庆市中药饮片炮制规范及标准.2006年版.2006，410.

[7] 青海省食品药品监督管理局.青海省藏药炮制规范(2010年版).西宁：青海人民出版社，2010，7.

[8] 李钟文，等.中国中药杂志.1993，18(7)：436.

[9] 张建国.中药材.1987，29(2)：20.

[10] 岳旺，等.中国中药杂志.1989，14(2)：42.

[11] 李家实.中药函授教材——药材学.511.

[12] 中华人民共和国卫生部药政管理局，等.中药材手册.北京：人民卫生出版社，1992，723.

[13] 张其凤，等.中药材.1991，14(2)：25.

[14] 高天爱，等.中成药研究.1985，(7)：20.

[15] 张保国.矿物药.北京：中国医药科技出版社，2005，149.

[16] 郑末晶，等.中药材.1989，12(12)：45.

[17] 刘崇文.药学通报.1988，23(2)：72.

[18] 潘穗生.中国中药杂志.1991，16(3)：186.

[19] 赵桂香.中国中药杂志.1991，16(10)：601.

[20] 边振考，等.中国中药杂志.1993，28(2)：117.

[21] 刘忠恕，等.天津中医.1986，3(2)：38.

[22] 广西壮族自治区食品药品监督管理局.广西壮族自治区壮药质量标准：第一卷(2008年版).南宁：广西科学技术出版社，2008，96.

[23] 国家中医药管理局《中华本草》编委会. 中华本草: 第一册第二卷. 上海: 上海科学技术出版社, 1999, 405.

[24] 国家中医药管理局《中华本草》编委会. 中华本草: 藏药卷. 上海: 上海科学技术出版社, 2002, 18.

[25] 国家中医药管理局《中华本草》编委会. 中华本草: 蒙药卷. 上海: 上海科学技术出版社, 2004, 39.

[26] 国家中医药管理局《中华本草》编委会. 中华本草: 维吾尔药卷. 上海: 上海科学技术出版社, 2005, 22.

[27] 国家中医药管理局《中华本草》编委会. 中华本草: 苗药卷. 贵阳: 贵州科技出版社, 2005, 266.

灵砂（辰砂）[1]（附白银朱）[5]

【本草考证】本品为较少用中药，始载于《证类本草》。原名"灵砂"。慎微曰："灵砂，用水银一两，硫黄六铢，研细炒作青砂头，后入水火既济炉，抽之如束针纹者，成就也。"[7]

【别名】红灵药[3]，人工合成朱砂、平口砂、马牙砂[8]，二气砂[7]、神砂《矿物药与丹药》、人造朱砂[4]。

【来源】本品系用硫黄粉和水银经加工制成的结晶。主含硫化汞（HgS）。

【性状】本品为扁平块状结晶体，大小不等，厚1～4cm，两面紧密平坦；或一面平坦，另一面粗糙，有小孔。上面观显银红色之点状结晶，下面底板呈银灰色。从侧面观

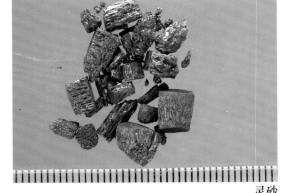

灵砂

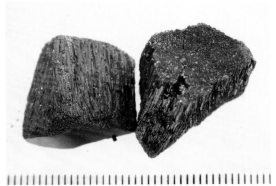

灵砂

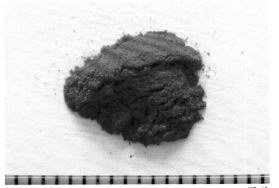

灵砂

察，晶粒通常组成栅状。易纵向碎裂，断面为纵行之针状结晶束。鲜红色或暗红色，手触之，指被染成红色或暗红色。全体光亮，晶面具金刚石样光泽。质重，性脆。无臭，无味。

以体重块大、紫红色、有光泽、易碎、无杂质者为佳。

【鉴别】 1.取本品粉末，用盐酸湿润后，在光洁的铜片上摩擦，铜片表面显银白色光泽。加热烘烤后，银白色即消失。

2.取本品粉末2g，加盐酸与硝酸（3：1）的混合液2ml使溶解，蒸干，加水2ml使溶解，滤过，滤液应显汞盐与硫酸盐（中国药典2010年版一部附录28、29页）的鉴别反应。

3.本品不溶于水、盐酸及硝酸；易溶于王水及硫酸钠溶液[9]。

4.取本品1小块，微火逐渐加热，由棕色变黑色即停止加热，放冷后应恢复紫红色[9]。

【检查】铁 取本品1g，加稀盐酸20ml，加热煮沸10分钟，放冷，滤过，滤液置250ml量瓶中，加氢氧化钠试液中和后，用水稀释到刻度。取稀释液10ml，按铁盐检查法（中国药典2010年版一部附录Ⅸ D 50页）检查，如显颜色，与标准铁溶液4ml制成的对照液比较，不得更深（0.1%）。

硫黄或汞球 取本品粗粉10g，置白纸上铺开成薄层，用10倍以上的扩大镜观察，不得有汞球，亦不得有硫黄球。

【含量测定】 取本品粉末约0.3g，精密称定，置250ml锥形瓶中，加硫酸10ml与硝酸钾1.5g，加热使溶解，放冷，加水50ml，并加1%高锰酸钾溶液至显粉红色，再滴加2%硫酸亚铁溶液至红色消失后，加硫酸铁铵指示液2ml，用硫氰酸铵滴定液（0.1mol/L）滴定。每1ml硫氰酸铵滴定液（0.1mol/L）相当于11.63mg的硫化汞（HgS）。

本品含硫化汞（HgS）不得少于98.0%。

【制法与产地】 辰砂是用硫黄（20%）、水银（80.0%）混合炒后，放入盘内，置升锅中密封微火加热，经1～2天，得赭红色扁平的晶状物，即辰砂。主产贵州省贵阳市、思南县及四川、重庆[2, 10]。

【化学成分】 主含硫化汞（HgS），常夹杂少量土质、有机质及氧化铁等[10]。

【炮制】净灵砂 用磁铁吸净铁屑，除去杂质，研成极细粉。

灵砂粉 取灵砂研成细粉或照水飞法（中国药典2010年版一部附录21页）水飞，晾干。

【炮制品性状】 灵砂粉本品为鲜红色细粉[11]。

【性味与归经】 甘，微寒；有毒。归心经[1]。甘，温；有毒。归心、胃经[4]。

【功能与主治】 清心镇惊，安神解毒。用于心悸易惊，失眠多梦，癫痫发狂，小儿惊风，视物昏花，口疮，喉痹，疮疡肿痛。

【用法与用量】 0.3～1.5g，多入丸散服。外用适量[1]；不宜入煎剂[11]；内服：研末，

0.3g~1g，每日一次；或入丸、散[4]。

【注意】1.本品有毒，不宜过量久服。少量也不宜久服[11]。

2.肝肾功能不全者禁服[11]；孕妇禁服[4]。

3.疮毒红肿灼热疼痛者忌用[2]。

4.虚证者慎服[4]。

5.本品切忌火煅[9]。

【贮藏】贮干燥容器内，置阴凉干燥处，防尘。

【附注】1.灵砂是人工合成之硫化汞，现今药材商品习称"辰砂"。朱砂是天然硫化物类矿物辰砂族辰砂，古称丹砂。辰州丹砂是以集散地辰州而得名。主成分均为硫化汞（HgS），但由于两者来源不同，作用有别，不应混用或代用。

2.辰砂与银朱同称灵砂，有地区两者不分，系同名异物，应注意区别。

3.灵砂多外用，内服慎用。在天然朱砂供不应求的情况下，曾有部分地区用灵砂代朱砂药用[6]，目前药材市场天然朱砂少见，多以灵砂粉碎后混充朱砂，注意鉴别。

4.四川92[10]、四川炮制02[11]均以"辰砂"之名收载，四川92[10]为了区别原矿物辰砂，又称灵砂为"人造辰砂"。

5."白银朱"藏药名"嚓嘎尔"。本品是以汞与硫黄为原料加工制成的红色硫化汞[5]。应与灵砂（辰砂）类同。需作进一步研究。

参考文献

[1]中华人民共和国卫生部药典委员会.中华人民共和国卫生部药品标准.中药材:第一册.1992，48.

[2]贵州省卫生厅.贵州省中药材质量标准.1988，67、221.

[3]中国科学院四川分院中医中药研究所.四川中药志:第三册.成都:四川人民出版社，1962，2393.

[4]国家中医药管理局《中华本草》编委会.中华本草:第一册第二卷.上海:上海科学技术出版社，1999，410.

[5]青海省卫生厅.青海省藏药标准.1992年版.1992，附录170.

[6]中华人民共和国卫生部药政管理局，等.中药材手册.北京:人民卫生出版社，1992，723.

[7]李时珍.本草纲目(校点本上册).北京:人民卫生出版社，1985，533.

[8]中国医学科学院药用植物研究所，中国协和医科大学，等.中药志:第六册.北京:

人民卫生出版社,1998,330.

[9] 吉林省卫生局.吉林省药品标准.1977年版.1977,276.

[10] 四川省卫生厅.四川省中药材标准.1987年版增补本.成都:成都科技大学出版社,1992,47.

[11] 四川省药品监督管理局.四川省中药饮片炮制规范.2002年版.2002,56.

轻粉[1] (附黑砂[8]、白大升[14])

【本草考证】本品为较少用中药,始载于《嘉祐本草》[11],《本草纲目》以"水银粉"之名收载。李时珍曰:"轻言其质,峭言其状,腻言其性。昔萧史与秦穆公炼飞云丹,第一转乃轻粉,即此。"为维吾尔医常用药材。

【别名】水银粉[8, 17]《嘉祐本草》,汞粉[11, 17]《本草拾遗》,峭粉[13, 17]《日华子本草》,腻粉[13]《传家秘宝方》,银粉[12]《本草述》,扫盆[14]《本草便读》,甘汞[11, 12],扫粉[12],白粉霜《上海市中药材标准》。

【蒙药名】查干-雄呼《内蒙古蒙药材标准》,萨勒嘎日[2],查干-雄胡、查干擦勒、擦勒嘎日、达础《无误蒙药鉴》[9]。

【维吾尔药名】开皮斯热《药物之园》,热斯克甫尔、星克热皮,赛皮德《明净词典》[10]。

【来源】本品为水银、食盐等用升华法制成的结晶。主含氯化亚汞(Hg_2Cl_2)。

【性状】本品为银白色有光泽的鳞片状或雪花状结晶,或结晶性粉末。体轻,质脆。半透明。手捻易碎成白色粉末,遇光颜色缓缓变暗。气微,味淡[1, 3]。

以洁白、片大、体轻、明亮、呈鳞片状或雪花状结晶、无水银珠者为佳。

【鉴别】1.粉末亮白色或淡黄白色,大块者为透明有棱角块片,边缘顺直,有斜向方形纹理,层纹清晰。立体感呈方块状,有的呈板片状交叉为直角。较小者均呈斜方形碎块,棱角尖锐明显,边缘色较暗[3, 9]。

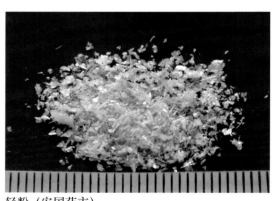

轻粉(安国药市)

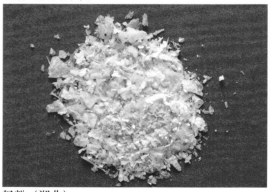

轻粉(湖北)

2. 几乎不溶于冷水、乙醇，部分溶于盐酸，但不溶于硝酸。

3. 取本品少许，置铁片上加热，逐渐变黄色，最后化为青烟，不留痕迹。

4. 本品遇氢氧化钙试液、氨试液或氢氧化钠试液，即变成黑色[1]；取本品粉末0.5g置试管中，加4.3%（W/V）氢氧化钠溶液5ml，生成黑色粉末[3]。

5. 取供试品少许，加碘化钾试液，振摇，即生成黄绿色沉淀，瞬间变为灰绿色，并逐渐转变为灰黑色[10]。

6. 取本品，加等量的无水碳酸钠，混合后，置干燥试管中，加热，即分解析出金属汞，凝集在试管壁上，管中遗留的残渣加稀硝酸溶解后，滤过，滤液显氯化物(中国药典2010年版一部附录29页)的鉴别反应。

7. X-射线粉末衍射指纹图谱 轻粉对照品5个特征衍射峰的2θ值/° 分别为（1）21.508（2）28.264（3）40.331（4）43.893（5）58.333。供试品图谱中应有与对照图谱一致的5个特征衍射峰，并与上所列之数值的偏差（Δ2θ）均应小于±0.2°[3]。

【检查】升汞 取本品2g，加乙醚20ml，振摇5分钟后，滤过，滤液挥去乙醚，残渣加水10ml与稀硝酸2滴溶解后，照氯化物检查法（中国药典2010年版一部附录Ⅸ C 49页）检查，如发生浑浊，与标准氯化钠溶液7ml用同一方法制成的对照液比较，不得更浓。

汞珠 取本品约1g，平铺于白纸上，用扩大镜检视，不应有汞珠存在。

炽灼残渣 不得超过0.1%（中国药典2010年版一部附录53页）。

【含量测定】取本品约0.5g，精密称定，置碘瓶中，加水10ml，摇匀，再精密加碘滴定液（0.05mol/L）50ml，密塞，强力振摇至供试品大部分溶解后，再加入碘化钾溶液（5→10）8ml，密塞，强力振摇至完全溶解，用硫代硫酸钠滴定液（0.1mol/L）滴定，至近终点时，加淀粉指示液，继续滴定至蓝色消失。每1ml碘滴定液（0.05mol/L）相当于23.61mg的氯化亚汞（Hg_2Cl_2）。

本品含氯化亚汞（Hg_2Cl_2）不得少于99.0%。

【化学成分】主含氯化亚汞（Hg_2Cl_2），约含汞（Hg）84.9%，氯（Cl）15.1%[10]。含少量的氯化汞（$HgCl_2$）。

【制法与产地】1.把食盐、皂矾加适量水混合，倾入水银搅拌成粥状，倒入锅内，上面覆一只瓷碗，再用泥封固，以防泄气，待炉中炭火烧好后，将锅置于炉上，火力要均匀，烧灼完毕，待冷后揭开瓷碗，现多数雪花样结晶，即是轻粉。

水银5kg，皂矾4.5kg，食盐2kg，土盐1.5kg[11]。

2.将胆矾和食盐放入瓷盆中，加少量水混合后，加入水银，搅拌成糊状，再用红土拌成软泥状，捏成团，放在铺有砂土的平底锅内，上盖瓷缸盆，密封，加热，经10小时后，放冷，启开瓷缸盆，刷下轻粉。或将食盐溶液与硝酸亚汞、硝酸混合，即得氯化亚汞沉淀[15]。

3.将硫化汞15份与汞10份混合，使成为硫酸亚汞，加食盐3份，混合均匀，升华即得[12]。

主产湖北武汉、湖南湘潭、四川、重庆、河北、天津、云南昆明等地。

【炮制】取原药材，除去杂质，碾成细粉[12]。

【炮制品性状】为白色有光泽的结晶性粉末，遇光颜色缓缓变暗。气微[12]。

【药理】1.内服适量。其主要溶解在肠内，溶解物可变成可溶性汞盐，刺激肠壁，增加其反射蠕动，促进肠液分泌，有利于发挥泻下作用。

2.轻粉口服后在肠中遇碱及胆汁，小部分变成易溶的二价汞离子，能抑制肠壁细胞的代谢与机能活动，阻碍肠中电解质与水分的吸收而导致泻下；且可抑制肠中细菌将胆绿素变成胆红素，又因肠内容物迅速排出，影响了胆绿素的转变，故服药后大便可呈绿色[9]。

3.口服轻粉后机体吸收二价汞离子，可与肾小管细胞中含巯基酶结合，抑制酶的活性，影响其再吸收功能而有利尿作用[10]。对于心性水肿较适用，对肝硬化性水肿则效果不确切，而对肾性水肿因其刺激肾脏而禁用。

4.抗菌作用　0.5%～1%轻粉混悬液在体外对大肠杆菌、变形杆菌、乙型溶血性链球菌、金黄色葡萄球菌均有显著抑制作用[10]。水浸液（1：3）在试管内对堇色毛癣菌、许兰氏黄癣菌、奥杜盎氏小芽孢癣菌、红色表皮癣菌、星形奴卡氏菌等皮肤真菌均有不同程度的抑制作用[4, 9]。

5.轻粉由于对蛋白质有沉淀反应，故可作为消毒用。

6.抗螺旋体　轻粉对梅毒螺旋体不能直接杀灭，仅有微弱的抑制作用，但可增加病人的抗病力，使梅毒病损的皮疹消退，肿大的淋巴结缩小。但由于轻粉的毒性，治疗梅毒已为砷制剂等所代替。

7.动物单次口服轻粉后，能在体内很快被吸收，吸收半衰期为3.09小时，CP为2.15μg/ml，TP为1.22小时，其心、肝、肾、脾、肺、大脑等组织均有不同程度的汞量分布，且给药2小时后可达峰值。随着服药次数增加，组织中蓄积的汞量基本趋于恒定，唯肝、肾仍在上升，并且蓄积量远大于其他组织。小鼠按实验剂量给药（2.73mg/d）35天，未出现中毒症状及病理变化。

8.轻粉在体内吸收快，排泄慢，组织蓄积量高，这可能是和轻粉在体内分解后，Hg^{2+}易于与体内蛋白质亲和（在血中与血浆蛋白的巯基结合）有关，其中尤以肾、肝为甚。给药5天，肝、肾中含汞量分别是5.1μg/g和38.9μg/g，35天后高达十几倍，因此轻粉作为临床内服药用时，只宜暂用，不可久服，肝肾疾病患者更需慎用[6]。

【毒理】1.湘潭产轻粉，急性毒性，ig，2.068g/kg，中毒现象有全身瘫软[7]。

2.用阿拉伯胶制成轻粉混悬液灌胃　LD_{50}小鼠为410mg/kg，大鼠为1740mg/kg[5]。中毒后小鼠的心、肝、肾皆有不同程度的病变，肾小管上皮细胞最显著，有浊肿脂肪变性、坏死等。卵巢中部分较大滤胞破碎，且有白细胞浸润[10]。

3.轻粉给家兔1.5g/kg（相当于人服量的50倍）、0.99g/kg、0.66g/kg，经口给药，在1～3天内全部死亡。尸检肉眼见各内脏有不同程度的瘀血[17]。

【性味与归经】辛，寒；有毒。归大肠、小肠经。

【功能与主治】外用杀虫，攻毒，敛疮；内服祛痰消积，逐水通便。外治用于疥疮，顽癣，臁疮，梅毒，疮疡，湿疹；内服用于痰涎积滞，水肿鼓胀，二便不利。

【用法与用量】外用适量，研末掺敷患处；内服每次0.1～0.2g，一日1～2次，多入丸剂或装胶囊服，服后漱口。

【注意】1.本品有毒，不可过量或持续服用。

2.内服慎用。服后要及时漱口，以免口腔糜烂及损伤牙齿。

3.孕妇、小儿禁用，气虚久病患者忌服[16]。

4.注意不宜滥用轻粉单方和验方。应遵照《医疗用毒性药品管理办法》的有关规定使用。

【贮藏】贮于密闭干燥容器内，置阴凉、遮光、干燥处。

【附注】1.轻粉毒性较小，但与水共煮，则分解而生成氯化汞及金属汞，后两者均有剧毒。贮存不善，置于空气中或遇光，轻粉颜色渐渐变深，亦起同样变化，而具剧毒。因此轻粉不宜水煎服，贮藏时应置干燥处，遮光，密闭保存。

2.口服刺激黏膜，常服易引起口腔炎、咽干、腹痛、下痢、筋骨拘挛等汞中毒症状。服用后注意漱口，以防口腔糜烂。

3.“黑砂”系制造轻粉之副产品，为炼制轻粉所用器具积累而生成一层锅巴状或水锈样物质。震动锅巴，用铲铲下即为黑砂。其成分亦为氯化亚汞。本品呈不规则的片块状，大小厚薄不一，表面呈灰黑色，断面呈棕灰色，略显粗糙，如砂砾状集结，断面有星点状光泽，砸碎常有极细微之水银珠析出，气微，味淡。性味同轻粉，多外用。用于治疗外伤，能防止伤口感染发炎[8]。

4.取轻粉少许用火烧之，若不留残渣、不起泡，为正品；若不起片、不明亮、质重，则为伪品。

5.使用轻粉、粉霜、黑砂调制油蜡膏外用，应待油蜡膏完全冷后再搅入调匀，不可加入热油蜡中。临床上有因未待油冷即将轻粉搅入，外用时引起接触性皮炎之病例报道。

6.现代制药工业炼制氯化亚汞的方法：

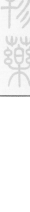

（1）升华法　将硫酸汞15份与10份汞混合，使之成为硫酸亚汞，加食盐3份，混合均匀，升华即得[12]。其反应式如下：

$$HgSO_4+Hg \rightarrow Hg_2SO_4$$

$$Hg_2SO_4+2NaCl \rightarrow Hg_2Cl_2+Na_2SO_4$$

（2）水溶法　将硝酸亚汞10份和硝酸1.5份，与蒸馏水88.5份混合，加入食盐3份的水溶液，即得氯化亚汞沉淀，倾出上层清液。再用蒸馏水反复洗涤沉淀物，至无氯离子反应为止。滤过，避光，微温干燥即成。其反应式如下：

$$Hg_2(NO_3)_2 \cdot 2H_2O+2NaCl \rightarrow Hg_2Cl_2+2NaNO_3+2H_2O$$

上述第一法制得之成品，呈结晶状，与传统方法制得之轻粉相似，多供外用。第二法制得之成品，为非晶体粉末，因不含氯化汞，故宜供内服。但本品易于氧化还原，不宜久存。

7.《本草纲目》载："黄连、土茯苓、陈酱、黑铅、铁浆可制其（轻粉）毒。"供临床参考。

8.浙江炮制[14]收载的"白大升"为轻粉的精制品。作用与轻粉相同。

9.中华本草[17]记载轻粉始载于《本草拾遗》，以轻粉之名收载。

参考文献

[1]国家药典委员会.中华人民共和国药典.2010年版一部.北京：中国医药科技出版社,2010,237.

[2]中国药学会内蒙古分会第二次会员代表大会汇编.1987,25.

[3]中华人民共和国香港特别行政区卫生署.香港中药材标准：第四册.2011,351.

[4]曹仁烈,等.中华皮肤科杂志.1957,5（4）：286.

[5]温玉麟.药物与化学物质毒性数据.1989,277.

[6]徐莲英,等.中成药.1991,13（1）：2.

[7]岳旺,等.中国中药杂志.1989,14（2）：44.

[8]中华全国中医学会武汉分会中药学会.湖北中药鉴别手册.1984,312.

[9]国家中医药管理局《中华本草》编委会.中华本草：蒙药卷.上海：上海科学技术出版社,2004,45.

[10]国家中医药管理局《中华本草》编委会.中华本草：维吾尔药卷.上海：上海科学技术出版社,2005,29.

[11]中国医学科学院药用植物研究所,中国协和医科大学,等.中药志：第六册.北

京: 人民卫生出版社, 1998, 352.

　　[12] 安徽省食品药品监督管理局. 安徽省中药饮片炮制规范. 2005年版. 合肥: 安徽科学技术出版社, 2006, 27.

　　[13] 上海市食品药品监督管理局. 上海市中药饮片炮制规范. 2008年版. 上海: 上海科学技术出版社, 2008, 341.

　　[14] 浙江省食品药品监督管理局. 浙江省中药饮片炮制规范. 2005年版. 杭州: 浙江科学技术出版社, 2006, 436、474.

　　[15] 江西省食品药品监督管理局. 江西省中药饮片炮制规范. 2008年版. 上海: 上海科学技术出版社, 2009, 541.

　　[16] 李兴广. 常用中药宜忌速查. 北京: 人民军医出版社, 2011, 305.

　　[17] 国家中医药管理局《中华本草》编委会. 中华本草: 第一册第二卷. 上海: 上海科学技术出版社, 1999, 398.

升药[1~2]

【本草考证】为较少用中药, 升药被历代医家称为外科圣药, 始见于《药材资料汇编》[3], 首载于《外科正宗》[4]。

【别名】灵药《外科大成》, 三白丹《张氏医通》, 三仙散《吴氏医方汇编》, 小升丹、三仙丹《疡医大全》, 升丹[1]《药奁启秘》, 大升丹、小金丹、升白灵药《外科正宗》[3]。

【来源】本品为以水银、硝石、白矾混合升华炼制而成。在升华时, 周围的红色升华物为"红粉（红升）"；中央的黄色升华物为"黄升（黄升丹）"；锅底剩余的残渣即"升药底"。红粉、黄升主含氧化汞（HgO）。

【性状】红粉（红升、红升丹）: 详见红粉项下。

黄升（黄升丹）: 详见黄升项下。

升药底: 详见升药底项下。

一般认为黄升最佳, 应均不带水银小珠[3]。

【化学成分】红粉、黄升主含氧化汞（HgO）, 还含硝酸汞等；升药底主含硫酸钾、硫酸铝及少量的汞[2]。

【制法与产地】详见红粉项下。

【炮制】除去杂质, 研成最细粉。

【性味与归经】辛, 热；有大毒。归肺、脾经。

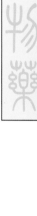

第四章　含汞的矿物药

73

【功能与主治】拔毒，除脓，去腐、生肌。用于痈疽疔疮，梅毒下疳，一切恶疮，肉暗紫黑，腐肉不去，脓水淋漓，久不收口[2]。

【用法与用量】外用适量，研极细粉单用或与其他药配成散剂或制成药捻。

【注意】1. 本品有大毒，只可外用，不可内服；外用亦不可过量或久用；孕妇禁用。

2. 外疡腐肉已去或脓水已尽者忌用[5]。

3. 忌用纯品，配伍煅石膏外用[5]。

4. 应按毒性中药管理规定执行。

5. 肝肾功能不全者，应避免使用，以防中毒[6]。

6. 膝盖以下至足背生疮，眼、口附近及乳头、肚脐、会阴、关节部位生疮，不宜用升药[6]。

【贮藏】置干燥处，避光，密闭保存。

参考文献

［1］内蒙古自治区卫生厅.内蒙古中药材标准.1988年版.1988,186.

［2］河南省食品药品监督管理局.河南省中药饮片炮制规范(2005年版).郑州:河南人民出版社,2005,491.

［3］中国医学科学院药用植物研究所,中国协和医科大学,等.中药志:第六册.北京:人民卫生出版社,1998,337.

［4］赵中杰.矿物药分析.北京:人民卫生出版社,1991,92.

［5］李兴广.常用中药宜忌速查.北京:人民军医出版社,2011,304.

［6］杨仓良,等.毒剧中药古今用.北京:中国医药科技出版社,1993,352.

红粉[1]

【本草考证】本品为较常用中药，以升药之名始载于《外科正宗》。因制造时成品在容器内的部位不同，颜色亦异，又可分为红升（红粉）、黄升和升药底3种，在疗效上亦略异。

【别名】灵药《外科大成》，三白丹《张氏医通》，三仙散《吴氏医方汇编》，小升丹、三仙丹[9]《疡医大全》，升丹《药奁启秘》，红升[9, 10]《外科传薪集》，小红升《外科方外奇方》，升药[9, 10]《药材资料汇编》[2]，红升丹[9]、大升丹、小红升丹、小金丹、升白灵药《外科正宗》[3]，生红粉[8]，京红粉[9]，红升药[10]，红粉片、三仙红升丹《集成良方三百种》。

【蒙药名】乌兰－雄呼《内蒙古蒙药材标准》。

【来源】本品为红氧化汞（HgO）[1]；本品为人工炼制的红氧化汞（HgO）[5]；为水银、硝石（火硝）、白矾或由水银和硝酸炼制而成的红色氧化汞[2]。主含氧化汞（HgO）。

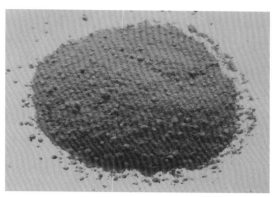

红粉（武汉）

【性状】本品为橙红色或橙色片状或粉状结晶，片状的一面光滑略具光泽，另一面较粗糙，似附一层粉末。粉末橙色。质硬，性脆。遇光颜色逐渐变深。气微。

以色红、片状、有光泽者为佳。

【鉴别】1. 本品粉末橙色，结晶不规则，暗橙色、暗橙红色或暗黄橙色。半透明或不透明。层纹清晰可见[5]。

2. 本品不溶于水而溶于酸，如稀硝酸、稀盐酸，生成相应汞盐[3]。

3. 取本品少许放在铁片上烧之，由红色逐渐变成黑褐色，冷后又恢复原来的橙红色[3]。

4. 取本品0.5g，加水10ml，搅匀，缓缓滴加适量的盐酸溶解，溶液显汞盐（中国药典2010年版一部附录28页）的鉴别反应。

5. X-射线粉末衍射指纹图谱　红粉对照品5个特征衍射峰的2θ值/° 分别为（1）30.172（2）31.604（3）32.379（4）37.379（5）50.311。供试品图谱中应有与对照图谱一致的5个特征衍射峰，并与上所列之数值的偏差（Δ2θ）均应小于±0.2°[5]。

【检查】亚汞化合物　取本品0.5g，加稀盐酸25ml，溶解后，溶液允许显微浊。

氯化物　取本品0.5g，加水适量与硝酸3ml，溶解后，加水稀释至约40ml，依法检查（中国药典2010年版一部附录Ⅸ　C49页）。如显浑浊，与标准氯化钠溶液3ml制成的对照液比较，不得更浓（0.006%）。

【含量测定】取本品约0.2g，精密称定，加稀硝酸25ml溶解后，加水80ml与硫酸铁铵指示液2ml，用硫氰酸铵滴定液（0.1mol/L）滴定。每1ml的硫氰酸铵滴定液（0.1mol/L）相当于10.83mg的氧化汞（HgO）。

本品含氧化汞（HgO）不得少于99.0%。

【化学成分】主含氧化汞（HgO），另外含硝酸汞 [$Hg(NO_3)_2$] 等。

【制法与产地】1. 取水银、硝石、白矾各60g，先将硝石、白矾碾细拌匀，置铁锅中，用文火加热至完全熔化。放冷待凝结。然后将水银洒于表面，用瓷碗覆盖锅上，碗与锅交接处用桑皮纸条封固，四周用盐泥封至近碗底，碗底上放白米数粒，用火加热，先用文火，后用武火。至白米呈黄色时，再用文火继续炼至米成焦色。去火，放冷，除去封泥，将碗取下。碗内周围的红色升华为"红升"（红粉）[7]。

2.合成法　取水银500g，硝酸650～700g。先将硝酸倒入耐酸容器内，再加水银，静置。待其反应至无棕红色烟雾出后，倒入不锈钢盘内。沙浴加热（温度控制在100℃以下，使其分解）1～2小时，即得红色氧化汞[2]。

主产于天津、河北、湖北、湖南湘潭、江苏镇江等地。

【炮制】1.除去杂质，必要时研极细粉[9]。

2.取原药材，照水飞法（中国药典2010年版一部附录21页）水飞，晾干[7]。

【炮制品性状】为橙红色粉末，遇光颜色逐渐变深，气微。

【药理】1.抗菌作用　红粉浓度6×10^{-5}在体外对化脓性细菌，如对金黄色葡萄球菌和大肠杆菌有很强的杀菌作用。其杀菌效力比消毒剂石碳酸还大100倍以上[4]。

2.促进创口愈合　有消毒、杀菌、促进机体组织的再生和伤口的愈合等作用[4]。

3.体内代谢　将红粉撒布于切掉皮肤的大白鼠的创面上4小时后，血、脑、肝、肾等组织含汞量明显升高，内脏组织的含汞量随给药剂量增加而递增，以肾含汞量最多，其次为肝、血、脑。与对照组有显著差异[2]。

【毒理】红粉混悬液小鼠灌胃LD_{50}为120.98 ± 1.71mg/kg，属中等毒性药物；小鼠灌服氧化汞的LD_{50}为22mg/kg，大鼠为18mg/kg。粗制氧化汞对人的致死量为1～1.5g，氧化汞人的致死量为0.1～0.7g[2]。

【性味与归经】辛，热；有大毒。归肺、脾经。

【功能与主治】拔毒，除脓，去腐，生肌。用于痈疽疔疮，梅毒下疳，一切恶疮，肉暗紫黑，腐肉不去，窦道瘘管，脓水淋漓，久不收口。

【用法与用量】外用适量，研极细粉单用或与其他药味配成散剂或制成药捻。

【注意】1.本品有毒，只可外用，不可内服。外用亦不宜大面积过量持久使用。

2.孕妇禁用。

3.口眼附近及乳头、脐中等部位不宜用，疮面过大时亦不宜用。

4.撒于疮面，须薄、均匀，否则引起疼痛。

5.外疡腐肉已去或脓水已尽者忌用。

【贮藏】贮干燥容器内，置阴凉干燥处，遮光，密闭。专柜、专库保管。

【附注】1.升炼红粉时应在通风良好处进行，操作时严防汞中毒。

2.红粉遇强光及高热则变为黑色，成为剧毒品。要严格控制贮藏条件。

3. 历代红粉制作方法有20余种，其主药均是水银、火硝、白矾等。另外加青矾者有10种，加雄黄的有8种，因此红粉成分不完全相同。甘肃炮制[8]记载，红粉为由火硝、白矾、水银、雄黄、朱砂用升华法炼制而成的红色氧化汞。块状者为红升丹，成粉者为红粉。不同原料制成的红粉虽然主成分都是氧化汞，但其他成分不完全相同。功效有无区别，临床有待研究与验证。

4. 自然界亦有红粉产出，为硫化矿床氧化带矿物，产于美国德克萨斯州之Terlingua。国内据闻见于贵州汞矿，但已见报道的仅有广西桂北两江产橙红石[6]。未见有药用报道。

参考文献

［1］国家药典委员会.中华人民共和国药典.2010年版一部.北京:中国医药科技出版社,2010,143、附录21、28、49.

［2］国家中医药管理局《中华本草》编委会.中华本草:第一册第二卷.上海:上海科学技术出版社,1999,401.

［3］中国医学科学院药用植物研究所,中国协和医科大学,等.中药志:第六册.北京:人民卫生出版社,1998,337.

［4］郭晓庄.有毒中草药大辞典.天津:天津科技翻译出版公司,1992,242.

［5］中华人民共和国香港特别行政区卫生署.香港中药材标准:第四册.2011,365.

［6］李鸿超,等.中国矿物药.北京:地质出版社,1988,307.

［7］安徽省食品药品监督管理局.安徽省中药饮片炮制规范.2005年版.合肥:安徽科学技术出版社,2006,28.

［8］甘肃省食品药品监督管理局.甘肃省中药饮片炮制规范(2009年版).兰州:甘肃文化出版社,2009,324.

［9］河南省食品药品监督管理局.河南省中药饮片炮制规范(2005年版).郑州:河南人民出版社,2005,530.

［10］上海市食品药品监督管理局.上海市中药饮片炮制规范.2008年版.上海:上海科学技术出版社,2008,337.

黄升[1] （黄升丹）[3]

【本草考证】本品为少用中药，始载于《疡科遗编》[5]。

【别名】黄升丹《疡科遗编》，三仙丹[2]，升药[8]，黄升药[1]。

【来源】本品为水银、火硝和明矾混合升华炼制而成的黄色氧化物的粗制品。主含

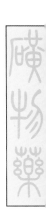

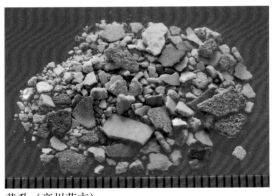

黄升（亳州药市）

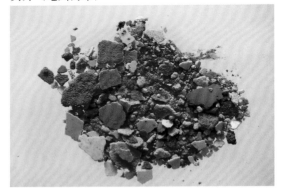

黄升（湖北）

氧化汞（HgO），为水银、火硝、明矾等量混合升华而成[3]。

【性状】本品为黄色至橙黄色的粉末或不规则小片块，片块的一面光滑，具光泽或闪光点，另一面较粗糙，呈橙黄色，质重而脆。粉末黄色。气微，日光下其色渐次变深[1,4]。

以黄色片状、不带水银小珠、有光泽、无杂质者为佳。

【鉴别】1. 取本品少许，放在铁片上烧之，由黄逐渐变红色再变褐色。如系伪品，加热后变成黑色粉末[4]。

2. 本品不溶于水而溶于酸，如稀硝酸、稀盐酸，生成相应汞盐。取本品约0.5g，加水10ml，搅匀，缓缓滴加适量的盐酸溶解[4]。

（1）取上述溶液，加氢氧化钠溶液，即生成黄色氧化汞（HgO）沉淀。

（2）上述溶液加少量碱使成微酸性，加碘化钾试液即生成猩红色沉淀，能在过量的碘化钾试液中溶解；再以氢氧化钠试液碱化，加铵盐即生成红棕色沉淀。

（3）取上述溶液，逐滴加入氯化亚锡试液，不断振摇，开始有白色沉淀生成，沉淀颜色逐渐变灰，最后变黑色。

【检查】同红粉。

【化学成分】主要含氧化汞（HgO），另外含硝酸汞 [Hg(NO_3)_2] 等[4]。

【制法与产地】本品是以水银、火硝、白矾为原料，用升华法炼制成的黄色片状或粉状物（即升炼时盖碗中央的黄色升华物）。主产于天津、河北、湖北、湖南、江苏等地。

【炮制】除去杂质，研成最细粉，过100目筛。

【性味与归经】辛，热；有大毒。

【功能与主治】拔毒，除脓，去腐，生肌。用于痈疽疔疮，梅毒下疳，一切恶疮，肉暗紫黑，腐肉不去，窦道瘘管，脓水淋漓，久不收口。

【用法与用量】外用适量，研极细粉撒患处，或与其他药味配成散剂、油剂、软膏剂或制成药捻[7]。

【注意】1.本品有大毒，具较强的腐蚀性，只可外用，不可内服；外用亦不宜过量或长期使用[6, 8]。

2.外疡腐肉已去或脓水已尽者忌用[9]。

3.忌用纯品，多配伍煅石膏外用[9]。

4.本品系毒性中药。应遵照《医疗用毒性药品管理办法》的有关规定执行。

【贮藏】置干燥处，避光，密闭，专库（柜）保存。

【附注】1.炼制黄升时应在通风良好处进行，严防汞中毒。

2.黄升制法：取水银300g倒入锅中，将牙硝置于水银面上，再将明矾置于牙硝上面，文火加热使其完全熔化，离火，中间打一个洞眼（直径约1cm），放冷使凝结。用瓷碟覆盖锅上，密封，用文武火加热，约3小时，离火，放冷，启封取丹，即得[2]。

3.河南炮制05[7]、内蒙古88[8]、中药志[4]，均以"升药"之名收载。以水银、硝石、白矾为原料混合升华炼制而成。碗内周围的红色升华物为"红粉"，碗中央的黄色升华物为"黄升"，锅底剩下的块状残渣为"升药底"。河南[7]将"升药底"单列。

参考文献

[1]上海市食品药品监督管理局.上海市中药饮片炮制规范.2008年版.上海：上海科学技术出版社，2008，342.

[2]福建省卫生厅.福建省药品标准.1977，176.

[3]山东省药品监督管理局.山东省中药材标准（2002年版）.济南：山东友谊出版社，2002，298.

[4]中国医学科学院药用植物研究所，中国协和医科大学，等.中药志：第六册.北京：人民卫生出版社，1998，337.

[5]中华全国中医学会武汉分会中药学会.湖北中药鉴别手册.1984，313.

[6]浙江省食品药品监督管理局.浙江省中药饮片炮制规范.2005年版.杭州：浙江科学技术出版社，2006，476.

[7]河南省食品药品监督管理局.河南省中药饮片炮制规范（2005年版）.郑州：河南人民出版社，2005，491.

[8]内蒙古自治区卫生厅.内蒙古中药材标准.1988年版.1988，186.

[9]李兴广.常用中药宜忌速查.北京：人民军医出版社，2011，304.

广物药

升药底[1] （红粉底）[5]

【本草考证】本品为极少用中药，始载于《外科正宗》[4]。

【别名】丹底[3]，升底[4]，红粉底[5]《疮疡外用本草》，灵药渣[2]。

【来源】本品为炼制红粉、黄升时锅底剩余的块状物（残渣）。主含硫酸钾、硫酸铝及少量汞[1]。

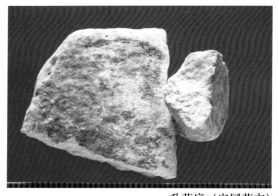

升药底（安国药市）

【性状】本品为不规则的厚片状、板块状或粒状，厚0.3～0.7cm，外表面呈乳白色、淡黄色或略呈粉红色。多数一面平坦，一面粗糙呈蜂窝状，质硬而脆。可折断，断面多数为淡黄色，有的散有红色点或线。气微臭特异。

以厚片状、淡黄色、纯净者为佳。

【化学成分】主含硫酸钾、硫酸铝及少量的汞[1]；主含硫酸汞（$HgSO_4$），硝酸汞$[Hg(NO_3)_2]$，硫酸钾（K_2SO_4），氧化铝（Al_2O_3），亚硝酸钾（KNO_2）[2]。

【制法与产地】详见红粉项下。

【炮制】去除杂质，研成极细粉。

【炮制品性状】本品为粒度均匀，乳白色、微黄色或略带粉红色的粉末。气特异。

【性味与归经】辛、涩，热；有毒[1]。辛，热；有大毒[5]。

【功能与主治】杀虫、止痒。外用于疥癣、湿疹[1]。

化腐生肌。用于皮肤溃烂、压伤、碰伤，破流肿血，久不收敛[5]。

杀虫止痒，收湿生肌。用于疥癣，湿疹，黄水疮[2]。

【用法与用量】外用适量。研极细粉单用或与其他药味配成散剂或制成药捻[5]。

【注意】本品有大毒，只可外用，不可内服。外用不宜久用。应按毒性中药管理规定执行。

【贮藏】置阴凉干燥处，遮光，密封，专库（柜）保存。

【附注】1.内蒙古药材标准[6]将升药底与红粉、黄升共同收于"升药"项下。

2.北京饮片标准[5]将产生于红粉锅底的残渣以"红粉底"收载。

参考文献

［1］河南省食品药品监督管理局.河南省中药饮片炮制规范(2005年版).郑州：河南人民出版社，2005，491.

［2］国家中医药管理局《中华本草》编委会.中华本草:第一册第二卷.上海:上海科学技术出版社,1999,405.

［3］中华全国中医学会武汉分会中药学会.湖北中药鉴别手册.1984,306.

［4］毕焕春.矿物中药与临床.北京:中国医药科技出版社,1992,156.

［5］北京市药品监督管理局.北京市中药饮片标准.2000年版.2000,402.

［6］内蒙古自治区卫生厅.内蒙古中药材标准.1988年版.1988,186.

白降丹[1～2]

【本草考证】本品为少用中药,始载于《外科正宗》,并详细记载了处方与制法[7]。

【别名】白灵药、水火丹[3],降丹《药材学》,白降[5],降药《矿物药与丹药》,升汞、大金丹《矿物药》。

【来源】本品为升华法制成的氯化汞($HgCl_2$)和氯化亚汞(Hg_2Cl_2)的混合物。主含氯化汞($HgCl_2$)和氯化亚汞(Hg_2Cl_2)。

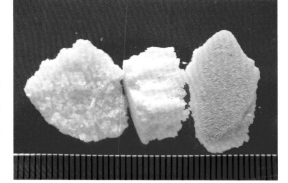

白降丹(湖北)

【性状】为针状结晶聚集而成的块状物,中间厚,向边缘渐薄。白色或淡黄白色。一面光滑而有亮光,有时微带淡玫瑰紫色,另一面与折断面均具有明显的针状结晶,排列不整齐,微有光泽。不透明,质重而易碎。粉碎者呈针柱状。气微,味辛,并有持久性金属味。

相对密度 5.4。

以白色、条状、有光泽、束针状结晶明显、贮存年久者为佳。

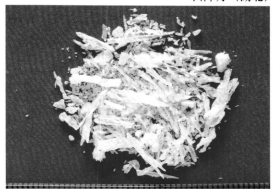

白降丹(湖北)

【鉴别】1.本品粉末白色或黄白色。呈片状或针状,类方形或不规则块状,常带棱角。无色透明,有玻璃光泽。表面光滑或见顺纹理,有的可见层纹。边缘显暗黑色[10]。

2.取本品粉末0.1g,加水5ml与稀硝酸1滴,使溶解。滤过,滤液应显汞盐与氯化物(中国药典2010年版一部附录28、29页)的鉴别反应。

3.X-射线粉末衍射指纹图谱 含氯化汞和氯化亚汞混合物的白降丹7个特征衍射峰的

2θ值/° 分别为（1）20.446（2）21.592（3）28.187（4）33.013（5）37.284（6）40.274（7）43.902。供试品图谱应有与对照品图谱一致的7个特征衍射峰，并与上所列数值的偏差（Δ2θ）均应小于±0.2°。

【化学成分】 主含氯化汞（$HgCl_2$）及氯化亚汞（Hg_2Cl_2）。其含量比例依生产方法不同而有差异。据常德产的白降丹分析，含Hg_2Cl_2在80%以上。有的尚含少量氧化汞（HgO）、三氧化二砷（As_2O_3）[3]。

【制法与产地】 本品系用明矾、绿矾、食盐、水银、朱砂、马牙硝、硼砂、雄黄等为原料，加热升炼而成。还有的将马牙硝（芒硝）改为火硝投料加热升炼制成。以江西南昌、湖南湘潭、湖北武汉等地产量较大。

【炮制】 1.拣净杂质，原药研成极细粉。

2.取原药材，在饱和盐水中洗净，取出，晾干。研成细粉[9]。

【药理】 1.白降丹（0.5%浓度）在体外对绿脓杆菌有较强的抗菌作用；外用有较强的杀菌、防腐及去腐作用[3]；30万～50万倍的稀释溶液，既能抑制各种微生物的生长[8]。

2.白降丹对金黄色葡萄球菌和大肠杆菌的杀灭能力大于石碳酸100倍以上[6]。

【毒理】 江西产白降丹，急性毒性ig，LD_{50}为0.078g/kg，中毒表现为卷缩不动，反应迟钝，拒食等[6]；白降丹毒性很大，能使肌肤组织硬化坏死[8]。

【性味与归经】 辛，热；有大毒。

【功能与主治】 拔毒，除脓，去腐，生肌。用于痈疽疔疮，梅毒下疳，一切恶疮，肉暗紫黑，腐肉不去，窦道瘘管，脓水淋漓，久不收口。

【用法与用量】 外用：研末，0.09～0.15g，撒于疮面上；或制成其他剂型用[7]。

【注意】 1.本品有大毒，只可外用，不可内服。外用亦不宜大量持久使用。

2.初生儿，面部及关节部位，不宜多用；口腔、耳中、眼边及心窝、腰眼等处，均不宜使用[3]。

3.应遵照《医疗用毒性药品管理办法》的有关规定使用。

【贮藏】 密闭、遮光、置干燥处。专柜保管。

【附注】 1.本品有大毒且腐蚀性极强。虽为疡科要药，但在外用时亦有禁忌。如初生儿及妇女头面皮肉娇嫩，不宜使用。近时亦有用白降丹药线引起汞中毒之病例报道。故使用时必须审慎。

2.据《中国炼丹术与丹药》记载，白降丹制作方法历代有24种以上，其主药多数是水银、火消、白矾、青矾、食盐，其中有22种方法交替出现雄黄、白砒，此二者可能是白降丹里砷的来源，有19种方法中有食盐，无食盐的5种方法中有4种有硇砂[4]。中国药典

63年版收载的白降丹处方中无白矾。白降丹除处方药味不同外，其剂量也不尽相同，制法有别。因此白降丹各家产品的化学成分不完全相同，功效异同有待临床观察和总结。

3. 本品须用瓷瓶或棕色玻璃瓶贮藏，低温保存，防止受潮或光照而变质。

4. 临床报道，白降丹液纱条治疗溃疡型颈淋巴结核，治愈率达97.7%[3]。

5. 湖北中药[5]白降丹是以"白降"之名收载。并提出白降始载于《医宗金鉴》。

参考文献

[1] 中华人民共和国香港特别行政区卫生署.香港中药材标准:第四册.2011,373.

[2] 山东省药品监督管理局.山东省中药材标准(2002年版).济南:山东友谊出版社,2002,297.

[3] 郭晓庄.有毒中草药大辞典.天津:天津科技翻译出版公司,1992,186.

[4] 李鸿超,等.中国矿物药.北京:地质出版社,1988,303.

[5] 中华全国中医学会武汉分会中药学会.湖北中药鉴别手册.1984,307.

[6] 岳旺,等.中国中药杂志.1989,14(2):44.

[7] 国家中医药管理局《中华本草》编委会.中华本草:第一册第二卷.上海:上海科学技术出版社,1999,396.

[8] 李焕.矿物药浅说.济南:山东科学技术出版社,1981,55.

[9] 浙江省食品药品监督管理局.浙江省中药炮制规范.2005年版.杭州:浙江科学技术出版社,2006,475.

[10] 张贵君.常用中药鉴定大全.哈尔滨:黑龙江科学技术出版社,1993,270.

红升丹[1]

【本草考证】本品为极少用中药，始载于《医宗金鉴》[2]。

【别名】大升丹[4]，小金丹、大红升丹[2]，五灵升药《串雅内编》，大红升《疡科遗编》[5]，红升，红粉霜[3]。

【来源】本品为水银、火硝、白矾、朱砂、雄黄、皂矾炼制而成的红色氧化汞。主含氧化汞（HgO）。

【性状】本品为结晶体粉末或块状。橘红色。质重。气微，微带金属性涩味。

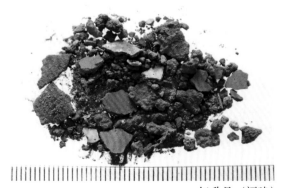

红升丹（福建）

【鉴别】1.不溶于水及酒精，能溶于稀盐酸和稀硝酸[2~3]。

2.本品遇强光和热能逐渐析出水银而变成黑色[2]。

3.取本品少量，放在铁片上烧，则红色逐渐变成黑褐色，冷后又恢复原色[2]。

4.本品稀盐酸溶液应显汞盐（中国药典2010年版一部附录28页）的鉴别反应。

【化学成分】主含氧化汞（HgO），其中含汞约92.12%。还含少量二硫化砷（As_2S_2）等[2]。

【制法与产地】取水银30g，火硝60g，白矾15g，朱砂6g，雄黄15g，皂矾18g。先将火硝、白矾、皂矾碾碎，加酒少许，炖化，待干即碾细。另将余药碾细，再共碾至不见水银星为度。置阳城罐中，上用铁盘盖严，用纸条密封，再以盐泥封固。然后用炭火烧炼盛药罐。先用底火煅1小时，再用半罐火煅1小时，最后用平罐火煅1小时，去火。煅时常用冷水拂拭覆盖灌口之铁盘。冷却开罐，附着于铁盘下的红色块状物即是红升丹，刮下存贮。罐下残余物质即"灵药渣"，又称"红粉底"。

【炮制】红升丹　取原药材，除去杂质。用时碾成细粉。

【药理】体外试验，对常见化脓性细菌，如金黄色葡萄球菌、大肠杆菌有很强的杀菌作用，其杀菌效力比杀菌力强的消毒剂石碳酸还大100倍以上。对绿脓杆菌、痢疾杆菌等7种细菌具有很强的抗菌作用[5]。对原虫、螺旋体亦有抑杀作用[3]。

【毒性】小鼠灌胃，LD_{50}120.98±1.71mg/kg。属中等毒性药物[2]。

【性味与归经】辛，热；有大毒。归脾、肺经。

【功能与主治】拔毒除肿，去腐生肌，杀虫，燥湿。用于痈疽疔疮，瘘管窦道，疥癣，湿疹，顽疮久溃不敛，脓出不畅，腐肉不去。

【用法与用量】外用适量，研极细粉，或与其他药配成散剂，或制成药捻插入疮口；内服0.03~0.06g，配成丸、散或装胶囊[4~5]。

【注意】[5] 1.本品有大毒，一般不宜内服；外用亦不宜大量持久使用。

2.肝、肾功能不全者及孕妇禁用。

3.疮面过大时亦不宜用。

4.近眼、口、乳头、脐中等部位不宜用。

5.应遵照《医疗用毒性药品管理办法》的有关规定执行。

【贮藏】贮干燥容器内，密闭，遮光。

【附注】1.文献[5]记载：红升丹始载于《疮疡外用本草》。

2.红升丹与红粉均为人工炼制的红色氧化汞（HgO）。两者所用原料、炼制方法不同，所含的微量成分、功能主治不尽一致。前者去腐生肌之力则更胜一筹[5]。

3.红升丹在临床应用时，多数医家不主张使用纯红升丹，常将红升丹加入不同比例的熟石膏混合后使用，因此削弱该药的效用而减少局部刺激，减弱疼痛感。红升丹久贮可以使药性缓和；另外，若经甘草水（红升丹50g，甘草100g加水1000ml）浸煮处理，即使用纯红升丹于疮面，也无疼痛刺激，而其腐蚀提脓去腐之功不在白降丹之下。其治疗效果大大增强。如能存入瓷瓶贮多年后使用则更佳[3]。

参考文献

［1］安徽省食品药品监督管理局.安徽省中药饮片炮制规范.2005年版.合肥:安徽科学技术出版社,2006,28.

［2］郭晓庄.有毒中草药大辞典.天津:天津科技翻译出版公司,1992,245.

［3］张保国.矿物药.北京:中国医药科技出版社,2005,122

［4］杨仓良,等.毒剧中药古今用.北京:中国医药科技出版社,1993,352.

［5］国家中医药管理局《中华本草》编委会.中华本草:第一册第二卷.上海:上海科学技术出版社,1999,403.

银朱[1]（附胭脂粉）[3]

【本草考证】本品为极少用中药，始载于胡演《升丹炼药秘诀》。《本草纲目》列入石部。其制法与现今不同。"昔人为水银出于丹砂，熔化还复为朱者，即此也，名亦由此。"[2]银珠之名，始见于《本草蒙筌》[5]。

【别名】灵砂《证类本草》，心红《本草蒙筌》，猩红、紫粉霜[1~2]，水华朱《升丹炼药秘诀》，银珠[15]，硍珠[14]。

【藏药名】白银朱、嚓嘎尔[18]，达曲[8]。

【蒙药名】雄手、查勒（内蒙古），雄胡[7]《认药白晶鉴》，擦勒《无误蒙药鉴》[16]。

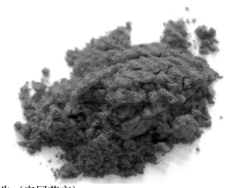

银朱（安国药市）

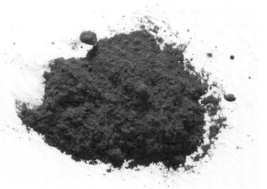

银朱（湖南）

【来源】本品为以水银和硫黄为原料，经加工制得的赤色粉末。主含硫化汞（HgS）[1]；为以水银、硫黄和氢氧化钾为原料，经加热升华而制成的硫化汞（HgS）[5]；本品为辰砂的加工品，主要含硫化汞（HgS）[13]；为人工制成的赤色硫化汞[7, 16]。

【性状】本品为细粒、细粉状、疏散土状的鲜红色、朱红色或深红色粉末。质重，细腻，滑润，疏松，具较强光泽。吸湿易结块，捻之极细而染指。气微，味淡。

以纯净、色鲜红、细腻、疏松不结块者为佳。

【鉴别】1.本品不溶于水、乙醇、硝酸或盐酸中，易溶于王水或浓硫化钠溶液中。遇光逐渐变黑。

2.取本品粉末，用盐酸润湿后，在光洁的铜片上摩擦，铜片表面显银白色光泽，加热烘烤后，银白色即消失[11]。

3.取本品少许于坩埚中灼烧，初则变为红黄色，颜色逐渐加深，渐变成蓝黑色，发出蓝色火焰，随后挥散[10]。

4.取本品粉末2g，加盐酸与硝酸（3:1）的混合液2ml使溶解，蒸干，加水2ml使溶解，滤过。滤液显汞盐及硫酸盐（中国药典2010年版一部附录28、29页）的鉴别反应。

【检查】杂质　取本品约1g，平铺于白纸上，用扩大镜检视，不应有汞珠或其他异物存在。

游离汞　取本品约0.5g，加5ml稀硝酸温浸1小时，滤过。取滤液加氨试液使饱和，再加醋酸使成酸性，加0.1%硫化钠溶液3滴，不得显黑色。

【含量测定】取本品粉末约0.3g，精密称定。置锥形瓶中，加硫酸10ml与硝酸钾1.5g，加热使溶解，放冷，加水50ml，并加1%高锰酸钾溶液至显粉红色；再滴加2%硫酸亚铁溶液至红色消失后，加硫酸铁铵指示液2ml，用硫氰酸铵滴定液（0.1mol/L）滴定。每1ml的硫氰酸铵滴定液（0.1mol/L）相当于11.63mg硫化汞（HgS）。

本品含硫化汞（HgS）不得少于98.0%。

【化学成分】主含硫化汞（HgS），尚含微量铅（Pb）、铜（Cu）、钠（Na）、铁（Fe）、铝（Al）等杂质[5]。

【制法与产地】取石灰、碳酸钾、硫黄粉，加水煮沸，便生成多硫化钾溶液，备用。另取水银、硫黄与上述备用液混合，密闭强力振摇，使反应充分完全后，用温水洗去多余的硫化钾及碱，洗至中性，再加入牛胶及明矾溶液，搅拌，静置，滤过。取沉淀物，置烘箱中干燥，研细，过筛，即得。主产广东佛山、湖南湘潭、湖北、四川、重庆等地。

【药理】1.小量内服，吸收后刺激骨髓，使其充血并增进心脏机能。

2.家兔试验，口服0.1～1.0g/kg，对氮代谢及血液的影响证明：①尿中总氮量增加；②体重增加；③血浆不受影响[8]。

【毒理】广州产银朱，急性毒性iv，LD$_{50}$为10.0g/kg[6]。

【性味与归经】辛，温；有毒。归心、肺经[1]。甘，轻、凉；有毒[7]。涩，凉；有毒[8]。

【功能与主治】杀虫破积，燥湿祛痰。用于湿热疮毒，痈肿疥癣，痰涎壅盛，胸闷心悸[1]。

止腐，愈伤，清热，消"奇哈"。用于"奇哈"，"苏日雅"，梅毒，伤口不愈，顽疮不收，肺热，肝热，脉热[7]。

治眼中翳障。可接骨，用于各种骨折[8]。

破积滞，劫痰涎，散结胸。用于疥癣恶疮，日久顽疮不收，口舌生疮，溃疡，咽喉红肿，皮肤溃烂，外伤感染，宫颈糜烂，黄水湿疮，汤火灼伤，火焰丹毒等。亦可用于杀虫及虱[12]。

【用法与用量】内服：研末0.1～0.5g，或入丸、散[16]，外用适量，研末调敷；常配方用，0.2～1g[8]。

【注意】1.本品有毒，内服宜慎，内服不宜过量、久服。孕妇禁用[16]。

2.入药忌用火煅[5]。

【贮藏】置阴凉干燥处，防潮，宜放瓷瓶中避光密闭保存。

【附注】1.古代本草将银朱与灵砂分作两条，两者用的原料和升炼时间、火力均不同，灵砂质量较银朱为好。硫化汞含量和杂质遂有不同，因此临床应用也有区别。银朱只作外用[9]。银朱别名又称灵砂，有地区银朱和灵砂不分，导致临床用药混乱，应引起注意。

2.湖南湘潭市裕隆化工厂改变传统火法生产为湿法生产，新工艺无汞泄出，减少空气污染，节约能源，银朱质量稳定，使有毒转变为无毒（无游离汞），可供内服，达到国家一级标准。

3.把辰砂击碎，研细，加水用石磨反复磨十余次，把磨出的浆收集于缸内，每50kg加35kg牛胶的水溶液，竹竿搅拌，让其沉淀，20分钟后将上层红色水液的2/5移入另一缸内，为制造朱磦的原料。然后将剩下的沉淀进行漂洗，每日2次，约经5天，将洗净的沉淀移入铁箱内煮干后粉碎，再炒干，研细过筛即为银朱。每100kg辰砂可制银朱90kg左右，可制朱磦10kg[4]。

4.正文的银朱制备方法系按湖南省中药材标准[1]收载的湖南省湘潭市滴水化工厂的生产工艺拟定。

5. 文献还记载[17]银朱的加工方法有：将水银30份和升华硫11.5份在乳钵中研细，加氢氧化钾溶液10份（含氢氧化钾7.5份），以45℃为标准，在蒸发器内进行化学反应，至色鲜红时，投入冷水中，过滤，再以水洗之，除去残硫，干燥即成。

6. 银朱的加工方法：由汞和硫经加热升华而得。升华时注意温度。取升华点为580℃的硫化物，此时的化合物为红色六角晶体，相对密度为8.10，余者不能用（有毒）[16]。

7. 朱砂、灵砂、银朱三者的主成分均为硫化汞。不同的是朱砂为天然硫化汞矿物，灵砂和银朱主要是以水银和硫黄为原料加工制成的赤色硫化汞，具体制备方法、原料的纯度不同。相对而言银朱所含杂质较多，故多作为外用。

8. 北京饮片[15]以"银珠"之名收载。青海藏药92[18]以"白银朱"收载。

9. 部标成方一册[3]收载的"胭脂粉"为银朱碳酸钙、液状石蜡、玫瑰香精组成。

参考文献

［1］湖南省卫生厅.湖南省中药材标准.1993年版.长沙:湖南科学技术出版社,1993,293.

［2］李时珍.本草纲目(校点本上册).北京:人民卫生出版社,1985,531.

［3］中华人民共和国卫生部药典委员会.中华人民共和国卫生部药品标准:中药成方制剂第一册.1989,附录174.

［4］成都市卫生局.成都市习用中药材质量规定(1984年).1984,81.

［5］国家中医药管理局《中华本草》编委会.中华本草:第一册第二卷.上海:上海科学技术出版社,1999,408.

［6］岳旺,等.中国中药杂志.1989,14(2):42.

［7］内蒙古自治区卫生厅.内蒙古蒙药材标准.1986年版.赤峰:内蒙古科学技术出版社,1987,480.

［8］青海省药品检验所,青海省藏医药研究所.中国藏药:第二卷.上海:上海科学技术出版社,1996,92.

［9］中华人民共和国卫生部药政管理局,等.中药材手册.北京:人民卫生出版社,1992,724。

［10］四川省卫生厅.四川省中药材标准.1987年版增补本.成都:成都科技大学出版社,1992,87.

［11］上海市卫生局.上海市中药材标准(1994年版).1994,288.

［12］天津市食品药品监督管理局.天津市中药饮片炮制规范.2005年版.2005,364.

［13］重庆市食品药品监督管理局.重庆市中药饮片炮制规范及标准.2006年版.2006,387.

　［14］四川省药品监督管理局.四川省中药饮片炮制规范.2002年版.2002,383.

　［15］北京市药品监督管理局.北京市中药饮片标准.2000年版.2000,414.

　［16］国家中医药管理局《中华本草》编委会.中华本草:蒙药卷.上海:上海科学技术出版社,2004,49.

　［17］张贵君.常用中药鉴定大全.哈尔滨:黑龙江科学技术出版社,1993,757.

　［18］青海省卫生厅.青海省藏药标准.1992年版.1992,附录170.

<h2 style="text-align:center">白粉霜[1]　（粉霜）[3]</h2>

【本草考证】本品为少用中药，始载于《本草品汇精要》。《本草纲目》列于金石部。李时珍谓："以汞粉转升成霜，故曰粉霜。"其矿物史料载，粉霜是水银粉再精炼一次所成。

【别名】白雪《抱朴子》，粉霜[3]、水银霜、白灵砂《本草纲目》，白大升。

【来源】本品为水银、火硝、白矾等升华而成的轻粉精制品。主含氯化亚汞（Hg_2Cl_2）。

【性状】本品为针状结晶凝集而成的半球形或块状，完整者形似馒头。表面白色半透明，有玻璃样光泽。一面较平坦，另一面为簇生的针状结晶，纵剖开呈纤维状。有亮光，不透明，光滑，质重而脆。粉末白色。遇光色泽变暗。气微，味淡。

以色白、断面纤维状、有光泽、无杂质者为佳。

【鉴别】遇光一部分变为氯化汞及金属汞而变灰色。其余同轻粉。

【检查】同轻粉。

【含量测定】同轻粉。

本品含氯化亚汞不得少于98%。

【化学成分】主含氯化亚汞（Hg_2Cl_2）。

【制法与产地】本品为轻粉的精制品。将轻粉置于烧瓶中，密封瓶口，置锅内砂中，徐徐加热使之升华。升华结束后，将烧瓶由锅内取出，破坏其上部，放置冷却后，升华物自然剥离，入乳钵内研碎。水飞成细粉，以水和乙醇洗涤后，低温干燥即成[3]。主产于湖北汉口、浙江新市、天津、河北安国等地。

【炮制】研细粉，过100目筛[2]。

【炮制品性状】本品为白色有光泽的结晶性细粉。遇光色泽缓缓变暗。气微，味淡。

【毒理】内服中毒量为0.1～0.2g，致死量为0.3g[3]。

【性味与归经】辛，温；有毒。归大肠经[1]。辛，寒；有毒[2]。

【功能与主治】攻毒祛痰，消积杀虫。用于痰涎积滞，血液不清，梅毒，恶疮，痈疽溃疡，湿疹，顽癣等症。

攻毒，蚀恶肉，杀虫。用于杨梅疮毒，腋下狐臭[3]。

攻毒，杀虫。用于痈疽溃疡，湿疹，顽癣[2]。

【用法与用量】外用适量；外用：0.03～0.06g，调敷[3]。

【注意】1. 孕妇及体弱气虚者禁用[4]。

2. 本品有剧毒，严禁内服；外用亦不可过量[3]。

3. 本品系毒性中药，使用不宜过量，不宜长期使用。内服宜慎；应遵照《医疗用毒性药品管理办法》的有关规定执行[2]。

【贮藏】置密闭、避光容器中保存。

【附注】1. 上海炮制08[2]收载的白粉霜为轻粉再升华的精制品。

2. 古代本草记载的粉霜最初所指应是升汞（氯化高汞）。《本草纲目》中说的粉霜是以"汞粉（轻粉）转生成霜"。他把轻粉的再升华精制品称为粉霜，这样粉霜与轻粉就成为同一物质，只是纯度和质量上有差别而已，与古代本草和炼丹方所说的不同。由于轻粉毒性低，粉霜则是剧毒药，因此必须严格区分，不能相混[3]。

3. 本品遇光部分变为剧毒的氯化汞及金属汞，由原来白色而变为灰色，故贮藏时必须置密闭、避光容器中保存。

参考文献

［1］天津市食品药品监督管理局. 天津市中药饮片炮制规范. 2005年版. 2005, 350.

［2］上海市食品药品监督管理局. 上海市中药饮片炮制规范. 2008年版. 上海: 上海科学技术出版社, 2008, 334.

［3］国家中医药管理局《中华本草》编委会. 中华本草: 第一册第二卷. 上海: 上海科学技术出版社, 1999, 400.

［4］江苏新医学院. 中药大辞典: 下册. 上海: 上海科学技术出版社, 1991, 1952.

三仙丹[1]

【本草考证】本品为极少用中药，始载于《疡医大全》。

【别名】小升丹、三白丹、升药、红粉、灵药、三仙散、升丹、红升、红升药[2]。

【来源】本品为水银、白矾、火硝炼制而成的汞制剂。主含氧化汞（HgO）。

【性状】本品为浅橙黄色的无晶形细粉或结块。块状者厚约2mm，一面较粗糙，呈蜂窝状，质重而脆，气微，味淡。本品露置于空气中不变质，但在日光下其色则渐次变深。

以橙黄色、片状、有光泽者为佳。

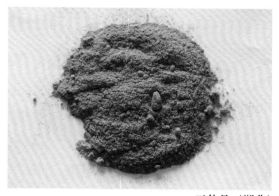

三仙丹（湖北）

【鉴别】1.本品不溶于水和酒精，溶于稀酸中而成为无色溶液。

2.加热至200℃以上，逐渐变为红色，加热至600℃则被分解成为汞和氧[4]。

【化学成分】主含氧化汞（HgO）。

【制法与产地】本品是以水银、白矾、火硝为原料，用升华法炼制而成为橙黄色的块状物。主产于河北、湖北、湖南、江苏等地。

【炮制】除去杂质，研成极细粉。

【药理】1.对细菌、原虫、螺旋体有抑杀作用。

2.可以促进和改善创面微循环，减少微血栓，增加创面营养和血供，有利创面愈合[2]。

【性味与归经】辛，热；有剧毒。

【功能与主治】杀菌驱梅，去腐生肌。用于梅毒，下疳，溃疡漏管，疥癣秃疮，顽癣湿疹等。

【用法与用量】内服：一次用量不得超过0.3～0.6g，做丸、散服。外用：适量，可配成撒布剂、油剂、软膏等使用[4]。

【注意】本品有剧毒，腐蚀性强，只可外用，不宜内服；外用亦不宜大量持久使用；孕妇禁用。

【贮藏】置干燥处，遮光，密闭。

【附注】1.本品和红粉、黄升制法及所用原料相似，所含主成分氧化汞（HgO）相同，所以其性质和效用亦相似，只是纯度不同，因此应注意区别使用。

2.由水银、火硝、枯矾3味中药组成的新三仙丹，药理和毒理研究表明，对金黄色葡萄球菌、绿脓杆菌具有良好的抑制效果，对大鼠皮肤开放性创伤的愈合有明显促进作用。急毒和亚急性毒性试验表明，该药对小鼠心、肝、肾功能及血常规均未见异常[3]。

3.三仙丹中用火硝、白矾作为原料，混合加热后能生成硝酸、硫酸，会使汞发生氧化作用，加速汞变为氧化汞。这是古代没有硝酸、硫酸的情况下，找到了合理的科学的代替方法[4]，充分说明了我国古代制药化学的进步。

参考文献

[1] 刘友樑. 矿物药与丹药. 上海: 上海科学技术出版社, 1962, 18.

[2] 张保国. 矿物药. 北京: 中国医药科技出版社, 2005, 1.

[3] 康永, 等. 山西中医. 1989, 5(4): 39.

[4] 李焕. 矿物药浅说. 济南: 山东科学技术出版社, 1981, 59.

佐太[1]

【本草考证】本品为藏医习用药材。本草未见记载。

【来源】本品为液态金属汞与其他药物混合的炮制品。

【炮制】1. 取水银50g，加三辛药粉各10g，放入獐子皮袋中包裹，扎紧，用手缓慢揉搓3昼夜。除去三辛药粉（深埋地下，有毒），分出水银，用水冲洗数次。

2. 取上述所得水银，加碱花、绿矾溶液、光明盐、芒硝等分步研磨，炮制数日。

3. 取上述所得水银，加寒水石细粉、三酸液、奶乳等，分步用文火缓缓煎煮数日。

4. 取上述所得水银，加等量的硫黄（制），研磨成灰黑色的粉末，即得。

【炮制品性状】本品为灰黑色粉末。气微，味淡。

【性味】涩、辛，平。

【功能与主治】滋补强身，延年益寿，通脉养颜，荣发防老，解毒。用于中风，麻风，痞瘤，炭疽，黄水病，各种中毒症，各种顽固性疾病。并具有治愈顽症之效。配方用可增强药效。

【用法与用量】配方用。

【注意】本品的炮制必须在藏医药专业人员的指导下进行，经藏医药专家鉴定后，方可使用。

【贮藏】置通风干燥处。

参考文献

[1] 青海省食品药品监督管理局. 青海省藏药炮制规范(2010年版). 西宁: 青海人民出版社, 2010, 10.

第五章 含铅的矿物药

正常人体内含铅量为0.1～0.2g，血铅为可溶性磷酸氢铅（$PbHPO_4$）或甘油磷酸铅，约占人体铅总量的2％，其中约90％与红细胞结合，余10％以血红蛋白结合铅与可扩散的游离铅形式存在于血浆中。沉积于骨内的铅是溶解度小的磷酸铅。人体铅90％～95％存在于骨骼中。牙齿、脏器、皮肤、毛发中也含有微量铅。

铅是机体中非必须元素。在正常情况下，接触一定量的铅，入量与出量平衡，不显毒性。但当吸收量大于排出量时，血铅增高，体内蓄积铅增多时则显示毒性作用。

铅对人体的毒性主要表现为影响卟啉代谢而使血红素合成障碍，并且可因为铅中毒时红细胞脆性增加，寿命缩短，三磷酸腺苷酶受抑制，红细胞内丢钾失水等原因而发生溶血。此外过量的铅可引起血管痉挛、CNS毒害和肾脏损害。

含铅的矿物药主要有：铅、铅粉、铅霜、红丹、密陀僧、黑铅丹等。

含铅的矿物药的炼制和应用在我国具有悠久的历史。据《博物志》记载："纣烧铅锡作粉。"《神农本草经》收载粉锡与铅丹，并谓其有杀虫治惊痫之效。随着历史上炼丹术的发展，铅类药的种类也随着增多。《本草纲目》中收载的铅类矿物药有金属铅、铅丹、密陀僧、铅粉、铅霜等，并记述了铅化合物的主要收敛功效。

药理

铅能与蛋白质结合，形成难溶性的蛋白化合物。适量时对局部皮肤黏膜的表面组织起收敛作用。过量时则会发生腐蚀作用。中医常把铅丹作为制造外科用的膏药原料，敷贴疮疡、疖肿，能促进生肌长肉，加速愈合。

毒理

铅为多系统亲和性毒物，主要累及造血（特别是红细胞）、消化、肾脏、神经系统，能与组织中蛋白质、酶、氨基酸各机能团结合，扰乱机体多方面生化、生理活动，出现一系列的功能性、器质性改变。

铅的吸收甚慢，主要经消化道、呼吸道吸收，一般不经皮肤吸收。吸收后90％以上铅沉积于骨内。铅主要由肠与肾排泄，肠排泄量一般较肾多。铅的毒性大小，与其化合物品种、分散度、溶解度和人体组织内吸收情况有关。

尿中铅量超过0.05～0.08mg/L时，应考虑有铅中毒的可能。血中铅含量超过0.05～0.1mg％，即产生中毒症状。

铅的中毒量为0.04g，口服每天少于2mg，连续服数周后，将会出现慢性中毒。吸入毒性更大。对人和哺乳动物有致畸性。人中毒血浓度值为0.07～0.13mg％；致死血浓度值为0.11～0.35mg％。成人经口或吸入粉尘被吸收的铅最小致死量为0.5g。本品也可致职业性哮喘。成人一次口服醋酸铅2～3g可中毒，致死量为50g。误服黄丹（红丹）15.6g发生中毒。

中毒原因

铅及其化合物多见于职业性或灾害性中毒。长期接触铅业者，长期使用铅制器皿如锡茶壶、锡酒壶等，长期服用含铅的方药；短时间接触大剂量铅可发生急性或亚急性中毒。

中毒表现

急性中毒者以消化道和神经系统症状为主：口腔、咽喉干燥，口渴，上消化道灼痛，口有金属味，流涎，恶心呕吐，吐出物常含氯化铅，呈白色奶块状，阵发性腹绞痛，粪便中可含黑色硫化铅，重者休克死亡。

慢性中毒症状：早期无明显症状，牙龈及颊黏膜上由于硫化铅的沉着而出现灰蓝色铅线，食欲不振。典型表现：以多发性神经炎、腹绞痛、贫血、中毒性脑病为特点。小儿往往发育迟缓，抵抗力降低，出现多动症等。

急救处理

1. 1％硫酸钠或硫酸镁　急性口服中毒，以1％硫酸钠或硫酸镁溶液口服，以形成不溶性硫化铅，再以清水洗胃，导泻。

2. 依地酸钙钠（EDTACa-Na）　为排铅作用较显著的络合物，能和铅形成可溶性而非游离性的Pb-EDTA复合物由肾脏排出。

3. 二巯基丁二酸钠（二巯琥珀）　其作用是利用巯基与金属离子合成毒性低的巯基化合物，自尿中排出。

4. 促尿灵　药理作用与依地酸钙钠相同。

5. 青霉胺　是一种含巯基的氨基酸，驱铅作用不如上述药物，但口服毒性小。

6. 内服大量生蛋清，或牛奶，或豆浆，或绿豆汤，亦可用金菊叶汤（金钱草30g，菊花15g，甘草15g）、大承气汤等以清热解毒、利水渗湿、利胆排石，据报道均获满意效果。

红丹[1]（铅丹)[14~15]

【本草考证】本品为较常用中药，始载于《神农本草经》，列为下品，原名"铅丹"[2]《抱朴子》时始称"黄丹。"

【别名】丹、福来丹《范子计然》，黄丹《抱朴子》[15]，真丹《肘后方》，铅华《别录》，丹粉《新修本草》，黄龙肝《石药尔雅》，红丹、虢丹《续本事方》，国丹《秘传外科方》，铅黄《本草衍义》，黄虢丹《普济方》，东丹《慎斋遗书》，朱粉《纲目》，松丹《现代实用中药》，朱丹、陶丹《药材学》，障丹、桃丹粉《非金属矿产开发应用指南》[20]，铅丹[3,16]，樟丹[4]，广丹[5,8]，漳丹、彰丹[2]、章丹、桃丹、湘丹《湖南药材手册》。

【藏药名】勒赤[17]，里尺[9]。

【蒙药名】混杜·利日嘿[7]，混杜[6]《认为白晶鉴》，利日黑、混达、《无误蒙药鉴》[20]。

【来源】本品为铅的加工品。主要成分为四氧化三铅（Pb_3O_4）。

【性状】本品为橙黄色或橙红色的粉末，光泽暗淡，不透明。质重。用手指搓揉，先有触及砂砾感，后觉光滑细腻，能使手指染成橙黄色。易吸湿结块。气微，有金属性辛味。

以色橙红、细腻润滑、无粗糙感、入水即沉、不起漂浮物、见水不成团块者为佳。

【鉴别】1. 本品粉末橘红色。呈无数暗红色链式碎块或很不光滑的暗红色碎块，不透明。

2. 不溶于水和乙醇，可溶于硝酸。

3. 取本品1g，加硝酸5ml，溶液变为棕褐色，静置，下部有棕褐色沉淀产生[5]。

4. 取本品少许，置试管内加热，变为紫红色[5]。

5. 取本品粉末0.2g，加热盐酸1ml，有

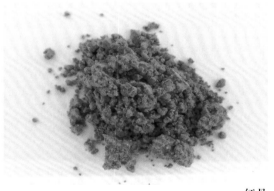

红丹

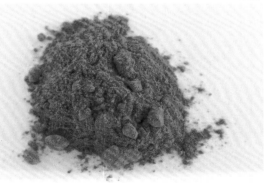

红丹

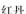

氯气产生，可使碘化钾淀粉试纸变色，并产生白色沉淀[15]。

6. 取本品粉末0.2g，加稀硝酸使其溶解，滤过，取滤液3ml，加铬酸钾试液2ml，产生黄色沉淀，分离，沉淀加氢氧化铵试液或2mol/L稀硝酸试液均不溶解；加2mol/L氢氧化钠试液，沉淀即溶解[14～15]。

7. 取本品少许，置火柴杆上燃烧，可见有密集的微小铅粒[16]。

【化学成分】主成分为四氧化三铅（Pb_3O_4），含量应在95%以上。另外含5%～10%的氧化铅（PbO）[11]。

【制法与产地】将纯铅放在铁锅中加热，炒动，利用空气使之氧化，然后放在石臼中研成粉末，用水漂洗，将粗细粉末分开，漂出之细粉，再氧化24小时，研成细粉，过筛，即得[8, 13]。主产湖南湘潭、河南安阳、广东、福建、云南、四川、重庆等地。

【炮制】取本品照水飞法（中国药典2010年版一部附录21页）水飞，晾干，微火炒至紫色，放冷[12]。

【药理】本品能直接杀灭细菌、寄生虫，并有抑制黏液分泌的作用[2, 9]。

【毒理】湖南产红丹，急性毒性iv，LD_{50}为16.70g/kg[10]；大鼠腹腔给药的LD_{50}为220mg/kg。

【性味与归经】辛、咸，微寒。归心、脾、肝经[1]；辛、咸、苦，寒；有毒[12]；辛，微寒；有毒。归心、肝经[15]；涩、咸，寒；有毒[9]。

【功能与主治】解毒，生肌，坠痰，镇惊。用于痈疽，溃疡，金疮出血，口疮，目翳，烫伤灼伤，惊痫癫狂，疟疾，痢疾，吐逆反胃[1]。

杀虫，坠痰镇惊，拔毒生肌。用于虫积腹痛，惊痫，外用于疮疡多脓[5]。

【用法与用量】外用适量，研末撒、调敷或熬制膏药[1]。0.6～0.9g，多作外用[5]；用药范围应小于30cm²。内服：0.15～0.3g，入丸、散[15]。使用不能超过两周[20]。

【注意】1. 体虚、脾胃虚弱、虚寒吐逆者忌服[17, 19]。

2. 血虚所致惊悸癫痫忌用[19]。

3. 孕妇、哺乳妇女及儿童禁用[18]。

4. 本品有毒，且有蓄积作用，一般不作内服，外敷不宜大面积、长时间使用，以防中毒[16]。

5. 服药期间禁止饮酒，防止过劳、饥饿、感染，以免使潜在铅游离出来，引起急性中毒[20]。

【贮藏】置阴凉干燥处，密闭，防潮，防灰尘。

【附注】1. 本品是做膏药的重要原料。在熬制膏药时，因红丹是金属氧化物，在高热油脂中对油脂之聚合起催化作用。其分解物一氧化铅为膏药之重要组成部分。分解物氧化与分解时所产生之热，将油脂进一步氧化聚合，且将其部分变为树脂样物质使膏药变黑。在反应过程中产生油脂氧化物与二氧化碳及刺激性低分子分解产物醛、酮(即火毒)。

2. 红丹为铅的化合物，如大面积、长期外用有被吸收引起铅中毒的可能，尤其是小儿外用本品更要注意。

3. 湘潭、衡阳、长沙等地采用铅、锡、青矾等经炒制制备黄丹和红丹。淡黄色者为黄丹，多供工业或油漆使用；红黄色者为红丹，多供药用《湖南药材手册》。

4. 红丹的红色不尽相同，但与Pb_3O_4含量无密切关系[18]。

5. 浙江炮制05、上海94[5]以"广丹"收载；蒙药86[6]、黑龙江01[13]以"章丹"收载；中华本草[20]、山东02[14]、湖南09[15]以"铅丹"收载；贵州03[16]、重庆炮制06[12]、青海藏药92[17]、中华本草蒙药卷[18]以"黄丹"收载。供查阅文献时参考。

参考文献

[1]北京市卫生局.北京市中药材标准.1998年版.北京:首都师范大学出版社,1998,117.

[2]成都市卫生局.成都市习用中药材质量规定(1984年).1984,71.

[3]青海省卫生厅.青海省中药炮制规范.1991,430.

[4]吉林省卫生厅.吉林省中药炮制标准.长春:吉林科学技术出版社,1986,136.

[5]上海市卫生局.上海市中药材标准.1994年版.1994,29.

[6]内蒙古自治区卫生厅.内蒙古蒙药材标准.1986年版.赤峰:内蒙古科学技术出版社,1987,484.

[7]中国药学会内蒙古分会第二次会员代表大会汇编.1987,25.

[8]南京药学院药材学教研组.药材学.北京:人民卫生出版社,1960,1292.

[9]青海省药品检验所,青海省藏医药研究所.中国藏药:第二卷.上海:上海科学技术出版社,1996,263.

[10]岳旺,等.中国中药杂志.1989,14(2):44.

[11]中国科学院四川分院中医中药研究所.四川中药志:第三册.成都:四川人民出版社,1962,2464.

[12]重庆市食品药品监督管理局.重庆市中药饮片炮制规范及标准.2006年版2006,152.

[13]黑龙江省药品监督管理局.黑龙江省中药材标准.2001年版.2001,216.

[14]山东省药品监督管理局.山东省中药材标准(2002年版).济南:山东友谊出版

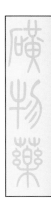

社，2002，178.

［15］湖南省食品药品监督管理局.湖南省中药材标准(2009年版).长沙：湖南科学技术出版社，2010，224.

［16］贵州省药品监督管理局.贵州省中药材、民族药材质量标准(2003年版).贵阳：贵州科技出版社，2003，321.

［17］青海省卫生厅.青海省藏药标准.1992年版.1992，56.

［18］国家中医药管理局《中华本草》编委会.中华本草：蒙药卷.上海：上海科学技术出版社，2004，47.

［19］李兴广.常用中药宜忌速查.北京：人民军医出版社，2011，306.

［20］国家中医药管理局《中华本草》编委会.中华本草：第一册第二卷.上海：上海科学技术出版社，1999，415.

密佗（陀）僧[1]

【本草考证】本品为较少用中药，始载于《雷公炮炙论》。《纲目》云："原取银冶者，今既难得，乃取煎销银铺炉底用之。造黄丹者，以脚滓炼成密陀僧，其似瓶形者是也。"[13]

【别名】没多僧《新修本草》，陀僧《普济方》，炉底《纲目》，银池、淡银《药物生产辨》，金炉底、银炉底《现代实用中药》，金陀僧[13]，密多僧《雷公炮炙论》，金底[6]，密陀僧、没佗僧、佗僧、陀生、陀羊、金生、铅脚、铅弱、灰坯、理文石、幼团、铅氧、黄色氧化铅《矿物药》。

【蒙药名】哈热—舒德尔—朝鲁《认药白晶鉴》，当西勒、浩日古勒吉音—益苏勒《无误蒙药鉴》[14]。

【维吾尔药名】买代斯堂《注医典》，木尔达尔散吉、木尔达散格、木日达日桑《药物之园》[15]。

【原矿物】方铅矿。

【来源】本品为方铅矿提炼银、铅时沉积的炉底，或将铅熔融后，用长铁棍在熔铅中转几次，部分熔铅附于铁棍上，然后取出浸入冷水中，如此反复多次，层层叠加，熔铅冷却而成。主含氧化铅（PbO）。

【性状】本品为不规则块状或层片状，

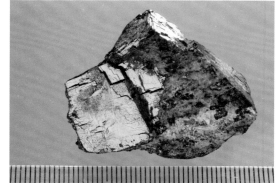

方铅矿

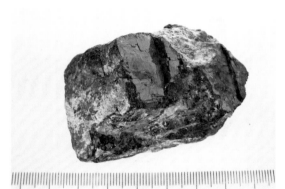

方铅矿

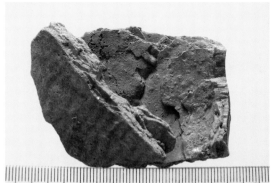

密陀僧

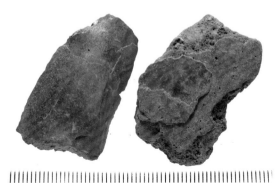

密陀僧（亳州药市）

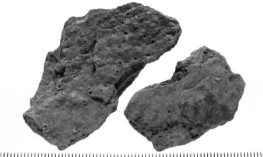

密陀僧（安国药市）

大小不一，金黄色或黄色，偶见有黄绿色，具蜡样光泽或镶嵌着具金属光泽样物，对光照之闪闪发光。表面粗糙，有时一面呈橙黄色而略平滑。层层堆叠，厚薄不一。体重质脆，折断面层纹明显。气微。

以色金黄、有光泽、内外一致、体重、质脆者为佳。

【鉴别】1.粉末黄绿色。为不规则黄绿色的块状、方块状体。微透明。透明者呈网状花纹。偶有不透明红色块状体。有的黄绿色块状体被短针晶围绕[14]。

2.本品几乎不溶于水，易溶于硝酸，在醋酸或氢氧化钠溶液中亦溶解。

3.取本品粉末少许，加盐酸5ml，摇匀，即生成白色沉淀，倾去上清液，取沉淀少许，加水使溶解，滴加硫化氢试液1～2滴，即生成黑色沉淀[1, 6]。

4.取本品加热到300～450℃时，氧化为红色的四氧化三铅，温度再高，又得氧化铅[2]。

5.取本品粉末约0.5g，加入10ml稀硝酸，即成乳黄色液体，滤过。滤液照下述方法试验[15]。

（1）取滤液1ml，加碘化钾试液1滴，即生成黄色沉淀，遇热溶解，冷后析出黄色结晶。

（2）取滤液3ml，加铬酸钾试液2ml，即生成黄色沉淀。此沉淀溶于2mol/L氢氧化钠试液，不溶解于2mol/L氢氧化铵试液或2mol/L稀硝酸试液。

【检查】砷盐　取本品0.1g，加盐酸5ml，加水23ml，照砷盐检查法（中国药典2010年版一部附录Ⅸ F 50页第一法）检查[3]，含砷量不得过百万分之二十[3]。

【化学成分】主含氧化铅（PbO），还含少量砂石、金属铅及二氧化铅（PbO_2）等夹杂物，以及微量铝、锑、铁、钙、镁等元素[10]。

【制法与产地】本品除来源项下收载的制备方法以外，还有先将铅制成黄丹，放入铁锅内，用烈火熔炼，热度升到400℃以上时，黄丹中部分氧游离，冷却，即成密陀僧[4, 13]。主产于湖南、广东、湖北、福建、江苏、陕西等地。

【炮制】1.除去杂质，研成细粉。

2.清洗密陀僧　取密陀僧和食盐等量，密陀僧研成细粉与食盐浸泡在适量水中，3～4天搅拌一次，每周换一次水和食盐，使密陀僧发白为止，一般需要40天，将水倒掉后，阴干密陀僧，研成细粉[15]。

【炮制品性状】本品为黄色、棕黄色或褐黄色粉末。体重，光下可见星状闪光，气微[5~6]。

【药理】1.抑菌作用　本品水浸液在试管内对常见的致病性皮肤真菌均有不同程度的抑制作用[10]。

2.本品与蛋白质结合而成蛋白化铅，有收敛作用，可减少黏液分泌，保护溃疡面，用于溃疡、湿疹、肠炎、下痢等[13]。

3.外用可减轻炎症。

【毒理】益阳产密陀僧，急性毒性iv，LD_{50}为6.81g/kg。中毒表现为反应迟钝、震颤、肝充血[7]。

【性味与归经】咸、辛，平。有毒。归肝、脾经。

【功能与主治】杀虫收敛，祛痰镇惊。用于痔疮、湿疹、溃疡、肿毒诸疮及刀伤等。

燥湿，杀虫，解毒，收敛，防腐。用于疮疡溃烂久不收敛，口疮，湿疹，疥癣，狐臭，汗斑，鼾黯，酒皶鼻，烧烫伤[13]。

【用法与用量】0.3～0.9g，研末或入丸散；外用适量，研末撒或调涂[1]；或制成膏药、软膏、油剂等。内服：研末，0.2～0.5g；或入丸、散[13]。

【注意】1.本品有毒，多为外用。内服宜慎，不可过量，不能超过1周，长期大量使用易引起铅中毒[13]。

2.体虚寒者及孕妇、儿童禁服[14]。

3.不宜与狼毒同用[3, 11]。

【贮藏】贮干燥容器内，置干燥处，密闭，防潮，防尘。

【附注】1.天然密陀僧矿少见，产于铅锌矿床氧化带，为表生地质作用氧化不足时的产物，与多种铅的氧化物、硫酸铅或碳酸铅等伴生。密陀僧常和铅黄共存。辽宁等省有此资源，质较纯者即可入药用[8]。

2.我国早期所用密陀僧系从波斯国输入，至宋代多用炼银铅的残渣。宋代后期乃取铅丹装瓶煅制而成，并沿用至今[13]。自古所用密陀僧是否为同物，有待进一步考察、研究。

3.商品密陀僧按大小分：①小密陀僧：扁圆块状，宽13～16cm，厚3～6cm，黄色，质佳。②大密陀僧：扁圆形，宽20～26cm，厚6cm，灰黄色，质稍次。

按色泽分：a.银陀僧：显灰色之成分较多，质量次（氧化铅少，杂质多）。b.金陀僧：黄色金晶者，质量佳（氧化铅含量高，杂质少，相当于小密陀僧）。

4.用黄丹加工制成的密陀僧[4]，与卫生部中药材标准收载之密陀僧是否相同，有待进一步研究。

5.用EDTA容量和碘量法测定，北京、石家庄市所售密陀僧中氧化铅含量为86%～87%[9]。

6.密陀僧和铅丹均系铅的氧化物，以前均为中医外科制备膏药的主要原料，但两者性味归经、功能不同，应注意区别。

7.密陀僧在炮制研粉时要注意防护，以免铅中毒。

8.长春市销售的密陀僧以铅黄（PbO，斜方晶系，不溶于热水、酸、碱，而溶于酒精）为主，密陀僧次之[12]。

9.若误服本品少量，可引起中毒，超过2g，导致死亡。中毒时可引起尿闭，腹胀，气憋，舌根抽缩，咽堵等症状，有时会引起肠穿孔[15]。

参考文献

[1]中华人民共和国卫生部药典委员会.中华人民共和国卫生部药品标准.中药材.第一册.1992, 88.

[2]成都市卫生局.成都市习用中药材质量规定(1984年).1984, 86.

[3]北京市药品监督管理局.北京市中药饮片标准(2000年版).2000, 415.

[4]郭晓庄.有毒中草药大辞典.天津：天津科技翻译出版公司, 1992, 527.

[5]青海省卫生厅.青海省中药炮制规范.1991, 412.

[6]河南省食品药品监督管理局.河南省中药饮片炮制规范(2005年版).郑州：河南人民出版社, 2005, 511.

[7]岳旺，等.中国中药杂志.1989, 14(2)：44.

[8]李鸿超，等.中国矿物药.北京：地质出版社, 1988, 293.

[9] 赵中杰.矿物药分析.北京:人民卫生出版社,1991,109.

[10] 中国医学科学院药用植物研究所,中国协和医科大学,等.中药志:第六册.北京:人民卫生出版社,1998,363.

[11] 安徽省食品药品监督管理局.安徽省中药饮片炮制规范.2005年版.合肥:安徽科学技术出版社,2006,30.

[12] 叶定江,张世臣.中药炮制学.北京:人民卫生出版社,1999,156.

[13] 国家中医药管理局《中华本草》编委会.中华本草:第一册第二卷.上海:上海科学技术出版社,1999,412.

[14] 国家中医药管理局《中华本草》编委会.中华本草:蒙药卷.上海:上海科学技术出版社,2004,50.

[15] 国家中医药管理局《中华本草》编委会.中华本草:维吾尔药卷.上海:上海科学技术出版社,2005,34.

铅[1]（青铅）[2]

【本草考证】本品为极少用中药,始载于《日华子本草》。苏颂曰:"铅生蜀郡平泽,今有银坑处皆有之,烧矿而取。"[4] 藏药夏尼（铅）始载于《四部医典》[8];维药库尔古顺（铅）始载于《药物之园》[9]。

【别名】黑锡《本草拾遗》[3],黑铅《范子计然》,青金《说文》,乌锡（孟诜《必效方》）,铅精、水锡、素金、黑金《石药尔雅》,金公,水中金[4],青铅[6]《要药分剂》,乌铅《药性切用》[7]。

【藏药名】夏尼[10]《四部医典》,寸母达,露旺姆《晶珠本草》,那岗、如泥、赤忙、色扎、露那《药物鉴别明镜》[8]。

【蒙药名】哈日－托古拉嘎《内蒙古蒙药材标准》。

【维吾尔药名】库尔古顺《药物之园》,艾尔 热萨苏里 艾斯外德、欧斯如比、斯色《明净词典》[9]。

【原矿物】方铅矿。

【来源】本品为硫化物类方铅矿族方铅矿冶炼制成的金属铅。主要成分为铅（Pb）[1];为含铅矿物方铅矿（PbS）及白铅矿（$PbCO_3$）等,经冶炼而成[10]。

【性状】本品为块状、粒状、片状。表面常被氧化成一层薄膜,呈灰白色。条痕铅灰色。光泽暗淡,刮去外层薄膜,具较强金属光泽。体重,质柔软,可用指甲刻划成痕,划于纸上则现黑色条痕。具展性,延性较小,易切断,切面金属光泽强。气微,味淡。

◎矿物药真伪图鉴及应用◎

硬度　1.5。

相对密度　11.34[5]。

熔点　327.5℃。

沸点　1740℃[5]。

以体重、色银灰、质软、无杂金属者为佳。

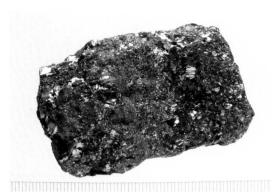
铅矿

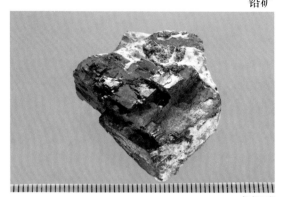
方铅矿

【鉴别】1.取本品火烧易熔融，火焰显淡蓝色[7]。

2.本品不溶于硫酸、盐酸，易溶于硝酸、醋酸。

3.取本品粉末约0.2g，加硝酸5ml使溶解，滤过。滤液供下列试验：

（1）取滤液1ml，通硫化氢气体，即生成亮黑色沉淀。

（2）取滤液1ml，加碘化钾试液，即生成黄色沉淀。

【化学成分】主成分为铅（Pb），优良品铅可达99%。因矿石质量、冶炼和精制方法不同，常夹杂少量其他金属，如锡、锑、铁、银、金等。铅表面常附有被氧化的氧化铅、碱式碳酸铅[7]。

【产状与分布】方铅矿常与闪锌矿共生，产于各种类型的热液矿床中。主要产于湖南、四川、云南、广西、福建、贵州、湖北、广东及东北等地。

【炮制】1.去毒炮制铅　取适量罗望子，荜茇粉，二药混合后，加入小麦汁一同拌匀制成糊状后，涂于陶瓷瓶内，使其干燥后装入铅1000g加热烧焦，取出后用适量葡萄醋制成小丸，再装入陶瓷碗内，将碗周围和碗口用赤石脂泥封闭，埋在火坑内，待凉，再埋在火坑内，待凉，如此反复60次即可[9]。

2.①取原药材锤成蜂翼状薄片。②以姜黄粉、巴豆粉炮制去毒。③以黄矾、黑矾、藏酒等辅料炮制去锈。④与雄黄粉、硫黄粉一起搅匀，做成包块，晒干，煅透即得[10]。

【炮制品性状】为不规则团块。表面黑色或灰黑色。多孔隙，质脆。气微，味淡[10]。

【性味与归经】甘、寒；有毒。归肝、肾经[1]。涩、微甘，热，锐[10]。

【功能与主治】解毒，杀虫，镇逆坠痰。用于瘰疬，疔毒，恶疮，慢性湿疹，神经性皮炎；亦用治癫痫，癫狂，气短喘急，噎膈反胃[1]。

镇惊，坠痰。用于惊风癫痫，咳逆气喘[6]。

祛腐解毒，愈疮。用于中毒症，疮疡，疖痈[10]。

【用法与用量】1.5～3g；或煅透研末，入丸、散服，每天少于2mg，用药时间不宜超过2周。外用适量，煅末调敷[1]；15～30g，（9～30g）煎时应先煎；多做成药制剂用[2, 6]。

【注意】1.本品有毒，一般不做内服。若内服，不可多服、久服，严格控制用量。

2.中气虚寒者慎用。

3.孕妇、儿童、铅作业工人，有铅吸收或中毒倾向者，肝肾功能不全者禁服。

4.当出现急性铅中毒的主要表现时（详见含铅类矿物药前言部分），应立即停止使用。

【贮藏】密闭，置通风干燥处，防潮。

【附注】1.现代医疗上应用的铅，大部分是经工业炼制的金属铅。

2.铅与锡在外形上很相似，锡为灰白色，断面具金属光泽，质柔软，具延展性等，锡相对密度为7.3，熔点稍低232℃，露置空气或湿气中不生薄膜，易溶于浓盐酸。注意区别。

3.藏医用夏尼为人工铅，具黑白两种，是银矿石与铅矿石冶炼而成的，天然品稀少[8]。

4.上海标准[2, 6]铅用量9（15）～30g，用量是否过大，临床使用时倍加注意。

［1］湖南省食品药品监督管理局.湖南省中药材标准(2009年版).长沙:湖南科学技术出版社,2010,223.

［2］上海市卫生局.上海市中药材标准(1994年版).1994,160.

［3］中华全国中医学会武汉分会中药学会.湖北中药鉴别手册.1984,302.

［4］李时珍.本草纲目(校点本上册).北京:人民卫生出版社,1985,469.

［5］郭晓庄.有毒中草药大辞典.天津:天津科技翻译出版公司,1992,439.

［6］上海市食品药品监督管理局.上海市中药饮片炮制规范.2008年版.上海:上海科学技术出版社,2008,339.

［7］国家中医药管理局《中华本草》编委会.中华本草:第一册第二卷.上海:上海科学技术出版社,1999,411.

［8］国家中医药管理局《中华本草》编委会.中华本草:藏药卷.上海:上海科学技术出版社,2002,25.

［9］国家中医药管理局《中华本草》编委会.中华本草:维吾尔药卷.上海:上海科学技术出版社,2005,31.

［10］青海省食品药品监督管理局.青海省藏药炮制规范(2010年版).西宁:青海人民

◎矿物药真伪图鉴及应用◎

出版社，2010，17.

铅粉[1]

【本草考证】本品为少用中药。以粉锡之名始载于《神农本草经》，列为下品。铅粉一名始见于《开宝本草》。

【别名】抗粉、粉锡、解锡《本经》，胡粉《黄帝九鼎神丹经》，水粉《范子计然》，定粉《药性论》，锡粉、丹地黄、流丹、鹊粉、流丹白毫、白膏、铅白《石药尔雅》，宫粉、光粉《日华子本草》，白粉、瓦粉《汤液本草》[3]，官粉、铅粉、铅华《纲目》，腻粉[12]，生铅粉[15]。

【来源】本品为金属铅经加工制成的粉末，主含碱式碳酸铅 $[Pb_3(CO_3)_2(OH)_2]$。

【性状】本品为白色粉末或凝聚成的不规则块状，手捻之立即成粉，有细而滑腻感。染指成白色。质重。气微，味淡或味酸[2]。

以色白、细腻润滑、无杂质者为佳。

【鉴别】1. 本品粉末白色，为无数白色（黑色）细小颗粒或无光泽的黑色碎块[2]。

2. 不溶于水、乙醇；溶于稀硝酸、醋酸或冷的稀氯化铵溶液[14]。

3. 取本品粉末0.5g，加入醋酸缓冲液（pH3.5）2ml，待气泡消失后，加水20ml，摇匀，滤过，取滤液5ml，加硫化乙酰胺试液数滴，生成棕黑色沉淀[2]。

4. 取本品0.5g，加稀硝酸5ml，立即产生大量气体。取上述反应后的溶液，滤过，取滤液1ml滴加碘化钾试液，即生成黄色沉淀，此沉淀溶于热水，冷后又析出黄色结晶[1, 3]。

5. 取上述滤液1ml，滴加铬酸钾试液，即生成黄色沉淀。沉淀在氨试液或稀硝酸中均不溶解，而溶解于氢氧化钠试液。

6. 取本品少许，加醋酸溶解，即产生气泡，再加硫酸少许，生成黑色沉淀[4]。

7. 本品在闭管中燃烧生成水；在木炭上燃烧生成铅粒[5]。

8. 本品显碳酸盐（中国药典2010年版一

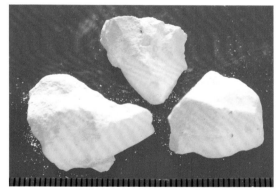

铅粉（亳州药市）

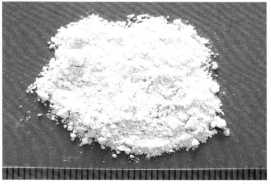

铅粉

部附录29页）的鉴别反应[2]。

【化学成分】主要成分为碱式碳酸铅〔$2PbCO_3 \cdot Pb(OH)_2$〕。因原料和制法不同，制成的铅粉也含有杂质，有铁、银、铜、砷、锑、锡等[13]。

【制法与产地】1.将卷叠的铅板，放入木桶，置于盛有稀醋酸的瓷锅上，用木炭徐徐加热，经较长时间，铅受醋酸蒸气的作用，生成碱式醋酸铅，再通过无水碳酸，游离出醋酸，生成碱式碳酸铅，即为铅粉[6]。主产于湖南湘潭、四川、重庆、广东等地。

2.用密陀僧100份，醋酸1份及少量水混合，将此湿润混合物盛于水槽中搅拌，生成碱式醋酸铅，通过无水碳酸则游离出醋酸，而变成碱式碳酸铅。收集碱式碳酸铅即铅粉[15]。

【炮制】取原药材，除尽杂质，研细粉。

【炮制品性状】本品呈灰白色细粉，手捻有滑腻感。染指成白色，质重。气微，味酸[15]或味淡[16]。

【药理】1.能使蛋白质沉淀而起收敛、制泌的作用[3]。

2.对实验肿瘤的作用：铅粉、蜣螂虫、广木香其胶浆剂对小白鼠肉瘤S-180有明显抑制作用；对艾氏癌实体型有一定效力，但不恒定；对腹水型无效；其煎剂对上述肿瘤均无明显作用；制成饲料块对艾氏癌腹水型有抑制作用，对实体型肉瘤S-180不如腹水型之疗效[7]。

【毒理】南京铅粉，急性毒性iv，LD_{50}为13.970g/kg[8]；成人经口致死量40～50g；豚鼠口服最小致死量约1.0g/kg；家兔静注致死量为4mg/kg[9]。

【性味与归经】甘、辛，寒；有毒。归脾、肾经。

【功能与主治】消积杀虫，解毒燥湿，收敛生肌。用于疳积，虫积腹痛，痢疾，癥瘕，疟疾，疥癣，痈疽溃疡，湿疹，口疮，丹毒，烫伤，狐臭。

【用法与用量】0.3～1.5g。外用适量。研末撒布或调敷患处，或熬膏药用。

【注意】1.一般只供外用，且不宜久用，防止铅中毒；内服宜慎[17]。

2.孕妇及脏腑虚寒者忌用[17]。

3.体弱胃肠有炎症者忌用，忌与酒同用。

4.内服过量会造成胃肠炎，并诱发全身中毒[10]；外用过久经吸收蓄积，可引起腹泻或便秘、贫血等慢性中毒[3]。

【贮藏】贮密闭容器内，置干燥处，防尘。专库（柜）保存。

【附注】1.本品为铅类化合物，外用也仅限于小面积。长期或大面积外用有引起铅中毒可能。据报道，一例误服铅粉25g患者中毒死亡。长期服用含铅的中成药"黑锡丹"也有导致中毒者。

2.铅粉曾为妇女化妆品之定粉。

3.铅粉也有天然产者，称水白铅矿。辽宁本溪、江苏南京、浙江杭州曾有此资源，水白铅矿含杂质较多，不作药用[3]。

4.雌黄得胡粉（铅粉）而失色，胡粉得雌黄而色黑[11]，可作两药鉴定时参考。

5.本品北京98[2]以"官粉（铅粉）"之名收载。

6.在工业上是白色涂料的重要原料，也是绘画常用的颜料[14]。

参考文献

[1]湖南省食品药品监督管理局.湖南省中药材标准(2009年版).长沙:湖南科学技术出版社,2010,225.

[2]北京市卫生局.北京市中药材标准.1998年版.北京:首都师范大学出版社,1998,179.

[3]国家中医药管理局《中华本草》编委会.中华本草:第一册第二卷.上海:上海科学技术出版社,1999,417.

[4]上海市卫生局.上海市中药材标准(1994年版).1994,246.

[5]南京药学院药材学教研组.药材学.北京:人民卫生出版社,1960,1305.

[6]江苏新医学院.中药大辞典:下册.上海:上海科学技术出版社,1991,1871.

[7]郭晓庄.有毒中草药大辞典.天津:天津科技翻译出版公司,1992,444.

[8]岳旺,等.中国中药杂志.1989,14(2):44.

[9]温玉麟.药物与化学物质毒性数据.天津:天津科学技术出版社,1989,265.

[10]上海市食品药品监督管理局.上海市中药饮片炮制规范.2008年版.上海:上海科学技术出版社,2008,343.

[11]王嘉荫.本草纲目的矿物史料.北京:科学出版社,1957,18.

[12]吉林省卫生厅.吉林省中药炮制标准.长春:吉林科学技术出版社,1986,134.

[13]四川省卫生厅.四川省中药材标准.1987年版增补本.成都:成都科技大学出版社,1992,78.

[14]张贵君.常用中药鉴定大全.哈尔滨:黑龙江科学技术出版社,1993,679.

[15]甘肃省食品药品监督管理局.甘肃省中药饮片炮制规范.2009年版.兰州:甘肃文化出版社,2009,327.

[16]天津市食品药品监督管理局.天津市中药饮片炮制规范.2005年版.2005,361.

[17]江苏省药品监督管理局.江苏省中药饮片炮制规范(2002年版).南京:江苏科学技术出版社,2002,518.

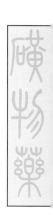

铅霜[1]

【本草考证】本品为少用中药，始载于《日华子本草》。苏颂曰："铅霜，用铅杂水银十五分之一，合炼作片，置醋瓮中密封，经久成霜。"[2]

【别名】玄白《抱朴子·金丹》，玄霜《通玄秘术》，铅白霜《本草图经》，水银霜《非金属矿产开发应用指南》，铅糖《化学药品辞典》[1]，粉铅[3]。

【来源】本品为铅经加工制成的醋酸铅。主要成分为醋酸铅［$Pb(C_2H_3O_2)_2 \cdot 3H_2O$］。

【性状】本品为针状或板状结晶体，白色或类白色。具金属光泽。体重，有滑腻感。于干燥空气中易风化成颗粒或粉末，无金属光泽。气微，味酸。其水溶液有甜味。

以色白，具金属光泽者为佳。

【鉴别】1.在空气中易风化，易溶于水或甘油，稍溶于乙醇，难溶于醚。

2.取本品约0.5g，加水2ml，振摇，溶解成澄明溶液，滴加硫酸，即生成白色沉淀（硫酸铅），并放出醋酸气。

3.取本品约0.5g，加水2ml，使溶解。将水溶液分为2份：1份滴加碘化钾试液1滴，生成浅黄色沉淀；1份滴加铬酸钾试液1滴，生成深黄色沉淀。

4.取本品少许，置坩埚烧之，变成黄色或橙红色粉末。

【化学成分】主要成分为醋酸铅［$Pb(C_2H_3O_2)_2 \cdot 3H_2O$］，若用铅杂水银为原料，制备的铅霜尚含少量汞。

【制法与产地】将醋酸置瓷皿中，投入氧化铅，搅匀，加热溶解后，趁温过滤，放冷，即析出醋酸铅结晶，铺于纸上，常温中干燥。如欲精制，再用醋酸加温，溶解，过滤，干燥即得。

【炮制】除去杂质，研极细粉。

【药理】1.收敛止泻作用 小剂量对局部有收敛作用，大剂量则呈腐蚀性。内服适量能收敛肠黏膜，而制泌、止泻。

2.有消炎、镇惊作用。

【毒理】吸入属剧毒，对实验动物致癌证据充分。人接触可能致癌。成人经口致死量＞30g或为50g，大鼠腹腔注射LD_{50}为0.15g/kg，家兔静注致死量为50mg/kg，狗灌胃致死量为0.3g/kg[5]；成人一次口服2～3g，可中毒，致死量＞30g或为50g[1]。

【性味与归经】甘、酸，寒；有毒，归心、肺经[4]。

【功能与主治】解毒敛疮，止血，坠痰镇惊。用于牙疳，口疮，溃疡，鼻衄，痰热惊痫。

【用法与用量】内服：研末，1～3mg；或多入丸散。外用：适量，研末撒，或配成膏剂外涂[1]。0.5～1.5g，多入丸散。外用：适量，研末撒或为溶液外涂[4]。

【注意】1.脾胃虚弱或外感风寒之咳嗽者禁服[1]。

2.本品不宜过量久服，以免引起中毒[1]。

【贮藏】置通风干燥处，密闭，防潮。

【附注】铅霜、砒霜，铅粉（水粉）三者均为白色粉末，外观性状相似，肉眼不易辨别。三者鉴别特征详见砒霜项下。

参考文献

[1]国家中医药管理局《中华本草》编委会.中华本草:第一册第二卷.上海:上海科学技术出版社,1999,416.

[2]李时珍.本草纲目(校点本上册).北京:人民卫生出版社,1985,473.

[3]郭晓庄.有毒中草药大辞典.天津:天津科技翻译出版公司,1992,445.

[4]毕焕春.矿物中药与临床.北京:中国医药科技出版社,1992,114.

[5]温玉麟.药物与化学物质毒性数据.天津:天津科学技术出版社,1989,265.

铅灰[1]

【本草考证】本品为极少用中药，始载于《本草图经》。

【别名】黑锡灰《丹溪心法》[3]。

【原矿物】方铅矿。

【来源】为金属铅制成的加工品。

【性状】本品为黑灰色或灰白色粗粉。在阳光下可见金属闪光。体重。气微，味淡。

【制法】1.刘禹锡《传信方》："取铅三两，铁器中熬之，久当有脚如黑灰。"[3]

2.取净铅500g，打成很薄的片，置瓷盆中，加入黄矾粉、黑矾粉各60g，水煮1.5小时，再置于沙棘汁中浸泡18小时，冲洗。取姜黄粉500g，珊瑚粉100g，混合均匀，一半浸泡在500ml水中过夜，煮沸，滤过，另一半用滤液调成糊状，涂于铅箔上，晒干，用纱布包成数包，与木炭隔层平铺于陶制容器内（注：上、下层为木炭），共铺4～6层，加盖密封，煅6～10小时，冷置，全部倾入石槽中砸碎，加水搅拌，除去上层溶液，下层即为炮制品的铅灰[2]。

【性味与归经】甘，寒。

【功能与主治】杀虫，解毒，消积。用于虫积，疮毒，瘰疬，鼠瘘。

【用法与用量】内服：研末，1.5～3g。外用：适量，研末，油调涂。

【注意】不可过量、久服。

【贮藏】贮干燥容器内，密闭，防潮，防尘。

参考文献

[1] 国家中医药管理局《中华本草》编委会.中华本草:第一册第二卷.上海:上海科学技术出版社,1999,419.

[2] 青海省药品检验所,青海省藏医药研究所.中国藏药:第二卷.上海:上海科学技术出版社,1996,218.

[3] 江苏新医学院.中药大辞典:下册.上海:上海科学技术出版社,1991,1870.

喀什粉[1]

【本草考证】本品为维吾尔医习用药材，始载于《注医典》。《注医典》载："喀什粉，是对锡、铅分别进行煅炼去毒后的灰粉；多用葡萄醋烧焦而成，有的用食盐烧焦而成。"《拜地依药书》载："喀什粉，以纯正、白色、气味芳香者为佳品。"《药物之园》载："喀什粉，是古代喀什维医首先制备后传播于世界各地的一种药粉，故由此得名'喀什粉'。它由对锡、铅、锑等分别进行煅炼去毒后的一种混合性矿物质粉；以对锡进行煅炼去毒制成者。"根据上述维吾尔医本草所述药物特征和实物对照，与现代维吾尔医所用喀什粉一致。

【维吾尔药名】卡西开尔 欧皮斯《注医典》，依斯非杂吉、赛非达比、赛非达比喀什嘎日《明净词典》。

【原矿物】1.方铅矿。2.锡石。

【来源】本品为铅、锡等矿物质煅炼去毒后的一种混合性矿物质粉，主含碳酸铅。

【性状】本品为粉末状粗粉，白色。质重。气味芳香。

以纯正、白色、气味芳香无杂质者为佳。

【化学成分】主含碳酸铅。

【制法与产地】维吾尔医采用一定的特殊方法，对铅、锡等分别进行煅炼去毒后制成。

【性味】微苦，寒；有毒。

【功能与主治】清热明目，收敛创伤，除腐生肌。用于湿热性或血液质性各种眼疾，如湿热性眼红目糊，眼睑疮疡及皮肤烧伤等。

【用法与用量】外用：适量。可入眼粉、点眼栓、散剂、油剂、软膏剂等。

【注意】不宜内服，若误服小量，可引起咽喉紧缩。过量可导致死亡。

【贮藏】置阴凉干燥处，防潮，防尘。

参考文献

[1] 国家中医药管理局《中华本草》编委会.中华本草:维吾尔药卷.上海:上海科学技术出版社,2005,40.

黑锡丹[1~2]

【本草考证】本品为极少用中药，始载于《古今图书集成·医部全录》卷一五四。

【别名】黑铅丹《成方切用》，二味黑锡丹《饲鹤亭集方》[3]。

【来源】本品为铅和硫黄炼制而成的铅化合物的丹药。主成分为一硫化铅（PbS）。

【性状】本品为灰黑色梧桐子大的小丸。质重。不溶于水及稀盐酸。

【鉴别】1.取本品粉末少许，加热有浓白烟。

2.取本品粉末少许，加少量碳酸钠于试管中加热，则升华而有铅粒残留。

【化学成分】主成分为一硫化铅（PbS）。

【制法】取黑铅60g置锅内，加热至300℃使铅完全熔化，将硫黄60g徐徐加入，不断搅拌，使其混合。二者在高温下起剧烈的化学反应，此时用米醋喷撒，一直炼至锅内硫黄和铅完全化合，结成砂状，捏之即碎时即可取出，冷后，研成极细粉，用米糊做成梧桐子大的药丸。

【药理】内服能使气管分泌和小血管充血，而奏制止痰喘和增加体温作用。

【性味与归经】不详。

【功能与主治】镇纳元气，回阳救厥，止喘降逆，止痛固涩。用于卒中风，真阳暴脱，气喘痰鸣，阴寒厥逆，头痛眩晕，腹中冷痛，精液滑泄，赤白带下等症。

【用法与用量】成人每次50～100粒，以红枣汤送服[1]；成人每次6g，小儿每次2～3g，急救可用9g，人参汤送服，一般只能连服2～3次，不能持续服用[5]；每服五分（1.5g），每日1～2次，姜汤或淡盐水送下[4]。

【注意】1.制备黑锡丹时二药在高温下起剧烈的化学反应，部分硫黄发生燃烧产生刺激性极强的氧化硫气体，制备人员应注意防护。

2.不能持续服用，不能多服久服，伤胃败肾，有铅中毒危险。

3.孕妇及下焦阴亏者禁用。

【贮藏】密闭，置干燥处，防潮。

【附注】中国药典[4]、中国基本中成药[5]收载的黑锡丹，始载于《太平惠民和剂局方》。是由铅、硫黄炼制加补骨脂、葫芦巴、肉桂、木香、制附子、小茴香、阳起石、肉豆蔻、沉香、川楝子十味药材粉末加白面、黄酒制成糊丸。正文为铅、硫黄制成；中国药典收载黑锡丹加了芳香健胃药和兴奋强壮药。两者共能温阳散寒，但前者重在回阳；后者重在镇纳。临床使用时应注意区分。

参考文献

[1] 杨松年. 中国矿物药图鉴. 上海: 上海科学技术文献出版社, 1990, 108.

[2] 刘友樑. 矿物药与丹药. 上海: 上海科技出版社, 1962, 35.

[3] 彭怀仁. 中华名医方剂大全. 北京: 金盾出版社, 1990, 690.

[4] 中华人民共和国卫生部药典委员会. 中华人民共和国药典. 1963年版一部. 北京: 人民卫生出版社, 1964, 397.

[5] 冷方南. 中国基本中成药 (一部). 北京: 人民卫生出版社, 1994, 132.

第六章 含铜的矿物药

正常成人体内含铜总量为100～200mg，铜可经胃肠黏膜吸收。铜离子与血浆白蛋白疏松结合进入肝脏，再同肝中α球蛋白结合成为铜蓝蛋白之后，再以铜蓝蛋白形式从肝脏进入血液。

血铜存在于血清和红细胞中。人体铜50%～70%存在于肌肉及骨骼中。

铜参与造血过程，与铁的代谢有关。铜影响铁的吸收、转运和利用。铜与某些酶的活性有关，缺铜时，细胞色素合成受损，使细胞色素氧化酶、过氧化氢酶、磷酯化酶、琥珀酸脱氢酶的活性均降低。铜也是合成弹性蛋白的重要因素，缺铜时由于弹性蛋白不足而发生血管缺陷，易发生夹层动脉瘤等。铜还能影响某些动物的生殖机能和生长发育。

锌铜比值增大可能与冠心病发生有关。

人体铜含量的稳定对CNS功能与精神活动有密切关系，缺铜时，脑组织萎缩、灰质与白质退行性变、神经原减少，精神发育停滞等；铜过多时脑组织和神经细胞病变，引起运动失调，共济障碍，精神活动发生改变。

含铜的矿物药主要有铜绿、胆矾、赤铜屑、绿盐、扁青、曾青、空青、铜灰、绿青等。

含铜的矿物药在我国医药文献中早有记载。在《神农本草经》就记载有石胆、空青、曾青治疗眼疾和催吐风痰。唐宋时期此类药物应用更为广泛，其中见于历代本草方书的有古铜钱、黄铜矿、铜青、绿盐等。主要用于续伤接骨、催吐、杀虫、收敛、制泌、明目消翳。

药理

铜为人体造血的重要成分之一，内服有促进骨髓及其周围血液中网状细胞和血色素增生的作用，可治疗因血色素降低而引起的贫血；内服能刺激胃黏膜的迷走神经，传入纤维感受器而反射兴奋呕吐中枢，则会引起反射性呕吐，故有催吐作用；外用能与蛋白质结合，生成不溶性的蛋白化合物沉淀，故其浓溶液对局部黏膜具有腐蚀作用，用其稀溶液则

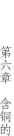

可奏收敛、制泌之效。

毒理

内服含铜的矿物药，特别是可溶性铜盐如胆矾、铜绿、绿盐等，易引起铜中毒，其症状有剧烈呕吐、下痢、腹痛、便血，甚至虚脱而死亡。

红铜[1]

【**本草考证**】本品为藏医习用药材，始载于《四部医典》。《鲜明注释》云：本品由颜色可分为：色红黑，坚硬的铁铜和色红而软的金铜两类。又因产地不同而分为"康"铜、尼泊尔铜、"罗"铜三类。上品为自然铜，下品为铜矿石熔化而来。据查，藏医所用的红铜为自然铜。

【**藏药名**】桑《四部医典》，智玛、乌土木吧热、鲁是日《药名解诂》，卡木玛、拉鲁同、加玛尔《鲜明注释》，尼玛垒、玛尔台、玛尔土《药物鉴别明镜》，桑玛、玛尔却、尼杰《晶珠本草》[1]，桑麦[2]。

【**原矿物**】自然铜。

【**来源**】本品为天然矿物自然铜。主含铜（Cu），采挖后，除去杂石，为矿物黄铜矿、辉铜矿、赤铜矿和孔雀石等经冶炼而成的纯铜[2]。

【**性状**】本品为等轴晶系。晶体呈立方体，少见。多为树枝状，不规则粒状，片状结核状的集合体。铜红色，表面易氧化成褐黑色。条痕呈光亮的铜红色。具金属光泽。具强延展性。断口呈锯齿状。气微，味淡。

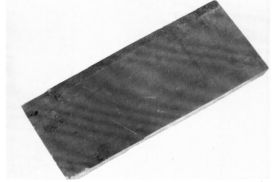

红铜

硬度　2.5～3。

相对密度　8.5～8.9[3]。

【**化学成分**】主含铜（Cu），有时含银和金。

【**产状与分布**】自然铜常见于含铜硫化物矿床的氧化带中，是次生矿物。热液成因的原生自然铜常成浸染状见于一些热液矿床中。含铜砂岩中亦常有自然铜产出[3]。

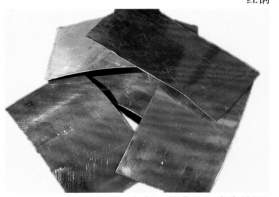

红铜（西藏洛桑多吉拍摄）

【采收加工】铜矿石含有杂质，磨成粉，与硇砂酒调匀，在碗中久放，溶化如胆矾，再用水洗，没有溶化的黑石质重，将其与沉淀铜的铜均去掉。入药时，多用铜灰。

【炮制】1.红铜500g，置干瓷盆中，加入黄牛尿2500ml，黄矾、黑矾粉末各250g，沙棘汁250ml，煮沸2.5小时，洗净。将红铜粉末同硼砂粉500g、硫黄粉1000g，混合均匀，用酒调成糊状，做成中空扁圆形块，晒干，明火煅6～10小时，冷置，在盆中锉成粉末，洗去杂质而得。

2.藏医常用红铜作灰药应用。将红铜烧软，锤打成蝉翼般薄，浸于薄酒中约2小时，除去锈后与硼砂、硫黄同时装入陶罐内，密封罐口，置烈火上猛烧，待烧至陶罐发红、罐底发白时，则已烧熟。如火力不猛，或硼砂、硫黄过少，则灰药不成，必须多加硼砂、硫黄重烧。

【炮制品性状】呈不规则的块状。黑色，表面粗糙多孔隙。气微，味淡。

【性味】甘，凉[1]；甘，寒[2]。

【功能与主治】燥肺脓，消腹水，愈骨折，清肝胆之热。用于疮疡，肺脓肿，肺热症，骨折，水肿症[1]。

排脓，干黄水，养肺。用于肺结核、肺脓肿、肝热、黄水病等[2]。

【用法与用量】内服：研末，0.3～0.9g；外用适量，研末后用水或醋调敷。

【注意】孕妇禁用。

【贮藏】置容器中密闭，防潮。

【附注】1.本品来源于天然矿物自然铜，与药材自然铜（黄铁矿）为两种不同药材。两者来源、化学成分、炮制、功能主治、用法用量等均不相同。故分别描述，注意鉴别。

2.青海藏药炮制[3]收载的红铜【来源】为矿物黄铜矿、辉铜矿、赤铜矿、孔雀石等经冶炼而成的纯铜。【炮制】取原药材500g，锤成蜂翼状薄片，放入装有黄矾250g和绿矾250g制成的30000ml水溶液中，加藏酒500ml，沙棘果汁500ml置铁罐中煮沸1小时，倒去水液，用清水漂洗3次，共煮沸3次，清洗3次，直至除去垢锈为止。取硼砂500g，硫黄细粉720g用清水调成浆状，涂在每一铜片上，放入铁罐煅透为止，冷却后，取出铜炭即得。以上红铜与中华本草[1]收载的红铜虽主成分均为铜，但其来源、炮制、性状、性味、功能主治不尽相同，临床使用时均应注意总结。

参考文献

[1]国家中医药管理局《中华本草》编委会.中华本草:藏药卷.上海:上海科学技术出版社,2002,19.

［2］青海省食品药品监督管理局.青海省藏药炮制规范(2010年版).西宁:青海人民出版社,2010,9.

［3］地质部地质辞典办公室.地质辞典(二):矿物　岩石　地球化学分册.北京:地质出版社,1981,41

铜[1]

【本草考证】本品为极少用中药,以"赤铜"始载于唐本草。时珍曰:"铜有赤铜,白铜,青铜。赤铜出川、广、云、贵诸处山中,土人穴山采矿炼取之。……惟赤铜为用最多,且可入药。"[2]

【别名】赤铜《新修本草》。

【蒙药名】吉斯[3]。

【原矿物】黄铜矿。

【来源】本品为黄铜矿等冶炼的金属铜。主含铜（Cu）。

【性状】本品呈片状、条状或块状。黄色、黄棕色、红黄色或棕黄色。具金属光泽。质重,硬而有韧性。气微,味淡。

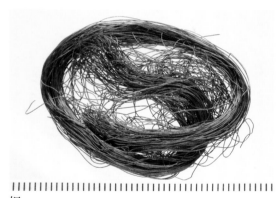

铜

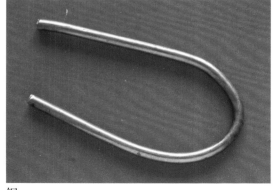

铜

【鉴别】1.取本品少量,加硝酸适量使溶解,产生褐色一氧化氮气体,溶液显绿色。以铁浸入此溶液中,其表面即镀上一层铜,取溶液加氨试液,即变为深蓝色。

2.取本品少许,加稀盐酸5ml使溶解,滤过,滤液应显铜盐（中国药典2010年版一部附录29页）的鉴别反应[3]。

【炮制】铜灰　取纯净铜,砸成极薄片,加等量的沙棘汤（沙棘30g,加水100ml）煮沸,取出,晾干。取煮过的铜100g,硼砂50g,制硫黄70g,芝麻50g拌匀,照焖煅法煅透,放凉,取出[3]。

【性味与归经】苦,平。有毒[1]。甘,辛,燥、凉[3]。

【功能与主治】接骨散瘀。用于筋骨折伤,瘀血肿痛,外伤出血,烂弦风眼[1]。

燥脓，燥协日乌素，清热，消水肿。用于肺热，肝热，肺脓肿，肺结核，咯血，耳脓，水肿，痛风，游痛症[3]。

【用法与用量】0.3～0.9g，醋煎，淬酒或研细末酒冲。外用调涂或煎水洗。

【注意】不可久服。

【贮藏】置容器内密闭，防潮。

参考文献

[1]湖南省食品药品监督管理局.湖南省中药材标准.2009年版.长沙:湖南科学技术出版社,2010,286.

[2]李时珍.本草纲目(校点本上册).北京:人民卫生出版社,1985,465.

[3]内蒙古自治区卫生厅.内蒙古蒙药材标准.1986年版.赤峰:内蒙古科学技术出版社,1987,479.

黄铜[1]

【本草考证】本品为藏医习用药材。

【藏药名】热干[1]，拉干[2]。

【来源】本品为由铜、锌按一定比例混合炼成的合金。

【性状】本品为不规则块状。黄色。具金属光泽，质较硬而脆[2]。

【炮制】取原药材500g，锤成蜂翼状薄片，放入装有黄矾250g和绿矾250g制成的30000ml水溶液中，置装有藏酒500ml，沙棘果汁500ml的铁罐中煮沸1小时，倾去水液，用清水漂洗3次，共煮沸3次，清洗3次，直至除去垢锈为止。取硼砂500g，硫黄细粉725g，用清水调成浆状，涂在每一铜片上，放入铁罐煅透为止，冷却后，取出铜炭即得。

【炮制品性状】本品呈不规则的块状，灰黑色，表面粗糙多孔隙。质脆。气微，味淡。

【性味与归经】涩、辛，凉。

【功能与主治】明目，疗疮。用于眼病。

【用法与用量】配方用。

【贮藏】置通风干燥处。

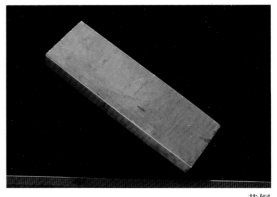

黄铜

参考文献

[1] 青海省食品药品监督管理局.青海省藏药炮制规范(2010年版).西宁:青海人民出版社,2010,18.

[2] 青海省卫生厅.青海省藏药标准.1992年版.1992,附录171.

铜绿[1~2]

【本草考证】本品为少用中药,原名绿青。始载于宋《嘉祐本草》。陈藏器说:"生熟铜皆有青,即是铜之精华。……铜青则是铜器上绿色者,淘洗用之。"李时珍曰:"近时人以醋制铜生绿,取收晒干货之。"[12]

【别名】铜青《抱朴子》,生绿[13]《经验方》,铜青粉[4],坑青、京青、芜青[5],西碌,康青[6],铜锈[17],铜衣[11]。

【蒙药名】楚森—朴、桑呀[7],吉森—吉卜《内蒙古药材标准》,萨格贼《无误蒙药鉴》,桑亚《蒙药手册》[14]。

【维吾尔药名】密斯、德提《注医典》,赞哥而《回回药方三十六卷》,赞加尔、赞孕尔《拜地依药书》[15]。

【来源】本品为铜器的表面与醋酸接触作用后生成的绿色铜锈。也可将铜器放置于潮湿处,使二氧化碳、水蒸气与铜起化学作用而生成铜锈。前者主要成分为碱式醋酸铜 $[CuO \cdot 2Cu(C_2H_3O_2)_2]$,后者主要成分为碱式碳酸铜 $[CuCO_3 \cdot Cu(OH)_2]$。

【性状】本品为细丝状或小颗粒状的结晶性粉末。翠绿色、绿色或深绿色。体重,质松脆。气微,味微涩。

以色绿、粉末状、体轻、质松脆、无杂质者为佳。

【鉴别】1.本品能溶于水及酸,不溶于醚[3]。

2.取本品少许,燃烧之,显绿色火焰[3]。

3.本品水溶液遇硫化氢生成黑色沉淀[11]。

4.取本品少许,加稀盐酸即溶解呈淡蓝

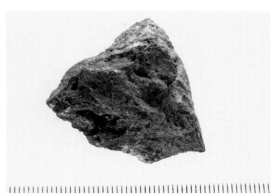
铜绿(山西)

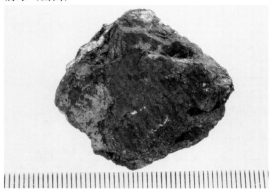
铜绿(山西)

色溶液，此溶液应显铜盐（中国药典2010年版一部附录29页）的鉴别反应。

【化学成分】 铜与醋酸作用生成之铜绿，主成分为碱式醋酸铜 $[CuO \cdot 2Cu(C_2H_3O_2)_2]$。铜与二氧化碳、水蒸气作用生成之铜绿，主成分为碱式碳酸铜 $[CuCO_3 \cdot Cu(OH)_2]$。

【制法与产地】 取旧铜器，用醋喷在其上或取久贮于潮湿地方，使铜受腐蚀后生成绿色锈衣，刮取，干燥后即可。全年皆可制造。全国大部分地区多有生产。

【炮制】 除去杂质，研细粉。

【炮制品性状】 本品为绿色或淡绿色的粉末，手捻之涩而粘手。气微，味微涩[17]。

【毒理】 小鼠静脉注射，LD_{50}为14.7g/kg[13]。

【性味与归经】 酸、涩，平；有小毒。归肝、胆经。

【功能与主治】 退翳，祛腐，敛疮，杀虫，吐风痰。用于目翳，疳痔，恶疮，牙疳，口疮，鼻疮，顽癣，虫蛇咬伤，头风，痰涎壅盛，卒中不语。

【用法与用量】 0.9～1.5g；0.15～0.24g[18]入丸、散剂，不入煎剂；外用适量，研末点涂或调敷。

【注意】 1. 本品有强烈的刺激性，一般多外用。无论内服外用，均应严格控制剂量。服用过量能引起剧烈呕吐、流涎、腹痛、血痢、急性贫血、损伤肝功能，甚至痉挛、谵语、脉搏细小，呼吸浅弱，终至虚脱而死亡[8,16]。

2. 体弱血虚者忌服[8]。

【贮藏】 贮干燥容器内，密闭，置干燥处，防潮。

【附注】 1. 铜绿别名铜青，但北京地区铜绿、铜青，历来作为两种药物使用。

2. 铜青又名西碌，多销于山东、内蒙古等地。铜青系将铜埋于未出醋之醋子内，生锈后取其锈衣，再用冰糖、透骨草、五加皮等煎液加入酒、米醋及适量水与铜锈衣混均匀，捣成四方块状，晒干即成。主成分为碱式醋酸铜，约含50%。此物多供染皮革使用，少部分供药用[5]。

药材多为扁四方形块状，各边角圆滑无棱，边长约7.5cm，厚约3cm，上方中央打一深陷的四方形凹印，表面绿色至深绿色，有时颜色不匀，显深色斑痕，质坚重，断面显蓝绿色，微有酸气，味初甜后转涩，火烧显绿色火焰。

3. 华北、东北等地所用铜绿则系取铜锈末加白砂石，再用醋拌匀，切成方块，晒干。本品呈长方形扁块状，长3.5～5cm，宽约2cm，厚0.2～0.6cm，表面粗糙，上表面显蓝色。质脆易断，断面分明显三层，上层为蓝色，中间白色，底层灰黄色。无臭，味淡，嚼之有砂石感。主成分为碱式醋酸铜，尚含50%的碳酸钙，与正品铜绿不同，与上述铜青也不相同，应注意区别使用。

4. 据报道上海以化学药品醋酸铜代铜绿入药，疗效是否与铜绿相同，有待进一步研究。

5. 有将铜绿或铜青（天然产的碳酸盐类矿物孔雀石，成分是碱式碳酸铜）与煅石膏和水混合拌匀后，压成扁块，切成长方形薄片，用酒或醋喷洒表面，使表面变绿色后，晒干，充作铜绿药用。其杀虫和蚀恶肉作用不如真正铜绿[3, 9]，本品外表面绿色，断面土黄色或淡绿色。质硬而脆，气微，味淡[8]。

6. 东北旅大市曾发现一种铜矿生天然铜绿。其为不规则块状，大小不一。表面显绿色与铁锈色交错的花纹，粗糙，凸凹不平，略显颗粒性，并有小孔洞。质坚硬，不易砸碎。断面粗糙，在绿色部分中夹杂少量铁锈色杂质。无臭，味微涩，嚼之有砂石感。主含碱式碳酸酮。因含杂质较多，不可供药用[10]。

7. 铜绿的加工方法与所用原料，全国不尽相同，其成分和疗效也有差别，有必要制定统一质量标准，才能保证用药的安全有效。

9. 据《中国药学大辞典》称铜绿"市肆有以枯矾和青盐制成者，不可用"[16]。

参考文献

[1] 山东省药品监督管理局.山东省中药材标准(2002年版).济南：山东友谊出版社，2002，219.

[2] 湖南省食品药品监督管理局.湖南省中药材标准.2009年版.长沙：湖南科学技术出版社，2010，287.

[3] 中华人民共和国卫生部药政管理局，等.中药材手册.北京：人民卫生出版社，1992，756.

[4] 成都市卫生局.成都市习用中药材质量规定(1984年).1984，91.

[5] 浙江省卫生厅.浙江省中药炮制规范.杭州：浙江科学技术出版社，1986，661.

[6] 上海市卫生局.上海市中药饮片炮制规范.1973，276.

[7] 中国药学会内蒙古分会第二次会员代表大会汇编.1987，25.

[8] 内蒙古自治区卫生厅.内蒙古中药材标准.1988年版.1988，195.

[9] 江苏新医学院.中药大辞典：下册.上海：上海科学技术出版社，1991，2162.

[10] 旅大市卫生局药品检验所.旅大地区中药鉴别资料.第一辑.1966，118.

[11] 河南省食品药品监督管理局.河南省中药饮片炮制规范.2005年版.郑州：河南人民出版社，2005，538.

[12] 李时珍.本草纲目(校点本上册).北京：人民卫生出版社，1985，468.

[13] 郭晓庄.有毒中草药大辞典.天津：天津科技翻译出版公司，1992，503.

［14］国家中医药管理局《中华本草》编委会.中华本草:蒙药卷.上海:上海科学技术出版社,2004,48.

［15］国家中医药管理局《中华本草》编委会.中华本草:维吾尔药卷.上海:上海科学技术出版社,2005,33.

［16］国家中医药管理局《中华本草》编委会.中华本草:第一册第二卷.上海:上海科学技术出版社,1999,376.

［17］安徽省食品药品监督管理局.安徽省中药饮片炮制规范.2005年版.合肥:安徽科学技术出版社,2006,23.

铜绿[1]（加工铜绿）[2]

【本草考证】本品为少用中药，始载于《本草拾遗》原名铜青。陈藏器云："生熟铜皆有毒，既是铜之精华。……铜青独在铜器上，绿色者是。"《本草纲目》谓："近时人以醋制铜生绿，收取晒干货之"，李时珍所说与现今铜绿的制法原理基本相同。

【别名】铜绿衣[1]，加工铜绿[2]。

【来源】本品为铜青［碱式碳酸铜$CuCO_3 \cdot Cu(OH)_2$］与白云石粉等加工制成。夏、秋两季生产。

【性状】本品为扁平的长方形块状，长约3cm，宽约1.5cm，厚约0.4cm。表面绿色或浅绿色，外表面粗糙。断面泛灰绿色，上面色深，下面色浅，淡黄绿色，中层近白色。体重，质硬而脆。稍用力压即成粉沙状，粉末淡绿色。气微，味微涩。嚼之有砂砾感。

【鉴别】1.取本品少许，研末，加稀盐酸，即泡沸（产生二氧化碳气），此气通入氢氧化钙试液中，即发生白色沉淀[2]（为辅料白云石的鉴别反应）。

2.本品水溶液显铜盐（中国药典2010年版一部附录29页）的鉴别反应。（注：因含碱式醋酸铜较少，铜盐反应不甚明显。）[2]

【制法与产地】取紫铜板隔距排列于木

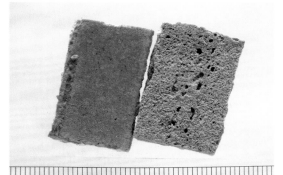
加工铜绿（北京）

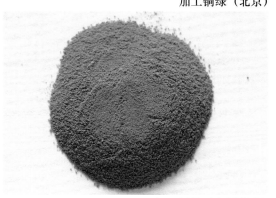
加工铜绿（安国药市）

121

第六章 含铜的矿物药

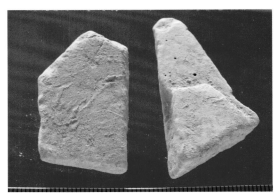

加工铜绿（安国药市）

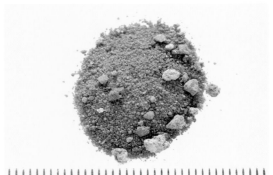

加工铜绿劣药（亳州药市）

槽中，用醋坯（酿造食醋的半成品）适量，覆盖满紫铜板的周围。置于60～80℃温室内，每周倒换紫铜板周围的醋坯1次，使醋坯在温湿的条件下与铜结合生成绿色铜锈，约1个月后，取出紫铜板，刮下铜锈。照上法，再继续使其生锈。称取铜锈1kg，球磨成细粉，置缸内，加入醋500ml，浸泡3～5天，晴天时，再加入白云石粉50kg，拌匀，加水适量混合成泥状。另取木盘，刷上一层苏子油，将上述混合物平摊于木盘上抹平，厚约0.5cm，置充足阳光下直晒，待半干时，切成长3cm，宽1.5cm的小块，晒至表面呈绿色时，既得。主产北京等地。

【炮制】取原药材，用时研成细粉。

【炮制品性状】本品为淡绿色粉末。气微，味微涩，嚼之有砂砾感。

【性味与归经】酸、涩，平。归肝、胆经[3]。

【功能与主治】解毒，去腐，敛疮，杀虫，祛风痰。用于恶疮腐臭，鼻息肉，眼睑糜烂，目翳，风痰卒中。

【用法与用量】1～1.5g；外用适量，研细粉调敷。

【注意】体弱血虚者忌服。

【贮藏】贮通风干燥处，密闭防潮。

【附注】加工制备铜绿，还有天然的碱式碳酸铜（即绿青）或糠青、铜绿粉与煅石膏加水拌和压成扁块，用高粱酒喷之，表面产生绿色，里面淡绿色、土黄色。晒干。质硬脆，易折断，易磨粉。味淡。其杀虫和蚀恶肉作用不如真正的铜绿[4]，注意鉴别。

参考文献

[1]北京市卫生局.北京市中药材标准.1998年版.北京:首都师范大学出版社,1998,231.

[2]成都市卫生局.成都市习用中药材质量规定(1994年).1984,91.

[3]北京市药品监督管理局.北京市中药饮片标准(2000年版).2000,443.

[4]国家中医药管理局《中华本草》编委会.中华本草:第一册第二卷.上海:上海科

学技术出版社,1999,376.

铜青[1]

【本草考证】本品为极少用中药,铜青始载于宋《嘉祐本草》。明·李时珍《本草纲目》以铜青收载,释名铜绿。北京地区将铜青、铜绿作为两种药物分别使用。故将铜青单列。

【来源】本品为铜氧化生成的碱式碳酸铜。主含碱酸铜 $[CuCO_3 \cdot Cu(OH)_2]$。

【性状】为翠绿色的粉末。质松。气微、味微涩。

【制法与产地】系铜表面经二氧化碳或醋酸作用后生成的绿色锈衣,刮下,干燥。

【性味与归经】酸、涩,平;有毒。归肝,胆经。

【功能与主治】退翳,去腐,敛疮,杀虫,祛风痰。用于目翳,烂弦风眼,痔疮恶疮,喉痹,牙疳,臁疮,顽癣,风痰卒中。

【用法与用量】0.9~1.5g,多入成药;外用研末撒或调敷。

【注意】体弱血虚者忌服。

【贮藏】置容器内密封,防潮。

【附注】北京地区用的铜绿为铜青与白云石粉等加工制成。两药的原料制法、性状、组成成分不同,功能主治有别,故将两药材分别使用。其他省市多以"铜绿"药用。

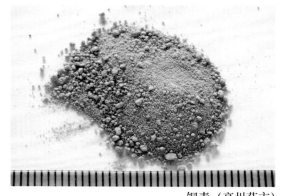

铜青(亳州药市)

参考文献

[1]北京市药品监督管理局.北京市中药饮片标准(2000年版).2000,443.

胆矾[1]

【本草考证】本品为较少用中药,始载于《神农本草经》,原名石胆,列为中品。李时珍曰:"石胆出蒲州山穴中,鸭嘴色者为上,俗呼胆矾;出羌里者,色少黑次之;信州又次之。此物乃生于石,其经煎者,即多伪也。但以烧之成汁者,必伪也。"[3]

【别名】石胆、毕石[4]《神农本草经》,君石《李当之本草》,黑石、铜勒[4]《吴普本草》,碁石、棋石《名医别录》,立制石《本草经集注》,石液、制石液《石药尔雅》,胆子矾《本事方》,鸭嘴胆矾《济生方》,翠胆矾《本草蒙筌》[18],蓝矾[4]、云胆矾《中药材手册》，胆石（云南），石胆矾《四川中药志》，石矾、丹矾（内蒙古），兰矾《山西中草药》。

【藏药名】劈半《四部医典》，南拉退卡《鲜明注释》，莎卡字、尼拉托塔、撒合孜、撒合然木孜、措尔温[7]，萨卡仁字、粗俄《甘露本草明镜》[19]、布合班[5]，伯半《青海省藏药炮制规范》，百完《中国藏药》。

【蒙药名】呼和—白帮《无误蒙药鉴》，毕各半（内蒙古），毕格板《认药白晶鉴》[20]。

【维吾尔药名】库克塔西[14]、代合乃吉、代阿那《拜地依药书》，代那　派让《药物之园》[21]。

【傣药名】亨修《西双版纳傣药志》[22]。

【原矿物】胆矾。

【来源】本品为三斜晶系硫酸盐类胆矾族矿物胆矾的矿石。主含含水硫酸铜（$CuSO_4 \cdot 5H_2O$）；开采铜、铅、锌等矿时选取或用硫酸作用于铜片或氧化铜制成的含水硫酸铜结晶。

【性状】本品呈不规则斜方扁块状、棱柱状。表面不平坦，有的面具纵向纤维状纹理。淡蓝色或深蓝色，条痕白色或淡蓝色。半透明至透明。具玻璃光泽。质脆易碎，碎块

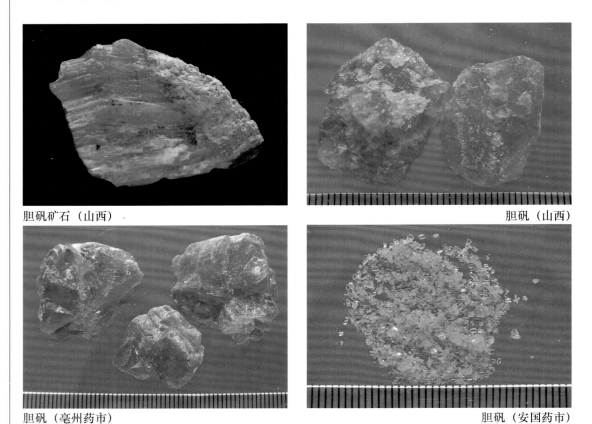

胆矾矿石（山西）

胆矾（山西）

胆矾（亳州药市）

胆矾（安国药市）

呈棱柱形。气微，味涩。

硬度 2.5。

相对密度 2.1～2.3。

以块大、色深蓝、透明、质脆、无杂质者为佳。

【鉴别】1.本品粉末淡蓝色或淡绿色，不规则透明碎块近无色或淡蓝绿色，棱角清晰，边缘色暗[6, 21]；本品粉末呈灰黄绿色或淡黄绿色，微显光泽。用水和稀甘油装片，置显微镜下观察：①柱晶极多，细长，有时略呈针状，单根或数根成束，多已碎断，少数柱晶微弯曲或不甚平直，无色，透明。②颗粒状结晶，较细小，不规则形碎块状，少数呈类方形或多角形，无色，有时细小的颗粒状晶体相聚成松散的团块[9]。

2.置空气中放置易风化，易溶于水和甘油，不溶于乙醇[10]。

3.取本品加热灼烧，失去结晶水变为白色，遇水则又变蓝色。

4.取本品约1g，加水20ml使溶解，滤过，滤液显铜盐与硫酸盐（中国药典2010年版一部附录29页）的鉴别反应[10]。

【检查】**杂质** 不得过2%（中国药典2010年版一部附录47页）[10]。

重金属 取本品1.0g依法检查（中国药典2010年版一部附录50页第三法），含重金属不得过百万分之二十[2]。

砷盐 取本品0.4g，依法检查（中国药典2010年版一部附录50页第一法），含砷量不得过百万分之五[2]。

【含量测定】取本品粉末约0.5g，精密称定，置250ml碘量瓶中。加水100ml溶解后，加1mol/L醋酸溶液5ml和饱和的氟化钠溶液10ml。加碘化钾1g，摇匀后，暗处放置5min，立即用硫代硫酸钠滴定液（0.1mol/L）滴定至溶液显淡黄色。加淀粉指示液3ml，继续滴定至溶液显浅蓝色。加入10%硫氰酸钾溶液10ml，剧烈振摇后滴定至浅蓝色消失而显米白色。每1ml硫代硫酸钠滴定液（0.1mol/L）相当于24.97mg的$CuSO_4 \cdot 5H_2O$。

本品含含水硫酸铜（$CuSO_4 \cdot 5H_2O$）不得少于90.0%[2]。

【化学成分】主要成分为含水硫酸铜（$CuSO_4 \cdot 5H_2O$），其中含氧化铜31.8%，二氧化硫32.1%，水36%[12]。此外尚含有少量的铁和微量的钡、锶、锰、铅、铝、镁、钛、钙、钠、硅等元素[13]。

【产状与分布】为含铜硫化物的氧化产物。常见于干燥地区铜矿床氧化带中，为次生矿物。开采后选择蓝色、有玻璃光泽之结晶体即可。主产于云南昆明、会泽，山西绛县等地。此外江西、广东、陕西、甘肃等省也产。

人工制造之胆矾是选用铜屑、硫酸和水或氧化铜加热制备而成。

【炮制】1.净胆矾　除去杂质，砸成小块。用时捣碎或研细粉。

2.煅胆矾　取净胆矾，置耐火容器内，用武火煅至鼓起小泡，呈乳白色粉末，用时研细[11]。

3.取净胆矾，研末，置锅内，文火加热至出白沫时取出，放凉即可[20]。

【炮制品性状】净胆矾　为不规则的小块。其他特征同药材。

煅胆矾　为粉末状，白色。

【药理】1.利胆作用　胆管引流的麻醉大鼠，十二指肠给予胆矾0.6g/kg，有明显促进胆汁分泌的作用[17]。

2.催吐作用　内服后能刺激胃壁神经反射，引起呕吐。但因刺激性太强，损害黏膜，一般不采用[12]。

3.腐蚀作用　外用能与蛋白质结合，生成不溶性蛋白化合物而沉淀，故胆矾浓溶液对局部黏膜具有腐蚀作用，可退翳[18]。

4.胆矾　有止血与修补血管缺损的作用[8]。

【毒理】成人口服15g可致死，有人服10g即致死。200％胆矾煎剂小鼠灌胃，LD_{50}为279mg/kg，静脉注射为50～65mg/kg，大鼠口服LD_{50}为0.3g/kg。也有报道为0.96g/kg。家兔静脉注射LD_{50}为5mg/kg，犬静脉注射LD_{50}为27mg/kg[15, 20]。

胆矾是多亲和性毒物，可作用于全身各系统。首先，对口腔、胃肠道有强烈的刺激作用，可引起局部黏膜充血、水肿、溃疡；对心、肝、肾有直接的毒性作用；对中枢神经系统亦有很强的亲和力。此外，还能引起急性溶血性溶血[20]；胆矾中毒潜伏期15～60分钟，呕吐物和排泄物呈蓝色，继而出现呕血和黑便，严重者甚至危及生命，常于中毒后5～7天死于循环衰竭[8]。

【性味与归经】酸、辛，寒；有毒。归肝、胆经。

【功能与主治】涌吐风痰，收敛。用于风痰壅塞，急性咽喉炎，癫狂烦躁；外治口疮，牙疳[1]。

生干生热，清除过盛黏液质，防腐生肌，收敛消炎，催吐。用于湿疹，口腔炎，恶疮，眼睑炎，梅毒，麻风[14]。

煅胆矾收敛燥湿，用于走马牙疳，风炫烂眼，甲疽等症[11]。

【用法与用量】0.3～0.6g，多入丸散或研末服。外用适量，煅后研末涂撒、调敷患处或以水溶化（0.5％）洗眼。

【注意】1.体虚体弱患者忌用。

2.该药具腐蚀性，内服过量能引起胃炎[10]。

3.内服外用都应控制剂量，不宜过量或久服，严防中毒[18, 20]。

4. 不宜与肉桂、芫花、辛夷蕨同用[6]。

【贮藏】密闭，置干燥处，防潮，防风化。

【附注】1. 用碘量法测定北京1962年市售品胆矾，铜（Cu）含量为24.89%～25.19%。含水硫酸铜（$CuSO_4 \cdot 5H_2O$）含量为97.8%～99.0%[13]。

2. 有将胆矾和绿矾（皂矾）混淆使用情况，主要区别见表6-1[16]：

表 6-1　胆矾和绿矾的区别

	胆矾	绿矾（皂矾）
主成分	硫酸铜（$CuSO_4 \cdot 5H_2O$）	含水硫酸亚铁（$FeSO_4 \cdot 7H_2O$）
结晶	不规则斜方形棱柱状蓝色晶体	短柱状、纤维状或雪花状绿色晶体
条痕	无色或带浅蓝色	白色
久置空气中	变为白色粉末	变为淡黄色
铁板磨擦	摩擦面呈铜色	变为淡黄色

3. 明矾、胆矾、皂矾中医统称矾石，最早出现在《神农本草经》中，主要用来清热、燥湿、利胆。古今医家对矾石的理解不一，《本草经疏》、《长沙药解》、《医宗金鉴》等将矾石理解为明矾；《本经逢源》、《本草纲目》等认为矾石是指皂矾；《普济本事方》说是胆矾。明矾、胆矾两者有明显的利胆作用，作用强度相似，皂矾无利胆作用[17]。

<h2 style="text-align:center">参考文献</h2>

［1］中华人民共和国卫生部药典委员会. 中华人民共和国药典.1977年版一部. 北京: 人民卫生出版社, 1978, 424.

［2］四川省食品药品监督管理局. 四川省中药材标准(2010年版). 成都: 四川科学技术出版社, 2011, 460.

［3］李时珍. 本草纲目(校点本上册). 北京: 人民卫生出版社, 1985, 600.

［4］山东省药品监督管理局. 山东省中药材标准(2002年版). 济南: 山东友谊出版社, 2002, 166.

［5］青海省卫生厅. 青海省藏药标准.1992年版. 1992, 43.

［6］河北省食品药品监督管理局. 河北省中药饮片炮制规范.2003年版. 北京: 学苑出版社, 2004, 104.

［7］蒂玛尔·丹增彭措, 毛继祖, 等译注. 晶珠本草. 上海: 上海科学技术出版社, 1986, 148.

［8］张保国. 矿物药. 北京: 中国医药科技出版社, 2005, 295.

［9］陈俊华, 等. 中药粉末显微鉴别手册: 第二卷. 1986, 109.

［10］上海市食品药品监督管理局. 上海市中药饮片炮制规范.2008年版. 上海: 上海科学技术出版社, 2008, 342.

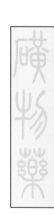

［11］重庆市食品药品监督管理局.重庆市中药饮片炮制规范及标准.2006年版,2006,71.

［12］郭晓庄.有毒中草药大辞典.天津:天津科技翻译出版公司,1992,397.

［13］赵中杰.矿物药分析.北京:人民卫生出版社,1991,124.

［14］新疆维吾尔自治区食品药品监督管理局.新疆维吾尔自治区中药维吾尔药饮片炮制规范.2010年版.乌鲁木齐:新疆人民卫生出版社,2010,51.

［15］温玉麟.药物与化学物质毒性数据.1989,124.

［16］刘崇磊.中药通报.1985,10(3):18.

［17］陈向明,等.中药通报.1988,13(12):48.

［18］国家中医药管理局《中华本草》编委会.中华本草:第一册第二卷.上海:上海科学技术出版社,1999,378.

［19］国家中医药管理局《中华本草》编委会.中华本草:藏药卷.上海:上海科学技术出版社,2002,24.

［20］国家中医药管理局《中华本草》编委会.中华本草:蒙药卷.上海:上海科学技术出版社,2004,46.

［21］国家中医药管理局《中华本草》编委会.中华本草:维吾尔药卷.上海:上海科学技术出版社,2005,30.

［22］国家中医药管理局《中华本草》编委会.中华本草:傣药卷.上海:上海科学技术出版社,2005,16.

绿盐[1]

【本草考证】本品为极少用中药,始载于《唐本草》。[恭曰]绿盐……为眼药之要。今人以光明盐、硇砂、赤铜屑,酿之为块,绿色,以充之[2]。

【别名】盐绿《延年秘录》[2],石绿《海药本草》。

【原矿物】氯铜矿。

【来源】本品为卤化物类氯铜矿族矿物氯铜矿或人工制品。主要成分为碱式氯化铜 $[2Cu_2(OH)_3Cl]$。采挖后,除去杂石。

【性状】本品为块状或柱状。表面为绿色、翠绿色或黑绿色。条痕为苹果绿色,金刚光泽或玻璃光泽,透明至半透明。断面贝壳状,体较重,质硬脆。气微,味微咸。

硬度 3～3.5。

相对密度 3.75～3.79[3]。

以绿色、条痕苹果绿色、金刚光泽、透明、无杂质者为佳。

【鉴别】1.富潮解性，易溶于水，水溶液呈蓝色或绿色[7]。

2.取本品少许，以火烧之，火焰显天蓝色，失去结晶水而成黄褐色粉末。

3.取本品少许，溶于酸中，溶液呈绿色[4]。

4.取本品置闭管内，灼烧，管壁有水生成，并产生灰色之升华物。

【化学成分】主成分为 $[2Cu_2(OH)_3Cl]$ 或 $[CuCl_2 \cdot 3Cu(OH)_2]$。铜59.5%，氯16.6%，水12.7%[6]。常混有铝、铁、钙、镁等杂质。人工制品亦可由原料不同而含有杂质或有害成分如铅等。

【产状与分布】产于铜矿氧化带中，局限于干旱地区的铜矿床风化壳。湖南、云南、青海、西藏有产。

【制法】人工制品：铜丝放玻璃瓶内，加稀盐酸和精制食盐，密闭。待铜丝附着绿色颗粒物时，取下附着物，干燥。

【炮制】除去泥土、杂质，敲碎或研细粉。

【药理】本品的铜溶液与蛋白质化合生成蛋白化合物，其浓溶液用于疡面会起腐蚀作用，而可消云翳。如误服能刺激胃黏膜引起呕吐、腹痛等。吸收进入体内能破坏红细胞并恶化肝功能，出现急性贫血、眩晕、脉细、体温下降，严重时可致痉挛、麻痹而死亡。

【性味与归经】咸、苦、平，有毒。归肝经。

【功能与主治】明目去翳。用于目翳，目涩昏暗，泪多眵多。

【用法与用量】外用：适量，研细配膏，点眼或外贴；或制成稀溶液作冲洗剂，亦可外掺。

【注意】本品有剧毒，不宜内服，外用需经净制。

【贮藏】置阴凉干燥处，密闭，防潮。

【附注】1.历代均作外用药，外用过量会有毒性反应。如误服能刺激胃黏膜引起呕吐、腹痛等。

2.有人认为绿盐来源于孔雀石类，成分为碱式碳酸铜 $[CuCO_3 \cdot Cu(OH)_2]$。但从《本草纲目》记载绿盐制造方法来看，显然是铜、食盐、酸起化合作用后所生成的绿色物，应为氯化铜[5]；自然产出氯铜矿，共存矿物不同，成分混杂，不宜直接入药。

3.人工制得的绿盐成分为氯铜矿与水氯铜矿（$CuCl_2 \cdot H_2O$）混合物。

4.用铜炊具时，应该避免与盐及酸性菜肴接触，以免食物中产生铜盐，其中有绿盐成分。禁用铜器烹饪食物是有道理的[1, 7]。煎药更不能使用铜器[7]，也是同样道理。

参考文献

［1］国家中医药管理局《中华本草》编委会.中华本草:第一册第二卷.上海:上海科学技术出版社,1999,380.

［2］李时珍.本草纲目(校点本上册).北京:人民卫生出版社,1985,642.

［3］李鸿超,等.中国矿物药.北京:地质出版社,1988,291.

［4］王盛民,等.实用中药材鉴别检索手册.北京:学苑出版社,1992,662.

［5］刘友樑.矿物药与丹药.上海:上海科学技术出版社,1962,48.

［6］江苏新医学院.中药大辞典:下册.上海:上海科学技术出版社,1986,2275.

［7］李焕.矿物药浅说.济南:山东科学技术出版社,1981,138.

扁青[1]

【本草考证】本品为极少用中药,始载于《神农本草经》,列为上品。李时珍曰: "白青即石青之属,色深者为石青,淡者为碧青也。"[2]

【别名】白青《神农本草经》,碧青、鱼目青《新修本草》,石青、层青、大青《纲目》[2]。

【原矿物】蓝铜矿又称石青。

【来源】本品为碳酸盐类矿物孔雀石族矿物蓝铜矿的矿石。主含碱式碳酸铜 $[2CuCO_3 \cdot Cu(OH)_2]$。采挖时,除去杂石和泥沙。

【性状】本品呈短柱状、板状,通常呈粒状、块状或放射状以及土状或皮壳状集合体。深蓝色,土状或皮壳状者淡蓝色。玻璃样光泽,条痕浅蓝色,断口多显颗粒状或贝壳状。质硬脆。气微,味淡。

硬度　3.5~4。

相对密度　3.7~3.9[3]。

以块大、色蓝、有光泽、无杂石者为佳。

【鉴别】1.在盐酸中溶解,则发出咝咝的声响,溶液呈绿色,并产生气泡[4]。

2.取本品粉末少许,加入稀盐酸,溶液应显铜盐与碳酸盐(中国药典2010年版一部附录29页)的鉴别反应。

【化学成分】主含碱式碳酸铜 $[2CuCO_3 \cdot Cu(OH)_2]$,其中氧化铜(CuO)69.2%,二氧化碳(CO_2)25.6%,水分(H_2O)5.2%。此外尚含铅、锌、铜、钙、镁、钡、钛、铝等元素。

【产状与分布】产于含铜硫化物矿床的氧化带中,经常与孔雀石共生。各省均有此资源，唯难选纯。湖北、广东所产者较纯净[5]。

【炮制】扁青粉取扁青除去泥沙，研成细粉，照水飞法（中国药典2010年版一部附录21页）水飞，晾干。

【药理】内服刺激胃黏膜引起呕吐；外用能收缩黏膜血管，减少黏液分泌；具有杀灭细菌、微生物的作用；外用，具腐蚀性，故可退翳。

【性味与归经】酸，咸，平；有毒。归肝经[1]。甘，平；有小毒。归胃、肺、肝经[7]。

【功能与主治】涌吐风痰，明目，解毒。用于癫痫，惊风，痰涎壅盛，目翳，痈肿[1]。

祛痰，催吐，破积，明目，杀菌消炎。用于风痰癫痫，惊风，目痛，目翳，创伤，痈肿[6]。

【用法与用量】内服：0.5～1g，入丸、散。外用：适量，研末调敷或点眼。

【注意】内服宜慎。不宜多服久服。

【贮藏】置通风干燥处，密闭，防潮。

【附注】扁青、曾青、绿青虽均含碱式碳酸铜，但三者铜的含量及其他微量成分均不相同，对此应作进一步研究。注意鉴别。

参考文献

［1］国家中医药管理局《中华本草》编委会.中华本草：第一册第二卷.上海：上海科学技术出版社，1999，372.

［2］李时珍.本草纲目(校点本上册).北京：人民卫生出版社，1985，598.

［3］地矿部地质辞典办公室.地质辞典(二)：矿物　岩石　地球化学分册.北京：地质出版社，1981，97.

［4］王盛民,等.实用中药材鉴别检索手册.北京：学苑出版社，1992，662.

［5］李鸿超,等.中国矿物药.北京：地质出版社，1988，179.

［6］郭晓庄.有毒中草药大辞典.天津：天津科技翻译出版公司，1992，410.

［7］毕焕春.矿物中药与临床.北京：中国医药科技出版社，1992，59.

曾青[1]

【本草考证】本品为极少用中药，始载于《神农本草经》，列为上品。李时珍曰："但出铜处，年古即生。形如黄连相缀，又如蚯蚓屎，方棱，色深如波斯青黛，层层而生，打之如金声者为真。"[2]

【别名】朴青、赤龙翘、青龙血、黄云英《石药尔雅》，层青《造化指南》[4]。

【原矿物】被膜状蓝铜矿[3]。

【来源】本品为碳酸盐类孔雀石族矿物蓝铜矿的具层壳结构的结核状集合体。主含碱式碳酸铜 $[Cu_3(CO_3)_2(OH)_2]$，采挖时除去杂石和泥沙。

【性状】本品为扁平块状。深蓝色，表面间有绿色薄层（绿青）。不透明，土状光泽。质较硬，不宜砸碎。断面不平坦。气微，味淡。

以层理明显、色蓝、质硬、打之有金属声者为佳。

【鉴别】1.供试品用强火焰烧之，火焰呈绿色；加盐酸浸湿后烧之，火焰呈蓝绿色。

2.本品具碳酸盐和铜盐（中国药典2010年版一部附录29页）的鉴别反应。

【化学成分】主含碱式碳酸铜 $[Cu_3(CO_3)_2(OH)_2]$，尚含铅、锌、铜、镍、钴、钼、钛、锰、钇、镱、钙、铍、铁、铝、镁、硅、锶、钡等元素。

【产状与分布】分布于含铜矿床氧化带，于铁帽下的淋滤带与空青、扁青及各种矾共存。产于内蒙古、吉林、辽宁、青海、西藏、四川、湖北、湖南、广东等地。

【性味与归经】酸，寒；小毒。归肝经。

【功能与主治】凉肝明目，祛风定惊。用于目赤疼痛，涩痒，眵多赤烂，头风，惊痫，风痹。

【用法与用量】外用：适量，研末水飞，点眼或调敷。内服：研末，每次0.1～0.3g；或入丸、散。

【注意】内服宜慎。

【贮藏】置通风干燥处，密闭，防潮。

【附注】曾青、空青、扁青因形成条件、形成方式不同，使三者形态有别，其共生矿物、微量成分也不相同，历代对三者性味、功能主治的记载亦不相同，应作三味药区别使用。

参考文献

[1]国家中医药管理局《中华本草》编委会.中华本草：第一册第二卷.上海：上海科学技术出版社，1999，374.

[2]李时珍.本草纲目（校点本上册）.北京：人民卫生出版社，1985，595.

[3]李鸿超，等.中国矿物药.北京：地质出版社，1988，229.

[4]江苏新医学院.中药大辞典：下册.上海：上海科学技术出版社，1991，2418.

空青[1]

【本草考证】本品为极少用中药，始载于《神农本草经》。《唐本草》："出铜处兼有诸青，但空青为难得。今出蔚州、兰州、宣州、梓州。宣州者最好，块段细，时有腹中空者。蔚州、兰州者片块大，色极深，无空腹者。"李时珍曰："空青，阴石也，产上饶，似钟乳者佳，大片含紫色有光彩。……有如拳大及卵形者，中空有水如油，治盲立效。出铜坑者亦佳，堪画。"[2]

【别名】青油羽、青神羽《石药尔雅》，杨梅青《本草图经》。

【原矿物】蓝铜矿成球形或中空者。

【来源】本品为碳酸盐类孔雀石族矿物蓝铜矿成球形或中空者。主含碱式碳酸铜 $[2CuCO_3 \cdot Cu(OH)_2]$。采挖时，除去杂质和泥沙。

【性状】本品为类球形，大小不一，大如拳或杨梅，小如豆粒。蓝色。表面不平坦，多数中空，有的内有浆。

卵形，中空，内有浆者为佳[4]。

【鉴别】参见"扁青"【鉴别】项。

【化学成分】参见"扁青"【化学成分】项。

【炮制】取空青照水飞法（中国药典2010年版一部附录21页）水飞，晒干。

【药理】参见"扁青"【药理】项。

【性味与归经】甘、酸，寒；小毒。归肝经。

【功能与主治】凉肝清热，明目去翳，活血利窍。用于目赤肿痛，青盲，雀目，翳膜内障，中风口㖞，手臂不仁，头风，耳聋。

【用法与用量】外用：适量，（水飞炮制品）点眼[3]。内服：研末，每次0.3~1g；或入丸、散。

【注意】内服宜慎。不宜多服、久服。

【贮藏】置通风干燥处，密闭，防潮。

参考文献

[1] 国家中医药管理局《中华本草》编委会.中华本草：第一册第二卷.上海：上海科学技术出版社，1999，373.

[2] 李时珍.本草纲目(校点本上册).北京：人民卫生出版社，1985，593.

[3] 郭晓庄.有毒中草药大辞典.天津：天津科技翻译出版公司，1992，352.

[4] 江苏新医学院.中药大辞典：上册.上海：上海科学技术出版社，1991，1470.

蓝铜矿[1]

【本草考证】本品为藏医习用药材。《晶珠本草》记载："木敏解毒，治黄水病、麻风病。"让钧多吉说："木敏解毒，治白发病。"

【藏药名】唐木敏，贝拉扎、拉扎窝达、加保却哇、加保觉班、布惹扎、纳木萨杰、拉贝智。

【原矿物】蓝铜矿又称青石。

【来源】本品为碳酸盐类孔雀石族矿物蓝铜矿的矿石，主含碱式碳酸铜 $[2CuCO_3 \cdot Cu(OH)_2]$。采挖后，除去杂石和泥沙。

【性状】本品呈短柱状或板状，通常呈粒状、块状或放射状以及土状或皮壳状集合体。深蓝色或淡蓝色。玻璃光泽。条痕浅蓝色。质硬脆。气微，味淡。

硬度　3.5～4。

相对密度　3.7～3.9[2]。

以深蓝色、玻璃光泽、条痕淡蓝色、无杂质者为佳。

【鉴别】1.溶于盐酸，发出咝咝的响声，产生气泡。

2.蘸少许本品粉末，在还原火焰中烧之则有小铜球产生。

【化学成分】详见扁青。

【产状与分布】是原生含铜矿物氧化后所形成的次生矿物。产于含铜硫化物矿床的氧化带中，经常与孔雀石共生[2]。全国各省均有产出，湖北、广东所产出者较纯净。

【炮制】取蓝铜矿，除去泥沙，研成细粉，照水飞法（中国药典2010年版一部附录21页）水飞，晾干。

【性味】涩，凉。

【功能与主治】解毒，干黄水。用于黄水引起的麻风病、皮肤瘙痒。

【用法与用量】0.9～1.5g。

【贮藏】置通风干燥处，密闭，防潮。

【附注】蓝铜矿为藏医习用药材，与扁青均来源于蓝铜矿，但两者药性、功能主治差异较大。故将蓝铜矿单列，供临床参考。

参考文献

［1］青海省药品检验所,青海省藏医药研究所.中国藏药:第三卷.上海:上海科学技术出版社,1996,119.

［2］地质部地质辞典办公室.地质辞典(二):矿物　岩石　地球化学分册.上海:地质出

版社,1981,97.

绿青[1]

【本草考证】本品为较少用中药,始载于《名医别录》,列为上品。李时珍曰:"石绿,阴石也。生铜坑中,乃铜之祖气也。铜得紫阳之气而生绿,绿久则成石,谓之石绿,而铜生于中,与空青、曾青同一根源也。"[2]

【别名】石绿《唐本草》,石碌《本草衍义》,大绿[2,5]。

【原矿物】孔雀石。

【来源】本品为碳酸盐类孔雀石族矿物孔雀石的矿石,主含碱式碳酸铜[$CuCO_3 \cdot Cu(OH)_2$]。采挖后,除去杂石和泥沙。

【性状】本品呈针状晶体,通常呈放射状或钟乳状集合体。绿色,表面呈孔雀尾彩纹。玻璃样或丝绢状光泽。条痕为淡绿色或绿色。断口参差状。断面显颗粒性。质脆。气微,味淡。

硬度 3.5~4。

相对密度 3.9~4.0[4]。

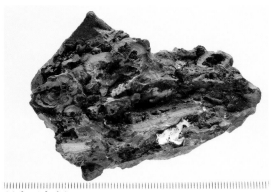

绿青(南京)

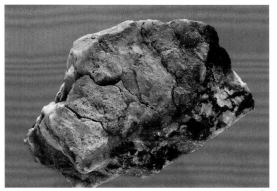

绿青

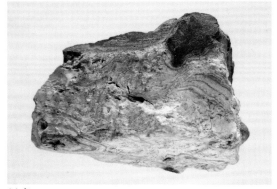

绿青

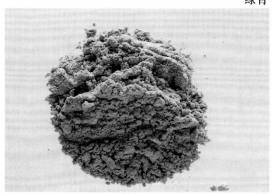

绿青

以色绿、质坚脆、有玻璃样光泽、无杂质者为佳。

【鉴别】1.易溶于水，遇盐酸则溶解为绿色溶液，并产生气泡，加氨后溶液呈蓝色[5]。

2.取本品，放在闭管内燃烧，变成暗黑色，并产生微量的水分。

3.取本品在木炭上燃烧，先爆炸为黑色，继则熔成小铜球。

【化学成分】主含碱式碳酸铜［$CuCO_3 \cdot Cu(OH)_2$］，含CuO 71.9%，CO_2 19.9%，H_2O 8.2%。常含有氧化铁、氧化镁、黏土、泥沙等杂质[6]。常有硅酸铜或磷酸铜与之共存。尚含铅、锌、铜、镍、铬、钴等25种微量元素[7]。

【产状与分布】是原生含铜矿物氧化后所形成的次生矿物，产于含铜硫化物矿床的氧化带中，经常与蓝铜矿共生[4]。各省均有分布。主产于青海、广东、海南、西藏等地。

【炮制】取绿青除去泥沙，研成细粉，照水飞法（中国药典2010年版一部附录21页）水飞，晾干。

【药理】1.内服后能刺激胃黏膜引起呕吐。

2.外用能收缩黏膜血管，减少黏液分泌，并具杀灭细菌、微生物的作用[3]。

3.经煅淬后外用，铜可部分析出。铜有腐蚀性，故有祛腐作用。

【性味与归经】酸，寒；有毒。归肝经。

【功能与主治】催吐祛痰，镇惊，敛疮。用于风痰壅塞，眩晕昏仆，痰迷惊痫，疳疮。

【用法与用量】0.5～1g，入丸、散。外用：适量，研末撒或调敷[3]。

【注意】体虚弱者慎用。

【贮藏】置干燥处，防尘。

【附注】1.炮制时水飞、醋淬会除去一部分杂质和水溶性成分，溶失表面部分铜，对其药性有一定缓解作用。

2.本品极易与扁青、铜青（铜绿）相混淆[3]，可从其矿物颜色、条痕加以辨别：扁青为蓝色至深蓝色，条痕浅蓝色；铜绿为翠绿色；绿青为绿色，条痕为淡绿色。注意鉴别。

3.绿青与硅孔雀石也易混淆，可取其粉末加盐酸溶解，产生气泡者为绿青，无反应，不产生气泡者为硅孔雀石，硅孔雀石常呈皮壳状、钟乳状或土块状。浅蓝绿色。条痕浅绿色。硬度2～4。相对密度2.0～2.3。主成分$Cu_4H_4(Si_4O_{10})(OH)_8 \cdot nH_2O$ [4]。

参考文献

［1］国家中医药管理局《中华本草》编委会.中华本草:第一册第二卷.上海:上海科学技术出版社,1999,375.

［2］李时珍.本草纲目(校点本上册).北京:人民卫生出版社,1985,597.

［3］郭晓庄.有毒中草药大辞典.天津：天津科技翻译出版公司，1992，534.

［4］地矿部地质辞典办公室.地质辞典（二）：矿物 岩石 地球化学分册.北京：地质出版社，1981，97、75。

［5］李焕.矿物药浅说.济南：山东科学技术出版社，1981，136.

［6］江苏新医学院.中药大辞典：下册.上海：上海科学技术出版社，1991，2272.

［7］张贵君.常用中药鉴定大全.哈尔滨：黑龙江科学技术出版社，1993，795.

孔雀石[1]

【本草考证】孔雀石以"绿青"之名始载于《名医别录》。孔雀石为藏医习用药材。《晶珠本草》记载："玛息正扎清热，又称'萨那'，色如孔雀脖颈之色，非常蓝而带有黑色细纹。"

【藏药名】玛息正扎，萨那。

【原矿物】孔雀石。

【来源】本品为碳酸盐类孔雀石族矿物孔雀石。主含碱式碳酸铜$[Cu_2(CO_3)(OH)_2]$。采挖后，除去杂石和泥沙。

【性状】本品晶体呈针状，通常呈放射状或钟乳状集合体。绿色。玻璃光泽。条痕淡绿色或绿色。断口呈参差状，断面显颗粒性。质脆。气微，味淡。

硬度 3.5～4。

相对密度 3.9～4.0[2]。

以钟乳状、色绿、条痕浅绿色、无杂质者为佳。

【鉴别】详见绿青。

【化学成分】详见绿青。

【产状与分布】是原生含铜矿物氧化后所形成的次生矿物。产于含铜硫化物矿床的氧化带中，经常与蓝铜矿共生[2]。各省均

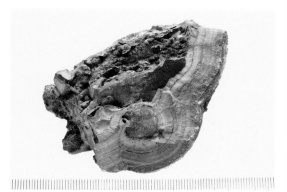

孔雀石

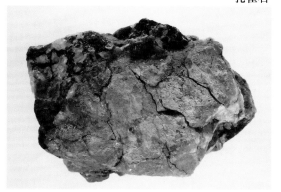

孔雀石

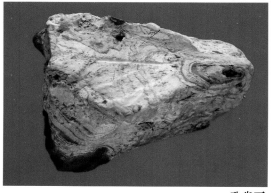

孔雀石

矿物药

第六章 含铜的矿物药

137

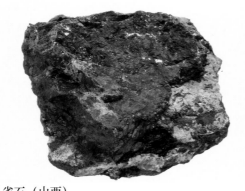

孔雀石（山西）

孔雀石

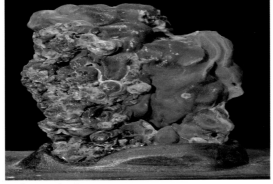

孔雀石（山西）

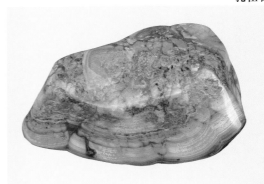

孔雀石

分布。主产于青海、湖北、广东、海南及西藏等地。

【炮制】1.取净孔雀石，砸碎，照煅淬法（中国药典2010年版一部附录21页）煅至红透，醋淬，碾成粗粉。

每100kg孔雀石，用醋20kg。

2.取净孔雀石，照水飞法（中国药典2010年版一部附录21页）水飞。晾干。

【药理】详见绿青。

【性味】酸，寒。

【功能与主治】清热。用于黄水病，胬肉，秃发，睾丸病。

【用法与用量】常配方用，0.9～1.5g。

【贮藏】置干燥处，防尘。

【附注】本品除天然孔雀石外，也可以人工制备。方法：取铜器久置潮湿处或用醋喷洒在铜器上使其表面产生青绿色的铜锈，刮取后，干燥[1]。该制品与中医使用的"铜绿"制法相同。两者虽主成分一致，但其性状、微量成分、性味、功能还是有区别。两者混为一种药材用于临床，值得研究。

参考文献

[1] 青海省药品检验所,青海省藏医药研究所.中国藏药:第三卷.上海:上海科学技术出版社,1996,247.

[2] 地质部地质辞典办公室.地质辞典(二):矿物 岩石 地球化学分册.北京:地质出版社,1981,97.

赤铜屑[1]

【本草考证】本品为极少用中药,始载于《唐本草》。李时珍曰:"赤铜屑即打铜落下屑也。或以红铜火煅水淬,亦自落下。"[2]

【别名】熟铜末《圣惠方》,铜末《朝野佥载》,铜落、铜花、铜粉、铜砂[2],红铜末《本草汇言》,铜屑《日华子草本》。

【来源】本品为煅铜时打落的铜屑。水洗净,干燥。主成分为金属铜(Cu)。

【性状】本品为不规则的片状或细条状碎屑。黄红色或黄棕色。具金属光泽。体重,质硬较韧。气微,味淡。

【鉴别】本品供试品溶液显铜盐(中国药典2010年版一部附录29页)的鉴别反应。

【化学成分】主成分为金属铜(Cu),表面被覆着微量的氧化铜、碳酸铜等。

【制法与产地】煅铜时打落下的铜屑或以红铜火煅水淬,落下之铜屑。用水洗净,干燥。各地均可生产。

【炮制】取净赤铜屑,用醋煮或煅后入醋中淬或研细粉。制赤铜屑取净赤铜屑,用酒入砂锅内,炒见火星,研末用[3]。

【药理】赤铜屑对通过手术方法造成左桡骨中上1/3横断缺损的健康家兔,有促进骨折愈合的作用,发挥此作用的主要成分是碳酸铜[6]。

【性味与归经】苦,平;微毒。归肝经。

【功能与主治】接骨散瘀。用于筋骨折伤,瘀血肿痛,外伤出血,烂弦风眼。

【用法与用量】内服:醋煎、淬酒或研细末酒冲,0.3~0.9g;外用:适量,调涂;或煎水洗。

【注意】不可久服。

【贮藏】置阴凉干燥处,密闭,防潮。

【附注】1.赤铜灰(铜灰),蒙药名为吉斯音乌呢苏-桑它勒。把红铜、紫铜切成碎块,以硫黄、硼砂用蒙医独特的炮制方法制成灰[4~5]。参见铜灰项下。

2.赤铜屑功能(接骨散瘀)与自然铜(散瘀止痛,续筋接骨)相类同。但二者的来

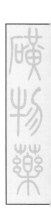

源、化学成分却不同。其药理作用、临床尚待深入探讨。

参考文献

[1] 国家中医药管理局《中华本草》编委会.中华本草:第一册第二卷.上海:上海科学技术出版社,1999,372.

[2] 李时珍.本草纲目(校点本上册).北京:人民卫生出版社,1985,465.

[3] 毕焕春.矿物中药与临床.北京:中国医药科技出版社,1992,93.

[4] 内蒙古药检所.蒙药材品种整理初报.1981,8.

[5] 刘玉琴,等.全国中药和天然药物学术讨论会论文摘要集.1989,217.

[6] 郭兰忠,等.矿物本草.南昌:江西科学技术出版社,1995,206.

赤铜灰[1]

【本草考证】本品为蒙医习用药材,始载于《无误蒙药鉴》。属蒙医自制自用药品。各地蒙医广泛沿用。

【蒙药名】吉森—乌讷素、桑塔拉《无误蒙药鉴》。

【来源】为单质金属铜(红铜)的炮制品。

【性质】本品为不规则碎粒或粉末。灰黑色。有金属光泽。体重。质松易碎,新碎断面光泽明亮。气微,味淡。

以色深灰,质松,易碎者为佳。

【鉴别】1.本品粉末蓝灰色。为不规则无色透明块状物和黑色半透明块状物。透明块状片有贝壳状纹理;半透明者有网状纹理,边缘均不光滑。

2.取本品0.5g,溶于10ml稀盐酸中,制成供试品溶液。供试品溶液应显铜盐和硼酸盐(中国药典2010年版一部附录29页)的鉴别反应[2]。

【化学成分】含铜、钠等金属离子及硫酸盐和硼酸盐[2]。

【制法与产地】取纯净铜,砸成极薄片,加等量的沙棘汤(沙棘30g,加水100ml)煮沸,取出,晾干。取煮过的铜100g、硼砂50g、制硫黄70g、芝麻50g拌匀,置煅锅内,用黄泥和盐密封,待干后,焖煅至透,放凉,取出。蒙医自制自用。

【性味】甘、辛,凉。

【功能与主治】清肺热,肝热。用于肺脓肿,咯脓血痰,中耳炎,瘰疬。

【用法与用量】内服:研末,1~2g;或入丸散。

【贮藏】置容器内密封,防潮。

参考文献

［1］国家中医药管理局《中华本草》编委会.中华本草:蒙药卷.上海:上海科学技术
出版社,2004,41.

［2］刘玉琴.矿物药.呼和浩特:内蒙古人民出版社,1989,172.

铜灰[1~2]

铜灰是将紫铜用蒙医独特炮制方法制成的灰。本品具有祛湿攻毒、消肿止痛功效。用
于治疗各种结核。但治病机理尚待进一步研究。铜灰还是治疗一般伤口感染的民间药物。
让钧多吉说:"红铜灰干黄水。"《门阿据》中说:"红铜灰干脓血、黄水。"[3]临床未
观察到毒副作用。又名赤铜灰,本品为红铜、紫铜切成碎块同硫黄、硼砂烧成的铜灰[4]。

参考文献

［1］刘玉琴,等.全国中药和天然药物学术讨论会论文摘要集.1989,217.

［2］张侬.中成药研究.1987,(2):21.

［3］帝玛尔·丹增彭措,毛继祖,等译注.晶珠本草.上海:上海科学技术出版
社,1986,33.

［4］内蒙古药检所.蒙药材品种整理初报.1981,8.

紫铜矿[1]

【本草考证】本品为极少用中药,始载于《药性考》列于金部。

【原矿物】斑铜矿。

【来源】为硫化物类矿物斑铜矿族斑铜矿的矿石。主含Cu_5FeS_4。采挖后,除去泥
沙、杂质。

【性状】本品为粒状集合体,呈不规则块状。新鲜面呈古铜色或暗铜红色,表面易
氧化而呈蓝紫斑状锈色。条痕灰黑色,不透明,具金属光泽。其中常夹有白色杂石。体较
重,质硬脆。气微,味淡。

硬度　3。

相对密度　4.9~5.0[2]。

以块大、古铜色、斑纹多、无杂石者为佳。

【鉴别】1.取本品粉末约0.1g,加硝酸2ml,待激烈反应后,加水稀释成5ml,使其

溶解，滤过，滤液应显铜盐（中国药典2010年版一部附录29页）的鉴别反应。

2.取本品粉末约0.1g，加稀硝酸2ml，使其溶解，滤过，滤液应显铁盐（中国药典2010年版一部附录28页）的鉴别反应。

【化学成分】主含Cu_5FeS_4，其中铜63.24%，铁11.20%，硫25.54%。其组成的变动范围很大，常能与辉铜矿、黄铜矿成固溶体结合，其他混入物最常见的是银[3]。

【产状与分布】斑铜矿为许多铜矿床中广泛分布的矿物。内生成因的斑铜矿常含有显微片状黄铜矿的包裹体，为固溶体分解的产物。次生斑铜矿形成于铜矿床的次生富集带，但它不稳定，往往被更富含铜的次生辉铜矿和铜蓝所置换[2]。主产云南、湖南、福建、广西、湖北、四川等地。

【功能与主治】接骨续筋。用于骨折筋伤。

【用法与用量】外用：适量，煅研末，调敷。

【贮藏】密闭，置干燥处。

参考文献

[1]国家中医药管理局《中华本草》编委会.中华本草:第一册第二卷.上海:上海科学技术出版社,1999,380.

[2]地质部地质词典办公室.地质词典(二):矿物 岩石 地球化学分册.北京:地质出版社,1981,43.

[3]江苏新医学院.中药大辞典:下册.上海:上海科学技术出版社,1991,2367.

青铜[1]

【本草考证】本品为藏医习用药材。

【藏药名】卡尔哇[1]，勒[2]。

【来源】本品为由铜、铅、锡按一定的比例混合炼成的合金。

【炮制】取原药材500g，锤成蜂翼状薄片，放入装有黄矾250g和绿矾250g制成的30000ml水溶液中，置入装有藏酒500ml，沙棘果汁500ml的铁罐中煮沸1小时，倾去水液，用清水漂洗3次，共煮沸3次，清洗3次，直至除去垢锈为止。取硼砂500g,硫黄细粉725g,用清水调成浆状，涂在每一铜片上，放入铁罐煅透为止，冷却后，取出铜炭即得。

【炮制品性状】本品呈不规则的块状，灰黑色，表面粗糙多孔隙。质脆。气微，味淡。

【性味】涩、辛，凉。

【功能与主治】明目，疗疮。用于眼病。

【用法与用量】配方用。

【贮藏】置通风干燥处。

【附注】青海藏药[2]收载的青铜【来源】为铜和锡的合金。并记载二者比例不同时，用途各异。如一份锡、七份铜熔化而成的红色合金，可做铜锣、铜镜。

参考文献

[1]青海省食品药品监督管理局.青海省藏药炮制规范(2010年版).西宁:青海人民出版社,2010,11.

[2]青海省卫生厅.青海省藏药标准.1992年版.1992,附录170.

响铜[1]

【本草考证】本品为藏医习用药材。

【藏药名】勒[1]，卡尔哇[2]。

【来源】本品为由铜、锡按一定比例混合炼成的合金。

【炮制】取原药材500g，锤成蜂翼状薄片，放入装有黄矾250g和绿矾250g制成的30000ml水溶液中，置装有藏酒500ml，沙棘果汁500ml的铁罐中煮沸1小时，倾去水液，用清水漂洗3次，共煮沸3次，清洗3次，直至除去垢锈为止。取硼砂500g,硫黄细粉725g，用清水调成浆状，涂在每一铜片上，放入铁罐煅透为止，冷却后，取出铜炭即得。

【炮制品性状】本品呈不规则的块状，灰黑色，表面粗糙多孔隙。质脆。气微，味淡。

【性味】涩、辛、苦，凉。

【功能与主治】明目，疗疮。用于眼病、皮肤病疔痈。

【用法与用量】配方用。

【贮藏】置通风干燥处。

【附注】青海藏药[2]收载的响铜属青铜一类。当铜锡合金6:1时，如再加点金、银、铜等熔化而成的合金，称乐器响铜。可制敬佛水碗，喇嘛用的铃铛、钹等。汉名则因其适于制音响器而取名"响铜"。

参考文献

[1]青海省食品药品监督管理局.青海省藏药炮制规范(2010年版).西宁:青海人民出版社,2010,14.

[2]青海省卫生厅.青海省藏药标准.1992年版.1992,附录170.

第七章　含铁的矿物药

人体内含铁总量为3.5～4.5mg。其中60％～70％为血红蛋白结合铁，25％以铁蛋白或含铁血红素的形式存储于肝、脾、骨髓等网状内皮细胞中，约有5％存在于肌红蛋白中。

肠道、皮肤等含铁细胞的脱落是铁的主要排泄途径，胆汁、尿、汗也排出少量的铁。

铁是构成血红蛋白、肌红蛋白的必要成分，也是许多酶的活性部分。铁是血红蛋白和肌红蛋白中氧的携带者。没有铁就不能合成血红蛋白，氧就无法被结合运输，组织细胞不能进行正常新陈代谢。当人体缺铁时，血红蛋白合成障碍而发生低色素小细胞性贫血。铁是肌红蛋白、细胞色素氧化酶、过氧化氢酶、琥珀酸脱氢酶、黄嘌呤氧化酶等重要成分，因此与组织细胞内生物氧化过程有密切关系。

含铁的矿物药主要有自然铜、赭石、磁石、铁屑、皂矾、禹余粮、针砂、蛇含石、铁锈、黄矾、铁华粉、红壤等。

含铁的矿物药我国早在汉代就用其治疗疾病，用来补血、安神镇静、催吐止泻、收敛、止血、杀虫、止痒等。

含铁的矿物药含金属铁的，如铁屑、针砂；含氧化铁的，如赭石、磁石、禹余粮、蛇含石等；含硫化铁的，如自然铜；含硫酸铁的，如皂矾、黄矾等。

药理

铁是构成血红蛋白、肌红蛋白的必要成分，也是许多酶的活性成分。铁是血红蛋白和肌红蛋白中氧的携带者。没有铁就不能合成血红蛋白，氧就无法被结合运输，组织细胞不能进行正常新陈代谢。内服含铁的矿物药，经胃酸作用，部分变成亚铁盐，吸收后，能刺激造血器官，促进红细胞新生和增加血色素的数值而奏补血作用。同时能改善中枢神经系统机能，达到镇静强身之效。可溶性亚铁盐能使蛋白质沉淀，其稀溶液则对黏膜组织具有收敛作用，浓溶液对黏膜有刺激作用，引起反射性呕吐。

毒副作用

服用过量会引起呕吐、食欲减退等，须在饭后服用，减少刺激。

自然铜[1]

【本草考证】本品为常用中药，始载于《开宝本草》。马志曰："其色青黄如铜，不从矿炼，故号自然铜。"苏颂谓："今市人多以鍮石为自然铜，烧之成青焰如硫黄者是也。"[2] 其所描述的为现今所用之黄铁矿。

【别名】石髓铅《雷公炮炙论》，铜矿石《本草品汇精要》，然铜（吉林、湖南），接骨丹《中药志》[4]，川然铜、方块铜[5]，狗金子（四川绵阳）。

【藏药名】主西《藏药标准》，志玉《青海省藏药标准》，帕旺龙铺[6]。

【蒙药名】珀石龙宝[7]，都新—朝鲁《认药白晶鉴》，阿日希音—额莫、帕旺隆布、帕旺朝龙《无误蒙药鉴》，都日伯勒吉—朝鲁《呼和必得力亚》[30]。

【维吾尔药名】密斯《注医典》，迷思《回回药方三十六卷》，奴阿斯、坦巴《明净词典》[31]。

【原矿物】黄铁矿又称硫铁矿。

【来源】本品为硫化物类矿物黄铁矿族黄铁矿，主含二硫化铁（FeS_2）。采挖后，除去杂石及有黑锈者。

【性状】本品晶形多为立方体，似骨骸，集合体呈致密块状。表面亮淡黄色，有金属光泽；有的黄棕色或棕褐色，无金属光泽。具条纹，条痕绿黑色或棕红色。体重，质坚硬或稍脆，易砸碎，断面黄白色，有金属光泽；或断面棕褐色，可见银白色亮星。

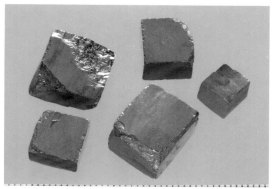

自然铜（汾阳）

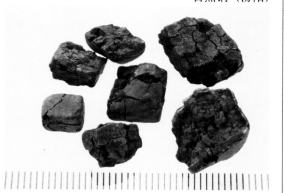

煅自然铜

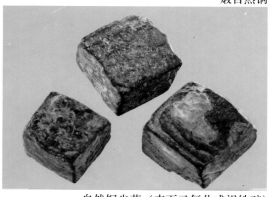

自然铜劣药（表面已氧化成褐铁矿）

第七章 含铁的矿物药

145

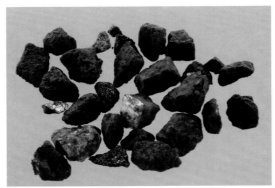

煅自然铜劣药（混褐铁矿杂石）

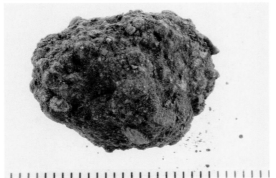

煅自然铜伪品（含铁杂石）

气微，味淡。

硬度 6～6.5。

相对密度 4.9～5.2[8]。

以块整齐、色亮黄、质重、表面光滑、断面有金属光泽、无杂石者为佳。

【鉴别】1.本品不溶于稀盐酸，溶于浓硝酸，并析出硫。

2.取本品粉末约2g，置25ml坩埚中，于500℃灼烧，产生蓝色火焰，并发生刺激性的二氧化硫气体，可使湿润的蓝色石蕊试纸变红色，残渣冷后呈暗褐色[4]。

3.取本品粉末1g，加稀盐酸4ml，振摇，滤过，滤液显铁盐（中国药典2010年版一部附录28页）的鉴别反应。

【化学成分】主含二硫化铁（FeS_2），此外尚含有少量铝、钙、镁、钛、硅、砷及微量的铜、铅、锌、锰、镍、铬等[10]。

【产状与分布】可在不同的地质作用中形成。内生成因的黄铁矿主要产于热液矿床中。外生成因的黄铁矿见于沉积岩、煤层中[8]。分布于四川、广东、湖南、江苏、安徽、河北、辽宁、山西等地。

【炮制】1.净自然铜　除去杂质，洗净，干燥，用时砸碎。

2.煅自然铜　取净自然铜，照煅淬法（中国药典2010年版一部附录21页）煅至暗红，醋淬（反复3～5次）至表面呈黑褐色，光泽消失并酥松。

每100kg自然铜，用醋20～30～50kg[1, 33]。

3.取原材料，砸碎成米粒大小，用清水将杂质洗净，然后加火硝30%，"榜玛"10%，水适量，煮沸3小时，清水漂洗，晒干[6]。

【炮制品性状】煅自然铜　本品为不规则的碎粒或粉末，灰黑色或棕黑色。质酥脆，无金属光泽。略具醋气，味淡[3, 32]。

【药理】1.促进骨折愈合作用

（1）以自然铜为首味的接骨散有增加骨折愈合强度的作用，横牵引力可加强36%至53%，旋转牵引力可加强60%[11]。

（2）自然铜对家兔人工骨折有促进骨痂的生长和成熟，加速骨折愈合的作用[12]。

（3）自然铜药液（生药1g/ml），给骨折家兔用药5～20天，能加快骨痂的胶原合成和促进钙、磷沉积及增强生物力学强度，故有加速骨折愈合作用[13, 14]。

（4）能促进骨髓本身及其周围血液中网状细胞和血色素的增生[12]。

（5）将手术造成双侧桡骨3mm横断缺损的48只家兔分为单纯磁疗、磁疗加口服自然铜两个试验组，多种指标综合判断表明，磁疗加自然铜对骨折愈合的效果较其他为佳。认为磁与自然铜并用，有着相辅相成的作用[15]。

2.抗真菌作用　在试管内，自然铜对供试品多种病原性真菌均有不同程度的抗真菌作用，尤其对石膏样毛癣菌、土曲霉菌等丝状真菌作用较强[30]；自然铜对豚鼠实验性体癣也有一定治疗效果[29]。

3.在居民试验点水井内，按6～8kg/m³计加入自然铜，对居民的地方性甲状腺肿有预防作用[16]。

【毒理】小鼠静脉注射自然铜煎剂的LD_{50}为1.92g/kg，煅自然铜则为3.83g/kg[31]。

【性味与归经】辛，平。归肝经[1]。涩，微热[6]。

【功能与主治】散瘀止痛，续筋接骨。用于跌打损伤，筋骨折伤，瘀肿疼痛[1]。

清热明目，接骨。用于骨折、眼病[6]。

【用法与用量】3～9g，多入丸散服；若入煎剂宜先煎[1]，或入散剂，每次0.3g[29]。外用适量，研末调敷。

【注意】1.长期服用或过量，可引起中毒，并对支配器官有害[31]。

2.本品煅淬应在通风处操作，因硫化铁加热分解而产生有毒的二氧化硫气体[32]。应采取必要的防护措施。

3.阴虚火旺者，血虚无瘀者禁服[29]。

【贮藏】置干燥处，防尘。

【附注】1.自然铜来源古今看法不同。现今市售品和宋代以后本草记载，多数是黄铁矿而不是矿物自然铜。宋代以前马志曰："自然铜生邕州山岩洞出铜处。方园不定，其色青黄如铜，不从矿炼，故名。"邕州为唐代以来的自然铜产地之一。苏颂曰："自然铜有两三体：……一体成块，大小不定，亦光明而赤；一体如姜石、铁矢之类。又有如不治而成者，形大小不定，皆出铜坑中，击之易碎，有黄赤，有青黑者，炼之乃成铜也。"[2]《中药材手册》记载："自然铜为产于铜矿中一种矿物，商品自然铜大多为有金属光泽的方块，习惯认为四川灌县所产者为佳。"由此可见自然铜应是矿物自然铜或黄铜矿。《本草图经》记载："火山军者，颗块如铜，而坚重如石，医家谓之铞石，用之力薄。"据考

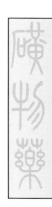

证，锱石即为黄铁矿。矿物自然铜、黄铜矿、黄铁矿、褐铁矿物理性质、光学特征有明显区别[18]，所含主要元素和微量元素也截然不同，药用自然铜究竟应以何种矿物为正品是值得研究的。

2.矿物学上的自然铜，是指含有较纯净的自然金属铜（Cu）[3]与中药自然铜不同。矿物自然铜具铜的一般性状。铜红色，条痕为光亮的铜红色，质量较纯铜要轻。主要成分为铜，常含少量的铁[21]。

3.云南、长春、哈尔滨、杭州等地所用自然铜形状与一般自然铜相似，但表面呈黄褐色或黑褐色，系黄铁矿经风化后而成的褐铁矿，主成分是含水三氧化二铁（$Fe_2O_3 \cdot nH_2O$）。破碎后碎块仍为黑褐色，内部夹有发亮的淡黄铜色黄铁矿。在粗糙的白瓷板上可划出棕褐色的条痕[20]。又名土然铜，主产云南和广东开平、英德等地。其他地区自然铜有的表面也有部分风化成深浅不同的褐铁矿。一般认为其质量较差。其疗效是否与黄铁矿相同，值得进一步研究[29]。

4.通过对自然铜的本草考证、矿物考证、药理及临床研究，认为以矿物自然铜及多种含铜矿物为正品较为合理。但自宋以后，治疗骨折的有效的大量方剂中，所用自然铜多数是黄铁矿，从历史和现代药用情况看，黄铁矿不可草率否定。但它们终究不是一物，对本品自古以来存在的名实不符状况，有加以更正的必要。其鉴定特征见表7-1[9,19]。

5.采用铁（III）-EDTA-H_2O_2三元络合物进行比色分析，测定煅制前后自然铜中全铁的含量：生品全铁含量44.6%～46.2%，煅制品全铁含量63.4%～65.5%[22]。

6.用高温灼烧，再以HCl-KF-$SnCl_2$分解自然铜，然后用$SnCl_2$-$TiCl_3$-$K_2Cr_2O_7$法测定全铁的含量，测定结果自然铜全铁量39.69%～57.05%[23]。

7.参照《中国药典》1985年版炮制要求及文献报道用亚铁离子含量、全铁含量和有害元素砷、铅含量为指标，应用正交试验方法，确定煅制条件为850℃以上，煅制1.5小时，装药厚度1～2cm。炮制品符合《中国药典》1985年版炮制要求[25]。

8.对自然铜进行了煅烧试验，测定其水煎液中铁离子含量，并对Mg^{2+}、Al^{3+}、Cu^{2+}、Ca^{2+}等离子进行定性检查，以温度500℃左右，煅后不用醋淬者，煎液中铁离子含量大于醋淬样品，醋淬不能增加水煎液中铁离子含量[26]。

9.通过对不同炮制条件下煅自然铜总S含量、总Fe含量、收得率、外观性状的测定与比较，对煅自然铜主要成分FeS_2的变化进行了较系统的研究。试验结果自然铜在700℃1小时，2次煅醋淬和800℃1小时，1次煅醋淬均可使其质地酥脆，内心无金属光泽，符合传统煅制品外观性状要求。在800℃煅制时自然铜呈现红色，可确保自然铜FeS_2成分较完全地转化为FeS。900℃1小时，2次煅醋淬样品的总S含量比生品下降约57%，煅自然铜FeS成

表 7-1　各种名为自然铜的矿物比较

药材	形态	物理性质						其他反应
		颜色	条痕	光泽	硬度	比重	解理或断口	
自然铜（黄铁矿）FeS_2	晶体常为立方体或五角十二面体，集合体呈粒状、块状或土状	淡铜黄色常具黄色和锖色	绿黑色或褐黑色	金属光泽	>小刀（6~6.5）	中等（4.7~5.2）	断口多呈参差状有时呈壳状	1.具晶形，色淡，硬度大和黄铜矿相区别。2.较难溶于硝酸，溶解时析出硫磺。3.有时晶体为立方体则具三组垂直的晶纹。4.烧之青色火焰，并发硫臭。
辉铜矿 Cu_2S	晶体为厚板状或短柱状，集合体常呈致密块状、粒状或散布状	暗铅灰色	暗灰色	金属光泽	≤指甲（2~3）	中等（5.5~5.8）	(110)面解理不完全	1.具弱展性，用小刀刻之留下光亮的痕迹，故名。2.溶于硝酸，溶液呈天蓝色。3.蘸盐酸烧之，火焰呈天蓝色。4.具良好导电性。
黄铜矿 $CuFeS_2$	呈四方双锥的晶形少见，常为粒状、致密块状呈散状	铜黄色，氧化后呈锖色	绿黑色	强金属光泽	<小刀和铜匙互伤（3~4）	中等（4.1~4.3）	平行（203）面不完全解理	1.矿物小块加硝酸在酒精灯上烧，焰呈黄绿色。加盐酸烧，焰色呈天蓝色。2.能导电。
矿物自然铜 Cu	常呈树枝状及束发状或片状、块状，晶体少见	赤铜色表面常具锖色	光亮的赤铜色	金属光泽	<小刀>指甲（2.5~3）	大（8.5~8.9）	锯齿状断口	1.以特有的赤铜色，具延展性和大的比重，易识别。2.易溶于硝酸，再加氨水呈特有蓝色，难溶于盐酸。3.为电和热的良导体。
褐铁矿 $Fe_2O_3 \cdot nH_2O$	均为非晶质物态，常为钟乳状、结核状、块状和土状	黑褐色、黄褐色、棕褐色、土状矿物则为黄色或黄褐色	棕黄色或黄褐色	半金属至土状光泽	视矿物物态而定 <小刀（1~4）	较小（3.5~4）	介壳状或土状断口	1.常呈黄铁矿假象，也有立方体，现市售的一种自然铜，即此。2.矿物小块在还原焰上加热后具磁性。

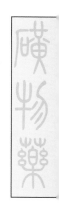

分转化为Fe_3O_4的反应似已有发生，提示自然铜在过高温度煅制将会对有效成分的溶出产生不利的影响。也进一步证明煅自然铜传统质量检验要求达到内心无金属光泽具有一定科学性[27]。

10. 对11种煅品、生品自然铜中砷含量进行了测定比较，结果表明，砷含量生品比煅品高约10倍。说明自然铜经炮制后，可除去或降低其毒性[28]。

11. 以煎液中Fe^{2+}样品中的单质硫和加盐酸后析出的单质硫为指标，并用X射线衍射分析，同一样品中的黄铁矿、磁黄铁矿、磁铁矿的相对含量，对17个地区的煅自然铜进行研究。结果前两项指标差别较大。大部分样品加酸后析出硫量在4.32%～7.25%。含有上述三种矿物的样品有8个，9个样品含有其中一种或两种。提示：制定煅自然铜的质量标准急待解决[24]。

12. 藏药标准收载自然铜的功能与主治：补脑，祛黄水。用于肝胆疾病。与《中国药典》不同。

13. 采用X射线粉末衍射、热重-差热分析、等离子体发射光谱等分析手段，对不同产地自然铜和煅自然铜的结构组成、热稳定性和微量元素进行测定和分析。结果表明：自然铜的主要物相为FeS_2，煅自然铜则因产地而异，出现了FeS_2（南京中医药大学样品中约86%，湖南89%，四川32%，山西19%）、FeS（湖南11%，安徽24%，四川24%）、Fe_3O_4（安徽29%）、Fe_2O_3（安徽14%）和$FeO(OH)$（南京中医药大学14%，山西74%）等复杂物相。自然铜在加热到450～800℃时，逐渐发生了由FeS_2转变为FeS的相变。在这些药材中含有丰富的与人体健康密切相关的微量元素，既含有对人体有益的Ca、Fe、Zn等微量元素，也含有As、Cd、Pb等有害微量元素[17]。

参考文献

［1］国家药典委员会.中华人民共和国药典.2010年版一部.北京:中国医药科技出版社,2010,132、附录21、28页.

［2］李时珍.本草纲目(校点本上册).北京:人民卫生出版社,1985,466.

［3］北京市药品监督管理局.北京市中药饮片标准.2000年版.2000,403.

［4］中国医学科学院药用植物研究所,中国协和医科大学等.中药志:第六册.北京:人民卫生出版社,1998,327.

［5］广东省药材公司,等.常用中药材真伪鉴别.1990,208.

［6］青海省食品药品监督管理局.青海省藏药炮制规范(2010年版).西宁:青海人民出版社,2010,8.

［7］中国药学会内蒙古分会第二次会员代表大会汇编.1987,25.

［8］地质部地质辞典办公室.地质辞典(二):矿物 岩石 地球化学分册.北京:地质出版社,1981,48.

［9］毛文山,等.中药真伪鉴别.西安:陕西科学技术出版社,1984,626.

［10］赵中杰.矿物药分析.北京:人民卫生出版社,1991,165.

［11］北京医学院学报.1959,(1):149.

［12］《全国中草药汇编》编写组.全国中草药汇编:上册.北京:人民卫生出版社,1975,366.

［13］王智兴,等.上海第二医学院学报.1985,5(4):262.

［14］王智兴,等.中华骨科杂志.1986,6(4):305.

［15］刘海成,等.中华外科杂志.1983,21(1):1.

［16］南京药学院《中草药学》编写组.中草药学:下册.南京:江苏人民出版社,1980,1484.

［17］李钢,秦涛,黄长高,等.化学学报.2009,67(6):466.

［18］封秀娥.药物分析杂志.1984,4(2):106.

［19］毛鹏飞.中药材科技.1981,(3):29.

［20］中华人民共和国卫生部药政管理局,等.中药材手册.北京:人民卫生出版社,1992,724.

［21］中国科学院四川分院中医中药研究所.四川中药志:第三册.成都:四川人民出版社,1962,2388.

［22］郭润鋆.中国中药杂志.1990,15(7):41.

［23］赵中杰,等.药物分析杂志.1983,3(3):177.

［24］李轩贞,等.北京中医学院学报.1991,14(6):20.

［25］赵蕴馥,等.中成药.1989,11(6):21.

［26］叶定江,等.中成药研究.1980,(1):13.

［27］李铁林,等.中国中药杂志.1993,18(11):662.

［28］铁步荣.中国中药杂志.1991,16(6):341.

［29］国家中医药管理局《中华本草》编委会.中华本草:第一册第二卷.上海:上海科学技术出版社,1999,362.

［30］国家中医药管理局《中华本草》编委会.中华本草:蒙药卷.上海:上海科学技术出版社,2004,40.

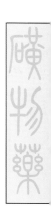

第七章 含铁的矿物药

［31］国家中医药管理局《中华本草》编委会.中华本草：维吾尔药卷.上海：上海科学技术出版社,2005,24.

［32］浙江省食品药品监督管理局.浙江省中药炮制规范.2005年版.杭州：浙江科学技术出版社,2006,430.

［33］天津市食品药品监督管理局.天津市中药饮片炮制规范.2005年版.2005,353.

黄铁矿[1]

【本草考证】本品为藏医和蒙医习用药材，以"珠西"之名收载于《四部医典》。《晶珠本草》云："紫色带黄色石块，状呈四方体，断面里外质同。"[2]

【别名】硫铁矿[3]，白铁矿、磁黄铁矿[1]。

【藏药名】珠西《四部医典》，朵曲磨、夹卫处瓦、帕昂古卡尔《鲜明注释》，帕昂隆布、帕昂曲拉昂《蓝琉璃》，夹朵、相洛安拉朵、长松拉朵《甘露本草明镜》[2]。

【原矿物】黄铁矿。

【来源】本品为硫化物类矿物黄铁矿族黄铁矿。主含硫化铁（FeS_2）。采挖后，除去杂石。

【性状】本品晶形多为立方体，集合体呈致密块状。表面亮淡黄色，有金属光泽；有的黄棕色至黄褐色，无金属光泽。条痕绿黑色。体重，质坚硬或稍脆，易砸碎，断面参差不齐，黄白色，有金属光泽。气微，味微咸、涩。

硬度　6～6.5。

相对密度　4.9～5.2[3]。

以块整齐、表面亮淡黄色、断面黄白色具金属光泽者为佳。

【鉴别】取本品粉末1g，加稀盐酸

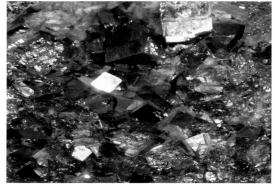

黄铁矿

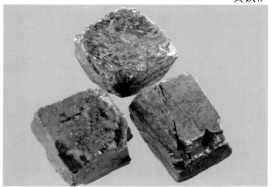

黄铁矿

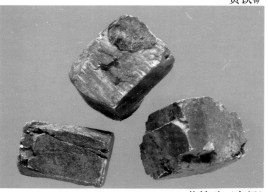

黄铁矿（市场）

4ml，振摇，滤过，滤液显铁盐（中国药典2010年版一部附录28页）的鉴别反应。

【化学成分】主含二硫化铁（FeS_2），常夹杂有铜、镍、砷、锑、钡、铅等杂质[2]。

【产状与分布】黄铁矿分布很广，可在各种不同的地质作用中形成。详见自然铜项下。

【炮制】取原药材，砸碎成米粒大小，用清水将杂物洗净，加火硝30％、"榜玛"10％，水适量，煮沸3小时，清水漂洗，晒干即得[2]。

【性味】涩，热[1]；涩，微温[2]。

【功能与主治】补脑，干黄水，益肝。用于脑部损伤，黄水病，肝病[1]。

补脑，排引黄水，益肝。用于脑部损伤，黄水病，肝胆炎症[2]。

【用法与用量】内服：粉末，0.5～1.5g；外用：3～4g。或入丸、散[2]。

【贮藏】置密闭干燥处，防尘。

【附注】1.黄铁矿与自然铜来源相同，均为硫化物矿物黄铁矿族黄铁矿。只因藏医用的黄铁矿炮制方法和所用辅料与药典收载的自然铜差异很大。临床使用完全不同，故将黄铁矿单列。

2.西藏自治区藏医院的珠西（黄铁矿）样品表面呈褐色之立方体，内部呈亮黄白色，具强烈金属光泽。经鉴定，该品是经轻微褐铁矿化的黄铁矿晶体[2]。

参考文献

[1]青海省食品药品监督管理局.青海省藏药炮制规范(2010年版).西宁:青海人民出版社,2010,18.

[2]国家中医药管理局《中华本草》编委会.中华本草:藏药卷.上海:上海科学技术出版社,2002,26.

[3]地质部地质辞典办公室.地质辞典(二):矿物 岩石 地球化学分册.北京:地质出版社,1981,48.

赭石[1]

【本草考证】本品为常用中药，始载于《神农本草经》，列为下品。《名医别录》谓："出代郡者名代赭。"苏颂谓："今河东、京（江）东山中亦有之……今医家所用，多择取大块，其上文头有如浮沤丁者为胜，谓之丁头代赭。"李时珍谓："赭，赤色也，代，即雁门也。"[2]

【别名】须丸《神农本草经》，赤土《说文》，代赭《伤寒论》，血师《名医别录》，丁头代赭《本草图经》，紫朱、赭石《普济方》，土朱《仁斋直指方》，铁朱[2]，钉头赭石、红石头《河北药材》[4, 11]，代赭石[7, 15, 23~27]，赤赭石《四川中药志》，钉赭石[3]，岱赭石《中国药学大典》，老式赭石、丁赭石、铁珠《矿物药》。

【藏药名】木保贝加《四部医典》，多甲木保、多支旦《医学千万舍利》，支雅木材、支玛木保《晶珠本草》，多嘎布《奇美眼饰》[25]，则合[6]，目保贝加坡贝[7]，目宝巴加[5]。

【蒙药名】乌兰—吉必—朝鲁《认药白晶鉴》，东泽玛尔布、东泽《无误蒙药鉴》[26]，吉毕音—础鲁《内蒙古中草药》，乌兰—吉必—楚鲁、冬泽玛日布[8]，乌兰—吉必—绰鲁《内蒙古蒙药材标准》。

【维吾尔药名】沙德乃吉《注医典》，沙的那《回回药方三十六卷》，艾及如德代密、沙地乃《拜地依药书》[27]。

【原矿物】赤铁矿。

【来源】本品为氧化物类矿物刚玉族赤铁矿，主含三氧化二铁（Fe_2O_3）。采挖后，选取有钉头者，除去杂石。

【性状】本品为鲕状、豆状、肾状集合体，多呈不规则的扁平块状。暗棕红色或灰黑色，条痕樱红色或红棕色，有的有金属光泽。一面多有圆形的突起，习称"钉头"，另一面与突起相对应处有同样大小的凹窝。体重，质硬，砸碎后断面显层叠状。气微，味淡。

硬度 5.5~6.0。

相对密度 5.0~5.3[10]。

以色棕红、断面显层叠状、每层均有"钉头"、无杂石者为佳。

【鉴别】取本品粉末0.1g，加盐酸2ml，振摇，滤过，取滤液2滴，加硫氰酸铵试液2滴，溶液即显血红色；另取滤液2滴，加亚铁氰化钾试液1~2滴，即生成蓝色沉淀；再加25％氢氧化钠溶液5~6滴，沉淀变

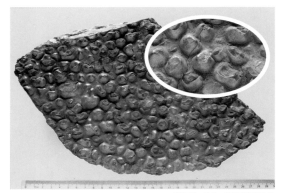

赭石（上表面钉头）

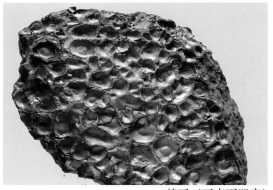

赭石（下表面凹窝）

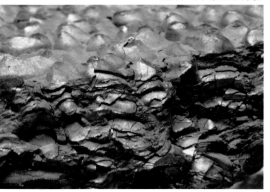

赭石（侧面）

成棕色。

【含量测定】取本品细粉约0.25g，精密称定，照磁石【含量测定】项下的方法测定。

本品含铁（Fe）不得少于45.0%。煅赭石含铁（Fe）不得少于40%[23]。

【化学成分】主含三氧化二铁（Fe_2O_3），有时含有钛（钛赤铁矿）、镁、铝、硅、锰、钙等离子和水分。除了含大量铁离子外，并含中等量的硅酸及铝化物。含铁量一般为40%～60%[9]。主含三氧化二铁（Fe_2O_3），其中铁（Fe）70%，氧（O）30%，并含有硅、铝、钛、镁、锰、钙、铅、砷等杂质[24]。

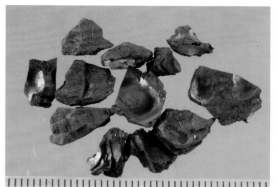
赭石(市场)

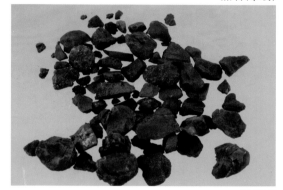
煅赭石

【产状与分布】可形成于内生、外生和变质作用条件下，并出现于各种不同成因类型的矿床中。内生的主要以热液成因为主，外生的主要由胶体溶液凝聚而成，具有鲕状、肾状等胶体形态的特征。系沉积作用的产物。主产于山西、山东、河北、广东、河南、湖南、四川等省[10, 24]。

【炮制】1.净赭石　除去杂质，砸碎。

2.煅淬赭石　取净赭石，砸成碎块，照煅淬法（中国药典2010年版一部附录21页）煅至红透，醋淬，碾成粗粉。

每100kg赭石，用醋30kg[1]；用醋40～50kg[23]。

3.煅赭石　取净赭石，砸成碎块，照明煅法（中国药典2010年版一部附录21页）煅至红透，取出，放冷，研细[15]。

4.取原药材，砸碎成米粒大小，用清水将杂质洗净，加火硝30%、"榜玛"10%，水适量，煮沸3小时，清水漂洗，晒干即得[7]。

【炮制品性状】1.净赭石　见药材。

2.煅淬赭石　为粗粉状，暗褐色、紫褐色或暗红棕色，光泽消失，体重，质疏松，略具醋气。

3.煅赭石　为粗粉，暗褐色或紫褐色，光泽消失，质疏松。

【药理】1.有收敛保护胃肠黏膜的作用，并能促进红细胞及血红蛋白的新生，又具有镇静中枢神经的作用[4, 13]。

2.麻醉兔注射赭石溶液对血压影响不大，可使肠蠕动亢进，对离体豚鼠小肠也有明显的兴奋作用。对离体蛙心，大量时抑制[12]。

3.升高白细胞作用　15%～30%生赭石及炙赭石混悬液给小鼠灌胃（1ml/20g），每天1次，连续5天，均可升高白细胞数，同剂量组间，生品比炙品为高[24]。

【毒理】1.上述试验给药5天后，均见小鼠肺叶有颗粒状白色泡，部分肝脏也有粒状白点，可见对肺和肝脏有损害作用[25]。

2.代赭石粉末给豚鼠气管内吸入，50天后可引起肺线粒体蛋白质含量和细胞色素C氧化酶活性增加，线粒体呈肿胀状态[26]。

3.根据流行病学及实验资料，怀疑代赭石粉末对呼吸系统是致癌物质[27]。

4.小鼠静注代赭石煎剂的LD_{50}为12.90g/kg，煅代赭石的LD_{50}也相似[24]，药理试验：小鼠每日口服代赭石2g，到第7天，100%死亡[5]。

【性味与归经】苦，寒。归肝、心、肺、胃经[1]。苦、甘，微寒。归肝、胃、心经[24]。苦，寒，归肝、心经[3, 22]。

【功能与主治】平肝潜阳，重镇降逆，凉血止血。用于眩晕耳鸣，呕吐，噫气，呃逆，喘息，吐血，衄血，崩漏下血。

排黄水，干脓愈疮，接骨。用于跌打损伤引起的骨伤，骨折，脑外伤[25]。

愈伤，接骨，干脓，燥协日乌素，祛云翳。用于颅脑损伤，外伤疮口化脓，筋或白脉损伤所致的肢体拘挛，视力模糊，昏朦症，目翳，眼睑干性糜烂[26]。

燥湿清热，收敛生肌，凉血止血，明目止泻。用于湿热性疾病及血液质偏盛疾病，如：痢疾腹泻，脓疮恶疮，月经过多，各种内外出血，鼻血、吐血、便血，结膜炎，视物不清[27]。

煅赭石　降低了苦寒之性，增强了收敛止血作用。用于吐血，衄血及崩漏等症[22]。

【用法与用量】9～30g，先煎[1]；内服：煎汤，15～30g，打碎，先煎；研末，每次3g；或入丸散。外用适量，研末撒或调敷。一般生用，止血煅用[24]。内服：研末，2g[25]。外用：研末，与牛黄制成散剂，取适量，用净水浸泡数日过滤后，滴眼[26]。内服：1～2g[27]。

【注意】1.孕妇慎用。

2.虚寒证慎服[24]。

3.对膀胱、胃有害[27]。膀胱、胃肠道疾病患者慎用。

4.不宜长期服用。

【贮藏】贮干燥容器内，置干燥处，防尘，防潮。

【附注】1.用偏光显微镜和红外光谱等法对17份中药赭石进行了鉴定以及含量测定，结果赭石为鲕状含石英碎屑赤铁矿矿石或含石英、长石碎屑赤铁矿矿石，含铁量为53.63%～65.42%，还发现伪品（老赭石，由河北调往南京、镇江）为赤铁矿生物灰岩，含铁量为6.76%～32.36%，混淆品（河北赵州磁石）为磁铁矿，含铁量为43.09%。另对其微量元素进行了光谱半定量分析，赭石含24～30种，其中除人体必须者外，并含铅、砷、钛等有害元素[14]。

2.50年代曾在江苏省南京地区调进使用的赭石，习称"老赭石"，现从河北赤城、邢台调进的赭石，仍是该品。主要化学成分为碳酸盐类，含铁量很少，多为层状集合体，棕色或灰棕色，条痕为黄棕色，金属光泽不明显，一面可见稀疏的微突起的"钉头"，另一面相应的凹窝不甚明显。体较轻，质较硬，有的可见层叠状，有的夹有白色或灰白色细脉。经鉴定系含赤铁矿的生物灰岩，含铁量很少系伪品。不能作赭石药用[14, 24]。

3.另有一种无钉赭石，为不规则的扁平块状，大小不一，全体呈棕红色或铁青色、锈褐色或锈黄色，表面不具钉头，往往凹凸不平，断面有纵向层叠状纹理，平直（如马尾纹），其他特征与赭石相同。广东称马赭石[16]。

4.四川92[18]收载的赭石为四川省习用无钉赭石和卵状赭石（四川赭石）两种原矿物均为赤铁矿，主要矿物组成为粒状方解石、石英和赤铁矿-水针铁矿以及黏土矿物。呈椭圆形、扁卵圆形、条形或不规则的块状。长2～6cm，直径2～4cm。表面附有红棕色粉末，摸之染手，无钉头，不易砸碎，断面暗紫色或紫褐色，具白色亮点[4, 17]。

5.河北赵州赭石中混有磁石，应注意挑选[14]。

6.药典说明[11]收载赭石非正品为氧化物类矿物红矿，主含Fe_2O_3。呈不规则块状，有棱角，表面灰黑色，覆灰褐色粉末，断面不平整，黑色，有半金属光泽，难破碎。粉末灰黑色，有磁性，具土腥气。不能作为赭石药用。

7.有的地区所用赭石为褐铁矿[4]；或赭土，赭土为风化型赤铁矿-褐铁矿的集合体，其矿物组分更倾向于禹余粮[15]。与赤铁矿显然不同，不能混充赭石。

8.以赭石中镁、钙、铁为指标，用化学测定法对不同炮制法炮制的赭石的煎出液中元素含量进行测定，结果赭石以煅醋淬法（三次）煎液中总成分含量最高[21]。据资料报道，煅代赭石比生代赭石Mn、Fe、Al、Ca、Mg、Si等成分的溶出量都有较大的增加，尤其钙的溶出量增加了30倍[5]。

9.对赭石在不同温度下的煅淬品进行化学分析，找到了煅红温度与氧化铁含量的关系，结果证明，温度控制在650℃，其氧化铁含量最高，并且易于粉碎，保证赭石质量[19]。

10. 根据历代临床经验，认为用于平肝潜阳、镇静、降逆者生用为好，若用于收敛止血，则以煅制品为佳[20]。

11. 赭石入汤剂，习惯先煎30分钟，从已知有效成分铁的溶出量看，是有道理的。试验证明，该品作为血分药入中成药时，最好用pH3的酸性水溶液先煎3小时所得Fe^{2+}的含量最高[5]。

12. 不同产地的赭石所含主要元素均为铁（Fe），但所含微量元素除Mg、Si、Al外，尚含有害元素Pb、As等，其含有情况各不相同，使用时应当注意[4]。

参考文献

[1] 国家药典委员会. 中华人民共和国药典. 2010年版一部. 北京: 中国医药科技出版社, 2010, 348、附录21.

[2] 李时珍. 本草纲目 (校点本上册). 北京: 人民卫生出版社, 1985, 586.

[3] 浙江省食品药品监督管理局. 浙江省中药炮制规范. 2005年版. 杭州: 浙江科学技术出版社, 2006, 443.

[4] 中国医学科学院药用植物研究所, 中国协和医科大学, 等. 中药志: 第六册. 北京: 人民卫生出版社, 1998, 389.

[5] 青海省药品检验所, 青海省藏医药研究所. 中国藏药: 第二卷. 上海: 上海科学技术出版社, 1996, 190.

[6] 青海省生物研究所, 等. 青藏高原药用图鉴: 第一册. 1972, 437.

[7] 青海省食品药品监督管理局. 青海省藏药炮制规范 (2010年版). 西宁: 青海人民出版社, 2010, 6.

[8] 中国药学会内蒙古分会第二次会员代表大会汇编. 1987, 25.

[9] 南京药学院《中草药学》编写组. 中草药学: 下册. 南京: 江苏人民出版社, 1980, 1486.

[10] 地质部地质辞典办公室. 地质辞典 (二): 矿物 岩石 地球化学分册. 北京: 地质出版社, 1981, 50.

[11] 郝近大. 中华人民共和国药典辅助说明: 2010年版一部·药材及饮片. 北京: 中国中医药出版社, 2011, 590.

[12] 江苏新医学院. 中药大辞典: 上册. 上海: 上海科学技术出版社, 1991, 659.

[13] 毕焕春. 矿物中药与临床. 北京: 中国医药科技出版社, 1992, 81.

[14] 孙文倩, 等. 药物分析杂志. 1989, 9 (2): 65.

［15］叶定江，张世臣. 中药炮制学. 北京: 人民卫生出版社, 1999, 128.

［16］广州市卫生局药品检验所. 广东中药. 1963, 190.

［17］王盛民. 中药材检索鉴别手册. 北京: 学苑出版社, 2005, 805.

［18］四川省卫生厅. 四川省中药材标准. 1987年版增补本. 成都: 成都科技大学出版社, 1992, 110.

［19］张瑞, 等. 中药通报. 1986, 11 (1): 25.

［20］李焕. 矿物药浅说. 济南: 山东科学技术出版社, 1981, 112.

［21］刘灿坤, 等. 中成药. 1990, 12 (8): 18.

［22］北京市药品监督管理局. 北京市中药饮片标准 (2000年版). 2000, 422.

［23］天津市食品药品监督管理局. 天津市中药饮片炮制规范. 2005年版. 2005, 370.

［24］国家中医药管理局《中华本草》编委会. 中华本草: 第一册第二卷. 上海: 上海科学技术出版社, 1999, 356.

［25］国家中医药管理局《中华本草》编委会. 中华本草: 藏药卷. 上海: 上海科学技术出版社, 2002, 16.

［26］国家中医药管理局《中华本草》编委会. 中华本草: 蒙药卷. 上海: 上海科学技术出版社, 2004, 36.

［27］国家中医药管理局《中华本草》编委会. 中华本草: 维吾尔药卷. 上海: 上海科学技术出版社, 2005, 18.

磁石[1]

【本草考证】本品为常用中药，始载于《神农本草经》，列为中品。藏器曰："慈石取铁，如慈母招子，故名。"陶弘景曰："今南方亦有好者。能悬吸针，虚连三四为佳。"[2]

【别名】玄石《神农本草经》（广东），磁君《吴普本草》，处石《名医别录》，延年沙、续末石《雷公炮炙论》，拾针、绿秋、伏石母、玄武石、帝流浆、席流浆、元武石《石药尔雅》，瓷石《圣惠方》，熁铁石《本草衍义》，吸铁石[12]《乾坤秘韫》，慈石、吸针石[12]《本草纲目》，灵磁石[3, 16]、活磁石[5, 12]《外科大成》，雄磁石《幼幼集成》，摄石《药物出产辨》，指南石、戏铁石、铁石[12]、磁铁石[5]，欢铁石（四川）[12]。

【藏药名】卡卜练《四部医典》，阿卡地、阿亚干尔吧、脏吧《甘露本草明镜》[20]，卡林[4]，卡布林[6]，卡连《中国藏药》。

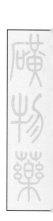

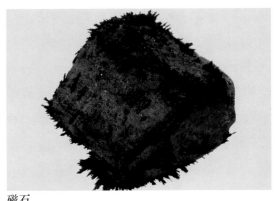

磁石

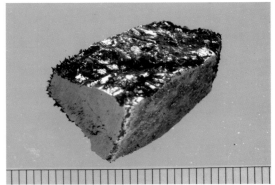

磁石

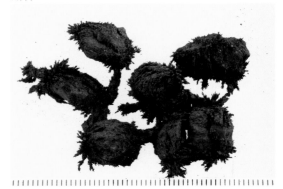

磁石（安国药市）

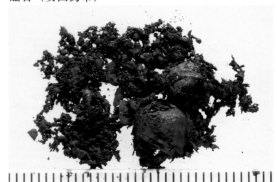

磁石（亳州药市）

【蒙药名】扫仁金[7]《认药白晶鉴》，卡布冷《无误蒙药鉴》[21]，苏仁其格《内蒙古中草药》，苏仁金—特木日、哈别林"蒙药材品种整理初报"，卡伯林[9]。

【维吾尔药名】麻格尼提 特西、艾节如里 买合那提斯、散格 阿汗热巴、且麦克排台尔《药物之园》[22]。

【原矿物】磁铁矿。

【来源】本品为氧化物类矿物尖晶石族磁铁矿，主含四氧化三铁（Fe_3O_4）。采挖后，除去杂石。

【性状】本品为块状集合体，呈不规则块状，或略带方形，多具棱角。灰黑色或棕褐色，条痕黑色，具金属光泽。体重，质坚硬，断而不整齐。具磁性。有土腥气，味淡。

硬度　5.5～6.0。

相对密度　4.8～5.3[10]。

以铁黑色、有光泽、断面致密、吸铁能力强、杂质少者为佳。

【鉴别】1. 本品粉末灰黑色。呈不规则的团块、枝状或小颗粒[22]。

2. 取本品粉末约0.1g，加盐酸2ml，振摇，静置。上清液显铁盐（中国药典2010年版一部附录28页）的鉴别反应。

【含量测定】取本品细粉约0.25g，精密称定，置锥形瓶中，加盐酸15ml与25%氟化钾溶液3ml，盖上表面皿，加热至微沸，滴加6%氯化亚锡溶液，不断摇动，待分解完全，瓶底仅留白色残渣时，取下，用少量水冲洗表面皿及瓶内壁，趁热滴加6%氯化亚锡溶液至显浅黄色（如氯化亚锡加过量，可滴加高锰酸钾试液至显浅黄色），加水100ml与25％钨酸钠溶液15滴，并滴加1％三氯化钛溶液至显蓝色，再小心滴加重铬酸钾滴定液（0.01667mol/L）至蓝色刚好褪尽，立即加硫酸-磷酸-水（2：3：5）10ml与二苯胺磺酸钠指示液5滴，用重铬酸钾滴定液（0.01667mol/L）滴定至溶液显稳定的蓝紫色。每1ml的重铬酸钾滴定液(0.01667mol／L)相当于5.585mg的铁（Fe）。

本品含铁（Fe）不得少于50.0％。

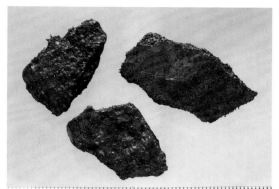

煅磁石

【化学成分】 主成分为四氧化三铁（Fe_3O_4），铁的含量为72.4％。有时杂有镁、钛、铝等离子，市售品尚含有Mg^{2+}、Ca^{2+}及SiO_2。此外有少数品种，含有MgO（10％）及Al_2O_3（15％）等[11]，主含

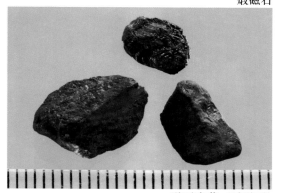

磁石劣药（呆磁石）

Fe_3O_4，其中FeO 31％，Fe_2O_3 69％，铁的含量为51.04％～65.41％，上海医科大分析，铁含量高者可达80％以上。尚有Cd、Co、Cr、Cu、Mn、Ni、Pb、Zn、Al、K、Si、P、Ca、Mg、As、Sr等28种微量元素，其中Mn含量157～705ppm，Zn 52～234ppm，Co 34～115ppm，Cr 19～202ppm等，含量因地区而异[12]。

【产状与分布】 形成于内生作用和变质作用过程，见于岩浆成因铁矿床、接触交代铁矿床、气化高温含稀土铁矿床、沉积变质铁矿床以及一系列与火山作用有关的铁矿床的铁矿石中。此外，砂矿中也常见[10]。产于辽宁、河北、河南、山东、江苏、安徽、广东、广西、福建、四川、云南等地。

【炮制】 1.净磁石　除去杂质，砸碎。

2.煅磁石　取净磁石块，照煅淬法（中国药典2010年版一部附录21页）煅至红透，醋淬，碾成粗粉。

每100kg磁石，用醋30kg。

3.药物制　取砸碎的净磁石，置于美丽乌头的药液中煎煮约2小时，滤过，滤渣洗净，再置于火硝的药液中，煎煮约2小时，滤过，去滤液，取滤渣，多次洗净，干燥[20]。

4.取原药材，砸碎成米粒大小用清水将杂质洗净，加火硝30％、"榜玛"10％，水

第七章　含铁的矿物药

适量，煮沸3小时，清水漂洗，晒干即得[4]。

【炮制品性状】1.净磁石　本品为不规则的碎块，灰黑色或褐色，条痕黑色，具金属光泽。质坚硬。具磁性。有土腥气，味淡。

2.煅磁石　本品为不规则的碎块或颗粒。表面黑色。光泽消失。质地酥脆。无磁性。有醋香气。

【含量测定】煅磁石　方法同药材，含铁（Fe）不得少于45.0%[1]；含铁（Fe）不得少于40.0%[16]。

【药理】1.对血液系统的影响　用超分散磁铁粒给大鼠静注，可使动物血液中血红蛋白水平、红细胞和白细胞数增多，血液凝固时间延长及血浆纤维蛋白分解活性增加，同时中性粒细胞吞噬反应增加[19]。具有抗炎、止血、凝血作用。生磁石优于煅磁石。

2.镇静、抗惊厥作用　磁石炮制后镇静及抗惊厥作用明显增强，炮制后100%磁石溶液给小鼠灌胃能显著延长异戊巴比妥钠睡眠时间。对士的宁引起的小鼠惊厥有对抗作用，使惊厥潜伏期延长[21]。对中枢神经系统有较明显的抑制作用。镇静催眠、抗惊厥作用，煅磁石优于生磁石。

【毒理】1.200%磁石煎液昆明种小鼠静脉注射　LD_{50}为14.70g/kg[19]。

2.磁石微粒（直径在0.1～0.5μm之间）注入大鼠体内后，主要聚集于肝和肺两脏器[22]。

【性味与归经】咸，寒。归肝、心、肾经[1]。咸，平。归肾、肝经[19]。

【功能与主治】镇惊安神，平肝潜阳，聪耳明目，纳气平喘。用于惊悸失眠，头晕目眩，视物昏花，耳鸣耳聋，肾虚气喘[1]。

安神开窍。用于中风，神志紊乱，脑部创伤[4]。

益骨，能拔出箭头。用于脑骨伤，脉病，祛除弹片入肉[20]。

镇静，愈伤，接骨，清脑。用于白脉病，中风，颅脑损伤，骨折，耳脓[21]。

生干生热，强筋健肌，镇惊止痛，补肝补脾，消炎退肿，止血，止泻，止带，排石，催产，解毒愈伤。用于湿寒性或黏液质性疾病，如瘫痪，关节疼痛，小关节疼痛，髋关节疼痛，肝脾两虚，各种炎症，各种出血，腹泻，白带过多，内脏结石，难产，刀伤中毒，伤口不收等[22]。

煅磁石　增强引药入经，提高平肝明目的疗效；对缺铁性贫血尚有补血作用，宜用煅磁石[8]。

【用法与用量】9～30g，先煎[1]。内服：研末，2.5g；或入丸散[20]。内服：0.5～1g；外用：适量。可入散粉、伤粉、熏剂、敷剂等制剂[22]。

【注意】1.脾胃虚者，不宜多服、久服[19]。

2. 气虚以及脱肛、子宫脱垂等元气下陷者忌用[17]。

3. 老人及小儿神经系统衰退或发育不成熟者应避免多量久服[17]。

4. 肝病或肾功能不全等代谢性疾病患者不宜大量服用[17]。

5. 孕妇慎用[17]。

【贮藏】贮干燥容器内，置干燥处，防尘，防潮。

【附注】1. 假磁石 系三方晶系赤铁矿和褐铁矿混合物的矿物。为不规则块状，有的棱角不甚明显或稍圆滑。表面棕褐色至褐色，有的较光滑。体重，质坚硬，难破碎。断面颗粒状，可见黄白或灰黑色的杂质斑块。无磁性，无吸铁能力，有土腥气[18]。

2. 磁石药材根据吸铁能力的有无，分为"灵磁石"（活磁石）与"呆磁石"（死磁石）两类，药用以灵磁石为佳。综合各家本草意见，认为玄石为磁石中色黑、不能吸铁者，可能即现今所指的"死磁石"[12]。

3. 放置干燥处避尘保存。如不注意保管，日久受潮会发生氧化，起锈变成红褐色，无光泽，使磁性减退，故应用铁屑和厚纸、泥土包埋之，可使磁石氧化缓慢，以保持其磁性，而防变成死磁石。如已失去磁性，将其与活磁石放在一起，磁性可逐渐恢复[12]。

4. 磁石含铁量高，实验资料表明，磁石里的铁在散剂里溶出量较大，铁具有补血强壮之效，从而可改善中枢神经系统机能，取得镇静作用。此与"重可镇惊"理论相吻合。此外，汤剂里钙的溶出量也较多，钙也有镇惊作用[3]。

5. 煅磁石 磁石的破碎直径、煅制的温度对质量影响很大。煅磁石最佳炮制条件为煅制温度900℃，煅制时间为2小时，煅淬次数为1次。磁石破碎直径（2.5±0.2）cm，其煅制样品的全铁含量最高[13]。

6. 对10种煅品、生品磁石中砷含量进行了测定比较，结果表明，砷含量生品比煅品高约11倍，说明磁石经煅制后可除去或降低其毒性。应对煅磁石中砷含量有一限量规定[14]。

7. 对5种磁石进行了炮制前后砷含量的测定比较，结果表明：砷含量生品比煅品高5～25倍。磁石粉碎程度对降低毒性有关，粗粉＞20目＞40目＞60目[15]。

8. 磁石入汤剂时要先煎，先煎30分钟，对铁的溶解是有利的。磁石里的铁在汤剂里溶出量较大[19]。

参考文献

[1] 国家药典委员会. 中华人民共和国药典. 2010年版一部. 北京: 中国医药科技出版社, 2010, 344、附录21、28页.

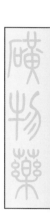

　　［2］李时珍.本草纲目(校点本上册).北京:人民卫生出版社,1985,583.

　　［3］李鸿超,等.中国矿物药.北京:地质出版社,1988,422.

　　［4］青海省食品药品监督管理局.青海省藏药炮制规范(2010年版).西宁:青海人民出版社,2010,25.

　　［5］中国科学院四川分院中医中药研究所.四川中药志:第三册.成都:四川人民出版社,1962,2428.

　　［6］青海省生物研究所等.青藏高原药用图鉴:第一册.1972,437.

　　［7］内蒙古自治区卫生局,内蒙古蒙药材标准.1986年版.赤峰:内蒙古科学技术出版社,1987,510.

　　［8］北京市药品监督管理局.北京市中药饮片标准(2000年版).2000,421.

　　［9］中国药学会内蒙古分会第二次会员代表大会汇编.1987,25.

　　［10］地质部地质辞典办公室.地质辞典(二):矿物　岩石　地球化学分册.北京:地质出版社,1981,57.

　　［11］南京药学院《中草药学》编写组.中草药学:下册,南京:江苏人民出版社,1980,1487.

　　［12］中国医学科学院药用植物研究所,中国协和医科大学,等.中药志:第六册.北京:人民卫生出版社,1998,386.

　　［13］王晓静.中国中药杂志.1993,18(11):666.

　　［14］铁步荣,等.中国中药杂志.1992,17(12):725.

　　［15］铁步荣,等.中国中药杂志.1993,18(4):217.

　　［16］天津市食品药品监督管理局.天津市中药饮片炮制规范.2005年版.2005,369.

　　［17］李兴广.常用中药宜忌速查.北京:人民军医出版社,2011,214.

　　［18］张贵君.常用中药鉴定大全.哈尔滨:黑龙江科学技术出版社,1993,894.

　　［19］国家中医药管理局《中华本草》编委会.中华本草:第一册第二卷.上海:上海科学技术出版社,1999,359.

　　［20］国家中医药管理局《中华本草》编委会.中华本草:藏药卷.上海:上海科学技术出版社,2002,35.

　　［21］国家中医药管理局《中华本草》编委会.中华本草:蒙药卷.上海:上海科学技术出版社,2004,57.

　　［22］国家中医药管理局《中华本草》编委会.中华本草:维吾尔药卷.上海:上海科学技术出版社,2005,43.

◎矿物药真伪图鉴及应用◎

禹余粮[1]

【本草考证】 本品为较少用中药，始载于《神农本草经》，列为上品。陶弘景谓："今多出东阳，形如鹅、鸭卵，外有壳重叠，中有黄细末如蒲黄，无沙者佳。近年茅山凿地大得之，极精好，状如牛黄，重重甲错，其佳处乃紫色靡靡如面。"[2]

【别名】 太一余粮、石脑《神农本草经》，太乙禹余粮、禹哀[8]《吴普本草》，白余粮[19]《名医别录》，石中黄子[5]《新修本草》，天师食、山中盈脂、石饴饼《石药尔雅》、石中黄《本草衍义》，白禹粮《中国医学大辞典》，禹粮石[8, 19]（药典77、山西87、内蒙古88），砷黄粉、石脑白禹粮[8]，禹粮土[7]（南药《中草药学》）[3]，自然谷[4]，余粮石[19]，禹余粮石[8]（上海），木鱼石[11]。

【藏药名】 生代拉[6]，森德拉[7]。

【蒙药名】 呼额申—少弱《内蒙古中草药》。

【原矿物】 褐铁矿。

【来源】 本品为氢氧化物类矿物褐铁矿，主含碱式氧化铁［FeO(OH)］。采挖时，除去杂石。

【性状】 本品为块状集合体，呈不规则的斜方块状，长5～10cm，厚1～3cm。表面红棕色、灰棕色或浅棕色，多凹凸不平或附有黄色粉末。条痕棕黄色。断面多显深棕色与淡棕色或浅黄色相间的层纹，各层硬度不同，质松部分指甲可划动。体重，质硬，易

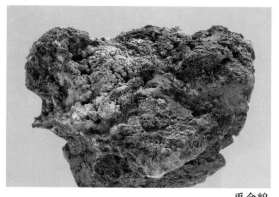
禹余粮

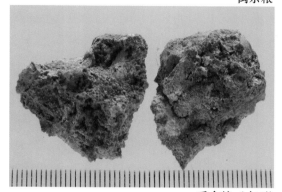
禹余粮（山西）

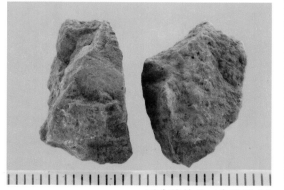
禹余粮伪品（含铁黏土）

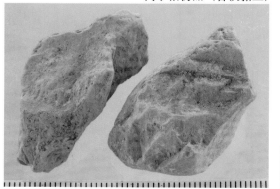
禹余粮伪品（黄土中钙结核）

碎。气微，味淡，嚼之无砂砾感。

硬度 3～5。

相对密度 3.3～4.3[5]。

以灰黄色或红棕色相间、质松、整齐不碎、易打碎成粉、粉末暗棕红色、断面显层纹、无杂石者为佳。

【鉴别】取本品粉末0.1g，加盐酸2ml，振摇，滤过，滤液显铁盐（中国药典2010年版一部附录28页）的鉴别反应。

【化学成分】主成分为碱式氧化铁[FeO(OH)]及碱式含水氧化铁[FeO(OH)]·nH_2O，并夹有泥土及有机质等。又常含多量的磷酸盐及铝、镁、钾、钠等元素[3]。[FeO(OH)]，其中Fe 62.9%，O 27%，H_2O 10.1%。有时混入Mn（可达5%）、Al等[8]。

【产状与分布】主要形成于地表风化壳中。是含铁矿物经过氧化和分解而成。主要产于河南禹县及江苏苏州、镇江和浙江、广东、四川等地[11]。

【炮制】1.净禹余粮　除去杂石，洗净泥土，干燥，即得。

2.煅（淬）禹余粮　取净禹余粮，砸成碎块，照煅淬法（中国药典2010年版一部附录21页）煅至红透，立即投入醋中，淬酥，取出，干燥，打碎或研粉。

每100kg禹余粮，用醋30kg。

3.煅禹余粮　取净禹余粮，照明煅法（中国药典2010年版一部附录21页）煅至红透，取出，放凉，碾碎或捣碎[18]。

【炮制品性状】净禹余粮　见药材。

煅（淬）禹余粮　为不规则碎块，灰棕色或黄褐色，质酥，易碎，略带醋香气。

煅禹余粮　呈松散的粉末状，灰棕色或灰黄色，易染附着他物。

【药理】1.在胃肠中能收敛管壁黏膜，制止黏液分泌。吸收入血，能促进红细胞新生[9]。

2.用100%禹余粮的生品、煅品、煅（淬）品水煎液0.25ml/10g分别给小鼠灌胃，发现三者均能抑制肠蠕动，其移行率分别为61.3%，50.6%，5.6%，对照组为80.9%[3]。

3.100%禹余粮的生品、煅品、煅（淬）品水煎液0.1ml/10g灌胃，每日1次，连续5天，同时测定凝血时间及出血时间。生品对两者均有明显缩短作用，而煅品、煅（淬）品则出现延长作用[3]。

4.抑制肿瘤生长作用　动物实验表明禹余粮有明显的抑制肿瘤生长作用，并能提高机体总状况和促进非特异性抗肿瘤功能。所含多种元素如铁、锰、硒、锌等可能是其具有抗肿瘤作用的原因[11]。

【毒理】小鼠静脉注射禹粮石煎剂的LD_{50}为8.25g/kg。中毒症状有拒食、肺充血和肝肿大[3]。

【性味与归经】甘、涩，微寒。归胃、大肠经[1]。归脾、胃、大肠经[3]。

【功能与主治】涩肠止泻，收敛止血。用于久泻久痢，大便出血，崩漏带下。

清脉热。用于脏器创伤，外敷治烧伤[7]。

煅（淬）品增强收敛固涩作用；煅品增强固涩作用[17~18]。

【用法与用量】9~15g，先煎；或入丸、散[1]。内服：煎汤，10~15g，宜先煎去渣，取汁再入其他药煎煮；或入丸、散。外用：适量，研末撒或调敷[3]。

【注意】1.孕妇慎用。暴病实邪不宜使用[3]。

2.外感表邪未解者忌服[16]。

3.涩肠，湿热泻痢、带下者忌用[16]。

4.内有实热积滞者忌服[16]。

5.重镇，血虚血燥者忌用[16]。

【贮藏】贮干燥容器内，密闭置干燥处，防尘。

【附注】1.北京、山西一度用的禹粮石不是褐铁矿而是千枚岩。是一种变质岩，呈块片状。全体淡红褐色，微见绢丝光泽。质坚硬，但能剥离成小片，断面具层片状构造。其中含有大量绢云母，此外，尚含黄铁矿、次生石英等极复杂的多种铝硅酸盐等[10]。成分与禹余粮相差甚远，显然不能以此代用[8]。

2.河南、宁夏、江西用的禹余粮亦非褐铁矿，为黄土中的钙质结核，但含有Fe^{3+}。呈不规则块状、钟乳状或瘤状。土黄色，质坚体重。表面附有黄色粉末，断面土褐色，中央有时可见裂隙。具土腥气，味淡，用舌舔有粘舌感[11]。注意鉴别。

3.江苏产一种禹余粮与上种相似，亦含Fe^{3+}，但质松。销湖北、河南、四川等地。气微，味淡。

4.禹余粮是产于沼泽中的结核状沼铁矿（菱铁矿$FeCO_3$），太一余粮是产于山谷的褐铁矿结核。公元500年前二者已混为一物，统称为太一禹余粮或余粮。并有以硫化矿床氧化带的铁帽入药。石中黄子为低铁、黏土及水的结核，药效最佳。铁帽常含有毒物质，不宜入药。石中黄子被简化为石黄，南音与蛇含近，致现代中药的蛇含亦为褐铁矿结核，即太一余粮。建议禹余粮恢复原入药矿物沼铁矿，以发挥最佳药效。停止用铁帽入药，以免引起中毒[12]。

5.对收集的9种不同产地的禹粮石进行了外观和偏光显微镜的鉴定。实验结果表明：徐州产的禹粮石不属于褐铁矿，可以认为是伪品。南京栖霞山所产的禹粮石虽属褐铁矿，但含量低，而且明显含有有害物质和铅等元素，故不宜作药用。江苏泗洪、建湖及江西吉

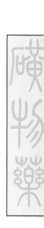

安、北京、山东章丘所产禹粮石质量优。江苏金湖及河南禹县质量稍差[13]。

6.少数地区有以黏土岩及含石英、方解石的赤铁矿等作为禹余粮使用者[3]。收集了江苏、北京、江西、四川、宁夏等省市使用的禹余粮25份，其主要矿物来源为褐铁矿、黏土岩及褐铁矿化蚀变岩石含铁量很低。收集了全国不同来源禹余粮样品15个，对其矿物组成进行了分析，结果15个样品都含石英杂质，且含量很高，最高达90%以上，低的近35%。含碱式氧化铁成分最多的是山东五莲43%；瑞安、岱山等地7个样品中没有检测到碱式氧化铁，说明它们不是禹余粮；桂林、唐山样品是赭石；福安、黄石两地样品，都含有石英、磁铁矿、微斜长石。以上黏土岩、褐铁矿化蚀变岩石，没有检测到碱式氧化铁等样品均为禹余粮的伪劣品种，不宜药用[11]。

7.河北使用的禹余粮有4种，经鉴定为正品禹余粮和伪品煌斑岩、硅质岩及黏土岩。笔者对禹余粮及上述3种伪品进行了形态特征比较和理化鉴别[14]。

禹余粮及其混伪品的形态特征：

禹余粮——壳状褐铁矿。呈卵形，具壳状结构，壳内有黄色粉末，质量优良。

河北万全禹余粮——多呈卵形，大小不一，一般10～20cm，壳内有黄色褐铁矿粉末，摇之有响声，壳有层纹。表面为黄色层，往里质渐硬，色渐深，即土黄色—棕色—紫褐色。由同心层状构造，往里变为网络状构造，至内核则为粉状褐铁矿。以上为沉积型，质量好，为上品，但资源有限。现市场用禹余粮多为风化型褐铁矿，其形状如正文【性状】描述。断面有层纹，但无空洞。

煌斑岩——为球状风化物。是由云母类、长石类矿物组成，含少量氧化铁。表面棕褐色，断面散有黑白相间的小亮点。质地疏松，手捻即碎。

硅质岩——是一类含硅较高的块状矿石。表面紫棕色，有的附有土黄色粉末，断面紫棕色至黑紫色。由于含硅较高，所以体重，质地坚硬。

黏土岩——为黏土块状。表面、断面均为土黄色，质地松软，手捻即为土末。

理化鉴别：

取样品粉末0.1g，加盐酸2ml，振摇，静置，上清液加亚铁氰化钾与硫氰酸铵试剂显色，结果如表7-2：

表 7-2 禹余粮与其易混品比较

	亚铁氰化钾	硫氰酸铵
禹余粮	深蓝色	血红色
煌斑岩	蓝绿色	浅血红色
硅质岩	浅蓝绿色	橘红色
黏土岩	黄绿色	橘黄色

煌斑岩、硅质岩、黏土岩来源与形态特征，主要成分均与正品禹余粮不同，不可作禹余粮药用，应注意鉴别。

8.表面土黄色、棕褐色或淡棕色，断面无层纹并混有黄褐色、棕色锈斑块纹及闪光粗晶粒，质松，易碎，经鉴定为黄铁华，含铁量在6.1%～9.7%，为禹余粮的劣品；含铁量在5.1%以下，表面淡黄白色、灰白色，断面灰白色或淡灰黄色，无层纹混有淡棕色斑块纹，粉末灰白色或灰黄白色，为非褐铁矿的其他矿石，系禹余粮之伪品[15]。

9.蒙医、藏医习用药材禹粮土名称易与禹余粮（禹粮石）相混淆[19]，两者原矿物及其化学成分、功能相差甚远，不能相互代用。禹粮土详见含硅矿物药类。

10.试验结果说明：禹余粮煅后可除去部分砷，因砷是被黏土吸附[15]，也可用水飞法除去砷以利于药用。

参考文献

［1］国家药典委员会.中华人民共和国药典.2010年版一部.北京：中国医药科技出版社，2010，244、附录21、28页.

［2］李时珍.本草纲目（校点本上册）.北京：人民卫生出版社，1985，589.

［3］国家中医药管理局《中华本草》编委会.中华本草：第一册第二卷.上海：上海科学技术出版社，1999，366.

［4］中国科学院四川分院中医中药研究所.四川中药志：第三册.成都：四川人民出版社，1962，2404.

［5］李鸿超，等.中国矿物药.北京：地质出版社，1988，173.

［6］青海省生物研究所，等.青藏高原药用图鉴：第一册.1972，435.

［7］青海省食品药品监督管理局.青海省藏药炮制规范（2010年版）.西宁：青海人民出版社，2010，15.

［8］中国医学科学院药用植物研究所，中国协和医科大学，等.中药志：第六册.北京：人民卫生出版社，1998，349.

［9］毕焕春.矿物中药与临床.北京：中国医药科技出版社，1992，121.

［10］李家实.中药函授教材—药材学.521.

［11］张保国.矿物药.北京：中国医药科技出版社，2005，315.

［12］陈榆，等.全国中药和天然药物学术讨论会论文摘要集.1989，244.

［13］吴德康，等.南京药学院学报.1991，7（4）：228.

［14］孟燕.中药材.1992，15（6）：14.

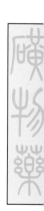

[15] 倪云霞.中药材.1990, 13(12)：24.

[16] 李兴广.常用中药宜忌速查.北京：人民军医出版社, 2011, 289.

[17] 重庆市食品药品监督管理局.重庆市中药饮片炮制规范及标准.2006年版. 2006, 391

[18] 河南省食品药品监督管理局.河南省中药饮片炮制规范(2005年版).郑州：河南人民出版社, 2005, 508.

[19] 张贵君.常用中药鉴定大全.哈尔滨：黑龙江科学技术出版社, 1993, 629.

皂矾（绿矾）[1]

【本草考证】本品为较少用中药，始载于《日华子本草》。李时珍曰："绿矾可以染皂色，故谓之皂矾。……绿矾……状如焰消。其中拣出深青莹净者，即为青矾；煅过变赤，则为绛矾。"[2]这些记载与现今使用的皂矾相符。

【别名】青矾[3,14]《唐本草》，黑矾[5,15,18]，绿矾[5,10~12]，皂荚矾[4]（刘禹锡《传信方》），水绿矾[14]，炮制品—绛矾、红矾、矾红[12]，滥矾[20]。

【藏药名】那措尔[11]《四部医典》，嘎玉夏、措尔那《鲜明注释》[17]。

【蒙药名】哈日—白帮[15]、纳格粗尔《无误蒙药鉴》，粗日纳格《认药白晶鉴》[18]。哈日白榜—那格楚日[6]。

【维吾尔药名】叶西里 扎克《注医典》，扎及 艾合再尔、扎及 塞比孜《拜地依药书》[19]。

【原矿物】水绿矾。

【来源】本品为单斜晶系硫酸盐类矿物水绿矾矿石或人工合成的含水硫酸铁。主含含水硫酸亚铁（$FeSO_4 \cdot 7H_2O$）。水绿矾矿石采挖后，除去杂质；水绿矾矿石，打碎，加水加热溶化，蒸发部分水分，放冷待自然结晶[8,13]。

【性状】本品为棱柱状结晶组成的不规则碎块。浅绿色或黄绿色，半透明，具光泽，表面不平坦。条痕白色。质硬脆，断面具玻璃样光泽。有铁锈气，味先涩后微甜。

硬度　2。

相对密度　1.89[7]。

以色绿、质松脆、无杂质者为佳。

【鉴别】1.本品粉末淡绿色。无色透明，可见到贝壳状断口[19]。

2.易溶于水，不溶于乙醇，在空气中易

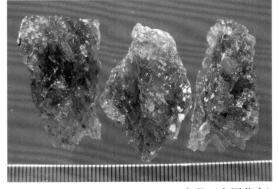

皂矾（安国药市）

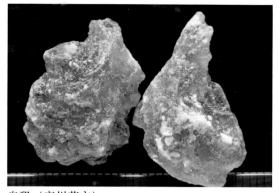

皂矾（亳州药市）

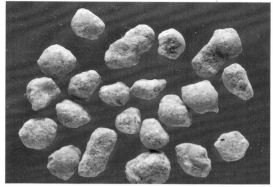

皂矾碎粒（安国药市）

失去水分，变成无水硫酸铁，褪色并成为粉状[13]。

3.取本品约2g，置闭口管中，灼烧，管壁有水生成[16]。

4.取本品约0.5g，加水约5ml使溶解，滤过，滤液显亚铁盐与硫酸盐（中国药典2010年版一部附录28、29页）的鉴别反应。

【检查】铁盐　取本品0.1g，精密称定，置100ml量瓶中，加稀硫酸10ml及水适量使溶解，加水至刻度，摇匀，滤过，精密量取续滤液1ml，置25ml纳氏比色管中，加水稀释至约20ml，加30％硫氰酸铵溶液3ml，再加水稀释使成25ml，摇匀，立即与标准铁溶液（中国药典2010年版一部附录Ⅸ D 50页）5ml制成的对照溶液（取标准铁溶液5ml，置25ml纳氏比色管中，加水稀释至约20ml，加30％硫氰酸铵溶液3ml，再加水稀释使成25ml，摇匀）比较，不得更深（5％）。

【含量测定】取本品细粉约0.8g，精密称定，置100ml量瓶中，加稀硫酸10ml与水适量使溶解，加水至刻度，摇匀，用干燥滤纸滤过，精密量取续滤液50ml，加邻二氮菲指示液数滴，立即用硫酸铈滴定液（0.1mol/L）滴定至溶液由浅红色转变为淡绿色。每1ml硫酸铈滴定液（0.1mol/L）相当于27.80mg的含水硫酸亚铁（$FeSO_4 \cdot 7H_2O$）。

本品含含水硫酸亚铁（$FeSO_4 \cdot 7H_2O$）不得少于85.0％。

【化学成分】天然绿矾主含含水硫酸亚铁（$FeSO_4 \cdot 7H_2O$），因产地不同，常含有量比不同的杂质成分如铜、钙、镁、铝、锰、锌等。煅烧成绛矾则主要为氧化铁，尚含含水不同的硫酸铁[16]。

【产状与分布】典型的风化产物，在氧化不足的情况下，为硫酸过饱和溶液中结晶析出物，故多形成于氧化带以下富含黄铁矿半分解矿石的裂隙中。主产山东、湖南、甘肃、新疆、陕西、安徽等地。

【炮制】1.净皂矾　取原药材除去杂质，敲成小块。

2.煅皂矾　取净皂矾，照明煅法（中国药典2010年版一部附录21页）煅至红透[1]，取出，晾干，研细粉[3, 5]。

3.醋煅皂矾　取净皂矾和米醋同置砂锅内，盖好，放火上烧煅至熔化，用竹片搅拌均匀，使矾、醋充分混合，然后加热再煅，煅至全部呈绛红色为度，取出放冷。

每100kg皂矾，用醋20kg[9]。

4.煅淬皂矾　取净皂矾，用醋溶化过滤后，置瓦罐内，用武火熬煅蒸发至赤红色，取出，放冷，研细。

每100kg皂矾，用醋38.4kg，忌用铜铅器烧矾[10]。

【炮制品性状】煅皂矾，为无定形粉末。绛红色或紫红色。无光泽，质地疏松，气微，味涩[8]。

醋煅皂矾、煅淬皂矾不定形粉末，绛红色或棕红色。光泽消失，质地疏松，气微，味涩，有醋气[11]。

【药理】1.体外对绿脓杆菌有较强的抗菌作用。

2.皂矾可使蛋白质沉淀，稀溶液具收敛作用，浓厚者具刺激性[16]。

3.硫酸亚铁有治疗缺铁性贫血的作用[19]。内服，部分可溶性铁被血液吸收，刺激造血机能使红细胞新生旺盛[16]。

4.以皂矾为主组成复方制剂，研究表明，它对保护骨髓造血功能有显著疗效，还能够持续维持白细胞的正常水平，对肿瘤介入治疗患者无疑是一个很好的辅助药[20]。

【性味与归经】酸，凉。归肝、脾经[1]。酸、涩，凉。归肺、大肠经[8]。酸、寒。归肝、脾经[12]。酸、咸，热[11]。

【功能与主治】解毒燥湿，杀虫补血。用于黄肿胀满，疳积久痢，肠风便血，血虚萎黄，湿疮疥癣，喉痹口疮[1]。

愈疮，消痞。用于伤口腐肉，胃痞瘤，牙周炎及口腔溃疡[11]。

近年来用于缺铁性贫血，再生障碍性贫血及血小板减少性紫癜等骨髓造血低下病症[13]。

煅绿矾，增强解毒敛疮疗效[8]；煅淬皂矾燥脾湿，除黄疸[10]。

【用法与用量】0.8～1.6g。外用适量[1]。0.2～0.6g，多入丸散用，不宜入煎剂；外用适量，研末撒或调敷；或以2％水溶液涂洗[5, 16]。1.5～4.5g，入丸、散；生用大量作催吐剂[13]。

【注意】1.孕妇慎用[1]。服药期间忌饮茶[9～10]。

2.脾胃虚弱者不宜多用[8]。

3.内服多用绛矾，对肠胃刺激作用较轻[16]。

4.对肺脏有害，可引起咳嗽，甚至导致肺结核[19]。

【贮藏】密封，置阴凉干燥处，防风化、防潮解、防尘。

【附注】1.过去市场上有青岛货：碎粒少，色绿，呈小块状，质佳。湖南货：色较黄，块状少，多为碎粒，质次。

2.绿矾在干燥空气中逐渐风化成粉，置湿空气中迅速氧化，表面生成黄棕色绣的碱式硫酸铁（锈衣）[5]。

3.《神农本草经》中收载的矾石，古今医家认识理解不一。《本经逢源》、《本草纲目》等认为是皂矾，因皂矾主成分是硫酸亚铁，无利胆作用，因此不应将皂矾误作矾石药用。

4.皂矾有些地区用醋制，可能会失去一部分铁，缓解了泻下作用。《本草纲目》称之为"畏醋"。

5.用分光光度法测定绿矾含水硫酸亚铁（$FeSO_4 \cdot 7H_2O$）不得少于90%[5]；用滴定法测定含水硫酸亚铁（$FeSO_4 \cdot 7H_2O$）不得少于94.0%[9]；以上标准有的与药典含测方法不同，规定的硫酸亚铁含量差异较大，与临床疗效有无关系，应进一步探讨。

6.多数药材标准和炮制规范及资料是以皂矾、绿矾之名收载，但有的是以"青矾"[3, 14]、黑矾[15, 18]、绿矾（黑矾）[5]之名收载，供查阅文献时参考。

参考文献

[1]国家药典委员会.中华人民共和国药典.2010年版一部.北京:中国医药科技出版社,2010,166、附录28、29.

[2]李时珍.本草纲目(校点本上册).北京:人民卫生出版社,1985,677.

[3]四川省卫生厅.四川省中药材标准.1987年版.1987,158.

[4]山东省药品监督管理局.山东省中药材标准(2002年版).济南:山东友谊出版社,2002,108.

[5]湖南省食品药品监督管理局.湖南省中药材标准(2009年版).长沙:湖南科学技术出版社,2010,186.

[6]内蒙古药检所.蒙药材品种整理初报.1981,8.

[7]地质部地质辞典办公室.地质辞典(二):矿物 岩石 地球化学分册.北京:地质出版社,1981,93.

[8]北京市药品监督管理局.北京市中药饮片标准(2000年版).2000,413.

[9]河北省食品药品监督管理局.河北省中药饮片炮制规范.2003年版.北京:学苑出版社,2004,70.

[10]河南省食品药品监督管理局.河南省中药饮片炮制规范(2005年版).郑州:河南

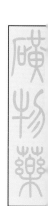

人民出版社, 2005, 512.

［11］青海省食品药品监督管理局.青海省藏药炮制规范(2010年版).西宁:青海人民出版社, 2010, 19.

［12］上海市食品药品监督管理局.上海市中药饮片炮制规范.2008年版.上海:上海科学技术出版社, 2008, 344.

［13］天津市食品药品监督管理局.天津市中药饮片炮制规范.2005年版.2005, 362.

［14］重庆市食品药品监督管理局.重庆市中药饮片炮制规范及标准.2006年版.2006, 269.

［15］内蒙古自治区卫生厅.内蒙古蒙药材标准.1986年版.赤峰:内蒙古科学技术出版社, 1987, 496.

［16］国家中医药管理局《中华本草》编委会.中华本草:第一册第二卷.上海:上海科学技术出版社, 1999, 369.

［17］国家中医药管理局《中华本草》编委会.中华本草:藏药卷.上海:上海科学技术出版社, 2002, 27.

［18］国家中医药管理局《中华本草》编委会.中华本草:蒙药卷.上海:上海科学技术出版社, 2004, 54.

［19］国家中医药管理局《中华本草》编委会.中华本草:维吾尔药卷.上海:上海科学技术出版社, 2005, 35.

［20］张保国.矿物药.北京:中国医药科技出版社, 2005, 220.

蛇含石[1~2]

【本草考证】本品为较少用中药,原名"蛇黄",始载于《唐本草》。时珍曰:"蛇黄生腹中,正如牛黄之意。世人因其难得,遂以蛇含石代之。……广西平南县有蛇黄冈,土人九月掘下七八尺,始得蛇黄,大者如鸡子,小者如弹丸,其色紫。"[7]

【别名】蛇黄《唐本草》,蛇黄石《本草汇言》[6]。

【原矿物】褐铁矿化黄铁矿的结核。

【来源】本品为氧化物类矿物褐铁矿化黄铁矿结核,主含含水三氧化二铁($2Fe_2O_3 \cdot 3H_2O$)。采集后,除去杂质及泥沙。

【性状】本品略呈圆球形或不规则的椭圆形,直径0.6~4cm。表面黄棕色或深棕色,粗糙,凹凸不平,外被一层粉状物,用手摸之可染成黄棕色。体重,质坚硬,较难砸碎。断面黄白色或黄棕色,边缘呈暗棕色或深黄棕色,具同心层状结构,中央核层色较淡，有金属样光泽，有的中央有空隙，呈放射状花纹，条纹暗褐色。气微，味淡。

以圆形、铁黄色、体重质坚、断面具同心层纹和放射状花纹、有金属样光泽者为佳。

【鉴别】1. 本品粉末呈带有亮星的灰棕色。（50%甘油装片）多为不规则的黑色小块，不透明，有的小块黄棕色，略透明，可见颗粒状花纹，边缘光洁，有的棱角特别锐利[12]。

2. 取本品粉末0.1g，加稀盐酸10ml，放置10分钟后，滤过，滤液显铁盐（中国药典2010年版一部附录28页）的鉴别反应。

【化学成分】主含含水三氧化二铁（$2Fe_2O_3 \cdot 3H_2O$）及二硫化铁（FeS_2）[9]，常夹杂泥土及杂质。北京市售品除含Fe以外，尚含有Si、Mg、Mn、Ni、Al、Cu、Ba等元素[11]，其化学成分因产地而异，块体的不同部位亦不均一。质多不纯，含水量无一定，且夹杂有砂、黏土、锰、磷、铅、钒等[1]。

【产状与分布】褐铁矿为次生矿物，凡含铁矿物经风化后，均有变成褐铁矿之可能。有湖沼区域由于铁和细菌的作用亦可生成褐铁矿。多产于沉积岩和金属矿床的氧化带，亦可见于某些现代湖沼的底部及含铁矿泉的出口。河南、江苏、浙江、广东、四川、甘肃、山西等省均产[8]。

【炮制】1. 净蛇含石　除去杂质，洗净，干燥，砸碎，研为细粉[5]。砸成直径约4mm的碎块或碾成粉末[9]。

2. 煅蛇含石　取净蛇含石，照明煅法

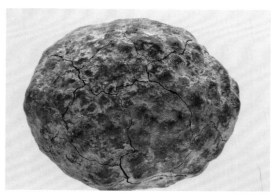
蛇含石

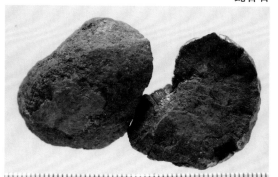
蛇含石（亳州药市）

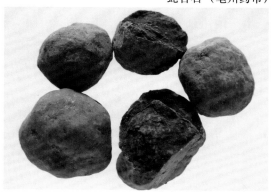
蛇含石伪品（无名异）

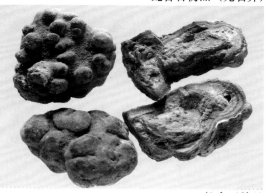
蛇含石伪品

（中国药典2010年版一部附录21页）煅至红透，捣碎[3, 9]。

3.煅淬蛇含石　取净蛇含石，至适宜的容器内，照明煅法煅至红透，取出，立即投入醋中淬酥，取出，干燥研碎。

每100kg蛇含石，用醋30kg[10]。

【炮制品性状】1.煅蛇含石　为不规则的细小颗粒。深黄棕色，质松脆，无光泽[9]。

2.煅淬蛇含石　为不规则细粒状或粗粉状。深黄棕色，质酥脆，无光泽。有醋气，味微酸[10]。

【性味与归经】甘，寒。归心包、肝经。

【功能与主治】镇惊安神，止血，定痛。用于心悸惊痫，肠风血痢，心痛，骨节酸痛等[1, 3]。

【用法与用量】6～9g[1]；9～15g[2]。先煎或入丸、散；外用适量，研末调敷。

【注意】煅蛇含石时，煅好取出，要立即趁热倒入醋内，以免药物与容器底部粘连，不易倒出[10]。

【贮藏】置干燥处，防尘。

【附注】1.四川、湖北将无名异（土子）伪充蛇含石使用。两者外形相似，但蛇含石质重，不易砸碎，而无名异较轻，质脆，易砸碎[4]。原矿物和化学成分均不相同，两药不应混淆，不可错用。

2.另据本草纲目的矿物史料记载，蛇黄可能为"锑赭石"，颜色为外黄内黑。与现今所用蛇含石不同。

3.哈尔滨、德州等地市售蛇含石多为煤层中沉积的二硫化铁结核，各地煤矿有产。个别有色金属矿山产出的近圆形"球状"黄铁矿集合体[11～12]。性状呈结核状，类似圆球形。表面黄褐色、黑紫色，具密集的立方体棱角。质重而坚，难打碎。断面铜黄色不平坦，有放射状花纹。烧之微有硫黄气，味淡。煅制后，呈带红的铁青色、红黑色。质酥易碎[8]。和蛇含石（褐铁矿结核）的功效是否相同，有待于进一步研究。应用时注意区别。

4.各地所有的蛇含石有结核状黄铁矿集合体和黄铁矿的褐铁矿结核两种。药材商品以后者为多[6]。应对两者的药效，临床深入研究。

参考文献

［1］甘肃省食品药品监督管理局.甘肃省中药材标准(2009年版).兰州:甘肃文化出版社,2009,384.

［2］上海市卫生局.上海市中药材标准(1994年版).1994,283.

［3］山东省食品药品监督管理局.山东省中药材标准(2002年版).济南:山东友谊出版社,2002,203.

［4］成都市卫生局.成都市习用中药材质量规定(1984年版).1984,131。

［5］山西省卫生厅.山西省中药材标准.1987年版.1988,48.

［6］国家中医药管理局《中华本草》编委会.中华本草:第一册第二卷.上海:上海科学技术出版社,1999,364.

［7］李时珍.本草纲目(校点本上册).北京:人民卫生出版社,1985,623.

［8］李鸿超,等.中国矿物药.北京:地质出版社,1988,204.

［9］河北省食品药品监督管理局.河北省中药饮片炮制规范.2003年版.北京:学苑出版社,2004,135.

［10］江苏省食品药品监督管理局.江苏省中药饮片炮制规范(2002年版).南京:江苏科学技术出版社,2002,520.

［11］中国医学科学院药用植物研究所,中国协和医科大学,等.中药志:第六册.北京:人民卫生出版社,1998,367.

［12］万定荣,陈家春,余汉华.湖北药材志:第一卷.武汉:湖北科学技术出版社,2002,488.

褐铁矿[1]

【本草考证】本品为藏医习用药材。《晶珠本草》记载:"泽合清骨热。本品红色……产自土下的红色矿石,可以做木器颜料。"[3]

【藏药名】泽合,盖若嘎、都木亚[3]。

【原矿物】褐铁矿。

【来源】本品是以针铁矿等铁的氢氧化物为主,包含含水二氧化硅和泥质等的混合体。主含含水氧化铁($Fe_2O_3 \cdot nH_2O$)[4]。采挖后,除去杂质和泥石。

【性状】本品为不规则块状、钟乳状、葡萄状、土状、蜂窝状。表面浅棕色、黄褐色或深褐色。条痕黄褐色。光泽暗淡。断面红棕色或淡棕色相间。不透明。有土腥气。味淡,嚼之无砂砾感。

硬度　视其成分和形态而异,富含硅的致密块状者,硬度可达5.5;富含泥质土状者,其硬度下降至1[4]。

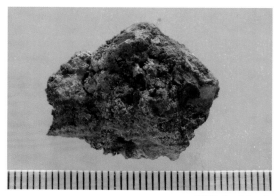

褐铁矿(山西)

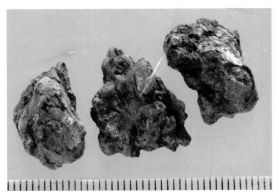

褐铁矿（山西）

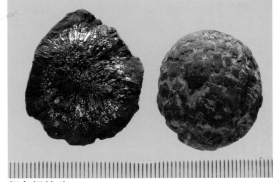

假象褐铁矿

相对密度 2.7～4.4[3]。

以灰棕或红棕相间、质硬但易击碎成粉，断面成层，无杂石者为佳。

【鉴别】1. 本品溶于盐酸和硝酸[3]。

2. 本品盐酸液加10%亚铁氰化钾溶液，立即生成蓝色沉淀[3]。

【化学成分】主含含水氧化铁（$mFe_2O_3 \cdot nH_2O$）。但因夹杂砂石、有机物等含量不同，所含三氧化二铁可从20%～78%。一般含铁30%～36%，氧10%～24.5%，水15%～18%。常含多量含水二氧化硅和黏土矿物成分。其次尚含砂屑岩块及钙、铜、铅、锌、锰、镍、钴、磷等[3]。

【产状与分布】褐铁矿属表生矿物，由含铁矿物，尤其是含铁硫化物矿床的地表部分，经氧化和分解形成[1~2]。铁由低价铁的化合物转变为高价铁的氢氧化铁和氧化物，形成褐铁矿。全国各省均有产出[4]。

【炮制】把褐铁矿砸碎成青稞粒大小，加唐古特乌头（50∶1，即褐铁矿50份，唐古特乌头1份），再加清水浸没药物，共煮4小时，滤去液汁，用清水漂洗数次，晾干。

【药理】在胃肠中能收敛管壁黏膜，保护创面，制止黏液分泌。吸收入血，能促进红细胞的新生[3]。

【性味】涩，温。

【功能与主治】清骨热。用于骨热病。

【用法与用量】9～15g。

【贮藏】置干燥处，防尘。

参考文献

［1］中华人民共和国卫生部药典委员会. 中华人民共和国卫生部药品标准：藏药第一册. 1995，附录341.

［2］青海省卫生厅. 青海省藏药标准. 1992年版. 1992，附录171.

［3］青海省药品检验所，青海省藏医药研究所. 中国藏药：第三卷. 上海：上海科学技

术出版社,1996,264.

[4]地质部地质辞典办公室.地质辞典(二):矿物 岩石 地球化学分册.北京:地质出版社,1981,61.

菱铁矿[1]

【本草考证】本品为藏医习用药材。未见本草记载。

【藏药名】多赤。

【原矿物】菱铁矿。

【来源】本品为碳酸盐类矿物菱铁矿，主含碳酸铁（$FeCO_3$）。采挖后，去除泥土及杂石。

【性状】晶体呈菱面体，具完善的菱面体解理。集合体呈粒状、块状或结核状。浅褐色，由于所含低价铁易于氧化，致使颜色转变为深褐色、黑褐色。玻璃光泽。气微，味淡。

硬度 3.5～4.5。

相对密度 3.9[2]。

【鉴别】本品在冷盐酸中作用缓慢，加热作用加剧，并泡沸，冷盐酸长时间作用变为黄绿色。

【化学成分】主含碳酸铁（$FeCO_3$），含氧化铁62％，二氧化碳38％。另外常含一定数量锰、镁、钙、锌等。其次含有钴、镍、铜等和石英、长石、绿泥石、海绿石、黏土矿物等杂质。

【产状与分布】主要来源于外生沉积成因和热液成因，外生沉积菱铁矿是在较强的还原条件和中性至碱性环境沉积而生成，热液及热液改造成因的菱铁矿沿裂隙充填交代，其次在黏土和煤系地层中常见成结核状等形态产出的菱铁矿[1～2]。

【性味】甘、苦，凉。

【功能与主治】清热解毒。

【用法与用量】1～1.5g。

【贮藏】密闭，置干燥处。

【附注】1.本品为藏医习用药材，用以代替牛黄，是否合理，有待进一步考证[1]。

2.菱铁矿相对密度较大，折射率较高等特征，可与其他具有菱面体解理的碳酸盐矿物相区别。

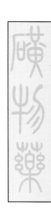

参考文献

[1] 青海省药品检验所, 青海省藏医药研究所. 中国藏药: 第三卷. 上海: 上海科学技术出版社, 1996, 146.

[2] 地质部地质辞典办公室. 地质辞典 (二): 矿物 岩石 地球化学分册. 北京: 地质出版社, 1981, 95.

针铁矿[1]

【本草考证】本品为藏医习用药材，始载于《四部医典》。《晶珠本草》云："本品为紫红色石块，刻纹呈紫色，坚硬，棱角尖，打碎时呈马毛状裂纹。"《奇美眼饰》云："坚硬粗壮而棱角尖，打碎呈众多小针状，尖锐而细长。"这些性状与针铁矿相近，因此针铁矿为本药的正品。

【藏药名】东泽木保《四部医典》，木保其土、志压木次、多卡普、多痴点《鲜明注释》，东泽末布[3]。

【原矿物】针铁矿。

【来源】为一种碱式氧化亚铁的矿石。主成分为 FeO (OH)。采挖后，除去杂石。本品为氢氧化物矿物水合铁氧化物，主成分为 $Fe_2O_3 \cdot H_2O$ [2]。

【性状】本品为斜方晶系，晶体呈针状、柱状，通常呈肾状、钟乳状集合体。淡黄色、淡红色或暗褐色。条痕褐色。半金属光泽。

硬度 5～5.5。

相对密度 4～4.4[4]。

【产状与分布】主要是由含铁矿物经过氧化和分解而形成的次生矿物，是构成褐铁矿的主要成分。内生成因的针铁矿呈针状或柱状见于某些热液矿脉中[4]。主产于西藏

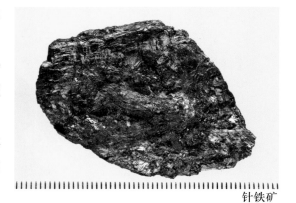

针铁矿

针铁矿

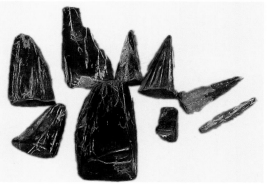

针铁矿（西藏洛桑多吉拍摄）

的日喀则、阿里等地。

【炮制】1.取针铁矿打碎，加适量水，再加入适量的美丽乌头、火硝、煎煮约3小时，洗净，晒干备用。

2.取原药材，砸碎成米粒大小，用清水将杂物洗净，加火硝30%，"榜玛"10%，水适量，煮沸3小时，清水漂洗，晒干即得[2]。

【炮制品性状】本品为不规则的颗粒，表面凹凸不平，黄褐色至暗褐色。质硬而脆，断面不整齐，具金属光泽。气微，味微涩[2]。

【性味】苦，凉[1]；苦、寒[2]。

【功能与主治】补骨、补脑、明目。用于骨折，骨髓炎，脑伤，视力减退，白内障，黄水病[1]。

干黄水，敛脓疮。用于骨折，颅脑外伤，视力减退[2]。

【用法与用量】内服：研末，2～5g，先煎；或入丸、散。外用：适量，研粉撒或调敷。

【注意】孕妇慎用。

【贮藏】密闭，置干燥处。

参考文献

[1] 国家中医药管理局《中华本草》编委会.中华本草：藏药卷.上海：上海科学技术出版社，2002，20.

[2] 青海省食品药品监督管理局.青海省藏药炮制规范(2010年版).西宁：青海人民出版社，2010，10.

[3] 中华人民共和国卫生部药典委员会.中华人民共和国卫生部药品标准：藏药第一册.1995，附录340.

[4] 地质部地质辞典办公室.地质辞典(二)：矿物 岩石 地球化学分册.北京：地质出版社，1981，61.

铁[1] （附：铁灰、铁水）

【本草考证】本品为较少用中药，始载于《神农本草经》，列为中品。铁作药用始见于《五十二病方》。《本草图经》有生铁、钢铁、柔铁三者形态图。古本草中入药用铁，细分为生铁、熟铁、钢铁等不同品种[3]。

本品为藏医习用药材，始载于《四部医典》。《晶珠本草》云："本品有上品两

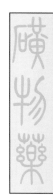

第七章 含铁的矿物药

181

种，次品六种。上品之一叫冈贝，黑褐色；上品之二叫黑乔热，色甚青。次品分软、硬两类，软的色白不刃；硬的色黑，打后色红或白而刃。藏地铁普遍为产自铁矿石。"藏医用自然铁供药用。

【别名】黑金《说文》，生铁、钢铁、跳铁《别录》，鍒铁《新修本草》，劳铁《本草拾遗》，熟铁《开元本草》，镍铁、柔铁《本草图经》，乌金《纲目》[3]。

【藏药名】驾《四部医典》，多伊杰布、阿亚噶尔布尖《鲜明注释》，寸恰纳、那保、次辍、苏吉《晶珠本草》，多布其、塞尔吉轧《藏药晶镜本草》，加合[4]。

【原矿物】赤铁矿、褐铁矿、磁铁矿[3]；自然铁[1]。

【来源】本品为赤铁矿、褐铁矿、磁铁矿等冶炼而成的灰黑色金属。主含铁（Fe）或氧化铁。

【性状】本品为不规则块状，大小不一。铁灰色至灰黑色，条痕钢灰色。新鲜面具金属光泽。具延展性。体重，质坚硬，不易砸碎。断面锯齿状。气微，味淡。

铁

硬度　4～5。

相对密度　7～8。

以块整齐、无杂质、无锈者为佳。

【鉴别】取本品粉末约0.1g，加稀盐酸2ml，振摇，滤过，滤液显铁盐（中国药典2010年版一部附录28页）的鉴别反应。

【化学成分】主含金属元素铁（Fe）或锻制而成的氧化铁[3]。其中还含镍、碳等元素[2]。

【产状与分布】为赤铁矿、褐铁矿、磁铁矿等冶炼而成；自然铁较为少见，在富含碳的沉积物或煤层中可找到很纯的自然铁；此外在喷出岩被还原的沉积物中，在橄榄岩的蛇纹石化产物中也可以产生自然铁[1]。全国各地皆产，以内蒙古、辽宁、北京、四川等为主产地。

【炮制】1. 铁灰　将铁锉成屑，磨成细粉，约1500g放置于干净的容器（如铝锅）内，放入8岁童尿至淹没铁粉，碱花10g，煎煮约3小时后用冷水冲洗3次，放入植物油至淹没铁粉，山羊脂肪及陈酥油各5g，煮至油浸润，此时冒青烟，放入干净水适量煮开后用热水及冷水交替冲洗，把植物油全部洗清，取与铁粉相同量的诃子、硼砂3000g、硫黄9000g，与铁粉混合，放入牛尿适量，研磨，用手捏成团，晒干，装进"公布"（用于煅制药材的一种瓷瓶）半满，火煅1天。冷置，在盆内挫成细末，水洗干净，晾干。

2. 诃子制铁砂　将铁锉成屑，在温布（水柏枝）煎液中，放铁屑1500g，煮约3小时，取出，冲洗干净，诃子的去核果实细粉约3000g，放入热开水中，搅拌，再把冲洗好的铁屑放入其中，将容器盖好，放置1周，每日搅拌3次，此时铁屑因溶解而变小，诃子颜色变成乌黑，此糊状物晾干，过筛以去掉未溶的大铁屑，用磁铁等检取细粉中的细小铁，剩下的乌黑粉末便可药用。

【药理】内服经胃酸作用，部分变成亚铁盐，吸收进体内后，能刺激造血器官并提供制造血色素的原料，故能促进红细胞新生和增加血色素的数值而有补充作用。同时能改善中枢神经系统机能，达到镇静强身之效[4]。

【性味】辛、凉。归心、肝、肾经。

【功能与主治】利肝明目，清热。用于麻风病，疮口脓血，黄水，水肿[1]。

镇心平肝，消肿解毒。用于惊痫、癫狂、疔疮痈肿，跌打瘀血，脱肛[3]；治肝病，眼病，灰色浮肿[4]。

【用法与用量】内服：入丸散，0.1～0.25g[1]；煎汤或烧赤淬酒，水饮；外用适量，煎水或烧赤淬水洗[3]。

【注意】脾胃气虚及肝肾两亏者慎服[3]。

【贮藏】置干燥处，防潮，防尘。

【附注】《中国藏药》[4]记载："铁灰"：治肝毒有特效，利水消肿；"铁水"（铁浸于诃子水，经腐蚀后之液体）：主治肝热，目疾及皮肤病。

参考文献

[1] 国家中医药管理局《中华本草》编委会. 中华本草: 藏药卷. 上海: 上海科学技术出版社, 2002, 24.

[2] 杨永昌, 等. 藏药志. 西宁: 青海人民出版社, 1991, 559.

[3] 国家中医药管理局《中华本草》编委会. 中华本草: 第一册第二卷. 上海: 上海科学技术出版社, 1999, 350.

[4] 青海省药品检验所, 青海省藏医药研究所. 中国藏药: 第二卷. 上海: 上海科学技术出版社, 1996, 66.

铁落[1~2]（铁落花）[6~7]

【本草考证】本品为较少用中药，始载于《神农本草经》列为中品。时珍曰："生铁打铸，皆有花出，如兰如蛾，故俗谓之铁蛾……"[3]

【别名】铁液《名医别录》，铁屑《本草拾遗》，铁蛾，铁落《本草纲目》，铁落花[6~7]，铁花《本草图经》，生铁落《素问》，铁屎《千金要方》[8]。

【维吾尔药名】铁木尔 克皮可《药物之园》，哈八速里哈的的《回回药方三十六卷》，海巴苏里 艾地德，且尔克 阿艾尼，罗依 卡 米里《明净词典》[4]。

【来源】本品为生铁煅至红赤，外层氧化时被锤落的铁屑，主含四氧化三铁（Fe_3O_4）。收集锤落铁屑，除去杂质，洗净，晒干。

【性状】本品为不规则的小片或碎粒，大小不一，表面青黑色或深黑色，有金属光泽，条痕铁灰色。体重，质坚而脆，易折断。气微，味淡。

以青黑色、均匀细小、薄片状者为佳。

【鉴别】取本品粉末1g，加稀盐酸4ml，振摇，滤过，滤液显铁盐（中国药典2010年版一部附录28页）的鉴别反应[8]。

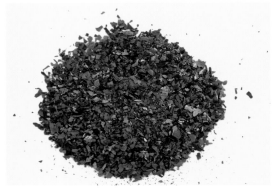

铁落

【含量测定】取本品研细，取约0.15g，精密称定，置锥形瓶中，加盐酸15ml与25%氟化钾溶液3ml，盖上表面皿，加热至微沸，滴加6%氯化亚锡溶液，不断振摇，待溶解完全，取下，用少量水冲洗表面皿及瓶内壁，趁热滴加6%氯化亚锡溶液至浅黄色（如氯化亚锡加过量，可滴加高锰酸钾试液至显浅黄色），加水100ml与25%钨酸钠溶液15滴，并滴加1%三氯化钛溶液至显蓝色，再小心滴加高锰酸钾滴定液（0.01667mol/L）至蓝色刚好褪尽，立即加硫酸-磷酸-水（2：3：5）10ml与二苯胺磺酸钠指示液5滴，用重铬酸钾滴定液（0.01667mol/L）滴定至溶液显稳定的蓝紫色。每1ml重铬酸钾滴定液（0.01667mol/L）相当于5.585mg的铁（Fe）。

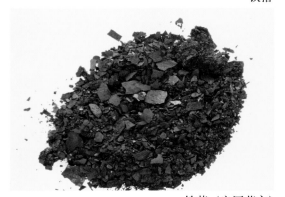

铁落（安国药市）

本品含铁（Fe）不得少于65.0%。

【化学成分】主成分为四氧化三铁（Fe_3O_4）。

【产状与分布】收集打铁时锤落的铁

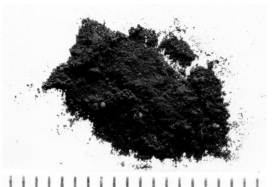

铁落伪品（钢砂）

屑，除去大块者或杂质。全国各地均产，多自采自用。

【炮制】1.净铁落　除去杂质，洗净，晒干。

2.煅（淬）铁落　取净铁落，装入耐火容器内，置无烟炉火中，烧之红透时，取出，立即投入醋中浸淬，捞出，晾干。

每100kg铁落，用米醋24kg[5]。

3.每1kg铁落浸入2000ml葡萄醋中约14天，取出洗净，晒干，研粉。用巴达杏仁油润滑备用[4]。

【药理】煅淬铁落使四氧化三铁变为氧化铁或醋酸铁，易被吸收，能促进血中红细胞的新生，并能提高血色素，因而有补血作用。同时，对中枢神经系统有镇静作用[9]。

【性味与归经】酸、辛，平。归肝、脾经[1]。辛，凉。归心、肝经[2]。

【功能与主治】平肝镇惊，解毒敛疮，补血。用于癫狂，热病谵妄，心悸易惊，疮疡肿毒，贫血[2]。

平肝，镇惊。用于惊痫，癫狂，心悸，疮疡肿痛[6]。

镇惊，平肝。用于惊风癫痫，小儿惊厥[7]。

【用法与用量】9～15g，先煎[2]。15～30g，先煎[7]。内服：煎汤，30～60g；或入丸、散；外用：适量，研末调敷[8]。

【注意】1.畏磁石、皂荚，凡忌铁器的药材不宜同用[5]。

2.肝虚及中气虚寒者禁服[8]。

3.儿童不宜使用。本品对肺脏有害[4]。

【贮藏】置干燥处，防潮。

【附注】北京饮片标准[6]、天津炮制规范[7]以"铁落花"之名收载。其性味归经、功能主治、用法用量、与铁落均有所不同。

参考文献

［1］山东省药品监督管理局.山东省中药材标准.2002年版.济南:山东友谊出版社,2002,179.

［2］湖南省食品药品监督管理局.湖南省中药材标准.2009年版.长沙:湖南科学技术出版社,2010,281.

［3］李时珍.本草纲目(校点本上册).北京:人民卫生出版社,1985,490.

［4］国家中医药管理局《中华本草》编委会.中华本草:维吾尔药卷.上海:上海科学技术出版社,2005,30.

［5］河南省食品药品监督管理局.河南省中药饮片炮制规范.2005年版.郑州：河南人民出版社，2005，537.

［6］北京市药品监督管理局.北京市中药饮片标准.2000年版.2000，413.

［7］天津市食品药品监督管理局.天津市中药饮片炮制规范.2005年版.2005，384.

［8］国家中医药管理局《中华本草》编委会.中华本草：第一册第二卷.上海：上海科学技术出版社，1999，352.

［9］张保国.矿物药.北京：中国医药科技出版社，2005，326.

铁屑[1~2]

【本草考证】本品系藏医、蒙医习用药材，载于《认药白晶鉴》。《无误蒙药鉴》称："铁产自褐铁矿、铁矿石和赤铁矿。"故历代蒙医药文献所载的札格策即特木日音—塔拉哈（铁）[2]。

【藏药名】加谢[1]，加合西[3]，吉合协、铁粉[7~8]，吉协[8]。

【蒙药名】特木日音—塔拉哈《认药白晶鉴》，札格策《无误蒙药鉴》，特木仁—哈嘎、扎各车[4]。

【原矿物】赤铁矿、磁铁矿、褐铁矿、菱铁矿、黄铁矿。

【来源】本品是用赤铁矿、磁铁矿、褐铁矿、菱铁矿和黄铁矿等矿石冶炼而得的金属铁。主含铁（Fe）。除去杂质，将铁加工成铁屑或铁粉。

【性状】本品为不规则块状物，碎屑片或粉末状。表面黑灰色，有金属光泽。体重，质硬，不易砸碎。气微，味淡。不应有铁锈。

以纯净、发亮、无铁锈者为佳。

【鉴别】取本品粉末约0.1g，加稀盐酸2ml，振摇，滤过，滤液显亚铁盐（中国药典2010年版一部附录28页）的鉴别反应。

【化学成分】主含单质铁（Fe）和少量碳[6]。

【产状与分布】主产于河北、江苏、浙江、河南，其他省区也有产销。

【炮制】1.取净铁屑，加诃子汤浸泡3~7天至炭黑色，不见铁屑时（每净铁屑10kg，加4kg诃子的水煎液10L）取出、晾干。或用诃子汤煮4~6小时，不见铁屑时，取出，晾干[2]。

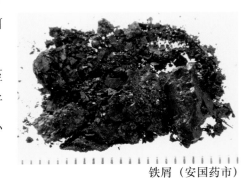

铁屑（安国药市）

2.诃子制　取西河柳130g，加水100ml，煮沸3小时，滤过，滤液中加入细铁屑500g，加水适量使浸没，煮沸3小时，倾出水液，用水洗涤3次后，即加食盐50g与水1000ml，煮沸2小时，倾出水液，再用水洗涤4次，加诃子肉细粉2500g，混匀，加热开水1800ml，搅拌，放置3天，每天搅拌3次，第4天倒出，摊开阴干，用吸铁石吸去未作用的铁屑，研细，过筛。本品不宜夏天制备[5]。

3.发酵

（1）将生铁用机器铣成铁屑，或者用钢锉磨成小粒，放入锅中不断加热，当生铁的表面发红，去除油污后倒入反应锅中，再用1：50诃子的煎煮提取液煮3～4小时后晾干。

（2）将诃子粉与上述铁粉按1：1比例混合均匀，置入铁锅或容器内，加入饮用水后，用专用铁锹搅拌均匀后煮1小时，倒入酝酿锅中发酵3～5天，烘干，再置球磨机中磨粉，过80目筛，粗粉按余料处理，细粉在第二次发酵中备用。

（3）将诃子粉与经过筛选的铁粉按5：1比例混合均匀，置入铁锅或容器内，再入适量饮用水，用专用铁锹搅拌后在酝酿锅中发酵3～5天，发酵结束后将铁粉烘干，即得[8]。

【炮制品性状】发酵铁粉为黑色不规则团块，表面多孔隙，凹凸不平，质轻而脆。气微，味微涩[8]。

【性味与归经】辛、酸，凉。

【功能与主治】消浮肿，清肝热，明目，解肝脏毒。用于水肿，浮肿，肝热，肝包如[2]。

【用法与用量】内服：研末，入丸、散。

【贮藏】密闭，置阴凉通风干燥处。

【附注】1.蒙医习用的铁屑与各省使用的铁落（别名铁屑）不同，详见铁落（花）项下。来源、化学成分不同，功能主治也有差别。应注意区分。

2.藏医[7]用的铁屑、铁粉为同一物，即上述铁屑。

参考文献

［1］西藏卫生局，青海卫生局，四川卫生局，等.藏药标准.西宁：青海人民出版社，1979，77.

［2］国家中医药管理局《中华本草》编委会.中华本草：蒙药卷.上海：上海科学技术出版社，2004，47.

［3］青海省生物研究所，等.青藏高原药用图鉴：第一册.1972，435.

［4］中国药学会内蒙古分会第二次会员代表大会汇编.1978，25.

［5］国家药典委员会.中华人民共和国药典.2010年版一部.北京:中国医药科技出版社,2010,附录25页.

［6］刘玉琴.矿物药.呼和浩特:内蒙古人民出版社,1989,140.

［7］青海省卫生厅.青海省藏药标准.1992年版.1992,附录170.

［8］青海省食品药品监督管理局.青海省藏药炮制规范(2010年版).西宁:青海人民出版社,2010,16.

生铁末[1]

【本草考证】 本品为地区习惯用药,历代本草未见收载。

【原矿物】 赤铁矿、褐铁矿或磁铁矿。

【来源】 本品为一种灰黑色金属铁碎粉。由原矿物赤铁矿,褐铁矿或磁铁矿等冶炼而成。主要成分为铁（Fe）。采集后,除去杂质。

【性状】 本品为碎粉状,有的形如颗粒,有的形如针刺或卷筒状。表面灰黑色。质重,握之刺手,挂黑色。气微。

【制法】 以生铁铸成品,在毛坯加工过程中锉下的碎屑[2]。

【性味与归经】 辛,凉。归心、肝、肾经。

【功能与主治】 镇心平肝,消痈解毒。用于惊痫,癫狂,痈毒。

【用法与用量】 内服:煎汤或烧赤淬酒,水饮。外用:煎水或烧赤淬水洗。

【贮藏】 置干燥处,防潮。

参考文献

［1］北京市药品监督管理局.北京市中药饮片标准(2000年版).2000,394.

［2］北京市卫生局.北京市中药材标准.1998年版.北京:首都师范大学出版社,1998,附录297.

针砂[1]

【本草考证】 本品为较少用中药,始载于《本草拾遗》。《本草纲目》转引藏器曰:此是作针家磨砺细末也。须真钢砂乃堪用[2]。

【别名】 钢砂《本草拾遗》,铁砂《医学入门》,铁粉、铖粉[3],铁针砂《中国医药大辞典》[9]。

【来源】 本品为制钢针时磨下的细粉或锉屑,主含铁（Fe）。采集后,过3号筛,筛去较粗的碎片及杂质。

【性状】本品为细粉状。黑色、灰黑色或钢灰色。不透明，具金属光泽。用手捻之具砂质感，不染手。体重，质坚。气微，味淡。

以体重、粉细、色黑、有光泽、不锈、无杂质者为佳。

【鉴别】1.取本品少许，置入已烧热的瓷蒸发皿内，立即迸裂四射，并发出响声[7]。

2.取本品少许，平铺于白纸上，用磁针吸起成长条串[7]。

3.取本品粉末少许，加盐酸溶液，振摇使之溶解，滤过，滤液显铁盐（中国药典2010年版一部附录28页）的鉴别反应。

【检查】细度　取本品约100g，过3号筛，不能通过者，不得过0.5%[1, 6]。

【含量测定】取本品约0.15g，精密称定，置锥形瓶中，加盐酸15ml与25%氟化钾溶液3ml，盖上表面皿，加热至微沸，滴加6%氯化亚锡溶液，不断振摇，待分解完全，瓶底仅留白色残渣时，取下，用少量水冲洗表面皿及瓶内壁，趁热滴加6%氯化亚锡溶液至显浅黄色（如氯化亚锡加过量，可滴加高锰酸钾试液至显浅黄色），加水100ml与25%钨酸钠溶液15滴，并滴加1%三氯化钛溶液至显蓝色，再小心滴加重铬酸钾液（0.01667mol/L）至蓝色刚好褪尽，立即加硫酸-磷酸-水（2∶3∶5）10ml与二苯胺磺酸钠指示液5滴，用重铬酸钾液（0.01667mol/L）滴定至溶液显稳定的蓝紫色。每1ml的重铬酸钾液（0.01667mol／L）相当于5.585mg的铁（Fe）。

本品含铁（Fe）不得少于96.0%。

【化学成分】主要成分为铁（Fe），达98%以上。杂质为氧化铁等，尚含碳、锰、硅、硫、磷、铬等微量元素[4]。

【制法与产地】系制针厂磨针尖时磨下的细粉，需用吸针石反复吸取针砂，除去砂轮粉等杂质，主产江苏镇江、上海等地。

【炮制】净针砂　除去杂质，洗净，干燥[8]。

煅针砂　取净针砂，置适宜容器内，用武火加热，煅至红透，趁热倒入醋内浸淬，反复数次，至所用醋耗尽，取出，晾干。

每100kg针砂，用醋20～30kg。

【炮制品性状】煅针砂　为黑色粉末，无金属光泽，不具磁性，质硬、脆。略有醋香气，味淡[8]。

【性味与归经】辛、酸、咸，微寒。归肝、脾、大肠经[9]。酸、辛，平[1]。咸，平[7]。辛、咸，平。归心、肝经[8]。

【功能与主治】补血，除湿，利水。用于血虚，水肿，钩虫感染引起的黄疸，散瘿[1]。

镇心平肝，健脾消积，补血，利湿，消肿。用于惊悸癫狂，血虚黄肿，泄泻下痢，尿少水肿，风湿痹痛，项下气瘿[9]。

补血，除湿利水。用于血虚黄胖，水肿[6]。

镇惊，安神。用于惊癫，失眠[7~8]。

【用法与用量】 内服：煎汤，9~15g，或入丸，散[9]。外用：适量，和药炒热，布包敷熨患处；4.5~9g[6~7]。

【注意】 1.脾胃无湿热积滞者忌用[5]。

2.一般外用，入汤剂先煎[8]。入丸、散时应水飞为细粉[1]。

【贮藏】 密闭，置干燥处，防潮，防尘。

【附注】 1.存放时若受潮易生锈或结成块状，其色呈棕色者，不宜药用[10]。

2.针砂自古就有混淆品。陈藏器谓："人多以柔铁砂杂和之，飞如粉，人莫能辩也。"[1]

3.含铁量低的劣质针砂与针砂的主要不同点：多为黑色，用手捻之，易将手染成黑色或棕黄色；有的微具金属光泽或夹杂其他异物[1]。注意鉴别。

4.以上标准和资料记载针砂性味归经，功能主治、用法用量不尽相同，有待进一步深入研究和临床观察验证。

参考文献

［1］江苏省卫生厅.江苏省中药材标准.1989年版.南京:江苏科学技术出版社,1989,115.

［2］李时珍.本草纲目(校点本上册).北京:人民卫生出版社,1985,489.

［3］南京药学院药材教研组.药材学.北京:人民卫生出版社,1961,1289.

［4］江苏新医学院.中药大辞典:上册.上海:上海科学技术出版社,1986,1134。

［5］中国科学院四川分院中医中药研究所.四川中药志:第三册.成都:四川人民出版社,1962,2408.

［6］上海市卫生局.上海市中药材标准.1994年版.1994,150.

［7］四川省卫生厅.四川省中药材标准.1987年版增补本.成都:成都科技大学出版社,1992,49.

［8］重庆市食品药品监督管理局.重庆市中药饮片炮制规范及标准.2006年版.2006,403.

［9］国家中医药管理局《中华本草》编委会.中华本草:第一册第二卷.上海:上海科学技术出版社,1999,352.

[10] 成都市卫生局.成都市习用中药材质量规定(1984年).1984: 41.

铁线粉[1] (铁锈) [6]

【本草考证】本品为极少用中药，以铁衣之名始载于《本草拾遗》。陈藏器曰："此铁上赤衣也。刮下用。"[2]

【别名】铁衣《普剂方》，铁锈[2, 6]，铁啸[3]。

【原矿物】铁。

【来源】本品为铁露置空气中氧化生成的棕褐色锈衣，主含氧化铁。全年均可采集。将铁锈刮下，除去杂质。

【性状】本品呈粉末状，片状或颗粒状。棕褐色、红褐色或棕黄色。无光泽，质重。片状者易碎。用手捻之类似砂土，触之染手。放入水中，粉末漂浮在水面上，颗粒沉底。气特异，味淡。

以色深，片块大、无杂质者为佳。

【鉴别】取本品粉末约0.2g，加稀盐酸4ml，振摇，使溶解，滤过，滤液显铁盐（中国药典2010年版一部附录28页）的鉴别反应。

【化学成分】主要成分为氧化铁[6]。

【炮制】净铁线粉　除去杂质，研成最细粉。

煅铁线粉　取净铁线粉，照明煅法煅至红透，研成细粉。然后照水飞法（中国药典2010年版一部附录21页）水飞，干燥。

【性味与归经】辛、苦，寒。归肺、胃经[1]。归心、肝、胃经[6]。

【功能与主治】除湿止痒。用于疗疮肿毒，疥癣，烫伤[1]。

清热解毒，镇心平肝。用于疗疮肿毒，漆疮，口疮，重舌，疥癣，烫伤，毒虫螫伤，脚气，癫痫[6]。

【用法与用量】外用适量，研末调敷。内服：3～6g，研末水调或酒调服[6]。

【贮藏】置通风干燥处，防潮。

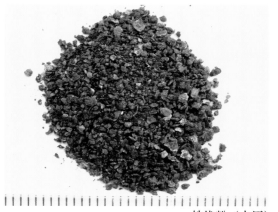

铁线粉（太原）

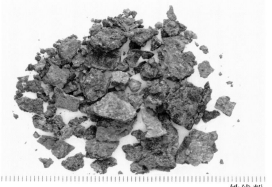

铁线粉

【附注】1.铁线粉为进口的加工复制品。为棕黄色疏松粉末。商品称"蚊粉"，相传为铁锈加工品。炮制方法：取原药，研细粉，过100目筛。功能为敛疮，祛湿[4]。

2.藏医所用铁锈为埋入坟墓中的铁生锈而成的石粉样的黄色物质，功效为利肝病[5]。

3.《中药大辞典》记载的铁锈有铁线粉之异名。《纲目拾遗》"铁线粉"条谓："色黑，产广中。以香柱点之有烟起如蚊子飞者真。陈廷庆云："色白为真，此乃熔铁锅中浮起白沫如枯矾者，若色黄黑者假。"此两种铁线粉均非铁锈[6]。

参考文献

［1］北京市药品监督管理局.北京市中药饮片标准.2000年版.2000,413.

［2］李时珍.本草纲目(校点本上册).北京：人民卫生出版社,1985,493.

［3］王嘉荫.本草纲目的矿物史料.北京：科学出版社,1957,20.

［4］浙江省卫生厅.浙江省中药炮制规范.杭州：浙江科学技术出版社,1986,713.

［5］帝玛尔·丹增彭措,毛继祖,等译注.晶珠本草.上海：上海科学技术出版社,1986,34.

［6］国家中医药管理局《中华本草》编委会.中华本草：第一册第二卷.上海：上海科学技术出版社,1999,354.

铁粉[1～2]

【本草考证】本品为极少用中药，始载于《本草拾遗》。《本草图经》云："以铁……入火炼者为铁粉。"为藏医习用药材。

【藏药名】吉协[2,4]，吉合协[3]。

【原矿物】铁矿石。

【来源】为生铁或钢铁飞炼或水飞而得的细粉[1]；由多种含铁的矿石制得的黑色金属元素[2～3]；为钢铁飞炼而成的粉末，或生铁打成细粉，用水飞法而制成；当前多用机械工业上的下脚料，炮炙应用[5]；本品为矿石赤铁矿、磁铁矿、褐铁矿、菱铁矿和黄铁矿等，经冶炼而成[4]。

【性状】本品为细粉末。铁灰色至铁黑色。不透明，具金属光泽。体重。气微，味淡。

以细粉、无锈、有金属光泽者为佳。

【鉴别】取本品约0.1g，加稀盐酸2ml，振摇，使溶解，滤过，滤液显铁盐或亚铁盐（中国药典2010年版一部附录28页）的鉴别反应。

【化学成分】由钢铁飞炼者，主要含四氧化三铁（Fe_3O_4）；由生铁打碎而成者，主要含金属铁及少量的碳、磷、硅等杂质[6]。

【炮制】1.将生铁用机器铣成铁屑，或者用钢锉磨成小粒，放入锅中不断加热，当生铁的表面发红，除去油污后倒入反应锅中，再用1∶50诃子的煎煮提取液煮3～4小时后晾干。

2.将诃子粉与上述铁粉按1∶1比例混合均匀，置入铁锅或容器内，加入饮用水后，用专用铁锹搅拌均匀后煮1小时，倒入酝酿锅中发酵3～5天，烘干，再置球磨机中磨粉，过80目筛，粗粉按余料处理，细粉在第二次发酵中备用。

3.将诃子粉与经过筛选的铁粉按5∶1比例混合均匀，置入铁锅或容器内，再加入适量饮用水，用专用铁锹拌后在酝酿锅中发酵3～5天，发酵结束后将铁粉烘干，即得[4]。

【炮制品性状】本品为黑色不规则团块，表面多孔隙，凹凸不平。质轻而脆。气微，味微涩[4]。

【性味与归经】辛、咸，平。归心、肝经[1]。涩，寒[4]。

【功能与主治】平肝镇心，消痈解毒。用于惊痫，癫狂，脚气冲心，疔疮痈肿，脱肛，子宫不收，贫血[1]。

清热解毒。用于肝病，中毒，视力下降，热症，浮肿等[4]。

【用法与用量】内服：煎汤，10～30g；入丸、散，每日3～6g。外用：适量，调敷。

【注意】脾胃虚弱者慎服。

【贮藏】置通风干燥处，防潮。

【附注】青海藏药收载铁粉炮制方法有4种。分别用辅料加水煮或火煅。详细炮制方法见文献[3]。

参考文献

[1]国家中医药管理局《中华本草》编委会.中华本草：第一册第二卷.上海：上海科学技术出版社，1999，355.

[2]中华人民共和国卫生部药典委员会.中华人民共和国卫生部药品标准：藏药第一册.1995，附341.

[3]青海省卫生厅.青海省藏药标准.1992年版.1992，159、170.

[4]青海省食品药品监督管理局.青海省藏药炮制规范(2010年版).西宁：青海人民出版社，2010，16.

[5]李焕.矿物药浅说.济南：山东科学技术出版社，1981，92.

[6]江苏新医学院.中药大辞典：下册.上海：上海科学技术出版社，1991，1855.

铁浆[1]

【本草考证】本品为极少用中药，始见于《本草经集注》"铁精"条下。《本草别说》云："铁浆是以生铁渍水服饵者，旋添新水，日久铁上生黄膏，则力愈胜。"[3]

【原矿物】铁。

【来源】为铁浸渍于水中生锈后形成的一种混悬液。

【性状】本品为混悬液。淡棕褐色，液面常浮有黄褐色物质。具铁锈气，味淡。

以色黄、无杂质者为佳。

【鉴别】取本品约1ml，加稀盐酸2ml，振摇，使溶解，滤过，滤液应显铁盐（中国药典2010年版一部附录28页）的鉴别反应。

【化学成分】主要成分为氧化铁。

【性味与归经】甘、涩，平。归心、肝、肺经。

【功能与主治】镇心定痫，解毒敛疮。用于癫痫狂乱，疔疮痈毒，漆疮，脱肛。

【用法与用量】内服：适量，煮沸后温饮。外用：适量，洗涤或涂敷。

【贮藏】密闭，置干燥处。

【附注】1.含铁药材有多种，究其实质都是金属元素铁。它们的功效无甚差异[3]。但是各有所侧重。主成分与微量元素也有区别。应进一步深入研究。

2.《本草纲目》[2]记载铁浆始载于《本草拾遗》，有待考证。

3.铁浆非铁落，实为诸铁经水久浸形成的铁质水胶溶体或水胶凝体。

参考文献

［1］国家中医药管理局《中华本草》编委会.中华本草：第一册第二卷.上海：上海科学技术出版社，1999，355.

［2］李时珍.本草纲目（校点本上册）.北京：人民卫生出版社，1985，494.

［3］李焕.矿物药浅说.济南：山东科学技术出版社，1981，100.

铁精[1]

【本草考证】本品为极少用中药，始载于《神农本草经》，列为中品。陶弘景曰："铁精，铁之精华也。出煅灶中，如尘，紫色。轻者为佳。"[2]

【别名】铁精粉《子母秘录》，铁花[2]。

【原矿物】赤铁矿。

【来源】为炼铁炉中的灰烬。多是崩落的赤铁矿质细末，主含氧化铁。除去混杂铁末和灶灰。

【性状】本品为细粒状的细末。赭红色。体重，质硬。气微，味淡。

【化学成分】主要成分为氧化铁[3]。

【产地与加工】收集经久使用的铁匠烘炉中的灰烬。若有混杂的铁末和煅灶灰，可利用磁性和相对密度区分。

【炮制】用吸铁石吸出具磁性的赤铁矿细末，研末备用[4]。

【性味与归经】辛、苦，平，归心、肝经。

【功能与主治】镇惊安神，消肿解毒。用于惊悸癫狂，疔疮肿毒，脱肛。

【用法与用量】内服：煎汤，3～6g；入丸、散，1.5～3g；外用：适量，调敷。

【注意】脾胃虚寒，心肾两虚者慎服。

【贮藏】置干燥处，防尘。

参考文献

[1]国家中医药管理局《中华本草》编委会.中华本草：第一册第二卷.上海：上海科学技术出版社，1999，353.

[2]李时珍.本草纲目(校点校上册).北京：人民卫生出版社，1985，491.

[3]杨松年,等.中国矿物药图鉴.上海：上海科学技术文献出版社，1990，89.

[4]李焕.矿物药浅说.济南：山东科学技术出版社，1981，97.

黄矾[1]

【本草考证】本品为较少用中药，始载于《唐本草》。李时珍曰："黄矾出陕西瓜州、沙州及舶上来者为上，黄色状如胡桐泪。人于绿矾中拣出黄色者充之，非真也。"[7]

【别名】鸡屎矾《本草经集注》，金线矾《海药本草》，鸡矢矾《本草蒙筌》，金丝矾[8]。

【蒙药名】霞日—白帮[1]，协日—白邦《无误蒙药鉴》，斯日粗尔《认药白晶鉴》[2]，希日白榜一色日楚日[6]。

【原矿物】黄矾，又名：纤铁帆。

【来源】本品为硫酸盐类矿物黄矾矿石。主含硫酸铁（$Fe_2O_3 \cdot 2SO_3 \cdot 10H_2O$）采挖后，除去杂质。

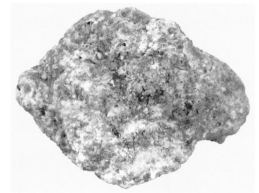

黄矾（内蒙古包哈申拍摄）

【性状】本品多呈不规则块状、细小纤维状或粉末状。淡黄色。微透明，绢丝光泽或珍珠光泽。体较轻。手捻有铁锈气。味咸、酸、微涩。

硬度　2.0～2.5。

相对密度　1.8～1.9[3]。

以色淡黄、有光泽、无杂质、打破内有金线者为佳。

【鉴别】1.粉末黄白色。不规则的无色半透明和黄色不透明块状体。透明者呈颗粒状堆积在一起；不透明者边缘有针束状晶体出现，有的似扫帚状，有的呈纤维状[2]。

2.取本品一小块，置具有小孔软木塞的试管内，灼烧，有水生成，附于上部的管壁上[2]。

3.取本品粉末约0.5g，加水10ml使溶解，滤过，滤液显铁盐与硫酸盐(中国药典2010年版附录28、29页)的鉴别反应。

【化学成分】主要含硫酸铁（$Fe_2O_3 \cdot 2SO_3 \cdot 10H_2O$），其中$SO_3$ 32％，Fe_2O_3 32％ H_2O 36％[3]。

【产状与分布】常生于长石及粗面岩内。主产于内蒙古、陕西、青海、甘肃、新疆、西藏等地[2]。

【炮制】1.炒黄矾　除去杂质，醋炒研细[4]。

2.煅黄矾　取净黄矾，照明煅法煅至红透，取出，晾干，研细粉。

3.制黄矾　取净黄矾，加等量诃子汤（诃子1kg，加水2L），浸透，取出，晾干。每10kg黄矾，加诃子1kg，加水2L[1~2]。

【性味与归经】酸、涩、咸，寒，有毒。归肝、大肠经。

【功能与主治】解毒、杀虫、敛疮。用于痔瘘，恶疮，疥癣及聤耳出脓[3]。

止腐，破痞、止痛。用于痞症，肠刺痛，疮疡，白喉，炭疽，胀肿[1~2]。

【用法与用量】外用：适量，研末撒或调敷。内服：研末，0.5g，入丸、散[3]。

【注意】1.本品多作外用，内服宜慎，不可多服久服。

2.孕妇、体弱者禁服[2]。

【贮藏】置干燥处，防潮。

【附注】1.黄矾有从绿矾中拣取（淡黄色）者。主要成分为碱式硫酸铁或硫酸铁[5]。两者来源与主成分均不相同，不能混用，注意鉴别。

2.《唐本草》已知黄矾是炼丹药的重要原料，是用其中所含的硫酸成分熔融与化合其他金属物，这充分说明我们先辈对化学的认识与应用比其他国都早[8]。

参考文献

[1] 内蒙古自治区卫生厅. 内蒙古蒙药材标准. 1986年版. 赤峰: 内蒙古科学技术出版社, 1987, 476.

[2] 国家中医药管理局《中华本草》编委会. 中华本草: 蒙药卷. 上海: 上海科学技术出版社, 2004, 48.

[3] 国家中医药管理局《中华本草》编委会. 中华本草: 第一册第二卷. 上海: 上海科学技术出版社, 1999, 368.

[4] 毕焕春. 矿物中药与临床. 北京: 中国医药科技出版社, 1992, 144.

[5] 郭晓庄. 有毒中草药大辞典. 天津: 天津科技翻译出版公司, 1992, 462.

[6] 内蒙古药品检验所. 蒙药材品种整理初报. 1981: 8.

[7] 李时珍. 本草纲目(校点本上册). 北京: 人民卫生出版社, 1985, 680.

[8] 李焕. 矿物药浅说. 济南: 山东科学技术出版社, 1981, 124.

铁华粉[1]

【本草考证】本品为极少用矿物药。始载于《开宝本草》。苏志曰："此铁之精华，功用强于铁粉也。"[2]

【别名】铁胤粉《日华子本草》，铁艳粉、铁霜[2]。

【来源】本品为铁与醋酸作用后生成的锈粉。主含醋酸亚铁 $[Fe(C_2H_3O_2)_2 \cdot H_2O]$，刮下锈衣，除去杂质。

【性状】本品为粉末状，赤褐色。无金属光泽。体较重。触之易染手，易溶于水。气微，味酸。

以赤褐色、无杂质者为佳。

【鉴别】1.取本品粉末少许，加硫酸后，加热，即分解发出醋酸的特臭味。

2.取本品粉末约0.1g，加稀盐酸5ml，使溶解，滤过，滤液显亚铁盐(中国药典2010年版一部附录28页)的鉴别反应。

【化学成分】主含醋酸亚铁 $[Fe(C_2H_3O_2)_2 \cdot H_2O]$[5]。

【制法】将铁打成薄片，磨光后，洒上盐水，浸入醋瓮中，置阴凉处约百日，铁之表面生锈衣，取出刮下锈衣，研成细粉。

【炮制】净铁华粉　除去杂质，研细粉。

【药理】除供给血红素之合成外，并有刺激血球新生的作用。

【性味与归经】咸，平。归心、肝、肾经[1]。归心经[3]。

【功能与主治】养血安神，平肝镇惊，解毒消肿。用于血虚萎黄，惊悸，癫狂，健忘，脱肛，痔漏。

【用法与用量】内服：入丸、散，0.3~1g。外用：适量，研末调敷。

【注意】不可多服，过量则引起恶心，呕吐，食欲不振，胸闷、便秘[4]。

【贮藏】置阴凉干燥处，防潮。

参考文献

[1] 国家中医药管理局《中华本草》编委会. 中华本草: 第一册第二卷. 上海: 上海科学技术出版社, 1999, 356.

[2] 李时珍. 本草纲目 (校点本上册). 北京: 人民卫生出版社, 1985, 492.

[3] 毕焕春. 矿物中药与临床. 北京: 中国医药科技出版社, 1992, 80.

[4] 江苏新医学院. 中药大辞典: 下册. 上海: 上海科学技术出版社, 1991, 1859.

[5] 刘友樑. 矿物药与丹药. 上海: 上海科学技术出版社, 1962, 57.

红壤[1]

【本草考证】本品为藏医习用药材。历代本草未见记载。

【藏药名】泽。

【来源】本品为缺乏碱金属和碱土金属而富含铁、铝氧化物，呈酸性红色的矿物。铁化合物常包括褐铁矿与赤铁矿等。采挖后，除去杂石。

【性状】本品为红褐色或棕红色的不规则状颗粒。红色条痕明显。质脆，手捻之易碎。气微，味淡。

【炮制】取原药材，置锅中翻炒，放凉即得。

【性味】涩，热，糙。

【功能与主治】干黄水，调经。用于黄水病，月经不调。

【用法与用量】配方用。

【贮藏】置干燥处。

参考文献

[1] 青海省食品药品监督管理局. 青海省藏药炮制规范 (2010年版). 西宁: 青海人民出版社, 2010, 9.

紫精丹[1~2]

【本草考证】本品为极少用中药，始载于《太平圣惠方》。

【来源】本品为硫黄和铁粉炼制而成的丹药。主含硫化亚铁（FeS）。

【性状】为灰黑色丸子。质重。不溶于水、乙醇，易溶于酸。

【化学成分】主含硫化亚铁。溶于酸而生成亚铁盐及硫化氢。置空气中热之则氧化为硫酸亚铁，强热则生成二氧化硫和三氧化二铁。

【制法】取硫黄60g研细粉，针砂粉末120g，两者共研，装入容器内，文、武火烧炼令通赤，放冷，取出，研细，然后水飞十余次，晾干。用水浸蒸饼和丸，如绿豆大。

【药理】能增加血色素数值和促进红细胞的新生。

【性味与归经】不详。

【功能与主治】暖元阳，强壮，补血，止痛。用于虚寒积聚，冷气疼痛。

【用法与用量】每日空腹，一次5粒，茶酒送下。

【注意】不宜多服，多服刺激胃壁引起呕吐及胸部不适。

【贮藏】置通风干燥处，防尘，防潮。

参考文献

［1］杨松年.中国矿物药图鉴.上海:上海科学技术文献出版社,1990,93.

［2］刘友樑.矿物药与丹药.上海:上海科技出版社,1962,65.

第八章 含钙的矿物药

人体总含钙量约为1400g，其中90％以上以盐形式存在。

钙的吸收与贮存都依赖维生素D的存在。在正常条件下如钙吸收多，即储存在骨中，有利于成骨作用，也有利于血钙的调节。

钙为某些激素的第二信使。在发育期儿童体内钙、磷供应不足时则骨质钙化不良，可发生骨软化症和佝偻病。

钙维持神经肌肉的正常兴奋性，血钙降低时，神经肌肉兴奋性增高，反之则降低。钙能增强心肌收缩力，高钙可致心律失常，使停止于收缩期，并能增加洋地黄毒性。钙可降低毛细血管通透性，增加致密性，使渗出减少。具有消炎、消肿，抗过敏等作用。Ca^{2+}参与血凝过程。

含钙的矿物药，主要有石膏、钟乳石、石灰华、淡秋石、石灰、花蕊石、南寒水石、北寒水石、鹅管石，紫石英、玄精石、姜石、长石等。

含钙的矿物药在我国中医药文献中早有记载，早在《神农本草经》就记载有石膏、钟乳石（石钟乳）、石灰（墨灰）、寒水石（凝水石）等。

钙以化合物形式大量分布于自然界，按其所含主要化学成分分为五类：

1.碳酸钙类：自然界分布最广，如钟乳石、鹅管石、石灰华、花蕊石、南寒水石等。

2.硫酸钙类：如石膏、硬石膏、北寒水石、玄精石等。

3.氟化钙类：如紫石英，主要成分为氟化钙（CaF_2），是医药上最有用的氟化物。

4.氧化钙类：如石灰等。

5.其他：如淡秋石（含尿酸钙、磷酸钙、硫酸钙）。

含钙的矿物药在临床上使用广泛，对人体有多种作用。主要功能：①钙为构成骨骼、牙齿的主成分。钙缺乏会影响骨、齿的成长和发育，使儿童发生骨软化症和佝偻病，使中老年人骨质疏松。②钙为血液凝固的要素，能促进凝血素元变成凝血素而加速血凝，若血液中钙离子减低，则会使出血时间延长。③钙能减低毛细血管的通透性，增加致密性，对渗出、炎症、水肿有防治疗效，具有抗过敏等作用。④钙能抑制神经应激能，如血钙降低则会引起低钙性痉挛。⑤钙能直接作用于神经末梢端，低浓度时能兴奋心脏而呈强心作用，高浓度时则抑制心肌而使收缩期停止。⑥钙盐有解热作用，如石膏、方解石等已为临床所证实。⑦钙能中和过多的胃酸。⑧钙盐撒布于皮肤黏膜上呈收敛、制泌、止血作用。

含钙的矿物药在水中溶解度不同，大多溶解度较低，各自有其主要功效，临床上用药应有所选择，若作煎剂使用，注意须多加水，增加煎煮时间，使其钙盐充分溶解。

石膏[1]

【本草考证】本品为常用中药，始载于《神农本草经》，列为中品。朱震亨曰："火煅细研醋调，封丹灶，其固密甚于脂膏。此盖兼质与能而得名，正与石脂同意。"时珍曰："石膏有软、硬二种。软石膏，大块生于石中，作层如压扁米糕形，每层厚数寸。有红白二色，红者不可服，白者洁净，细纹短密如束针，正如凝成白蜡状，松软易碎，烧之即白烂如粉。……今人以石膏收豆腐，乃昔人所不知。"[2]此描述与现今石膏相同。

【别名】细理石、细石《名医别录》[3]，软石膏《本草衍义补遗》，寒水石[2]，石羔、冰石（青海）[4]，玉大石，玉火石（甘肃）[3]，白虎《药品化义》[4]，土石膏[5]，大石膏（山西），白石膏[26]，纤维石膏[27]。

【蒙药名】楚伦—珠刚《内蒙古中草药》，朝伦—竹冈《认药白晶鉴》，道竹冈、呼勒特格讷《蒙药学》[21]，绰伦—朱岗《内蒙古蒙药材标准》。

【维吾尔药名】盖及《注医典》，竹不西尼、术不新《回回药方三十六卷》，朱比森、克里斯《拜地依药书》[22]。

【苗药名】衣修《贵州东南》、习告《贵州铜仁》[23]。

【原矿物】石膏。

【来源】本品为硫酸盐类矿物硬石膏族石膏，主含含水硫酸钙（$CaSO_4 \cdot 2H_2O$）。采挖后，除去杂石及泥沙。

【性状】本品为纤维状的集合体，呈长块状、板块状或不规则块状。白色、灰白色或淡黄色，有的半透明。体重，质软，用指甲即可刻划成粉。纵断面具绢丝样光泽。气微，味淡。

硬度　2。

相对密度　2.3[11]。

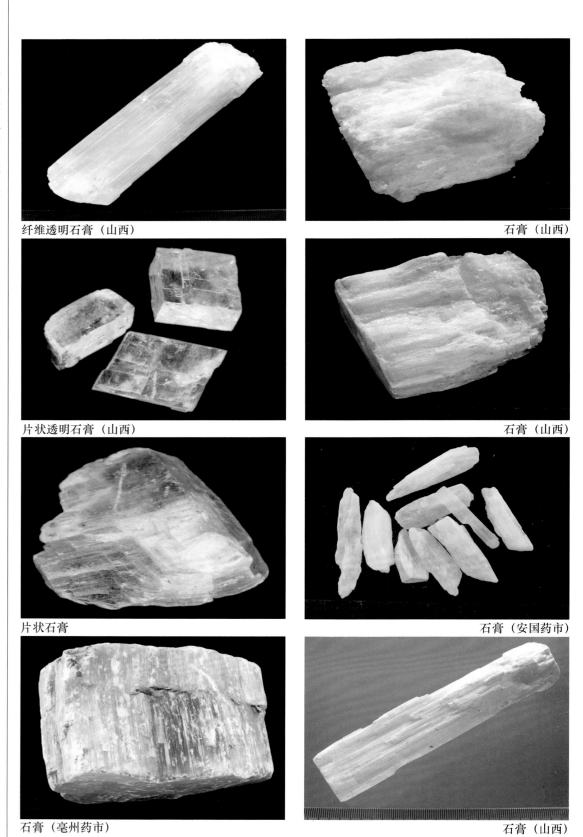

纤维透明石膏（山西）

石膏（山西）

片状透明石膏（山西）

石膏（山西）

片状石膏

石膏（安国药市）

石膏（亳州药市）

石膏（山西）

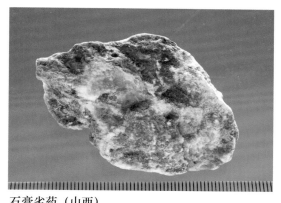
石膏劣药（山西）

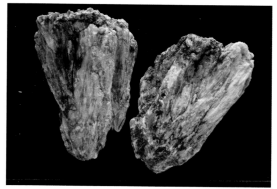
石膏劣药

以块大、白色、半透明、纵断面纤维状、具丝绢样光泽、无杂质者为佳。

【鉴别】1. 本品粉末白色。大小不等的不定型晶体极多，白色半透明。不规则块片状或不定形颗粒，边缘不规则，多层重叠，有立体感，长75～175μm，直径20～125μm。近方形晶体块片颇多、呈不规则方形、长方形，表面光滑或见斜的顺纹。边缘较暗不整齐或具棱角，颗粒状晶体易见[6，27]。

2. 取本品一小块（约2g）置具有小孔软木塞的试管内，灼烧，管壁有水生成，小块变为不透明体。

3. 取本品粉末0.2g，加稀盐酸10ml，加热使溶解，溶液显钙盐与硫酸盐（中国药典2010年版一部附录28、29页）的鉴别反应。

4. 本品燃烧时火焰显红黄色，熔成白色瓷状的碱性小球[8]。

【检查】重金属　取本品8g，加冰醋酸4ml与水96ml，煮沸10分钟，放冷，加水至原体积，滤过。取滤液25ml，依法检查（中国药典2010年版一部附录Ⅸ　E　50页第一法），含重金属不得过百万分之十。

砷盐　取本品1g，加盐酸5ml，加水至23ml，加热使溶解，放冷，依法检查（中国药典2010年版一部附录Ⅸ　F 50页第二法），含砷量不得过百万分之二。

【含量测定】取本品细粉约0.2g，精密称定，置锥形瓶中，加稀盐酸10ml，加热使溶解，加水100ml与甲基红指示液1滴，滴加氢氧化钾试液至溶液显浅黄色，再继续多加5ml，加钙黄绿素指示剂少量，用乙二胺四醋酸二钠滴定液（0.05mol/L）滴定，至溶液的黄绿色荧光消失，并显橙色。每1ml乙二胺四醋酸二钠滴定液（0.05mol/L）相当于8.608mg的含水硫酸钙（$CaSO_4 \cdot 2H_2O$）。

本品含含水硫酸钙（$CaSO_4 \cdot 2H_2O$）不得少于95.0％。

【化学成分】主含含水硫酸钙（$CaSO_4 \cdot 2H_2O$），其中氧化钙32.5％，亚硫酸根46.5％，水20.9％[9]。此外尚有铝、硅、镁、锰、钛、铜、钠等十多种元素[10]；尚有黏

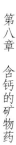

第八章　含钙的矿物药

土、砂砾、有机物、硫化物等杂质混入[7]；还有微量元素Fe^{3+}、Mg^{2+}[9]。

【产状与分布】主要是盐湖中化学沉积作用的产物，与石盐、硬石膏等共生。此外，硬石膏在外部压力降低的情况下，受地面水作用，也可形成大量石膏[11]。主产于湖北应城，安徽凤阳。山东、河南、山西、甘肃、云南、四川、贵州等省也产。

【炮制】生石膏 洗净，干燥，打碎，除去杂石，粉碎成粗粉。

蜜炙石膏 将石膏照蜜炙法用炼蜜拌炒至蜜汁分布均匀。

每100kg石膏，用炼蜜10kg[24]。

【炮制品性状】生石膏 为不规则粗颗粒粉状，白色或类白色，纵断面具纤维状纹理，并有丝样光泽。气微，味淡[25]。

蜜炙石膏 为淡棕色，略有滋润感，味微甜，余同石膏[24]。

【药理】1.解热作用 本品水煎剂对发热家兔有解热作用。尤其运用于高热，解热作用较持久。

对石膏及麻杏石甘汤中各单味药用兔试验，发现单味石膏即可退热，甚至用煎过的再生石膏碾碎仍可退热[12]；有人发现石膏退热作用随致热物质及受试动物发热状态不同，可见退热显著、一般或不退热诸种报道[13]；有人认为石膏两个结晶水的存在可能是生石膏药性大寒的重要原因，其最终因素在于各质点组成的电子云密度分布的有序性，清热作用则与结晶水的存在，钙离子和其他一些无机元素（Fe、Co、S等）均有一定的关系[6]。

2.增强机体免疫功能 石膏能加强离体兔肺泡巨噬细胞对白色葡萄球菌及胶体金的吞噬能力，并能促进吞噬细胞成熟[21]；石膏煎剂可使烧伤大鼠T淋巴细胞数增加，淋转率增高，并使腹腔巨噬细胞吞噬功能加强[6]。

3.石膏内服经胃酸作用，一部分变成可溶性钙盐，至肠吸收入血能增加血清内钙离子浓度，可抑制神经应激能力（包括体温调节中枢神经）和减轻血管渗透性，故能清热泻火，除烦止渴[6]。小鼠和大鼠的离体肠管中石膏的上清液所含钙的透过率比硫酸钙、氯化钙、葡萄糖酸钙、辛酸钙都大[9, 22]。

4.据报道天然石膏中含有较多的S^{34}，在体内ATP存在下，经酶和APG的作用，产生硫同位素的分馏，使S^{34}在血中浓度增大，石膏抗病毒作用可能与此有关，有待进一步研究证实[14]。

5.研究发现在感染高热时应用含铁、铜等较多的石膏等清热降火药，可能在内源性白细胞递质（LEM）的作用下，将加快铁、锌流入肝细胞内和导致铜蓝蛋白复合物及急性期反应蛋白合成加速，增强杀伤微生物和机体防御能力，有助于控制感染[15]。

6.止渴作用 采用实验性口渴大鼠，皮下注射利尿药或服高渗盐水使大鼠口渴，此时给予4%石膏上清液可减轻其口渴状态[21~22]。

7. 石膏上清液对家兔的离体小肠和子宫平滑肌显示双向作用　能抑制小鼠小肠内容物的输送；静注能缩短家兔血液凝固时间；口服上清液0.5ml/10g，使尿量显著增多；石膏上清液还能明显抑制大鼠胆汁的排泄[21~22]。

8. 镇痛作用　生石膏具有明显的镇痛作用。其制剂对电刺激隐神经C类纤维传入冲动引起的大脑皮层体感区诱发电位引起的疼痛反应（C-CEP），也有明显的抑制作用[6]。

9. 抗病毒　用斑点杂交法试验，石膏煎剂25%～100%浓度，有降低乙型肝炎病毒脱氧核糖核酸（HBVDNA）含量的作用[6]。

10. 扩张血管　石膏上清液能使蟾蜍、兔的离体心脏心率加快，收缩振幅加大，并使兔耳郭、后肢和肠系膜灌流量增加，具扩张血管作用[17]；石膏具有降压作用。

【毒理】生石膏煎液小鼠静注的LD_{50}为14.70g/kg[21]。

【性味与归经】甘、辛，大寒。归肺、胃经[1]。甘，寒[7]。

【功能与主治】清热泻火，除烦止渴。用于外感热病，高热烦渴，肺热喘咳，胃火亢盛，头痛，牙痛[1]。

收敛，干燥，硬化。用于止血，生肌，吐血，鼻衄，牙龈出血等[7]。

蜜炙用取其不伤脾胃[24]。

【用法与用量】15～60g，先煎。

【注意】1. 外用过量可产生皮肤干燥[22]。

2. 阳虚寒证、脾胃虚寒、血虚、阴虚内热者慎服[4]或忌服。

【贮藏】置干燥处，防尘。

【附注】1. 山东、宁夏销一种"明石膏"，即矿物学上的"透石膏"，主成分与石膏同，杂质较少，质量佳。呈片状可剥离，晶体无色透明，一般为白色，或混有杂质而带灰或肉红色。

2. 曾有地区以方解石代石膏使用[16]，方解石系部标中药材收载的南寒水石，为碳酸盐类矿物，主含碳酸钙，为不规则的块状结晶，呈斜方块状、斜方板或不规则块状，表面平滑，敲之多碎成斜方体小块，断面可见棱柱状或板状不规则交互排列组成的层纹。质硬（硬度3）。滴加稀盐酸，即发生大量气泡。详见南寒水石项下。

3. 红石膏为硫酸盐类矿物硬石膏族红石膏，呈不规则的扁平块状。粉红色，表面凹凸不平，断面具纹理[26~27]。部标中药材以北寒水石收载，详见北寒水石项下。

4. 硬石膏为硫酸盐类矿物硬石膏的矿石，主成分为不含结晶水的硫酸钙。为不规则的块状、柱状、纤维状集合体。表面白色、灰白色，微带浅蓝或浅红色。质硬（硬度3～3.5），砸之较难破裂，断面呈不整齐的棱形或尖棱柱形。闭管中加热无水珠生成，铂

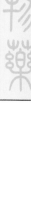

丝蘸其酸性溶液，烧时火焰呈浅红黄色（石膏呈砖红色）一般不作药用[17, 26]。

5.浙江省台州地区仙居县1983年曾发现服用"农用石膏"中毒致死3例。患者中毒致死症状与三氧化二砷中毒症状相符[19]。每克农用石膏含三氧化二砷0.1904g，按误服量计算，为成人三氧化二砷致死量(0.1～0.2g)的5～10倍，因而均在1.5～5小时内中毒死亡。"农用石膏"性状：大多为粉末状，少数为不规则的小块状，大小不一，白色，不透明，粉末于白纸上压平时对光观察无光泽，但夹有小碎片，碎片呈半透明并有丝绢样光泽，块状无光泽，断面无纤维状纹理，质坚，手捻不易碎，无臭。理化鉴别：①置试管中灼烧，管壁有水生成，灼烧后碎片失去光泽，加水粘结成灰白色固体，但不坚实，手捻之易断裂。②本品粉末显钙盐鉴别反应。③砷的升华反应：石膏无升华物。农用石膏有砷的升华晶状特征，在显微镜下可见到八面体及四面体的晶状结构，与砒石相同。砷的定性反应为阳性。

砷在自然界中多以化合物的形态混杂于多种矿石中，而有的地区医用石膏与农用石膏同为生产资料公司经营销售，有时就将非药用石膏作为医用。应引起有关部门注意。

6.石膏不宜与四环素族抗生素、异烟肼、强的松龙、洋地黄类、槲皮素、磷酸盐（磷酸可待因、磷酸氯化喹啉）、硫酸盐（硫酸亚铁、硫酸胍片）、丹参浸膏等合用[28]。

7.本品在复方汤剂中的疗效，大多比单味石膏有所增强。石膏与一些有机酸、鞣质、维生素、生物碱、盐类等在水中同煎时可使溶解度增加；与碱性物质、淀粉、黏液质、蛋白质等同煎，使其溶解度降低。其他如脂肪油、挥发油、树脂、苷类等对石膏溶解度影响不大。

8.石膏入汤剂，宜先碎成粗粉，加水先煎至沸，稍放冷后，再加入另煎至沸的汤剂中为好。这样，增加了石膏的扩散表面，又避免了中药复方中水溶性大分子化学成分对石膏溶出的影响，利于石膏成分的溶出[18]。

9.石膏表层的红棕色及灰黄色矿物杂质和质次硬石膏中含砷盐较高，接近《中国药典》规定的限量。现在商品石膏中红棕色及灰黄色矿物杂质大部分未去净，质次石膏中含量还很高。为确保药材质量，在炮制前应将其表层及内部矿物杂质去净，含杂质多的石膏不应供药用[20]。

参考文献

[1]国家药典委员会.中华人民共和国药典.2010年版一部.北京:中国医药科技出版社,2010,87.

[2]李时珍.本草纲目(校点本上册).北京:人民卫生出版社,1985,543.

[3]《中国药物大全》编辑委员会.中国药物大全(中药卷).1993,28.

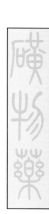

［4］国家中医药管理局《中华本草》编委会.中华本草:第一册第二卷.上海:上海科学技术出版社,1999,296.

［5］中国科学院四川分院中医中药研究所.四川中药志:第三册.成都:四川人民出版社,1962,2379.

［6］万定荣,陈家春,余汉华.湖北药材志:第一卷.武汉:湖北科学技术出版社,2002,95.

［7］新疆维吾尔自治区卫生厅.维吾尔药材标准:上册.乌鲁木齐:新疆科技卫生出版社,1993,72.

［8］南京药学院药材教研组.药材学.北京:人民卫生出版社,1960,1319.

［9］中国医学科学院药用植物研究所,中国协和医科大学,等.中药志:第六册.北京:人民卫生出版社,1998,311.

［10］赵中杰.矿物药分析.北京:人民卫生出版社,1991,188.

［11］地质部地质辞典办公室.地质辞典(二):矿物　岩石　地球化学分册.北京:地质出版社,1981,92.

［12］杨群智,等.中成药研究.1984,(6):21.

［13］张树峰.临床医学杂志.1988,4(3):158.

［14］北京中医学院中药鉴定教研室.中药鉴定学补充教材:下册.1984,204.

［15］高衍裔,等.中西医结合杂志.1988,8(2):12.

［16］陈建伟,等.中药材.1991,14(2):23.

［17］肖培根.新编中药志:第四卷.北京:化学工业出版社,2002,374.

［18］万国庆.中国中药杂志.1993,8(11):674.

［19］朱照祥.中药材.1985,(6):28.

［20］赵风水,等.中国中药杂志.1992,17(7):409.

［21］国家中医药管理局《中华本草》编委会.中华本草:蒙药卷.上海:上海科学技术出版社,2004,33.

［22］国家中医药管理局《中华本草》编委会.中华本草:维吾尔药卷.上海:上海科学技术出版社,2005,17.

［23］国家中医药管理局《中华本草》编委会.中华本草:苗药卷.贵阳:贵州科技出版社,2005,183.

［24］上海市食品药品监督管理局.上海市中药饮片炮制规范.2008年版.上海:上海科学技术出版社,2008,331.

[25] 天津市食品药品监督管理局.天津市中药饮片炮制规范.2005年版.2005,345.

[26] 吴淑荣,孔增科.实用中药材鉴别手册.天津:天津科学技术出版社,1988,202.

[27] 张贵君.常用中药鉴别大全.哈尔滨:黑龙江科学技术出版社,1993,214.

[28] 高天爱.矿物药及其应用.北京:中国中医药出版社,1997,157.

煅石膏[1]

【来源】本品为石膏的炮制品。主含硫酸钙（$CaSO_4$）。

【性状】本品为白色的粉末或酥松块状物，表面透出微红色的光泽，不透明。体较轻，质软，易碎，捏之成粉。气微，味淡。

【鉴别】取本品粉末0.2g，加稀盐酸10ml，加热使溶解，溶液显钙盐与硫酸盐（中国药典2010年版一部附录28、29）的鉴别反应[2]。

【检查】重金属 照石膏项下的方法检查，不得过百万分之十。

砷盐 取煅石膏1g，加盐酸5ml，加水至23ml，加热使溶解，放冷，依法检查（中国药典2010年版一部附录50）。含砷量不得过百万分之二[3]。

【含量测定】取本品细粉约0.15g，精密称定，照石膏项下的方法，自"置锥形瓶中，加稀盐酸10ml"起，依法测定。每1ml乙二胺四醋酸二钠滴定液（0.05mol/L）相当于6.807mg的硫酸钙（$CaSO_4$）。

本品含硫酸钙（$CaSO_4$）不得少于92.0%［1g硫酸钙（$CaSO_4$）相当于含水硫酸钙（$CaSO_4 \cdot 2H_2O$）1.26g］。

【制法】取石膏，洗净，干燥，照明煅法（中国药典2010年版一部附录21）煅至酥松。

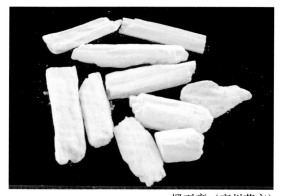

煅石膏（亳州药市）

【性味与归经】甘、辛、涩，寒。归肺、胃经。

【功能与主治】收湿，生肌，敛疮，止血。外治溃疡不敛，湿疹瘙痒，水火烫伤，外伤出血。

【用法与用量】外用：适量，研末撒敷患处。

【贮藏】置干燥处，防尘。

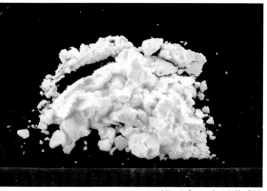

煅石膏（安国药市）

【附注】 江苏炮制[4]。**【检查】** 项下"含重金属不得超过10％"。与《中国药典》规定"不得过百万分之十"相差甚远。不知是何原因，故在此提出供参考。

参考文献

［1］国家药典委员会.中华人民共和国药典.2010年版一部.北京:中国医药科技出版社,2010,88、附录21、28、29、50.

［2］陕西省食品药品监督管理局.陕西省中药饮片标准:第一册.西安:陕西科学技术出版社,2008,47.

［3］江西省食品药品监督管理局.江西省中药饮片炮制规范.2008年版.上海:上海科学技术出版社,2009,527.

［4］江苏省药品监督管理局.江苏省中药饮片炮制规范(2002年版).南京:江苏科学技术出版社,2002,496.

紫石英[1]

【本草考证】 本品为较少用中药，始载于《神农本草经》，列为上品。陶弘景谓："今第一用太山石，色重澈下有根。"［禹锡曰]按岭表录异云："泷州山中多紫石英，其色淡紫，其质莹澈，随其大小皆五棱，两头如箭镞。"[2] 以上描述似指矿物紫石英（主含二氧化硅）。又寇宗奭谓："紫石英明澈如水精，但色紫而不匀。"[2]，则似指氟石。目前市场上紫石英的原矿物主要是氟石。与《中国药典》收载的紫石英一致。

【别名】 萤石，氟石[17]，莹石[3]，赤石英[4]，银华、紫石、水碧、水苍玉、芘石、紫玉英、蓝宝石、苍瑛、弗石《矿物药》。

【原矿物】 萤石又称氟石。

【来源】 本品为氟化物类矿物萤石族萤石，主含氟化钙（CaF_2）。采挖后，除去杂石。

【性状】 本品为块状或粒状集合体。呈不规则块状，具棱角。紫色或绿色，深浅不匀，条痕白色。半透明至透明，有玻璃样光泽。表面常有裂纹。质坚脆，易击碎。气微，味淡。

硬度 4[15]。

相对密度 3.18[4]。

以色纯紫、透明、无杂色、无杂石者为佳。

【鉴别】 1.本品不溶于水，溶于浓硫酸并放出氟化氢（HF）。与盐酸和硝酸的作用甚弱[8]。

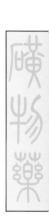

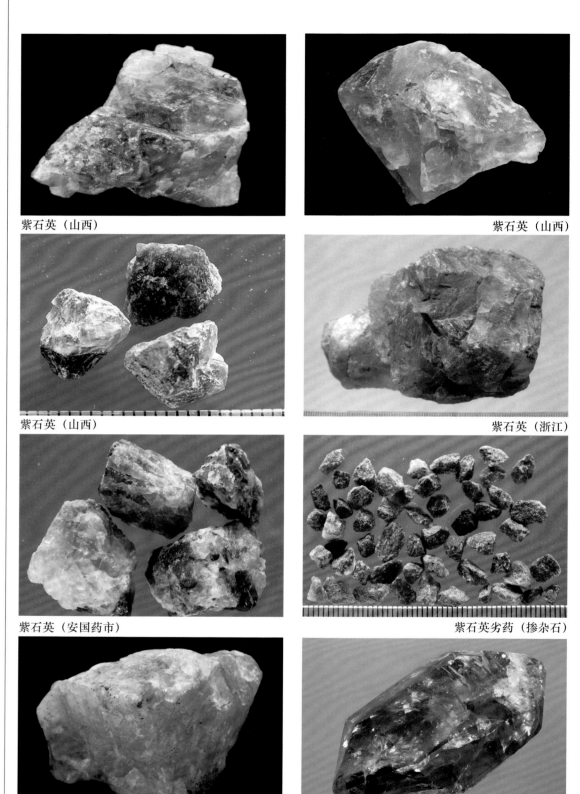

紫石英（山西）

紫石英（山西）

紫石英（山西）

紫石英（浙江）

紫石英（安国药市）

紫石英劣药（掺杂石）

紫石英（山西）

紫石英伪品（烟水晶）

2.取本品细粉0.1g，置烧杯中，加盐酸2ml与4%硼酸溶液5ml，加热微沸使溶解。取溶液1滴，置载玻片上，加硫酸溶液（1→4）1滴，静置片刻，置显微镜下观察，可见针状结晶。

3.取本品置紫外光灯（365nm）下观察，显亮紫色、紫色至青紫色荧光。

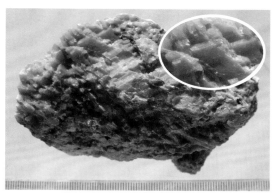

紫石英伪品（方解石）

4.取本品细粉20mg与二氧化硅粉15mg，混匀，置具外包锡纸的橡皮塞的干燥试管中，加硫酸10滴。另取细玻璃管穿过橡皮塞，玻璃管下端沾水1滴，塞置距试管底部约3.5cm处，小心加热（在石棉板上）试管底部，见水滴上下移动时，停止加热约1分钟，再继续加热，至有浓厚的白烟放出为止。放置2～3分钟，取下塞与玻璃管，用2～3滴水冲洗玻璃管下端使流入坩埚内，加钼酸铵溶液［取钼酸铵3g，加水60ml溶解后，再加入硝酸溶液（1→2）20ml，摇匀］1滴，稍加热，溶液显淡黄色，放置1～2分钟后，加联苯胺溶液（取联苯胺1g，加入10%醋酸使溶解成100ml）1滴和饱和醋酸钠溶液1～2滴，即显蓝色或生成蓝色沉淀。

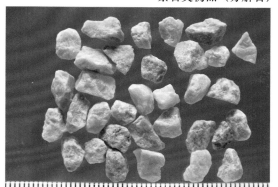

紫石英伪品（花蕊石）

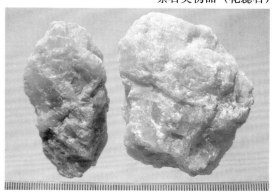

紫石英伪品（磷灰石）

【含量测定】取本品细粉约0.1g，精密称定，置锥形瓶中，加盐酸2ml与4%硼酸溶液5ml，加热溶解后，加水300ml、10%三乙醇胺溶液10ml与甲基红指示剂1滴，滴加10%氢氧化钾溶液至溶液显黄色，再继续多加15ml，并加钙黄绿素指示剂约30mg，用乙二胺四醋酸二钠滴定液（0.05mol/L）滴定至溶液黄绿色荧光消失而显橙色。每1ml的乙二胺四醋酸二钠滴定液（0.05mol/L）相当于3.904mg的氟化钙（CaF_2）。

本品含氟化钙（CaF_2）不得少于85.0%。

【化学成分】主含氟化钙（CaF_2），纯品含Ca^{2+} 51.2%，F^- 48.8%；常含有杂质Fe_2O_3和稀土元素，主要为钇、铈，偶有铀[5]。此外尚含少量的硅、铝、镁及微量的铜、镍、锌、钛等十余种元素[6]。

【产状与分布】形成于热液矿床中，或伟晶气液作用形成的矿脉中。有时也大量出现于铅锌硫化物矿床中[15]。主产于浙江、甘肃、河南、湖南等地。辽宁、山东、山西、广东、福建等地亦有分布。

【炮制】净紫石英 除去杂石，砸成碎块。

煅紫石英 取净紫石英块，照煅淬法（中国药典2010年版一部附录21页）煅透，醋淬。每100kg紫石英，用醋30kg。

【炮制品性状】净紫石英 本品为不规则碎块。紫色或绿色，半透明至透明，有玻璃样光泽。气微，味淡。

【鉴别】【含量测定】同药材。

煅紫石英 本品为不规则碎块或粉末。表面黄白色、棕色或紫色，无光泽。质酥脆。有醋香气，味淡。

【鉴别】（1）（2）（4）同药材。

【含量测定】同药材 含氟化钙（CaF_2）不得少于80.0%。

【药理】1.有兴奋中枢神经作用[15]。

2.有兴奋卵巢分泌功能的作用[3, 15]。

【毒理】1.邯郸产煅紫石英，急性毒性 iv，LD_{50}为14.70g/kg[7]。

2.人体摄入氟过多，会对牙齿、骨骼、神经系统、肾脏、心血管及甲状腺有损害作用[15]。

【性味与归经】甘，温。归肾、心、肺经[1]。甘，辛、温。归心、肝、肺、肾经[15]。

【功能与主治】温肾暖宫，镇心安神，温肺平喘。用于肾阳亏虚，宫冷不孕，惊悸不安，失眠多梦，虚寒咳喘。

煅紫石英 能解其毒性（减少氟的含量）；增强温肺降逆，散寒暖宫作用。用于肺虚寒咳，宫冷不孕[14]。

煅淬后增强镇心安神作用[13]。

【用法与用量】9～15g，先煎[1]。或入丸、散。宜火煅醋淬，研末水飞晒干用[15]。

【注意】1.只可暂用，不可久服[15]。

2.阴虚火旺及血分有热者慎（忌）用[15, 17]。

3.妇女绝孕由于阴虚火旺不能接受精气者忌用[17]。

【贮藏】贮干燥容器内，置干燥处，防尘。

【附注】1.根据《本草纲目》引掌禹锡记载，可知古时紫石英为现在矿物学中石英类（主成分为二氧化硅）。而八版《中国药典》及《中草药学》、《中药志》[8]均以氟化物类矿物萤石族萤石作紫石英药用。唯有《中药材手册》[9]、《四川中药志》[10]紫石英项下描述与《本草纲目》同。"紫石英为硅酸盐类矿物石英，分紫、白两种，入药以紫色者佳"。现山东、四川、云南等个别地区仍以紫色石英矿物作为紫石英药用。通过药用原矿物变迁的探讨，标本与文献的核对，所含元素的比较分析，认为应以紫色二氧化硅矿物紫水晶为紫石英的正品。目前所用氟化钙类矿物萤石，不宜作紫石英药用[11]。

2.青海、广西、山西部分地区所用的紫石英为碳酸盐类矿物方解石。主成分是碳酸钙，晶体呈致密块状及粒状集合体，遇稀盐酸剧烈气泡[8]。两者不可混用，注意鉴别。其性状特征详见方解石项下。

紫石英（萤石）、紫色石英、方解石三种药材检索表：

1.加盐酸不溶解，不产生CO_2气泡

  2.晶体通常呈六方柱形，柱体晶面上有水平条纹。质极坚硬（硬度7），不易碎，可划刻玻璃···紫色石英

  2.多为块状或粒状集合体，表面常有裂纹，质坚脆，易击碎，不能划刻玻璃··········紫石英（萤石）

1.加盐酸溶解，产生CO_2气泡。表面密具菱粒状小突起，质脆较易碎成粒状··············方解石

3.对山东文登、泰安、枣庄、崂山、费县及市售品紫石英进行了考查，结果表明，山东部分地、市以矿物萤石作为紫石英药用。而相当一部分地、市以矿物石英作紫石英使用[12]。

4.煅紫石英　煅至红透，醋淬时紫石英冷后迅速取出，不宜长期浸泡，否则时间过长紫石英颜色转白，影响炮制品质量；对紫石英的不同炮制品包括净选紫石英粉、煅紫石英粉、煅醋淬紫石英、水飞进行比较，证明煅醋淬品中氟含量较低，氧化钙含量最高，与煅品、水飞及生品相比有明显差异[18]。

参考文献

[1]国家药典委员会.中华人民共和国药典.2010年版一部.北京:中国医药科技出版社,2010,316、附录21页.

[2]李时珍.本草纲目(校点本上册).北京:人民卫生出版社,1985,512.

[3]毕焕春.矿物中药与临床.北京:中国医药科技出版社,1992,66.

[4]李鸿超,等.中国矿物药.北京:地质出版社,1988,236.

[5]南京药学院《中草药学》编写组.中草药学:下册.南京:江苏人民出版社,1980,1490.

[6]赵中杰.矿物药分析.北京:人民卫生出版社,1991,194.

[7]岳旺,等.中国中药杂志.1989,14(2):44.

[8]中国医学科学院药用植物研究所,中国协和医科大学,等.中药志:第六册.北京:

人民卫生出版社,1998,378.

[9]中华人民共和国卫生部药政管理局,等.中药材手册.北京:人民卫生出版社,1992,737.

[10]中国科学院四川分院中医中药研究所.四川中药志:第三册.成都:四川人民出版社,1962,2409.

[11]张世臣,等.北京中医学院中药系学术论文集.1960~1985,101.

[12]张贞丽,等.山东中医杂志.1991,10(4):42.

[13]四川省药品监督管理局.四川省中药饮片炮制规范.2002年版.2002,416.

[14]河南省食品药品监督管理局.河南省中药饮片炮制规范(2005年版).郑州:河南人民出版社,2005,515

[15]国家中医药管理局《中华本草》编委会.中华本草:第一册第二卷.上海:上海科学技术出版社,1999,323.

[16]杨兆起,封秀娥.中药材鉴别手册:第三册.北京:科学出版社,1994,515.

[17]郝近大.中华人民共和国药典辅助说明:2010年一部·药材及饮片.北京:中国中医药出版社,2011,540.

[18]叶定江,张世臣.中药炮制学.北京:人民卫生出版社,1999,169.

玄精石[1]

【本草考证】本品为较少用中药,始载于宋《开宝本草》。李时珍曰:"此石乃碱卤至阴之精凝结而成,故有诸名。""玄精是碱卤津液流渗入土,年久结成石片,片状如龟背之形。蒲、解出者,其色青白通彻。"[3]以上记载与《中国药典》1963年版收载的玄精石相同。

【别名】太阴玄精《开宝本草》,太阴玄精石[8]《本草衍义》,太乙玄精石、阴精石、玄英石[6,8]《本草纲目》,太乙元精石[13],元精石[2]、龟背玄精石[7],太阴[6],石膏质玄精石[8]。

【原矿物】为年久所结小型片状石膏族矿石石膏。

【来源】本品为硫酸盐类石膏族矿物年久所结的小形片状石膏矿石。主含含水硫酸钙($CaSO_4 \cdot 2H_2O$)。采挖后,除去泥土、杂石。

【性状】本品呈近六边形、椭圆形、菱形或不规则的薄片状。边薄中厚,大小不一,一般长0.5~2.5cm,宽0.4~2cm,厚0.1~0.5cm。青白色、灰白色、灰绿色或略带浅灰棕色,中间多显黑色,形似龟背,半透明。质硬而脆,砸之易纵裂成不整齐的棱形

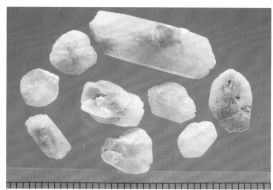

玄精石（山西）

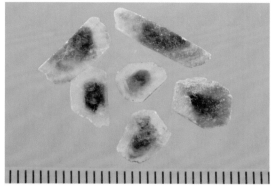

玄精石（安国药市）

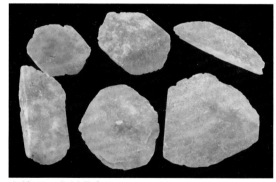

玄精石（亳州药市）

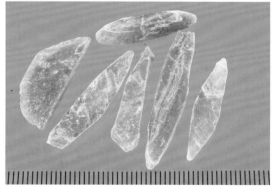

玄精石（亳州药市）

的条片状或柱状小块，具玻璃样光泽。气微（微带土腥气），味淡（微咸）。

硬度 1.5～2。

相对密度 2.3～2.37[2]。

以块整齐、色青白、片薄、片如龟背、中间显黑色者为佳。

【鉴别】1.本品粉末灰白色。为不定形微黄色透明薄片，有顺直纹理，层纹明显，似多层重叠的透明薄片[5]。

2.取本品灼烧，则纵裂成白色片状[2,4]。

3.取本品粉末0.1g，加稀盐酸10ml，搅拌使溶解，滤过，溶液显钙盐和硫酸盐（中国药典2010年版一部附录28、29页）的鉴别反应。

【检查】**铁盐** 取本品粉末1g，加稀盐酸20ml，加热煮沸10分钟，放冷，滤过。滤液加氢氧化钠试液中和后，置250ml量瓶中，加水至刻度，摇匀。取10ml，依法检查（中国药典2010年版一部附录Ⅸ D 50页），含铁量不得过0.15%[2]。

重金属 取本品粉末4g，加冰醋酸4ml与水96ml，煮沸10分钟，放冷，滤过。滤液加水使成100ml，摇匀。取25ml，依法检查（中国药典2010年版一部附录Ⅸ E 50页第一法），含重金属不得过百万分之二十[2]。

砷盐 取本品粉末0.4g，加盐酸5ml，加水至23ml，加热使溶解，放冷。依法检查（中国药典2010年版一部附录Ⅸ F 50页第一法），含砷量不得过百万分之五[2]。

【含量测定】取本品细粉约0.2g，精密称定，置锥形瓶中，加稀盐酸10ml，加热使溶解，加水100ml与甲基红指示液1滴，滴加氢氧化钾试液至溶液显浅黄色，再继续多加5ml，加钙黄绿素指示剂少量，用乙二胺四醋酸二钠滴定液（0.05mol/L）滴定，至溶液的黄绿色荧光消失，并显橙色。每1ml乙二胺四醋酸二钠滴定液（0.05mol/L）相当于8.608mg的含水硫酸钙（$CaSO_4 \cdot 2H_2O$）。

本品含含水硫酸钙（$CaSO_4 \cdot 2H_2O$）不得少于90.0%[2,14]。

【化学成分】主含含水硫酸钙（$CaSO_4 \cdot 2H_2O$）。尚含Si、Mg、Al、Fe、Sr、Ti、Ba、Na等元素[9]；含CaO 32.57%，SO_3 46.5%，H_2O 20.93%[8]。

【产状与分布】为我国盐池地带之卤水经年久化学沉积所结成的小形片状石膏。主产于山西、陕西、甘肃、青海、内蒙古、四川等地。

【炮制】净玄精石　除去杂质，洗净，干燥，砸成碎块或碾成粉末。

醋淬玄精石　取净玄精石装入瓦缸，置炭火中，煅至红透倒出，用醋喷匀，研细。

每100kg玄精石，用醋10kg[15]。

【炮制品性状】净玄精石　为不规则的碎块或粉末。其他特征同其药材。

醋淬玄精石　形如玄精石药材，质酥易碎，具醋香气。

【药理】内服至肠能使黏液分泌增加，有缓下作用[10]。

【毒理】邢台产玄精石，急性毒性 iv，LD_{50}为12.90g/kg[11]。

【性味与归经】甘、咸，寒。归肾经[1,5]。（甘）、咸，寒。归肾、肺、脾、大肠、胃经[6,14]。咸，寒。归肾经[2]。

【功能与主治】滋阴，降火，软坚，消痰。用于阳盛阴虚，壮热烦渴，头风脑痛，目赤障翳，重舌，木舌，咽喉生疮[5~6,14]。

清热滋阴。用于高热烦渴，阴虚头痛，目赤肿痛[4]。

清热降火，明目，消痰。用于阴虚阳亢，高热烦渴，目赤肿痛，咽喉肿痛，头疮。外用治烫伤[7]。

【用法与用童】9~15g，先煎。外用适量，研末撒或调敷。

【注意】脾胃虚寒及无热邪者（慎）忌服。

【贮藏】密闭，置阴凉干燥处。

【附注】1.关于玄精石矿物来源，在古代医药论著中记述颇多，意见尚不一致，观点各异，有的文献记载是石膏，有的记载是钙芒硝，也有的则认为玄精石可以是石膏，又可以是钙芒硝，还有的认为是硬石膏等。为了考察当前药材市场所用玄精石的来源，对甘肃、青海、内蒙古、山西、陕西、四川、云南等地做了实际调查采样，鉴定结果说明:所用的玄精石虽然在颜色上有区别，但其矿物来源均系石膏的单晶体。与《中国药典》1963

年版规定的玄精石的来源相同[12]。

2.中华本草[15]记载：玄精石有学者认为尚包括钙芒硝，药材名钙芒硝质玄精石，未见有商品销售。

3.中药志[8]收载玄精石有两种：一为硫酸盐类矿物石膏；另一种为硫酸盐类矿物钙芒硝。并对钙芒硝的来源、原矿物、性状、鉴别、化学成分等进行描述。

4.中药志[8]玄精石【附注】项下记载：玄精石矿物来源认为还有一种，系含水硫酸钙（$CaSO_4 \cdot 2H_2O$）的升华物，包括正文所述共三种。因此，其矿物名称、成分等均不相同，究竟疗效上有无差异，尚待研究。

5.云南玄精石浅灰色带黑心的样品中发现掺杂着粉白色板状不透明晶体，确定为硬石膏（$CaSO_4$），经X-射线衍射物相分析更精确地发现除有硬石膏外，尚有烧石膏（$2CaSO_4 \cdot H_2O$）。全国多数地区无此现象[12]。

6.新疆奇台县药材公司所采玄精石特点是：龟背状，晶体中心大都有黑色泥质包裹物[13]。

参考文献

［1］中华人民共和国卫生部药典委员会.中华人民共和国药典.1963年版一部.北京：人民卫生出版社，1964，59.

［2］四川省食品药品监督管理局.四川省中药材标准（2010年版）.成都：四川科学技术出版社，2011，168.

［3］李时珍.本草纲目（校点本上册）.北京：人民卫生出版社，1985，640.

［4］上海市卫生局.上海市中药材标准.1994年版.1994，101.

［5］北京市卫生局.北京市中药材标准.1998年版.北京：首都师范大学出版社，1998，101.

［6］山东省药品监督管理局.山东省中药材标准（2002年版）.济南：山东友谊出版社，2002，71.

［7］甘肃省食品药品监督管理局.甘肃省中药材标准（2009年版）.兰州：甘肃文化出版社，2009，377.

［8］中国医学科学院药用植物研究所，中国协和医科大学，等.中药志：第六册.北京：人民卫生出版社，1998，306.

［9］赵中杰.矿物药分析.北京：人民卫生出版社，1991，189.

［10］毕焕春.矿物中药与临床.北京：中国医药科技出版社，1992，32.

［11］岳旺，等.中国中药杂志.1989，14（2）：44.

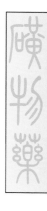

［12］封秀娥. 中草药. 1992, 23（6）: 312.

［13］李鸿超, 等. 中国矿物药. 北京: 地质出版社, 1988, 96.

［14］河北省食品药品监督管理局. 河北省中药饮片炮制规范. 2003年版. 北京: 学苑出版社, 2004, 55.

［15］国家中医药管理局《中华本草》编委会. 中华本草: 第一册第二卷. 上海: 上海科学技术出版社, 1999, 303.

煅玄精石[1]

【来源】本品为玄精石的炮制品。主含硫酸钙（$CaSO_4$）。

【性状】本品为类白色粉末或颗粒状物。表面无光泽。质松脆, 易碎。气微, 味淡。

【含量测定】取本品细粉约0.15g, 精密称定, 照玄精石【含量测定】项下的方法, 自"置锥形瓶中, 加稀盐酸10ml"起, 依法测定, 每1ml乙二胺四醋酸二钠滴定液（0.05mol/L）相当于6.807mg的$CaSO_4$。

本品含硫酸钙$CaSO_4$不得少于80.0%。

【制法】取净玄精石, 照明煅法（中国药典2010年版一部附录21页）煅至酥松。

【性味与归经】甘、咸、涩, 寒。归肾、肺、脾、大肠、胃经。

【功能与主治】滋阴, 降火, 软坚, 消痰。用于阳盛阴虚, 壮热烦渴, 头风脑痛, 目赤障翳, 重舌, 木舌, 咽喉生疮, 烫火伤。

【用法与用量】9～15g。外用适量, 研末撒或调敷。

【注意】脾胃虚寒者忌服。

【贮藏】置干燥处。

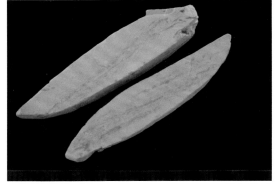

煅玄精石

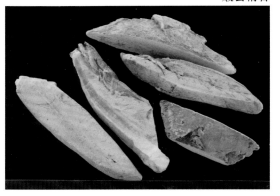

煅玄精石

参考文献

［1］河北省食品药品监督管理局. 河北省中药饮片炮制规范. 2003年版. 北京: 学苑出版社, 2004, 56.

淡秋石^[1]

【本草考证】本品为极少用中药。秋石一词最早出自东汉道家魏伯阳《周易参同契》上卷。记载："古记题龙虎，黄帝美金华，淮南炼秋石，王阳嘉黄芽。"[7]北宋秋石的炼制均以尿液为原料[2]。

【别名】秋石[5]《品汇精要》[11]，秋石丹[3]，秋冰[8]。

【来源】本品为人尿或人中白的加工品[11]，人中白与石膏的加工品。主含尿酸钙、磷酸钙、硫酸钙[6]。为生石膏久浸人尿而凝结于表面的干燥物[1]。

【性状】本品呈类方形或扁圆形块状，边长约1.5cm，厚约1cm，有的常印有红色"淡秋石"字样。灰白色或黄白色，粗糙，无光泽，不透明，附有粉粒。手触之易黏染。质松脆，易碎，断面粉状。气微，味淡[9]。

以块整、干燥、无咸臭味者为佳。

【鉴别】1.取本品粉末约0.1g，加稀盐酸2ml，使溶解，滤过，滤液显钙盐（中国药典2010年版一部附录28页）的鉴别反应[11]。

2.取本品粉末约0.2g，加碳酸钠溶液2ml，加热，微沸，取上清液显磷酸盐（中国药典2010年版一部附录30页）的鉴别反应[11]。

【化学成分】主要为尿酸钙、磷酸钙；石膏制成者含硫酸钙及尿酸、尿素、无机盐。含少量激素[4]。

【制法与产地】取漂净晒干的人中白，研成粉末，加白及浆水作辅料，拌和后，用模型压成小方块，晒干[11]。或为石膏和人尿、秋霜水加工制得[3]。取生石膏，投入人尿中，经年取出，用水浸漂，至无咸味，取出，日晒夜露，待其自然开裂，敲取表面凝结层，再漂至无臭气时，取出，洗净，沥干，捣碎，干燥[1]。取漂净晒干的人中白，研成极细粉，加适量的水调和拌匀，用模型压成小方块，晾干[5]。

【炮制】1.取淡秋石，漂淡，洗净，干燥[1]。

2.飞淡秋石　除去杂质，漂洗，沥干，研细，照水飞法水飞，研至极细，晒至七八成干，切类方块，干燥[9~10]。

【炮制品性状】飞淡秋石　为小立方块状。灰白色或黄白色，手触之易粘染。质松易碎。气微，味淡[10]。

【药理】能抑制神经及血液循环系统的亢奋性，同时又能促进肾脏尿液的滤出而显利尿作用[3]。

【性味与归经】咸，寒。归肺、肾经[9~10]。归肺、胃、肾经[5]。

【**功能与主治**】滋阴降火，止血消瘀。用于虚劳羸瘦，骨蒸痨热，咽喉肿痛，口疮，咳血，噎膈反胃，遗精尿频，赤白带下。

【**用法与用量**】3～9g，包煎；外用适量，研末撒；3～5g，入丸、散用。代食盐适量[5]。

【**注意**】1.脾胃虚寒者忌用。阴虚无热者不宜[6]。

2.不宜多服[11]。

3.火衰水泛者禁服[11]。

【**贮藏**】密闭，置阴凉干燥处。

【**附注**】1.人中白制成的淡秋石，含少量激素，其治疗作用是否和激素有关，有待进一步研究。

2.通过本草考证，认为东汉及唐朝所炼"秋石"只是某种无机物构成的金丹。从北宋起，历代药用秋石，均为人尿的提取物（即淡秋石）。但目前全国大部分地区所用秋石多为安徽桐城生产的含盐的加工品，是秋石的主流品种，并大量出口，淡秋石目前市场上少见[2]。

3.淡秋石早在11世纪就记载了最完善的提取方法，其中包括加皂角浓汁及大量清水破坏尿液的胶体性，以利沉淀甾体，去除杂质，以及静置、过滤、加热、升华等一系列物理化学处理方法得到较为纯净的性激素制剂，并应用于医疗实践，要比世界上划时代的"现代生殖内分泌学"诞生的标志性激素的提取和应用（1927年）早好几百年。

4.李时珍《本草纲目》称秋石为秋冰。而陈嘉谟《本草蒙筌》所记载的秋石和秋冰在制法上有差别。秋冰乃以秋石和秋露水再煮化升炼而成。质甚轻松[3]。

5.中华本草[11]将淡秋石以"秋石"之名收载。另收载有"咸秋石"。注意两者别混淆。

6.湖南炮制[5]收载"秋石"其来源为食盐或人中白的加工品，前者称"咸秋石"，后者称为"淡秋石"。性味与归经、功能与主治相同，但两者来源、加工方法、化学成分差异较大，作为一种药材使用，欠妥。有待研究证实。

参考文献

[1]浙江省食品药品监督管理局.浙江省中药炮制规范.2005年版.杭州:浙江科学技术出版社,2006,453.

[2]乔立新,等.中药材.1992,15(7):39.

[3]刘友樑.矿物药与丹药.上海:上海科学技术出版社,1962,164.

[4]李鸿超,等.中国矿物药.北京:地质出版社,1988,266.

[5]湖南省食品药品监督管理局.湖南省中药饮片炮制规范(2010年版).长沙:湖南科学技术出版社,2010,487.

［6］毕焕春.矿物中药与临床.北京:中国医药科技出版社,1992,43.

［7］高志强等.秋石研究进展.中华医史杂志.2004,34(2):112.

［8］李时珍.本草纲目(校点本下册).北京:人民卫生出版社,1985,2946.

［9］上海市食品药品监督管理局.上海市中药饮片炮制规范.2008年版.上海:上海科学技术出版社,2008,360.

［10］江苏省药品监督管理局.江苏省中药饮片炮制规范(2002年版).南京:江苏科学技术出版社,2002,519.

［11］国家中医药管理局《中华本草》编委会.中华本草:第一册第二卷.上海:上海科学技术出版社,1999,326.

花蕊石[1]

【本草考证】本品为较少用中药,原名"花乳石",始载于宋《嘉祐本草》,列为玉石部下品。寇宗奭谓:"黄石中间有淡白点,以此得花之名。《图经》作花蕊石,是取其色黄。"掌禹锡曰:"花乳石出陕、华诸郡。色正黄。形之大小方圆无定。"[2]

【别名】花乳石《嘉祐本草》,白云石[3]。

【原矿物】蛇纹大理岩。

【来源】本品为变质岩类岩石蛇纹大理岩。主含碳酸钙（$CaCO_3$）。采挖后,除去杂石及泥沙。

【性状】本品为粒状和致密块状的集合体。呈不规则的块状,具棱角,而不锋利。表面粗糙,白色或浅灰白色,其中夹有点状或条状的蛇纹石,呈浅绿色或淡黄色,习称"彩晕",对光观察有闪星状光泽。体重,质硬,不易破碎。气微,味淡。

硬度 3～3.5。

以块整齐、纯净、体重质坚硬、白色夹有黄绿色斑纹、无杂石者为佳。

【鉴别】1.取本品少许,置试管中滴加稀盐酸数滴,即发生大量气泡。另取带塞的细玻璃管蘸取饱和石灰水1滴,立即塞置试管中部,石灰水产生白色浑浊。

2.取本品少许,加1:3硫酸1滴,即发泡溶解,置显微镜下观察,可见有针簇状的硫酸钙结晶析出。

【化学成分】主含碳酸钙（$CaCO_3$）,

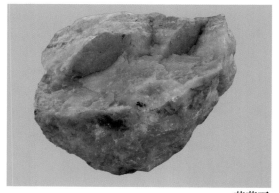

花蕊石

第八章 含钙的矿物药

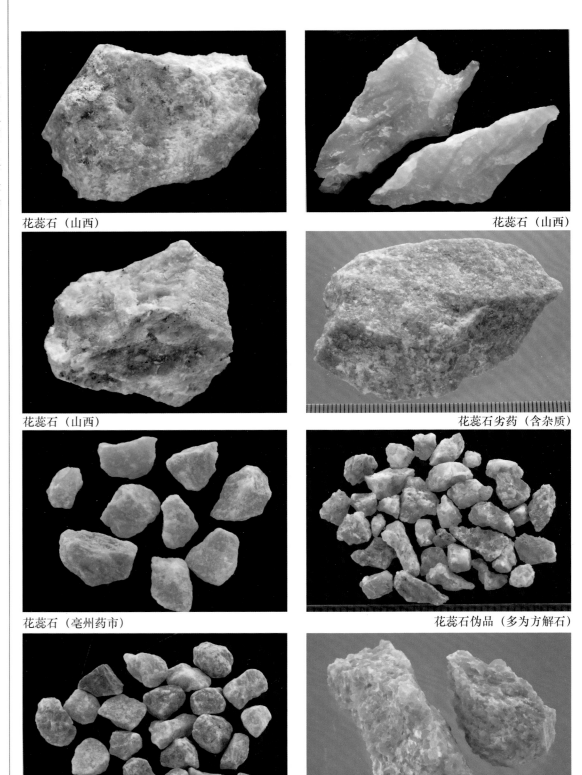

花蕊石（山西）

花蕊石（山西）

花蕊石（山西）

花蕊石劣药（含杂质）

花蕊石（亳州药市）

花蕊石伪品（多为方解石）

花蕊石（安国药市）

花蕊石伪品（方解石）

达46.41%～62.18%。另含硅酸镁，以及少量铁、铝和微量锌、锰、铜、钴、镍、铬、镉、铅等元素[4]。

【产状与分布】是由石灰岩等碳酸盐岩石经区域变质作用或热接触变质作用而形成。主产于山西、陕西、河南、河北、江苏、四川、辽宁等省[9]。

【炮制】1.净花蕊石　洗净，干操，砸成碎块。

2.煅花蕊石　取净花蕊石，照明煅法（中国药典2010年版一部附录21页）煅至红透。

3.煅淬花蕊石　取净花蕊石，照煅淬法（中国药典2010年版一部附录21页）煅至红透，取出，立即投入醋中，淬酥，（若不酥，可反复煅淬至酥），取出，干燥后，碾粗粉[10]。

4.煅淬花蕊石　取净花蕊石，照煅淬法（中国药典2010年版一部附录21页）煅至红透，取出，立即投入水中，淬至质地酥脆时，取出，干燥，砸碎如米粒大小[11]。

【炮制品性状】净花蕊石　参见药材。

煅花蕊石　形如花蕊石块，表面呈黄褐色，质酥，无光泽。

煅淬花蕊石　呈不规则碎粒或粗粉，颜色变暗，质地酥松，无光泽。醋淬者微具醋酸气。

【药理】1.化瘀止血　内服能增加血中钙离子浓度，使血管和淋巴管壁致密，有防止血浆渗出和促进血液凝固的作用[13]。

2.花蕊石研细末，撒于犬之脾脏及股动脉切口处，均能迅速止血[3]。

3.凝血作用　20%花蕊石混悬液给小鼠灌胃0.2ml/10g，每天1次，连续4天。毛细管法测定血凝时间，结果表明花蕊石有缩短正常小鼠凝血时间的作用[8]。

4.抗惊厥作用　20%花蕊石混悬液给小鼠灌胃0.2ml/10g，每天1次，连续4天后，对抗回苏灵诱发的惊厥有明显的抗惊厥作用，而且优于龙骨、龙齿[8]。

5.花蕊石对增加戊巴比妥钠的催眠不显著，且有对抗戊巴比妥钠催眠时间的作用[5]。

【毒理】河北产花蕊石煎剂，急性毒性 iv，LD_{50}为4.22g/kg。

煅花蕊石 iv，LD_{50}则为21.50g/kg[6]。

【性味与归经】酸、涩，平。归肝经。

【功能与主治】化瘀止血。用于咯血，吐血，外伤出血，跌扑伤痛[1]；用于吐血，衄血，便血，崩漏，产妇血晕，胞衣不下，金疮出血[8]。

煅花蕊石　缓和酸涩之性，不伤脾胃[10]；并增强止血作用[12]。

【用法与用量】4.5～9g，先煎，多研末服；外用适量。

【注意】1.脾胃虚弱无瘀滞者忌用。

2.孕妇忌服。

【贮藏】置干燥处，防尘。

【附注】1. 近年来，花蕊石药材混乱，常有外形相似的矿物或岩石混作花蕊石药用，其中有白云岩、大理岩、石灰岩、石英岩、橄榄石大理岩、透辉岩、透闪石岩[7]及脊突苔虫的骨骼等。与混淆品的鉴别可根据其外形、颜色、硬度、光学特性及加稀盐酸后的反应来区分[7~13]。

2. 不同产地的花蕊石，含蛇纹石多少不等，梧州、杭州等地市售品含蛇纹石较多；长春、哈尔滨、沈阳、南京、天津等地含蛇纹石较少；济南等地仅个别含蛇纹石兼含金云母，梧州售品兼含石英；德州、南京售品含黏土矿物[9]。花蕊石虽均含蛇纹石，但随着产地的不同，其矿物组分、碳酸钙含量、微量元素都有差异，有必要对其进行深入研究，以便寻找出更为安全有效的花蕊石矿物药。

3. 花蕊石药材及其伪品检索表：[14]

1. 白色、灰白色或灰色

  2. 加冷稀盐酸，微泡，微溶

    3. 棱角不明显。用小钢刀尖端不太用力可得到划痕；但不能划伤玻璃……………………白云岩

    3. 棱角锋利。用小钢刀尖端用极大力量也得不到划痕；但可以划伤玻璃留下一划痕……石英岩

  2. 加冷稀盐酸，大泡，溶解

    4. 白色……………………………………………………………………………………大理岩

    4. 灰色……………………………………………………………………………………石灰岩

1. 白色、淡灰白色或淡黄白色，其中均夹有淡黄色、黄色、黄绿色花纹或条块

  5. 加冷稀盐酸，中泡，大部分溶解。用小钢刀尖端不太用力可得到划痕，或仅在具黄绿色条块处不能留下划痕

    6. 表面较粗糙，棱角不锋利。对光观察有闪星状光泽。用小钢刀尖端不太用力可得到划痕；但不能划伤玻璃…………………………………………………………………………蛇纹大理岩

    6. 表面较平坦，黄绿色处棱角较锋利。对光观察星状亮光较弱。用小钢刀尖端不费力可得到划痕；可划伤玻璃，留痕…………………………………………………………………橄榄石大理岩

  5. 加冷稀盐酸，小泡，小部分溶解，用小钢刀尖端需用力可得到划痕

    7. 表面较平坦或不平坦，对光照之星状亮光不明显………………………………………透辉石岩

    7. 表面较平滑，棱角较锋利，具弱的绢丝光泽………………………………………………透闪石岩

参考文献

[1] 国家药典委员会.中华人民共和国药典.2010年版一部.北京：中国医药科技出版

社, 2010, 149、附录21页.

［2］李时珍.本草纲目(校点本上册).北京:人民卫生出版社,1985,613.

［3］《全国中草药汇编》编写组.全国中草药汇编:下册.北京:人民卫生出版社,1978,298.

［4］赵中杰,等.北京中医学院中药系学术论文集.1960～1985,81.

［5］陈建国,等.微量元素.1991年增刊.99.

［6］岳旺,等.中国中药杂志.1989,14(2):44.

［7］孙文清,等.药物分析杂志.1984,4(4):214.

［8］国家中医药管理局《中华本草》编委会.中华本草:第一册第二卷.上海:上海科学技术出版社,1999,314.

［9］李鸿超,等.中国矿物药.北京:地质出版社,1988,138.

［10］重庆市食品药品监督管理局.重庆市中药饮片炮制规范及标准.2006年版.2006,146.

［11］浙江省食品药品监督管理局.浙江省中药饮片炮制规范.2005年版.杭州:浙江科学技术出版社,2006,432.

［12］河南省食品药品监督管理局.河南省中药饮片炮制规范(2005年版).郑州:河南人民出版社,2005,503.

［13］中国医学科学院药用植物研究所,中国协和医科大学等.中药志:第六册.北京:人民卫生出版社,1998,332.

［14］张贵君.常用中药鉴定大全.哈尔滨:黑龙江科学技术出版社,1993,401.

寒水石（君西）[1]

【本草考证】本品为藏医常用中药,始载于《四部医典》[3]。后书《多据》记载了五种寒水石,雌、雄、阴阳、子、女的识别方法及其用法。

【藏药名】君西《四部医典》,如巴塔亚根、司百强参嘎布、参母伟坚《鲜明注释》,穷奶吉都、达瓦普、拉普刊、多达玛、堆君、司百刊、多塔其、如巴索、多刺普、刺普塔亚根《晶珠本草》[3]。

【原矿物】方解石。

【来源】本品为碳酸盐类矿物方解石族方解石,主含碳酸钙（$CaCO_3$）。采挖后,除去杂石。

【性状】同南寒水石。

【鉴别】同南寒水石。

第八章 含钙的矿物药

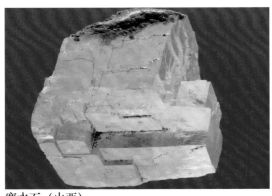

寒水石（山西）

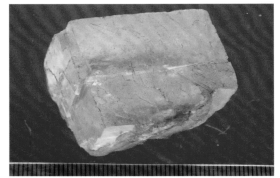

寒水石（山西）

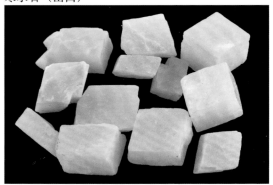

寒水石（安国药市）

【化学成分】同南寒水石。

【产状与分布】产于沉积岩和变质岩中，主产于西藏、青海等地的温泉、药泉、岩山等地。

【炮制】取原药材1000g，粉碎成豌豆粒大小，倒入锅内，用清水清洗数次后，加水浸没，加入火硝100g，煮沸3小时，倾去火硝液，用清水漂洗数次，再用清水煮沸1小时，清洗数次，晒干，备用。

1.热制

a.取寒水石500g，在铁锅中炒至发烫后，加藏酒750ml，使寒水石浸没，密闭，放凉后取出，烘干即得[1]。

b.取金色诃子、光明盐、白草乌、硼砂、荜茇各5g、制硫黄2.5g共研细末，加寒水石60g共研，装入竹筒或其他烧罐中，密封，在炭火中烧至雪白色，放入水中则使水沸腾，用舌舔之则粘舌即得[2]。

c.五种寒水石除去其土石等杂物，砸碎成蚕豆大小，加美丽乌头与火硝，用净水煮沸3小时。倾去滤液，用清水漂洗3～4次，至杂物清除为止，将寒水石在阳光下晒干[3]。

2.寒制（奶制）

a.取寒水石500g，在铁锅中炒至发烫后，加适量牛黄（或土黄）的水溶液使寒水石浸没，密闭，放凉，取出，晒干即得[1]。

b.将寒水石砸成小块，在水中煮后，研细，放入犏牛奶中，调成糊状物，再研磨加工，最后做成小圆饼，阴干，即得[2]。

c.取用美丽乌头、火硝煮后清水漂洗、阳光下晒干的寒水石，研成细粉，每年藏历八月十五日，月光下用犏牛奶搅拌，调成糊状，然后做成小圆饼，阴干于当晚月光下，即得[3]。

d.取净寒水石1000g，砸碎，加硝石10g与水适量，煮沸3小时，倾去水液，用水反复洗涤10～15次，至洗液澄清为止，晾干，粉碎成细粉，加牛奶适量，搅成面团状，做成直径约10cm、厚3cm以下的圆饼，阴干[4]。

3.平制

a.取寒水石500g，在铁锅中炒至发烫后，加"达日哇"750ml，使寒水石浸没，密闭，放凉，取出，晒干即得[1]。

b.取净寒水石，照煅淬法（中国药典2010年版一部附录21页）煅至白色，投入"拉达"（脱脂牛奶）中淬酥，取出，粉碎[4]。

4.精制　取寒水石500g，在铁锅中炒至发烫后，研细，加犏牛奶750ml，使寒水石浸没，密闭，放凉，取出，阴干即得[1]。

5.猛制　将寒水石打碎如拇指大小，放在火中煅烧呈白色，然后，用水或酒或酪浆等酸性液淬之，取出，晒干，备用[2～3]。

6.青盐拌炒　取寒水石1000g，粉碎成蚕豆粒大小，加入火硝10g及适量水，煮沸3小时，倾去火硝液，用清水漂洗10余次，至洗液清澈为止，将寒水石晒干，粉碎成青稞粒大小，放入铁锅中，与等量青盐拌炒，至发烫后，加浓（头汁）青稞酒，使寒水石浸没，密闭，放凉后取出，阴干，即得[2]。

【性味】涩，热[1]。涩，苦[3]。猛制：涩、微辛，苦；奶制：涩、微甘，苦[3]。

【功能与主治】清热，滋补，健胃，止泻，消肿。用于消化不良引起的各种胃病及胃溃疡，痞瘤，浮肿，腹泻，外伤[3]。

热制寒水石　温胃，健胃止泻。用于寒性胃病，消化不良引起的腹泻[1]。

寒制寒水石　清热，健胃，止泻。用于胃炎，热性培根[1]。

平制寒水石　健胃消食。用于"木布"病[1]。

精制寒水石　滋补，强身健体。用于"隆"病，年老体弱者[1]。

【用法与用量】内服：研末，1～1.5[3]。

【贮藏】置干燥处，防尘。

【附注】藏医用寒水石虽然也为方解石，即南寒水石，但炮制方法独特，所用辅料多种，功能主治与中医差异较大。故单列。

参考文献

[1]青海省食品药品监督管理局.青海省藏药炮制规范(2010年版).西宁:青海人民出版社,2010,23.

[2]青海省卫生厅.青海省藏药标准.1992年版.1992,附录159.

［3］国家中医药管理局《中华本草》编委会.中华本草:藏药卷.上海:上海科学技术出版社,2002,32.

［4］国家药典委员会.中华人民共和国药典.2010年版一部.北京:中国医药科技出版社,2010,附录26页.

南寒水石[1]

【本草考证】本品为较少用中药,以凝水石始载于《神农本草经》,列为中品。详见北寒水石。

【别名】凝水石[10]、白水石《神农本草经》,凌水石《别录》,盐精《丹房镜源》,水石、冰石《石药尔雅》,鹊石《本事方》,盐精石、泥精、盐枕、盐根《本草纲目》,寒水石[2~4, 10, 15]《吴普本草》,方解石[4, 14]。

【原矿物】方解石。

【来源】本品为碳酸盐类矿物方解石族方解石。主含碳酸钙（$CaCO_3$）。采挖后,除去泥沙及杂石。

【性状】本品呈斜方块状、斜方板状或不规则块状,大小不等。无色、白色、黄白

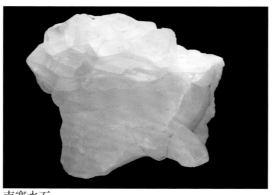

南寒水石

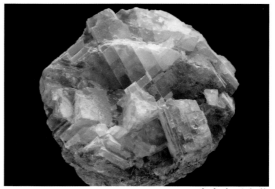

南寒水石劣药

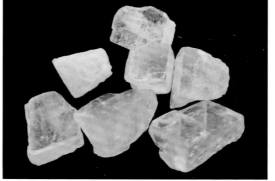

南寒水石（安国药市）

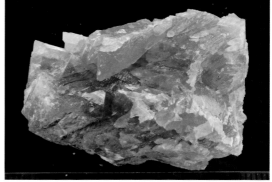

南寒水石劣药（含杂质）

色或灰色。透明、半透明或不透明，表面光滑，具玻璃样光泽。质坚硬，敲之多碎成斜方体小块，断面平坦，有的断面可见棱柱状或板状不规则交互排列组成的层纹。用小刀可以刻划。气微，味淡。

硬度 3。

相对密度 2.6～2.8[2]。

以色白、透明、有光泽、砸碎后呈斜方形、具棱角者为佳。

【鉴别】 1.取本品粉末少许，滴加稀盐酸，即发生大量气泡（二氧化碳气），此气导入氢氧化钙试液中，即生成白色沉淀。

2.取本品水溶液，加酚酞指示液，即显深红色[13]。

3.取铂丝，用盐酸湿润后，蘸取本品粉末少许，在无色火焰中燃烧，火焰即显砖红色[15]。

4.取本品水溶液，滤过，滤液加草酸铵试液，分离，所得沉淀不溶于醋酸，但溶于盐酸[13]。

【含量测定】 取本品细粉约0.12g，精密称定，置锥形瓶中，加稀盐酸5ml，振摇使溶解，加水100ml与甲基红指示液1滴，滴加氢氧化钾试液至溶液显浅黄色，再继续加10ml，加钙紫红素指示剂0.1g，用乙二胺四醋酸二钠滴定液（0.05mol/L）滴定至溶液由紫红色转变为纯蓝色，并将滴定的结果用空白试验校正，即得。每1ml的乙二胺四醋酸二钠滴定液（0.05mol/L）相当于5.005mg的碳酸钙（$CaCO_3$）。

本品含碳酸钙（$CaCO_3$）不得少于95.0%[2]。

【化学成分】 主含碳酸钙（$CaCO_3$），其中氧化钙（CaO）56%，二氧化碳（CO_2）占44%。尚含少量的镁、铁、锰以及微量的锌、锶、铅等[5]。

【产状与分布】 是内生热液矿脉及沉积的碳酸盐类岩石的重要组成部分。产于沉积岩和变质岩中，金属矿脉中也多有存在，而且晶体较好。主产于河南、河北、江苏、浙江、江西、湖南、四川、广东、湖北等地[5]。

【炮制】 1.净南寒水石 除去杂质，洗净，干燥，用时捣碎[1]。

2.煅南寒水石 取净南寒水石，照明煅法（中国药典2010年版一部附录21页）煅至红透，取出，放凉，碾碎[13～15]；砸碎如米粒大小[4]。

3.姜南寒水石 取生姜捣碎取汁，加水适量，与南寒水石入锅内共煮至汁干，取出，晒干，碾细。

每100kg南寒水石，用生姜6～12kg[15]；用生姜10kg[5]。

4.醋南寒水石 取净南寒水石，置武火上煅至红透，取出，淬入醋中，冷后取出，晾干，研细，过筛。

第八章 含钙的矿物药

每100kg南寒水石，用醋10kg[5]。

【炮制品性状】1.净南寒水石　为不规则碎块，有棱角。其他特征详见药材。

2.煅南寒水石　为不规则碎块或粉末。污白色，不透明，质酥松，无光泽，手捻易碎。

3.姜南寒水石　为淡黄白色粉末，微有姜气，具姜固有辛辣味[15]。

4.醋南寒水石　为灰白色粉末，微具醋气[5]。

【毒理】湖北产南寒水石，急性毒性 iv，LD_{50}为16.70g/kg[8]。

【性味与归经】辛、咸，寒。归心、胃、肾经[5, 13, 15]；归心、肝、肾经[14]；归肺、胃、肾经[9]。

【功能与主治】清热降火，除烦止渴。用于壮热烦渴。口干舌燥，牙痛，小便不利[1]。

清热降火，利窍，消肿。用于时行热病，壮热烦渴，水肿，尿闭，咽喉肿痛，口舌生疮，痈疽，丹毒，烫伤[5]。

煅南寒水石　缓其咸寒，增强收敛作用。

姜南寒水石　缓和寒性[15]。

【用法与用量】3～30g；先煎[1]。9～15g。外用适量，研细末撒或调敷患处[14~15]。

【注意】脾胃虚寒及无实热者慎服（忌服）[2~3, 5]。

【贮藏】贮干燥容器内，置干燥处，防尘。

【附注】1.四川有少数地区出产的方解石呈白色或类白色，表面或断面均平坦、光滑，不呈致密结晶纹理，质地坚硬，通常作建筑材料用，习惯上不作南寒水石入药[10]。

2.（南）寒水石与白石英，紫石英易混淆，有错用情况[11]，应注意鉴别。加浓盐酸(南)寒水石即发生大量气泡，白石英、紫石英不反应。置紫外光灯365nm下观察，紫石英显亮紫色荧光，白石英、（南）寒水石无荧光。最好的鉴别办法是比较它们的硬度，（南）寒水石硬度为3，白石英为7，紫石英为4。

3.江苏[2]、贵州[3]、浙江[4]、四川[10]、河南炮制[15]等药材标准将方解石以"寒水石"之名收载；重庆炮制[13]收载的寒水石来源于矿物方解石或石膏；部标中药材[1]将方解石、红石膏分别以南寒水石、北寒水石两种药材收载，区别使用。现今南方商品主为方解石，北方商品主为红石膏。

4.唐鉴真大师带去日本，现存正仓院的寒水石经鉴定为方解石[12]。南北朝以后已将方解石充石膏和作寒水石用[7]。

5.《神农本草经》所收凝水石（寒水石）经李时珍考证，认为即非石膏亦非方解石，而是盐精。李时珍所指盐精据后人考证，研究报道，应为矿物芒硝结晶。根据目前情况，即以芒硝为名作为常用药应用，较为合适，不易将芒硝当寒水石[6]。

参考文献

[1] 中华人民共和国卫生部药典委员会.中华人民共和国卫生部药品标准.中药材.第一册.1992,66.

[2] 江苏省卫生厅.江苏省中药材标准.1989年版.南京:江苏科学技术出版社,1989,253.

[3] 贵州省药品监督管理局.贵州省中药材、民族药材质量标准(2003年版).贵阳:贵州科技出版社,2003,383.

[4] 浙江省食品药品监督管理局.浙江省中药炮制规范.2005年版.杭州:浙江科学技术出版社,2006,441.

[5] 国家中医药管理局《中华本草》编委会.中华本草:第一册第二卷.上海:上海科学技术出版社,1999,305.

[6] 中国医学科学院药用植物研究所,中国协和医科大学,等.中药志:第六册.北京:人民卫生出版社,1998,370.

[7] 陈榆.中国中药杂志.1989,14(12):7.

[8] 岳旺,等.中国中药杂志.1989,14(2):44.

[9] 中国科学院四川分院中医中药研究所.四川中药志:第三册.成都:四川人民出版社,1962,2414.

[10] 四川省卫生厅.四川省中药材标准.1987年版.1987,263.

[11] 唐伯灵.中药材.1990,13(11):28.

[12] 益富寿之助.正仓院药物.植物文献刊引会.1955,(7).

[13] 重庆市食品药品监督管理局.重庆市中药饮片炮制规范及标准.2006年版.2006,127.

[14] 天津市食品药品监督管理局.天津市中药饮片炮制规范.2005年版.2005,357.

[15] 河南省食品药品监督管理局.河南省中药饮片炮制规范(2005年版).郑州:河南人民出版社,2005,517.

方解石[1]

【本草考证】本品为极少用中药,始载于《名医别录》。也为蒙医、藏医习用药材,始载于《认药白晶鉴》。《认药白晶鉴》载:"状如残马牙,坚硬而重,质如脂,色浅黄者称额热—壮西。"《无误蒙药鉴》谓:"不管怎样砸碎,粒粒大小皆四方,状如光明盐且坚硬,有玻璃样光泽者质佳,状如石英者质次。"上述矿物药形态特征与方解石基本一致.故历代蒙医药文献所载的跑壮即额热—壮西(方解石)。

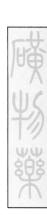

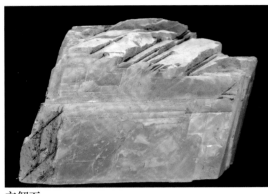

方解石

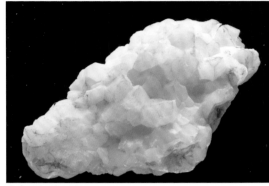

方解石（江苏）

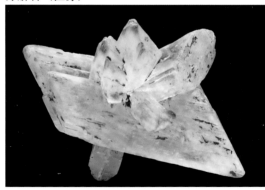

方解石（山西）

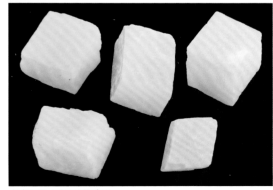

方解石（安国药市）

【别名】黄石《名医别录》[3]。

【藏药名】泡君[5]。

【蒙药名】额热—壮西《认药白晶鉴》，跑壮、楚鲁因希莫《无误蒙药鉴》，额日—壮西[1]。

【原矿物】方解石。

【来源】为碳酸盐类矿物方解石族方解石。主含碳酸钙（$CaCO_3$）。采挖后，除去泥沙及杂石。

【性状】本品呈斜方块状。无色、白色、黄白色或灰色，透明或不透明。表面平滑，具玻璃样光泽。质坚硬，敲之多碎成斜方体小块，断面平坦，有的断面可见棱柱状或板状不规则交互排列组成的层纹。用小刀可以刻划。气微，味淡。

【鉴别】详见南寒水石。

【化学成分】主要含碳酸钙（$CaCO_3$），其中氧化钙（CaO）56%，二氧化碳（CO_2）44%，混入物还有镁（Mg）、铁（Fe）、锰（Mn）及微量锌（Zn）、锶（Sr）等[4]。

【产状与分布】详见南寒水石。

【炮制】1.煅制方解石　取净方解石，砸成小块，照明煅法（中国药典2010年版一部附录21页）煅至白色，投入水中淬酥，取出，晾干[1]。

2.奶制方解石　取净方解石，砸成小块，置无烟炉火上煅至白色，投入牛奶中，取出，晾干[2]。

3.酒制方解石　取净方解石，砸成小块，置无烟炉火上煅至白色，投入白酒中，取出，晾干[2]。

4.酸奶制方解石 取净方解石，砸成小块，照明煅法（中国药典2010年版一部附录21页）煅至白色，投入脱脂酸牛奶中，取出，晾干[1~2]。

5.热制法 取方解石1000g，粉碎成蚕豆粒大小，加入火硝10g和清水适量，煮沸3小时，倾去火硝液，用清水漂洗十余次，至洗液清澈为止，晒干，粉碎成细末[5]。

6.盐炒法 取上法在火硝液煮后的方解石，粉碎成青稞粒大小，放入铁锅中与等量食盐拌炒，至发烫后，加入浓青稞酒，使方解石浸没为度，密闭，放凉后取出，阴干，粉碎成细末[5]。

【性味】辛，糙，平[1]。苦，辛，寒，归肺、胃经[3]。

【功能与主治】止吐，止泻，消食，解毒，破痞，愈伤，接骨，调元。用于嗳气，泛酸，消化不良，呃逆，腹泻，痞，体虚衰弱，骨折外伤[1]。

清热泻火解毒。用于胸中烦热，口渴，黄疸[3]。

【用法与用量】内服：炮制后，研末，入丸、散[2]。内服：煎汤，10~30g或入散剂[3]。

【注意】非实热者慎用。

【贮藏】置干燥处，防尘。

【附注】方解石与南寒水石同来源于方解石族方解石。只因中医与蒙医药用习惯的差异，炮制方法与功能主治差别较大，故将方解石单列，供临床使用时借鉴。

参考文献

[1]内蒙古自治区卫生厅.内蒙古蒙药材标准.1986年版.赤峰:内蒙古科学技术出版社,1987,380.

[2]国家中医药管理局《中华本草》编委会.中华本草:蒙药卷.上海:上海科学技术出版社,2004,32.

[3]国家中医药管理局《中华本草》编委会.中华本草:第一册第二卷.上海:上海科学技术出版社,1999,304.

[4]刘玉琴.矿物药.呼和浩特:内蒙古人民出版社,1989,26.

[5]青海省药品检验所,青海省藏医药研究所.中国藏药:第三卷.上海:上海科学技术出版社,1996,191.

文石[1]

【本草考证】本品为藏医习用药材。《晶珠本草》记载："嘎尔保秋特又名嘎尔

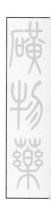

保东泽，坚硬，底粗，尖细，锤打后呈针排列状碎开，尖锐，大而细长，色白，有喉状纹。"

【藏药名】东泽嘎尔保，嘎尔保秋特，嘎尔保东泽。

【原矿物】文石又称霰石。

【来源】本品为碳酸盐类矿物方解石族文石。主含碳酸钙（$CaCO_3$）。采挖后，除去泥沙及杂石。

【性状】本品晶体呈板状或尖锥状，集合体呈棒状、放射状、钟乳状、豆状和鲕状等。白色、黄色、灰色、浅红色至黑色。条痕白色。玻璃光泽。透明至半透明。砸碎一端粗，一端细，形似长矛。气微，味淡。

硬度 3.5～4。

相对密度 2.9～3.0[2]。

【鉴别】1.取本品少许，置试管中，滴加盐酸溶液，则产生剧烈的二氧化碳气泡。溶液应显钙盐（中国药典2010年版一部附录28页）的鉴别反应。

2.取本品颗粒置三溴甲烷中，文石下沉。（方解石、白云石则漂浮而不下沉。）

【化学成分】主含碳酸钙（$CaCO_3$），其中氧化钙（CaO）56%，二氧化碳（CO_2）44%，含少许铁、锶、铅、锌、镁等，常有石英、长石、绿泥石及黏土矿等混入物。

【产状与分布】文石主要形成于外生作用，产于近代海底沉积或黏土中；也可形成于内生作用，是一种低温矿物，产于温泉沉积物中及火山岩裂隙和气孔中；也有生物成因的，产于某些贝壳中[2]。

【炮制】取净文石砸碎成青稞粒大小，加唐古特乌头（50：1，即文石50份，唐古特乌头1份），加入清水，以浸没药物为度，煮沸4小时后，弃去液汁，取出文石，用清水连续冲洗数次，晾干。

【性味】涩，凉。

【功能与主治】固骨脂，干脓肿，敛黄水。用于骨折，脑外伤，黄水病，视力减退。

【用法用量】3～9g。外用涂敷或调敷。

【贮藏】置干燥处，防尘。

【附注】文石与方解石为同质二象[2]。文石很不稳定，易转变为方解石，二者主成分均为碳酸钙，但其性状、药性、功能不尽相同，故将文石另列。

参考文献

[1]青海省药品检验所,青海省藏医药研究所.中国藏药:第三卷.上海:上海科学技

术出版社, 1996, 144.

　　[2] 地质部地质辞典办公室. 地质辞典(二): 矿物　岩石　地球化学分册. 北京: 地质出版社, 1981, 95.

北寒水石[1]

　　【本草考证】本品为较少用中药，原名"凝水石"，始载于《神农本草经》，列为中品。《名医别录》称寒水石。李时珍谓："寒水石有二，一是软石膏，一是凝水石。惟陶弘景所注，是凝水之寒水石，与本文相合。苏恭、苏颂、寇宗奭。闫孝忠四家所说，皆是软石膏之寒水石。王隐君所说，则是方解石。""唐宋以来，相承其误，通以二石为用，而盐精之寒水，绝不知用，此千载之误也。"[2]现今仍用石膏、方解石两种。为了区别两者，部标中药材[1]分别以"北寒水石"与"南寒水石"两种药材收载。

　　【别名】凝水石、白水石[21]《神农本草经》，凌水石《名医别录》，盐精《丹房镜源》，水石、冰石《石药尔雅》，鹊石《本事方》，盐精石[21]、泥精、盐枕、盐根[2]，寒水石《吴普本草》[3~6, 11, 21]，红石膏[14, 20]。

　　【藏药名】君西[3]。

　　【蒙药名】钟西《内蒙古中草药》，额莫—忠西[8]，额莫—壮西[7]《认药白晶鉴》，毛壮《无误蒙药鉴》[23]。

　　【原矿物】石膏（即含少量Fe^{2+}、Fe^{3+}及铝的石膏，粉红色，俗称"红石膏"）。

　　【来源】本品为硫酸盐类矿物硬石膏族红石膏，主含含水硫酸钙（$CaSO_4 \cdot 2H_2O$）。采挖后，除去泥沙及杂石。

　　【性状】本品呈不规则的扁平块状或片状。大小不等，厚0.5~1.5cm。粉红色。条痕白色。微有光泽。表面凸凹不平。侧面呈纵细纹理。质硬而脆，可用指甲刻划。断面显稍斜的纵纹理状如纤维。气微，味淡，嚼之显粉性。

　　以薄片状、粉红色、半透明，断面细丝纹、纯净无杂质者为佳。

　　【鉴别】1. 本品为微粉白色粉末，多为斜方形板片状或不规则片状，层纹明显。长方形者聚合成槽状，斜方形聚合成开书状，不规则片状层纹明显[21]。

　　2. 取本品一小块（约2g）置具有小孔软木塞的试管内，灼烧，管壁有水生成，本品变为不透明体。

　　3. 取本品粉末约0.2g，加稀盐酸10ml，加热使溶解，溶液显钙盐与硫酸盐（中国药典2010年版一部附录28、29页）[12]的鉴别反应。

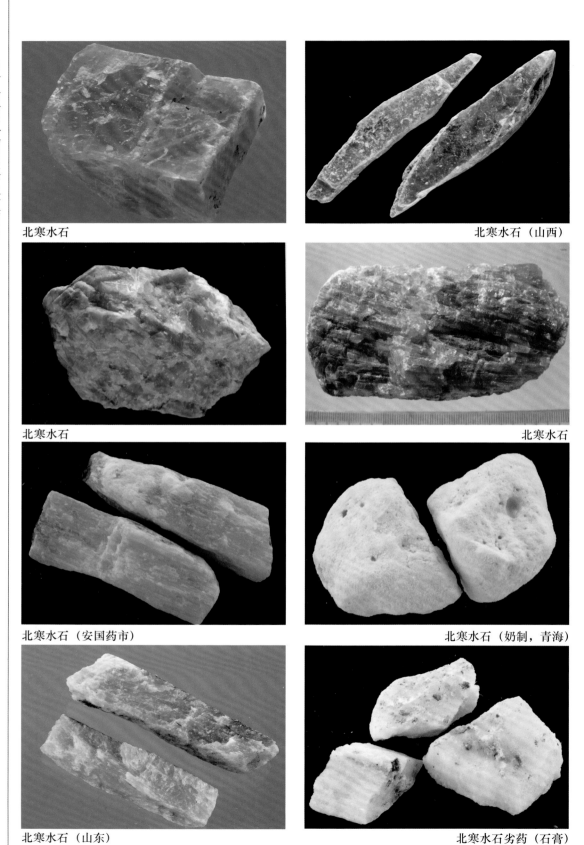

北寒水石

北寒水石（山西）

北寒水石

北寒水石

北寒水石（安国药市）

北寒水石（奶制，青海）

北寒水石（山东）

北寒水石劣药（石膏）

4.取本品粉末约2g，于140℃烘20分钟，加水1.5ml搅拌，放置5分钟，呈黏结固体，但凝固程度不如石膏。

【化学成分】主含含水硫酸钙（$CaSO_4 \cdot 2H_2O$），生品含量均在95.0％以上。煅制后失去结晶水。含量有所变化。此外，尚含Si、Mg、Al、Fe、Sr等元素[10]。

【产状与分布】主要产于海湾盐湖和内陆湖泊形成的沉积岩中。常与石灰岩、红色页盐、泥灰岩等成层出现。分布于吉林、辽宁、内蒙古、甘肃、山东、安徽、湖北、湖南、广西、四川等地[22]。

【炮制】1.净北寒水石　除去杂质，洗净，干燥，捣碎。

2.煅北寒水石　取净北寒水石，照明煅法（中国药典2010年版一部附录21页）煅至红透，捣碎。

3.姜北寒水石　取生姜洗净，捣碎取汁，略加清水，再加入净北寒水石入锅内共煮至汁干，取出，晒干，研细。

每100kg北寒水石，用生姜10kg[22]。

4.醋北寒水石　取净北寒水石，置武火上煅至红透，取出，淬入醋中，冷后取出，晾干，研细，过筛。

每100kg北寒水石，用醋10kg[22]。

5.煅制北寒水石　取净北寒水石，照煅淬法（中国药典2010年版一部附录21页）煅至红透，立即倒入酒，脱脂酸牛奶或水中淬酥，取出，干燥[7, 23]。

6.凉制北寒水石　取北寒水石碾碎炒好，喷适量的牛黄溶液，放置阴凉干燥处，晾干即可[23]。

【炮制品性状】1.净北寒水石参见药材。

2.煅北寒水石　为不规则碎块，纹理破坏，光泽消失，不透明。质地酥脆，手捻易碎。

3.姜北寒水石　为黄白色细粉状，微有姜气。

4.醋北寒水石　形如煅北寒水石，微有醋香气。

【性味与归经】辛、咸，寒。归心、胃、肾经。

【功能与主治】清热降火，利窍，消肿。用于时行热病，积热烦渴，吐泻，水肿，尿闭，齿衄，丹毒，烫伤[1]。

清热降火，除烦止渴。用于热性培根病，体虚衰弱[3]；用于热病烦渴，口干舌燥，牙痛，小便不利[20]。

清巴达干热，止吐，止泻，消食，解毒，破痞，调元，愈伤，接骨。用于巴达干热，嗳气，泛酸，消化不良，腹泻，胃巴达干病，包如病，痞，身体营养缺乏，骨折，外伤[23]。

煅北寒水石　减低寒性，增强治疗吐泻，水肿，齿衄的功效[11]。

【用法与用量】9～15g，外用适量，研细粉调敷患处[1]；4.5～9g[3, 20]；内服：研末，0.5～1g；或入丸散[23]。

【注意】脾胃虚寒及无实热者忌服。

【贮藏】贮干燥容器内，密闭，置干燥处，防尘。

【附注】1.本品来源为石膏，因含少量Fe和Al杂质使其色泽为粉红色或肉红色。与做石膏药材用的石膏有显著不同。但有将其来源写成"硫酸盐类矿物硬石膏族红石膏"[1, 12]；"为一种天然产的含水硫酸钙矿石(红石膏)"[6]；"南方多用方解石，北方多用红石膏"[13]。此类写法欠妥，因从矿物学来说并无"红石膏"矿石。

2.寒水石原名凝水石，自古说法不一，从其产地、产状、性状、成分来看所指不是一种药材:①认为是方解石，成分为碳酸钙（$CaCO_3$）。②认为是矿物学所说的芒硝[15~17]，主成分为硫酸钠（Na_2SO_4）。③认为是硫酸盐类矿物，成分为硫酸镁、硫酸钾的复盐[22]。④认为北方是硫酸盐类矿物石膏，主成分是含水硫酸钙（$CaSO_4 \cdot 2H_2O$），含少量Fe、Al；南方是方解石，主成分是碳酸钙（$CaCO_3$）。⑤认为是硝板[5]，即晒盐过程中卤水下渗凝结成的多矿物集合体，主成分为白钠镁矾［$NaMg(SO_4) \cdot 4H_2O$］[18]。⑥益富寿之助认为是杂卤石[19]。究竟古时所用凝水石为何种矿物，有待进一步考证。

3.本文[3, 11, 20, 23]收载的寒水石为北寒水石即"红石膏"；浙江、河南炮制规范收载的寒水石为"方解石"；本文[12, 22]及重庆、安徽、江西炮制规范收载的寒水石为上述两种。两者矿物来源、化学成分均不相同。不易统称寒水石，应进一步研究其药理和性味功能，给予不同的命名以免长期混淆，影响临床疗效。

4.目前市售寒水石，天水、哈尔滨、济南、梧州、沈阳、金城江、东莞等均为纤维石膏，其纤维多呈平行束聚而较粗，常有浅绿色层间物（泥岩）。衡县、德州市售品为湖北应城产纤维石膏（应城石膏），纤维呈直立状而较细、短，偶带黄色沉积物（泥岩）。内蒙古市售品为直立状粗纤维，几乎无层的石膏[21]。以上3个样品与正品不同，注意鉴别。

参考文献

［1］中华人民共和国卫生部药典委员会.中华人民共和国卫生部药品标准:中药材第一册.1992,29.

［2］李时珍.本草纲目(校点本上册).北京:人民卫生出版社,1985,638.

［3］西藏卫生局,青海卫生局,四川卫生局,等.藏药标准.西宁:青海人民出版社,1979,95.

［4］山西省卫生厅.山西省中药材标准.1987年版.1988,60.

［5］李鸿超,等.中国矿物药.北京:地质出版社,1988,231.

［6］吉林省卫生厅.古林省中药炮制标准.长春:吉林科学技术出版社,1986,121.

［7］内蒙古自治区卫生厅.内蒙古蒙药材标准.1986年版.赤峰:内蒙古科学技术出版社,1987,498.

［8］中国药学会内蒙古分会第二次会员代表大会汇编.1987,25.

［9］中华人民共和国卫生部药政管理局,等.中药材手册.北京:人民卫生出版社,1992,733.

［10］赵中杰.矿物药分析.北京:人民卫生出版社,1991,189.

［11］北京市药品监督管理局.北京市中药饮片标准(2000年版).2000,416.

［12］中国医学科学院药用植物研究所,中国协和医科大学,等.中药志:第六册.北京:人民卫生出版社,1998,369.

［13］南京药学院《中草药学》编写组.中草药学.南京:江苏人民出版社,1980,1505.

［14］黑龙江省药品监督管理局.黑龙江省中药材标准.2001年版.2001,74.

［15］《中国药物大全》编辑委员会.中国药物大全(中药卷).1993,32.

［16］王嘉荫.本草纲目矿物史料.北京:科学出版社,1957,50.

［17］毛鹏飞.中药材科技.1981,(2):30.

［18］魏东岩.矿物学报.1985,(3):257.

［19］陈榆.中国中药杂志.1989,14(12):7.

［20］内蒙古自治区卫生厅.内蒙古中药材标准.1988年版.1988,182.

［21］张贵君.常用中药鉴定大全.哈尔滨:黑龙江科学技术出版社,1993,849.

［22］国家中医药管理局《中华本草》编委会.中华本草:第一册第二卷.上海:上海科学技术出版社,1999,305.

［23］国家中医药管理局《中华本草》编委会.中华本草:蒙药卷.上海:上海科学技术出版社,2004,55.

理石[1]

【本草考证】本品为极少用中药,始载于《神农本草经》,列为中品。《别录》云:"理石如石膏,顺理而细。生汉中山谷及庐山,采无时。"时珍曰:"理石即石膏中之长文细直如丝而明洁色带微青者。"[3]"理石即石膏之顺理而微硬有肌者,故曰理石。"[2]

【别名】立制石《本经》,肌石《别录》[3],长理石《本草经集注》,肥石、不灰

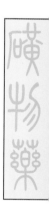

木《石药尔雅》[1]。

【原矿物】理石（石膏与硬石膏的集合体）。

【来源】本品为硫酸盐类石膏族矿物石膏与硬石膏的集合体。主含含水硫酸钙（$CaSO_4 \cdot 2H_2O$）和硫酸钙（$CaSO_4$）。采挖后，除去杂石及泥沙。

【性状】本品为不规则块状。深灰色。体较轻，质硬脆，可砸碎，断面大部分粗糙，呈暗灰色。解理面可见到明显亮星，其中部分可见到直立的细纤维，纤维间亦可见到亮星。气微，味淡。

【化学成分】主含含水硫酸钙（$CaSO_4 \cdot 2H_2O$）和硫酸钙（$CaSO_4$）。

【产状与分布】形成于各种类型石膏层的裂隙或硬石膏层水化部位。山西、陕西、湖北等地均产。

【性味与归经】辛、甘，寒。归胃经。

【功能与主治】清热，除烦，止咳。用于身热心烦，消渴，瘘痹。

【用法与用量】内服：煎汤，15～30g。

【注意】脾胃虚寒及阴虚内热者忌服。

【贮藏】置干燥处。

【附注】理石即纤维石膏，今无以此名称作单味药使用[1]。

参考文献

［1］国家中医药管理局《中华本草》编委会. 中华本草: 第一册第二卷. 上海: 上海科学技术出版社, 1999, 302.

［2］李时珍. 本草纲目 (校点本上册). 北京: 人民卫生出版社, 1985, 547.

［3］江苏新医学院. 中药大辞典: 下册. 上海: 上海科学技术出版社, 1991, 1980.

鹅管石（钟乳鹅管石）[1～2]

【本草考证】本品为较少用中药，始载于《本草纲目》，列在石钟乳项下，别名鹅管石。陶弘景曰："唯通中轻薄如鹅翎管，碎之如爪甲，中无雁齿，光明者为善。"[3]由此可知钟乳鹅管石应为鹅管石正品，古来即以钟乳鹅管石为佳。目前仅甘肃、辽宁、吉林、山东等地使用。而大多数地区如湖北、山东、青海、广西、浙江、四川、天津等地所用者为海产腔肠动物珊瑚的石灰质骨骼，称珊瑚鹅管石。为了区别两种鹅管石，分别以钟乳鹅管石和珊瑚鹅管石描述。

【别名】滴乳石[8～9]《饮片新参》，钟乳鹅管石《中药志》[5,8]、虚中、芦石[4]。

【原矿物】鹅管状方解石。

【来源】为碳酸盐类矿物方解石族方解石的细管状集合体。主含碳酸钙（$CaCO_3$）。全年可采，采集后，除去杂质，选取细管状者洗净，晒干。

【性状】本品呈圆锥形或圆柱形，粗细不匀，中空如管状。长3～5～7cm，直径5～8～13mm，管壁厚1～4mm，表面白色、灰黄色，少有棕黄色。半透明。外表粗糙颗粒状，有纵斜纹理。质硬而脆，易折断，断面有较大空洞，有的可见环形层次。气微，味微咸。

以白色、洁净、有光泽、管细而中空、无杂石者为佳。

【鉴别】取本品，滴加稀盐酸，即发生大量气泡。溶液显钙盐（中国药典2010年版一部附录28页）的鉴别反应。

【化学成分】主成分碳酸钙（$CaCO_3$），此外尚含Mg、Si、Fe、Al、Sr、Ba、Na等元素[6]。

【产状与分布】常见于石灰岩山洞中。系石灰岩、大理岩在风化过程中地下水溶解形成重碳酸钙进入溶液，当压力减小或蒸发时，使大量二氧化碳逸出，再析出方解石沉淀。主产于广东、广西、云南、湖北、湖南、四川等地[8]。

【炮制】1.净鹅管石　除去杂质，洗净，砸碎或水飞。

2.煅鹅管石　取净鹅管石，照明煅法（中国药典2010年版一部附录21页）煅至红透，取出，放凉，打碎或研细。

3.醋淬鹅管石　取净鹅管石，照煅淬法（中国药典2010年版一部附录21页）煅至红透，取出，立即投入醋中淬透，冷后碾碎。

每100kg鹅管石，用醋25kg[5]。

【炮制品性状】净鹅管石　参见药材。

煅鹅管石　呈不规则碎块或粗粉，灰白色或灰黑色，质酥松。有焦臭味。

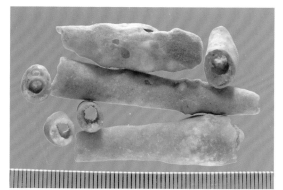

钟乳鹅管石（安国药市）

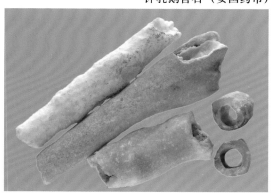

钟乳鹅管石（亳州药市）

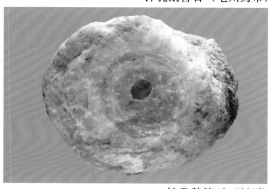

钟乳鹅管石（断面）

第八章　含钙的矿物药

241

醋淬鹅管石　同煅鹅管石，微具醋香气。

【毒理】广东产鹅管石，急性毒性 iv，LD_{50}为28.30g/kg[7]。

【性味与归经】甘、微咸，温。归肺、肾、胃经[5]。

【功能与主治】温肺，壮阳，通乳。用于肺寒久嗽，虚劳咳喘，阳痿早泄，梦遗滑精，腰脚冷痹，乳汁不通[5]。

【用法与用量】内服：煎汤，9～15g，先煎；研末，0.3～0.5g或入丸，散[5]。

【注意】1.肺热咳嗽者忌用。

2.实热及阴虚火旺者禁服[5]。

【贮藏】贮干燥容器内，置干燥处，防潮、防尘。

【附注】1.中药材手册[1]、贵州03[3]、中药志[8]、中药材鉴别手册[9]等收载鹅管石为两种，钟乳鹅管石与珊瑚鹅管石［详见鹅管石（珊瑚鹅管石）项下］。本草记载的鹅管石应为钟乳鹅管石，目前只有甘肃、辽宁等少数地区使用，大多数地区使用的是珊瑚鹅管石。但也有地区二者同时使用，以其中一种为主，也有地区二者混用情况。

2.两种鹅管石来源不同，主要成分均为碳酸钙（$CaCO_3$），但二者的晶体结构不同，所含微量元素相同，其含量差异较大，除Zn之外，珊瑚鹅管石的其他元素均高于钟乳鹅管石，特别是Mg、K含量差别很大 [11]。同作为鹅管石药用，其功能主治是否一致，有待深入研究。

3.药典辅助说明[10]在钟乳石项下包括滴乳石即钟乳鹅管石，注意区别。

4.当前药材市场很少见到钟乳鹅管石。偶尔见到的也是不规则碎块，难以辨别，实为钟乳石混充，注意鉴别。

参考文献

［1］中华人民共和国卫生部药政管理局，等.中药材手册.北京：人民卫生出版社，1992，738.

［2］吉林省卫生厅.吉林省中药炮制标准.长春：吉林科学技术出版社，1986，122.

［3］贵州省药品监督管理局.贵州省中药材·民族药材质量标准(2003年版).贵阳：贵州科技出版社，2003，附录514.

［4］李鸿超，等.中国矿物药.北京：地质出版社，1988，219.

［5］国家中医药管理局《中华本草》编委会.中华本草：第一册第二卷.上海：上海科学技术出版社，1999，311.

［6］赵中杰.矿物药分析.北京：人民卫生出版社，1991，183.

[7] 岳旺,等.中国中药杂志.1989,14(2):44.

[8] 中国医学科学院药用植物研究所,中国协和医科大学等.中药志:第六册.北京:人民卫生出版社,1998,382.

[9] 北京药品生物制品检定所,中国科学院植物研究所.中药鉴别手册.第一册.北京:科学出版社,1972,513.

[10] 郝近大.中华人民共和国药典辅助说明.2010年版一部.药材及饮片.北京:中国中医药出版社,2011,409.

[11] 李峰,等.中药材.1996,19(7):340.

鹅管石[1]（珊瑚鹅管石）[7]

【本草考证】鹅管石之名历代本草列在石钟乳项下。《本草纲目》中鹅管石为石钟乳释名,是石钟乳的一种,现称为钟乳鹅管石,产量较少。故大部分地区使用海产腔肠动物珊瑚的石灰质骨骼,即珊瑚鹅管石。有些地区二者同时使用[7]。

【别名】珊瑚鹅管石,海白石[4],珊瑚[7]。

【原动物】珊瑚的石灰质骨骼。

【来源】本品为腔肠动物枇杷珊瑚科动物丛生盔形珊瑚Galaxea fascicularis（Linnaeus）的石灰质骨骼[1];粗糙盔形珊瑚G.aspera Quelch[4,7];树珊瑚科动物栎珊瑚Balanophyllia sp.[2,6];[Ossyringoporar]等多种珊瑚离散的石灰质骨骼[7];或笛珊瑚Sysingora sp.的骨骼[3,6]。主含碳酸钙（$CaCO_3$）。采收后,除去杂质,洗净,晒干。

【性状】本品多呈单一圆管状,有的稍弯曲,一端细而尖,另一端稍粗,状如鹅毛管。长3～5cm,直径4～7mm。表面乳白色或灰白色,具突起的节状环纹及纵直棱线。其间有细的横棱线交互成小方格状。偶见数个相连的群体。质硬而脆,断面具隔,自中心呈放射状排列,气微,味微咸。

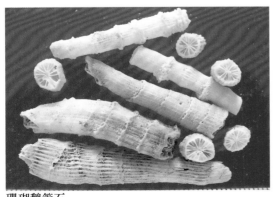

珊瑚鹅管石

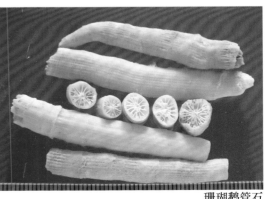

珊瑚鹅管石

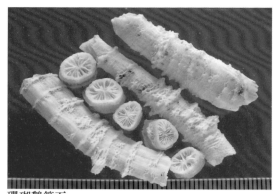

珊瑚鹅管石

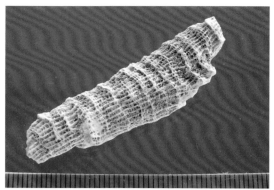

珊瑚鹅管石

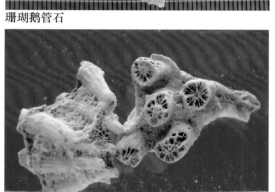

珊瑚鹅管石

以色白、质脆、无杂质者为佳。

【鉴别】1.本品粉末白色。多为不规则的灰白色至灰色片块，呈长条形、菱形和扇形。片块密布细网纹及数条纵横交错的纹理[2]。有的不甚透明，纹理较模糊。

2.本品呈碳酸盐与碳酸氢盐（中国药典2010年版一部附录29页）的鉴别反应[2]。

3.本品颗粒或粉末放入硝酸钴溶液中煮沸1～2分钟，可染成紫色[8]。

【含量测定】取本品细粉0.12g，精密称定，至锥形瓶中，加稀盐酸5ml，加热使溶解，加水100ml与甲基红指示液1滴，滴加氢氧化钾试液至显黄色，继续多加10ml，再加钙黄绿素指示剂少量，用乙二胺四乙酸二钠滴定液（0.05mol/L）滴定至溶液由黄绿色荧光消失而显橙色。每1ml乙二胺四乙酸二钠滴定液（0.05mol/L）相当于5.004mg的碳酸钙（$CaCO_3$）。

本品含碳酸钙（$CaCO_3$）不得少于90.0%。

【化学成分】主要成分为碳酸钙（$CaCO_3$），尚含少量镁、硅、铁等无机元素[7]。

【生境与分布】生活在热带海域造礁平台上或暖海浅水中，约在10米以下暖海浅水带的珊瑚丛中。主产于广东、广西、海南、福建等沿海。

【炮制】净鹅管石　取原药材，除去杂质，洗净，晒干打碎。

煅鹅管石　取净鹅管石，照明煅法（中国药典2010年版一部附录21页）煅至红透，取出，放凉，打碎或研成粉末。

醋淬鹅管石　取净鹅管石，照煅淬法（中国药典2010年版一部附录21页）煅至红透，趁热投入醋中淬透，取出，放凉，捣碎或碾细。

每100kg鹅管石，用醋25kg[7]。

【炮制品性状】净鹅管石　不规则碎块，其他特征同药材。

煅鹅管石　不规则碎块或粉末，灰白色，质酥松。

醋淬鹅管石　形状同煅鹅管石，微具醋香气。

【性味与归经】甘、温。归肺、肾经[1]。归肺、胃、肾经[7]。归肺、肾、肝经[3]。甘、微咸，温。归肺、肾经[6]。

【功能与主治】补肾壮阳，通乳。用于肺痨咳嗽气喘，吐血，阳痿，腰膝无力，乳汁不通[1]。

温肺降气，壮阳通乳。用于肺寒咳喘，阳痿，乳脉不通[7]。

煅鹅管石温肾壮阳力强。用于肾虚气喘，阳痿不举等症[5]。

【用法与用量】15～25g，或研末，0.5～2.5g[2]；9～15g，先煎[1]。内服：煎汤，5～15g；0.3～1.5g，研末冲服[7]。

【注意】肺热咳嗽者禁服。

【贮藏】贮干燥容器内，置干燥处，防尘。

【附注】1.珊瑚鹅管石来源除上述品种外，还有杯珊瑚科核珊瑚Caryophyllia sp.（内蒙古中药材标准88）、（四川87增补本），枇杷珊瑚科盔形珊瑚Galaxea sp.[8]，蜂巢珊瑚科千星珊瑚Caulastrea sp.[7~8]，笙珊瑚科笙珊瑚Tubipora musica Linnaeus的石灰质骨骼[7]。

2.中华海洋本草[7]、河南、安徽[6]、天津炮制规范等将珊瑚鹅管石归入矿物类药材项下，查询时应当注意。

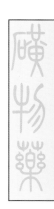

参考文献

［1］四川省食品药品监督管理局.四川省中药材标准(2010年版).成都:四川科学技术出版社,2011,633.

［2］北京市卫生局.北京市中药材标准.1998年版.北京:首都师范大学出版社,1998,269.

［3］山东省药品监督管理局.山东省中药材标准(2002年版).济南:山东友谊出版社,2002,231.

［4］广西壮族自治区卫生厅.广西中药材标准.1990年版.南宁:广西科学技术出版社,1992,88、279.

［5］重庆市食品药品监督管理局.重庆市中药饮片炮制规范及标准.2006年版,2006,89.

［6］安徽省食品药品监督管理局.安徽省中药饮片炮制规范.2005年版.合肥:安徽科学技术出版社,2006,10.

第八章　含钙的矿物药

[7] 管华诗, 王曙光. 中华海洋本草: 第二卷. 海洋矿物药与海洋植物药. 上海: 上海科学技术出版社, 2009, 28.

[8] 中国医学科学院药用植物研究所, 中国协和医科大学, 等. 中药志: 第六册. 北京: 人民卫生出版社, 1998, 382.

姜石[1]

【本草考证】本品为较少用中药, 始载于《新修本草》。苏恭曰: "姜石所在有之, 生土石间, 状如姜, 有五种, 以色白而烂不碜者良。"宗奭曰: "所在皆有, 须不见日色旋取, 微白者佳。"[2]

【别名】（硶）蛎石《保命集》、礓砾[2], 姜石猴、姜疙瘩、姜狗子、华石猴[9], 裂姜石[8], 砂土猴, 料姜石, 僵石, 沙姜石《绍兴本草》[10]。

【来源】本品为黄土层或风化红土层中钙质结核。主要由方解石、石英、白云石、高岭石等黏土矿物组成, 主成分为钙、硅等。从深层黄土中挖出, 去尽表面泥土, 洗净, 晒干。

【性状】本品呈不规则的圆柱形或略分枝形似姜形, 长4～15cm, 直径1.5～10cm。外表灰黄、土黄色。表面凹凸不平, 具颗粒状突起, 手触摸易掉粉。体重, 质坚硬, 难折断。断面略呈颗粒状, 色较深, 具有结核状圆

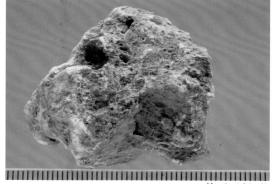

姜石（断面）

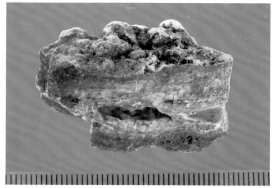

姜石伪品（殷孽）

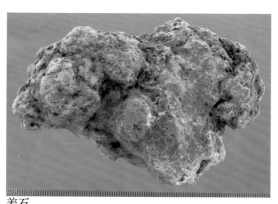

姜石

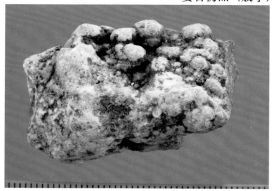

姜石伪品（殷孽）

形痕迹或灰白色结晶，有小空隙。气微，具土腥气，味淡，嚼之有砂砾感，略吸舌。

以色灰黄，断面颗粒性强者为佳。

【鉴别】取本品粉末0.5g，加稀盐酸，即产生大量气泡，滤过，滤液显钙盐（中国药典2010年版一部附录28页）的鉴别反应[4]。

【含量测定】取本品细粉约1g，精密称定，至250ml锥形瓶中，加少量水湿润，加稀盐酸5ml溶解，加水至刻度，摇匀，精密量取25ml，置锥形瓶中，加水25ml与氢氧化钾试液（1→10）5ml，使pH值大于12，再加钙紫红素指示剂少量，用乙二胺四醋酸二钠滴定液（0.05mol/L）滴定，至溶液由紫红色变为纯蓝色。每1ml乙二胺四醋酸二钠滴定液（0.05mol/L）相当于5.005mg的碳酸钙（CaCO$_3$）。

本品含钙以碳酸钙（CaCO$_3$）计，不得少于50.0%[1, 4]。

【化学成分】姜石主要由方解石（40%～50%）、石英（约30%）、黏土矿物（约20%）组成。此外尚有水云母、高岭石等。对甘肃、河北等地姜石中微量元素进行分析，共测得35种元素。甘肃漳县产姜石，含钙 29.22%、硅 8.31%、铝 2.04%、铁 0.99%、镁 0.42%、钾 0.65%、钠 0.42%、钡 0.18%、钛 0.12%以及人体与动物所必需的微量元素硅、铁、氟、碘、锌、锰、硒等；有害元素铅 0.9×10^{-6}、砷 2×10^{-6}、铜 3×10^{-6}[1]。主含钙（23%～29%）、硅（8%～13%）、铝（2%～3%）[3]。

【产状与分布】钙质结核及黄土小僧是黄土层中钙质经雨水或土壤中水、地下水淋滤形成，或沉积当时粉沙级物质局部集中，形成以方解石为主要组分，整体仍以黏土为主要组分的多矿物集合体。钙质结核为灰白色微带黄色的石灰岩风化淋滤而成。主要分布在华北、西北黄土地带及石灰岩风化壳红土层中[8]。

【炮制】1.净姜石　除去杂质和表面泥土，洗净，干燥，用时捣成碎块或粗粉。

2.水飞姜石　取净姜石以浓米泔水浸7日，晒干捣碎，水飞[9]。

3.取净姜石　猛烈火烧令赤，内（腌）醋中，因有屑落醋里，频烧，碎石至尽，取屑，晒干，捣碎[9]。

4.煅姜石　取净姜石，照明煅法煅至红透，醋淬；或再照水飞法水飞，晒干。

【性味与归经】咸，寒。归心、胃经[1]。归脾、胃经[4]。

【功能与主治】清热解毒，软坚散结，消肿止痒。用于乳痈肿痛，瘰疬，疔疮肿痛，足癣，湿疹[1]。

清热解毒，行水消肿，软坚止痛。用于疔疮痈肿，乳痈肿痛，关节肿痛，产后胀肿，气噎，胃热呕吐，胀痛；外治顽癣，脚气，黄水疮。慢性胃炎，胃溃疡，食道癌，霉菌性阴道炎[4]。

【用法与用量】30～60g；水煎，取清汁服用[1]。

将姜石投入水井或水缸中，饮用姜石水；9～15g。外用适量，研末调敷患处[4]。

内服：入丸、散，每日1～3g；或泡饮[10]。

【贮藏】置干燥处，防尘。

【附注】1.姜石可以浸出较高浓度的游离单硅酸，它是人体摄取硅的主要形式之一。在血液中硅即以单硅酸形式存在，硅与人体衰老、心血管疾患、骨骼等关系密切，可起到扶正祛邪、祛病延年的作用[6]。

2.河北漳县、涉县、邢台3种姜石中，以邢台姜石含钙量最低，其他微量元素含量大部分都比漳县、涉县所产姜石高[3]。

3.姜石主要由方解石（占40%～50%）、石英（约占30%）、黏土（约占20%）矿物组成，此外还含有钾长石、绿泥石、黑云母、绿帘石、褐铁矿等（总量在10%以下）。姜石外层与内层碳酸盐、硅酸盐比例不同。不同产地姜石所含微量元素种类与矿物成分含量基本相似。其化学成分和矿物成分相对固定但又存在差异[7]。

4.姜石近代骨科名家作为接骨的外敷药，民间用以治疗一些胃肠道疾患。陕西、甘肃、河北等地饮用投放姜石的井水预防肿瘤[7]。

5.对8批姜石样品进行$CaCO_3$含量测定，为25.1%～65.2%，差异较大[1]。

6.现代临床实践证明，姜石内服具有降逆，平冲止呕，祛痰燥湿，止泄，软坚散结，抗癌的功效；外用有消肿止痛，渗湿敛疮的作用[5]。

参考文献

[1]甘肃省食品药品监督管理局.甘肃省中药材标准(2009年版).兰州:甘肃文化出版社,2009,379.

[2]李时珍.本草纲目(校点本上册).北京:人民卫生出版社,1985,617.

[3]姚修仁,等.药学通报.1981,16(9):56.

[4]陕西省食品药品监督管理局.陕西省中药饮片标准:第一册.西安:陕西科学技术出版社,2008,161.

[5]王慧川.陕西中医.1987,8(9):422.

[6]冉懋雄.开卷有益.1986,(2):14.

[7]刘墨庄,等.药学通报.1984,19(2):54.

[8]李鸿超,等.中国矿物药.北京:地质出版社,1988,182.

[9]甘肃省卫生厅.甘肃省中药材质量标准(1996年版).1996,99.

[10] 国家中医药管理局《中华本草》编委会.中华本草：第一册第二卷.上海：上海科学技术出版社,1999,316.

石灰华[1~2]

【本草考证】本品为藏医、蒙医常用、习用药材，最初载于《月王药诊》。《晶珠本草》提及《堆资梯巴》一书，对本品做了详细描述：性寒，味微甘，含水，产于西藏各地区的潮湿山洞里。……质轻、润滑，咀嚼有细腻感，经阴干者符合药用；结成硬块，且味咸，认为变质，不可入药。

【藏药名】久康[1]，菊康[6]，居岗[2]《四部医典》，莎居岗《奇美眼饰》，达西、紫江《晶珠本草》[7]，曲吉岗[5]，曲居岗《青海省藏药炮制规范》，萨吉冈[9]。

【蒙药名】梢绕音—朱刚、沙朱刚[4]，梢绕音—竹冈《无误蒙药鉴》，萨—竹冈《认药白晶鉴》[8]，梢绕音—朱岗[3]。

【原矿物】石灰华。

【来源】本品为碳酸盐类矿物石灰华，主含碳酸钙（$CaCO_3$）。采集后，除去泥土及杂石。

【性状】本品为不规则块状，大小不一，白色或微黄色。体较轻，无光泽，捏之易成粉，有滑润感。气微，味微甘。

以色白、体轻、滑润、嚼之味甘者为佳。

【鉴别】1.本品粉末白色，针状晶体，散在或成堆，长短不一，长3.5～14～42μm，有的碎断成短节；少数呈长方片状结晶，长13～70μm，宽11～17μm。

2.本品呈钙盐和碳酸盐（中国药典2010年版一部附录28、29页）的鉴别反应。

【化学成分】云南、甘肃、西藏产石灰华，主含碳酸钙（$CaCO_3$）92.79%～96.73%。酸不溶物0.13%～1.78%（不溶物中主要是硅酸盐），水分0.39%～0.75%。碳酸低铁微量

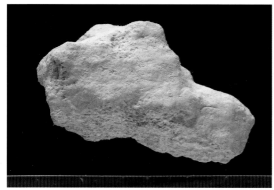

石灰华（荷花池药市）

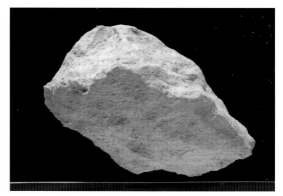

石灰华（荷花池药市）

至0.5%。另外水溶物中有微量氯化钠和硫酸钠[6]。尚含少量的铝、铁、硅、镁盐等[8]。光谱半定量分析结果含有铝、钡、钙、铜、铁、镁、锰、钠、硅、锶、钛等[9]。

【产状与分布】 常见于海拔2000～4000米的石灰岩山洞、河流、泉等地。分布于西藏林芝、直贡、岗递斯[7]、内蒙古、云南等地。

【炮制】 除去杂质，直接药用。

【性味与归经】 甘，凉。

【功能与主治】 清肺热，利黄疸。用于各种肺热病，疮伤炎症，热毒附骨，疫疠，眼黄病[2]。

清热，止咳，愈伤，退黄。用于肺热咳喘，慢性气管炎，咯血，肺脓肿，伤热，骨折，黄疸[3]。

【用法与用量】 3g，多入丸散服[1]；内服：研末，3～6g[2]。或入丸剂；内服：研末，1～2g[8]。

【贮藏】 置通风干燥处，密闭保存。

【附注】 藏药（西藏）的石灰华较纯，粉末浅黄色，针状晶体较细，散在或成堆，长短不一，长3.5～10～28μm，有的碎断成短节，体较轻，无光泽[9]；四川阿坝藏族自治州的石灰华与甘肃省石灰华显微特征类同，但杂有纤维状物和不定形块状物；云南省石灰华，粉末白色，不规则小颗粒状，散在或成堆，特征不明显[6]。

参考文献

［1］中华人民共和国卫生部药典委员会.中华人民共和国药典.1977年版一部.北京:人民卫生出版社,1978,139.

［2］中华人民共和国卫生部药典委员会.中华人民共和国卫生部药品标准:藏药第一册.1995,25.

［3］内蒙古自治区卫生厅.内蒙古蒙药材标准.1986年版.赤峰:内蒙古科学技术出版社,1987,389.

［4］中国药学会内蒙古分会第二次会员代表大会汇编.1987,25.

［5］青海省卫生厅.青海省藏药标准.1992年版.1992,18.

［6］卫生部药品生物制品检定所,等.中国民族药志:第一卷.北京:人民卫生出版社,1984,183.

［7］国家中医药管理局《中华本草》编委会.中华本草:藏药卷.上海:上海科学技术出版社,2002,15.

[8] 国家中医药管理局《中华本草》编委会.中华本草:蒙药卷.上海:上海科学技术出版社,2004,34.

[9] 青海省药品检验所,青海省藏医药研究所.中国藏药:第三卷.上海:上海科学技术出版社,1996,341.

石灰[1]（石灰石）[8]

【本草考证】本品为极少用中药，始载于《神农本草经》，列为下品。陶弘景曰："近山生石，青白色，作灶烧竟，以水沃之，即热蒸而解。"李时珍曰："今人作窑烧之，一层柴或煤炭一层在下，上累青石，自下发火，层层自焚而散。入药惟用风化、不夹石者良。"[7]

【别名】垩灰《神农本草经》，希灰《名医别录》，石垩《本草经集注》[4]，锻石《日华子本草》，白虎、矿灰[7]，染灰、五味、散灰、白灰、味灰《石药尔雅》，石锻《本草图经》。

【藏药名】多太、生石灰、碱石灰[1]，多肖《青海省藏药标准》，多塔[8]。

【维吾尔药名】阿哈克《注医典》，诺热、阿海克、丑那《拜地依药书》[2]。

【傣药名】崩《西双版纳傣药志》[3]。

【原矿物】石灰岩。

【来源】本品为石灰岩经加热煅烧而成的生石灰，及其水化产物熟石灰，即羟钙石，或两者的混合物。

【性状】生石灰为不规则块状物，表面有微细裂缝，多孔。白色或灰白色，不透明，质硬，粉末白色。土状光泽。体较轻，易砸碎，断面粉状。

以块状、色白、无杂石及其他杂质者为佳。

熟石灰 为粉末状或疏松块状，白色或淡灰色，土状光泽。

以粉细、色白、无硬块者为佳。

【鉴别】1.易溶于酸，微溶于水。

2.取本品粉末约0.2g，加稀盐酸5ml，滤液显钙盐（中国药典2010年版一部附录28页）的鉴别反应。

【化学成分】生石灰主要成分是氧化钙（CaO），在空气中吸收水分后的熟石灰主成分为氢氧化钙［$Ca(OH)_2$］。生石灰和熟

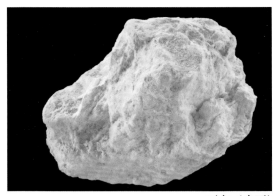

石灰（山西）

石灰久置空气中不断吸收大气中的二氧化碳而成碳酸钙（$CaCO_3$）。因此石灰陈久，主成分均为碳酸钙（$CaCO_3$）[4]。常夹杂有硅酸、铁、铝、镁等[2]。

【产状与分布】石灰岩系生物化学沉积而形成。全国各省多有分布。

【炮制】1.净石灰　除去杂石，粉碎成细粉。

2.制石灰　取净石灰，置锅内炒至桃红色，放冷，即得。

3.取原药材，破碎成块状，置无烟的炭火上煅至白色，除去未烧熟的小石块，置于容器中，用于热证者水中淬之，用于寒证者青稞酒中淬之，用于寒热间杂证者牛奶、"达日哇"中淬之，过筛，取细粉，即得[1]。

【药理】1.止血作用　经吸收入血液后能助长白细胞繁殖和增加钙离子浓度，能促进血液凝固，故具有一定止血作用[6, 8]。

2.止泻作用　内服后能中和胃酸，减少刺激，收敛黏膜面，减少分泌液渗出，而奏止泻作用[8]。

【毒理】大鼠经口灌胃给药，LD_{50}为7.34g/kg[5]。

【性味与归经】辛，热[1]。辛、苦、涩，温，有毒。归肝、脾经[4]。辛，温。有毒[8]。辛、辣，温。入土、水塔[3]。

【功能与主治】和胃消食，化瘀破积，清痞瘤。用于"培根"病，消化不良，痞瘤等症[1]。

解毒蚀腐，敛疮止血，杀虫止痒。用于痈疽疔疮，丹毒，瘰疬痰核，赘疣，外伤出血，水火烫伤，下肢溃疡，久痢脱肛，疥癣，湿疹，痱子[4]。

赤肤发泡，增加色素，熟化炎肿，软坚散结，脱毛脱皮。用于湿寒性或黏液质性疾病，如各种顽固性皮肤病，白癜风，寒性炎肿，疔疮，疣子，多毛症[2]。

【用法与用量】外用适量。研末调敷或以水溶化取上清液涂搽。内服：1～3g，入丸、散；或加水溶解取澄清液服[4]。外用：2～6g。不宜内服。本品可入搽剂、敷剂、软膏等[2]。

作腐蚀剂，用生石灰；敛疮止血，用熟石灰[4]。

【注意】1.内服不入汤剂。疮口红肿脓毒未消者禁用；外用腐蚀，只限于病变部位，不得波及周围健康皮肤[4]。

2.其粉尘或悬浮液对黏膜有刺激作用，对皮肤、织物有腐蚀作用。孕妇忌用[1]。

3.若误服，可引起口干，胃痛腹痛，尿闭，昏迷，内出血等中毒现象，甚至导致死亡[2]。

【贮藏】置阴凉干燥处，密封。

【附注】1.药用多用熟石灰（又名消石灰）和年深日久的"陈石灰"（又称风化石灰）。

2.古建筑物砖隙间之石灰称"万年灰"。蒙药名：胡钦—朝海、道塔勒。主含碳酸钙

（CaCO₃）。古墓中之石灰称"地龙骨"；修木船取下舱船之旧油石灰称"水龙骨"。

3.《中国藏药》[8]收载的"石灰石"同石灰。实际上在药用时用的是石灰石经煅烧后的生石灰和水化产物熟石灰。

4.石灰有较强的腐蚀作用。《本草纲目》谓："石灰止血神品也，但不可着水，着即烂肉。"说明生石灰着水对疮口具浸袭作用。故古方腐蚀赘疣多用本品制剂。如《普济方》治赘疣，以桑柴灰煎水淋生石灰，取汁熬膏，局部涂敷。

参考文献

[1] 青海省食品药品监督管理局.青海省藏药炮制规范(2010年版).西宁:青海人民出版社,2010,4.

[2] 国家中医药管理局《中华本草》编委会.中华本草:维吾尔药卷.上海:上海科学技术出版社,2005,16.

[3] 国家中医药管理局《中华本草》编委会.中华本草:傣药卷.上海:上海科学技术出版社,2005,13.

[4] 国家中医药管理局《中华本草》编委会.中华本草:第一册第二卷.上海:上海科学技术出版社,1999,312.

[5] 温玉麟.药物与化学物质毒性数据.1989,82.

[6] 毕焕春.矿物中药与临床.北京:中国医药科技出版社,1992,147.

[7] 李时珍.本草纲目(校点本上册).北京:人民卫生出版社,1985,572.

[8] 青海省药品检验所,青海省藏医药研究所.中国藏药:第二卷.上海:上海科学技术出版社,1996,96.

长石[1]

【本草考证】本品极少药用，始载于《神农本草经》，列为中品。《名医别录》："长石，理如马齿，方而润泽，玉色，生长于山谷及太山、临淄，采无时。"李时珍曰："长石，即俗称硬石膏者，状似软石膏而块不扁，性坚硬洁白，有粗理，起齿棱.击之则片片横碎，光莹如云母、白石英……昔人以此为石膏，又以为方解，今人以此为寒水石，皆误也……唐宋诸方所用石膏，多是此石……但不可解肌发汗耳。"[2]

【别名】方石《神农本草经》，直石[5]《吴普本草》，土石《名医别录》，硬石膏[2]。

【原矿物】硬石膏。

【来源】本品为硫酸盐类硬石膏族矿物硬石膏。主含硫酸钙（CaSO₄）。采挖后，除

第八章 含钙的矿物药

去杂石。

【性状】本品为扁块状或块状，有棱。浅灰色，灰色或深灰色。常略带浅蓝、浅红、紫色。条痕白色或浅灰色。具玻璃光泽。体较重，质坚硬，指甲不易刻划成痕，但可砸碎。浅色者断面对光照之，具闪星样光泽。气微，味淡。

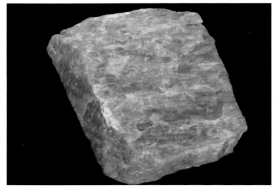

长石

硬度　3～3.5。

相对密度　2.8～3.0[3]。

以色淡、有光泽，无杂质者为佳。

【鉴别】取本品粉末1g，加稀盐酸10ml，加热使溶解，滤过，滤液显钙盐与硫酸盐（中国药典2010年版一部附录28、29页）的鉴别反应。

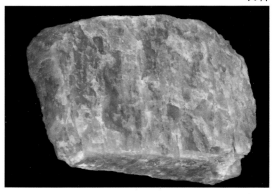

长石

【化学成分】主要成分为硫酸钙（$CaSO_4$），此外，常夹杂有微量的氧化铝（Al_2O_3）、二硫化铁（FeS_2）、氧化镁（MgO）、二氧化硅（SiO_2）以及锶、钡等[4]。

【产状与分布】主要为盐湖中化学沉积的产物，常与石盐、钾盐和光卤石共生[3]。山西、甘肃、青海、山东、湖北等省均有产出。

【炮制】1.净长石　洗净，干燥，打碎，除去杂石，粉成粗粉。

2.水飞长石　取净长石，粉碎，照水飞法（中国药典2010年版一部附录21页）水飞，晾干[5]。

【药理】长石其镁在溶出成分中与钙量之比大于石膏；且镁的可溶出量近于滑石。有利小便，止消渴的作用[5]。

【性味与归经】辛，苦、寒。归肺、肝、胃、膀胱经。

【功能与主治】清热泻火，利小便，明目去翳。用于身热烦渴，小便不利，目赤翳障。

【用法与用量】内服：煎汤，15～90g。先煎。

【贮藏】置通风干燥处。

【附注】1.本文以"长石"收载，容易和矿物"长石"混淆。矿物长石是长石族矿物的总称，是钾、钠、钙以及钡的无水架状结构铝硅酸盐，富含钾和钠的长石主要用于陶瓷工业、玻璃工业，未见有药用情况。应注意药用"长石"不是矿物学上的长石。

2.历代本草将石膏、长石、方解石、理石、寒水石等有混用、错用现象。长石与石膏外表相似。又常伴生在一起，主成分均为硫酸钙。从成分分析，长石的共存物、微量成分比石膏复杂；经水飞炮制不可能除尽，影响了长石疗效。长石未能广泛应用，甚至中断使用，和它的组成特点有关[5]。

参考文献

[1]国家中医药管理局《中华本草》编委会.中华本草:第一册第二卷.上海:上海科学技术出版社,1999,301.

[2]李时珍.本草纲目(校点本上册).北京:人民卫生出版社,1985,548.

[3]地质部地质辞典办公室.地质辞典(二):矿物 岩石 地球化学分册.北京:地质出版社,1981,92.

[4]李鸿超,等.中国矿物药.北京:地质出版社,1988,30.

[5]杨松年.中国矿物药图鉴.上海:上海科学技术文献出版社,1990,17.

钟乳石[1]

【本草考证】本品为较常用中药，原名"石钟乳"，始载于《神农本草经》，列为上品。李时珍曰："石之津气，钟聚成乳，滴溜成石，故名石钟乳。""云桂林接宜，融山洞穴中，钟乳甚多。仰视石脉涌起处，即有乳床，白如玉雪，石液融结成者。乳床下垂，如倒数峰小山，峰端渐锐且长如冰柱，柱端轻薄中空如鹅翎。乳水滴沥不已，且滴且凝，此乳之最精者。"[2]

【别名】石钟乳[2]《神农本草经》，留公乳《太平御览》引《本经》，虚中、钟乳[16]《吴普本草》，公乳、芦石[5]、夏石《名医别录》，黄石砂《药性论》，卢布、夏乳根《石药尔雅》，鹅管石[2]，石花、石床、石脑、孔中蘽、殷蘽《中国矿物药》，滴乳石[4]，石乳《中药材手册》，竹乳（河北），滴乳石、滴水石（浙江），钟表乳[5]。

【藏药名】帕奴《四部医典》，拉拉参保其如《鲜明注释》，多智旦《甘露本草明镜》[13]，哇奴[4]，毛君[3]。

【蒙药名】胡浑—朝鲁《无误蒙药鉴》，娃奴《认药白晶鉴》[14]，呼根—楚鲁[6]，呼很—绰鲁《内蒙古蒙药材标准》。

【傣药名】浓帕《西双版纳傣药志》[15]。

【原矿物】钟乳石。

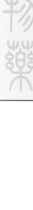

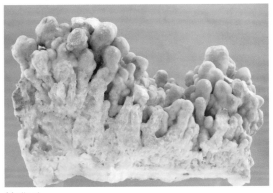

钟乳石

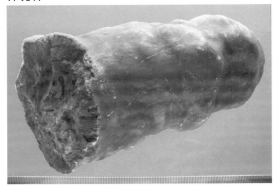

钟乳石

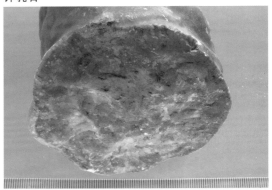

钟乳石（断面）

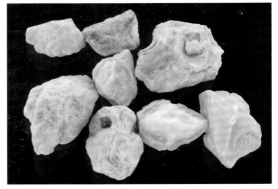

钟乳石（安国药市）

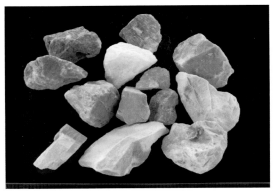

钟乳石伪品（多为杂石）

【来源】本品为碳酸盐类矿物方解石族方解石。主含碳酸钙（$CaCO_3$）。采挖后，除去杂石，洗净，晒干。

【性状】本品为钟乳状集合体，略呈圆锥形或圆柱形。表面白色、灰白色或棕黄色，粗糙，凹凸不平。体重，质硬，断面较平整，白色至浅灰白色，对光观察具闪星状的亮光，近中心常有一圆孔，圆孔周围有多数浅橙黄色略呈放射状结晶排列的同心环层。气微，味微咸。

硬度　3。

相对密度　2.6～2.8[9]。

以色白或灰白、空心、有亮光、无杂石者为佳。

【鉴别】取本品，滴加稀盐酸，即发生大量气泡，溶液显钙盐（中国药典2010年版一部附录28页）的鉴别反应。

【含量测定】取本品细粉约0.12g，精密称定，置锥形瓶中，加稀盐酸5ml，加热使溶解，加水150ml与甲基红指示液1滴，滴加氢氧化钾试液至溶液显黄色，再继续多加10ml，加钙黄绿素指示剂少量，用乙二胺四醋酸二钠滴定液（0.05mol/L）滴定至溶液的黄绿色荧光消失，并显橙色。每1ml乙二胺四醋酸二钠滴定液（0.05mol/L）相当于5.004mg的碳酸钙（$CaCO_3$）。

本品含碳酸钙（$CaCO_3$），不得少于95.0%。

【化学成分】主含碳酸钙（$CaCO_3$），尚含少量的硅、铁、铝、镁和微量的砷、锰、钛、铜、锶、钠等十多种元素[10]。其中CaO 55.93%。每100g含微量元素铁、铜、钾、锌、锰、镉分别为795mg、0.00155mg、0.004mg、0.159mg、0.00155mg、0.000001mg，其他尚含有镁、磷、钴、镍、铅、银、铬等[15]。

【产状与分布】常见于石灰岩溶洞中。由于岩石中的部分石灰质地层被含有碳酸的水冲击溶解，顺石灰岩的缝隙渗入溶洞中，接触空气，放出二氧化碳，即析出结晶性的碳酸钙，渐次下垂，凝结而成冰柱状的钟乳石，我国各省均有产出。主产于广西、广东、湖北、四川、贵州、云南、山西、西藏、青海等省区[3,9]。

【炮制】1.净钟乳石　洗净，砸成小块，干燥。

2.煅钟乳石　取净钟乳石块，照明煅法（中国药典2010年版一部附录21页）煅至红透。

3.醋淬钟乳石　取净钟乳石块，照煅淬法（中国药典2010年版一部附录21页）煅至红透。立即投入醋中，淬酥，取出，干燥，打碎。

每100kg钟乳石，用醋25kg[12]。

4.制钟乳石　取净钟乳石，砸成小块，放入铁锅中，加美丽乌头250g、火硝5g及适量水，文火煎煮约2小时，取出后用水多次洗净，晒干[13]。

5.取原药材，砸碎成米粒大小，用清水将杂物洗净，加火硝30%，"榜玛"10%，水适量，煮沸3小时，清水漂洗，晒干[4]。

6[3].（1）寒制法（奶制法）　将钟乳石砸成小块，在清水中煮沸后研细，放入犏牛奶中，调成糊状物，再进行研磨，最后做成小圆饼，阴干，即得。

（2）热制法　取钟乳石1000g，粉碎成蚕豆粒大小，加入火硝10g和清水适量，煮沸3小时，倾去火硝液，用清水漂洗十余次，至洗液清澈为止，将钟乳石晒干，粉碎成细末，即得。

（3）盐炒法　取（2）法在火硝液中煮沸3小时后的钟乳石，粉碎成青稞粒大小，放入铁锅中与等量食盐拌炒，至发烫后，加入浓青稞酒，使钟乳石浸没为度，密闭，放凉后，取出，阴干，粉碎成细末，即得。

【炮制品性状】净钟乳石　为不规则碎块，详见药材性状。

煅钟乳石形　如钟乳石，灰白色或灰黄色，质酥脆，闪星状亮光消失[7~8]。

醋淬钟乳石　形同煅钟乳石，微具醋香气[12]。

【药理】1.在胃中能中和过多的胃酸，至肠吸收后，能增加血中的钙离子，并有兴奋交感神经作用[15]。

2.钟乳石能中和胃酸至肠吸收增加血中的钙离子。钙离子的存在，有利于与心肌收缩、舒张的钾离子相对抗，从而维持心肌正常的收缩和舒张，使心脏在血液循环中起到"动力"的作用[14]。

3.对血液凝固作用 钙离子是维持人体正常血液凝固的重要因素，当血浆中钙离子含量太少时，出血将不易凝结而发生大出血[14]。

【毒理】邯郸产钟乳石（煅），急性毒性 iv，LD_{50}为16.70g/kg[11]。

【性味与归经】甘，温。归肺、肾、胃经。

【功能与主治】温肺，助阳，平喘，制酸，通乳。用于寒痰咳喘，阳虚冷喘，腰膝冷痛，胃痛泛酸，乳汁不通[1]。

补筋络，愈韧带。用于肌肉韧带破裂，创伤[13]。

止泻，清培根热，止胃酸。用于培根木保病，胃陈热病，骨髓炎，体衰等[3]。

愈伤，壮筋。用于关节损伤，协日乌素病，拘挛，陶赖，赫如虎，巴木病[14]。

清火解毒，除风止痛。用于水火烫伤，口舌生疮，疔疮痈疖脓肿[15]。

益筋。用于由外伤引起的肌腱、韧带断裂及关节僵硬、肌肉萎缩等症[4]。

煅钟乳石 增强温阳补虚作用。用于消肿毒等症[7]；用于寒痰，冷痛[8]。

【用法与用量】3～9g，先煎[1]。内服：煎汤，9～15g，打碎，先煎；研末，1.5～3g；或入丸、散。外用：适量，研末调敷[12]。内服：煎汤，2～5g[13]。内服：研末，1～2g；或入丸、散[14]。

【注意】1.不可久服[5,12]。

2.阴虚火旺、肺热咳嗽者禁服[5,12]。

【贮藏】贮干燥容器内，置干燥处，防潮，防尘。

【附注】1.文献[5,16,18]记载钟乳石依药材外形不同，通常分为钟乳石和滴乳石两种，并对其性状分别进行了描述。而中药志[17]、《中药材手册》收载的鹅管石有两类："一种为钟乳石之细如笔管者，商品名滴乳石或钟乳鹅管石。"钟乳石与钟乳鹅管石两者来源、主成分相同，功能基本一致，分为两种药物使用，有待进一步探讨。

2.呈钟乳状的蛋白石、孔雀石、菱锌矿不能作钟乳石药用。可滴加稀盐酸不产生大量气泡以与钟乳石区别[18]。

3.本品夏季易返潮，故贮藏时应注意防潮。

参考文献

[1] 国家药典委员会. 中华人民共和国药典. 2010年版一部. 北京: 中国医药科技出版社, 2010, 240、附录21、28页.

[2] 李时珍. 本草纲目(校点本上册). 北京: 人民卫生出版社, 1985, 562.

[3] 青海省药品检验所, 青海省藏医药研究所. 中国藏药: 第二卷. 上海: 上海科学技术出版社, 1996, 242.

[4] 青海省食品药品监督管理局. 青海省藏药炮制规范(2010年版). 西宁: 青海人民出版社, 2010, 14.

[5] 郝近大. 中华人民共和国药典辅助说明: 2010年版一部·药材及饮片. 北京: 中国中医药出版社, 2011, 409.

[6] 中国药学会内蒙古分会第二次会员代表大会汇编. 1987, 25.

[7] 重庆市食品药品监督管理局. 重庆市中药饮片炮制规范及标准. 2006年版. 2006, 409.

[8] 北京市药品监督管理局. 北京市中药饮片标准(2000年版). 2000, 412.

[9] 高天爱. 矿物药及其应用. 北京: 中国中医药出版社, 1997, 163.

[10] 赵中杰. 矿物药分析. 北京: 人民卫生出版社, 1991, 182.

[11] 岳旺, 等. 中国中药杂志. 1989, 14(2): 44.

[12] 国家中医药管理局《中华本草》编委会. 中华本草: 第一册第二卷. 上海: 上海科学技术出版社. 1999, 307.

[13] 国家中医药管理局《中华本草》编委会. 中华本草: 藏药卷. 上海: 上海科学技术出版社, 2002, 23.

[14] 国家中医药管理局《中华本草》编委会. 中华本草: 蒙药卷. 上海: 上海科学技术出版社, 2004, 45.

[15] 国家中医药管理局《中华本草》编委会. 中华本草: 傣药卷. 上海: 上海科学技术出版社, 2005, 15.

[16] 张贵君. 常用中药鉴定大全. 哈尔滨: 黑龙江科学技术出版社, 1993, 617.

[17] 中国医学科学院药用植物研究所, 中国协和医科大学, 等. 中药志: 第六册. 北京: 人民卫生出版社, 1998, 382.

[18] 北京药品生物制品检定所, 中国科学院植物研究所. 中药鉴别手册: 第一册. 北京: 科学出版社, 1972, 366.

第八章 含钙的矿物药

259

孔公孽[1]

【本草考证】本品为极少用中药，始载于《神农本草经》，列为中品。时珍曰："孔窍空通，附垂于石，如木之芽孽，故曰孔空孽，而俗讹为孔公尔。"[2]

【别名】通石《别录》，孔公石《纲目》[1]，孔公孽[2]。

【原矿物】钟乳石。

【来源】为碳酸盐类矿物方解石族方解石的钟乳状集合体。主含碳酸钙（$CaCO_3$）。采集后，除去杂石，洗净。

【性状】石灰岩溶洞顶下垂成冰柱状中间较细部分或有中空者[3]。其他特征同钟乳石。

【化学成分】主含碳酸钙（$CaCO_3$），其中CaO 49.53%。含微量元素铁、铜、钾、锌、锰、镉（mg/g）分别为0.296%、1.65×10^{-6}、0.388%、154.0%、154×10^{-6}、13×10^{-6}。其他尚有镁、磷、钴、镍、铅、银、铬等[4]。

【产状与分布】见钟乳石。

【性味与归经】甘、辛、温。

【功能与主治】通阳散寒，化瘀散结，解毒。用于腰膝冷痛，癥瘕结聚，饮食不化，恶疮，痔瘘，乳汁不通。

【用法与用量】内服：煎汤，9～15g，打碎先煎；研末1.5～3g；或入丸、散。外用：适量，研末调敷。

【注意】阴虚火旺，肺热盛者及孕妇禁服。

【贮藏】置干燥处，防尘、防潮。

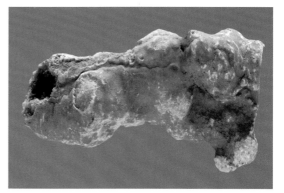

孔公孽

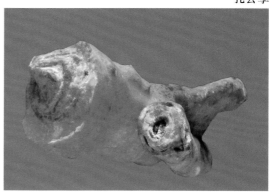

孔公孽

【附注】钟乳石由于形状不同，在《本草》中有着不同的名称。当碳酸钙液从洞顶下滴，逐渐凝结下垂而成冰檐状物，其附于石上的粗大根盘，称为"殷孽"；其下较细部分或有中空者，为"孔公孽"；再下延呈较细的圆柱状或管状者为钟乳。习惯上用钟乳部分[3]。

参考文献

[1] 国家中医药管理局《中华本草》编委会. 中华本草：第一册第二卷. 上海：上海科学技术出版社，1999，310.

［2］李时珍.本草纲目(校点本上册).北京:人民卫生出版社,1985,566.

［3］江苏新医学院.中药大辞典:下册.上海:上海科学技术出版社,1991,1665.

［4］仝燕,等.全国第二届矿物药学术会议论文集.1992,14.

石床[1]

【本草考证】本品为极少用中药,始载于《新修本草》[2]。

【别名】乳床、逆石、石笋《新修本草》。

【原矿物】钟乳石。

【来源】为钟乳液滴下后凝积成笋状者。主含碳酸钙（$CaCO_3$）。采集后,除去杂石,洗净。

【性状】略呈圆锥形,似冰柱,接近地面上部分。表面白色或类白色。其他特征同钟乳石。

以色白,有亮光,无杂石者为佳。

【化学成分】主含碳酸钙（$CaCO_3$）。

【产状与分布】见钟乳石。

【炮制】洗净,砸成小块,干燥。

【性味与归经】甘,温。

【功能与主治】温肾壮骨。用于筋骨痿软,腰脚冷痛。

【用法与用量】内服:煎汤,9～15g,打碎先煎;研末,1.5～3g。

【注意】阴虚火旺者忌服;夏季易返潮。

【贮藏】置干燥处,防尘,防潮。

【附注】钟乳石、孔公孽、殷孽、乳花、石床、钟乳鹅管石为同一类碳酸盐矿物方解石族方解石。主含碳酸钙。在石灰岩溶洞有上、下不同,采集时又分不同部位,故本草将其不同部位用以上药材名称加以区分。其功效也有不同。现药材市场和临床以钟乳石、钟乳鹅

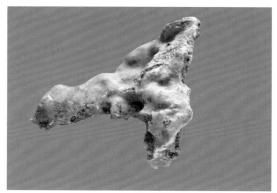

石床

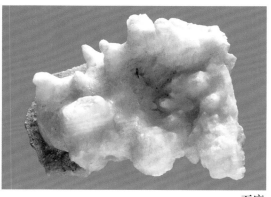

石床

管石为常用。故将石灰岩溶洞上、下不同部位，打碎后均作为钟乳石使用。

参考文献

[1] 国家中医药管理局《中华本草》编委会. 中华本草：第一册第二卷. 上海：上海科学技术出版社, 1999, 311.

[2] 李时珍. 本草纲目（校点本上册）. 北京：人民卫生出版社, 1985, 568.

乳花[1]

【本草考证】 本品为极少用中药，始载于《新修本草》。时珍曰："石花是钟乳滴于石上迸散，日久积成如花者。"[1]

【别名】 石花《新修本草》。

【原矿物】 钟乳石。

【来源】 为碳酸盐类矿物方解石族方解石的钟乳液滴石上散溅如花者。主含碳酸钙（$CaCO_3$）。采集后，除去杂石，洗净。

【性状】 本品为粒状，晶簇状如花者。无色或白色。其他特征同钟乳石。

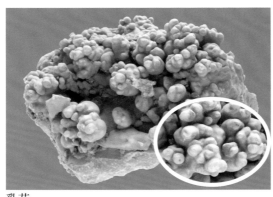

乳花

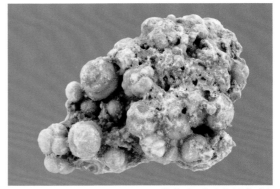

乳花上面（亳州药市）

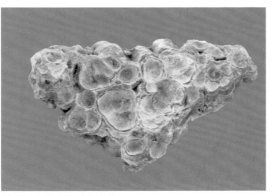

乳花下面（亳州药市）

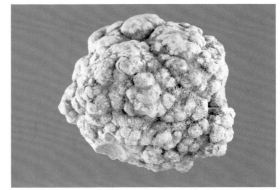

乳花（安国药市）

【化学成分】主含碳酸钙（$CaCO_3$）。

【产状与分布】见钟乳石。

【性味与归经】甘，温。

【功能与主治】温肾，壮骨，助阳。用于筋骨痿软，腰脚冷痛，阳痿早泄。

【用法与用量】内服：煎汤，9～15g，打碎先煎；研末，1.5～3g。

【贮藏】置干燥处，防尘，防潮。

【附注】1.《本草衍义》："石花，白色，圆如覆大马杓，上有百十枝，每枝各槎牙，分歧如鹿角。上有细纹起，以指撩之，铮铮然有声。此石花也，多生海中石上，世亦难得。本条所注皆非。"[1]

2.《纲目》："石花是钟乳滴于石上迸散，日久积成如花者，苏恭所说甚明。寇宗奭所说乃是海中石梅、石柏之类，亦名石花，不入药用，非本草石花，正自误矣。"[2] 以上可以看出自古石花就存在同名异物情况，要注意鉴别。

参考文献

［1］国家中医药管理局《中华本草》编委会.中华本草:第一册第二卷.上海:上海科学技术出版社,1999,310.

［2］李时珍.本草纲目(校点本上册).北京:人民卫生出版社,1985,568.

殷孽[1]

【本草考证】本品为极少用中药，始载于《神农本草经》。李时珍曰："殷，隐也。生于石上，隐然如木之孽也。"苏恭曰："此即孙公孽根也，盘结如姜，故名姜石。"[2]

【别名】姜石《神农本草经》。

【原矿物】钟乳石。

【来源】为碳酸盐类矿物方解石族方解石的钟乳状集合体附着于石上的粗大根盘。主含碳酸钙（$CaCO_3$）。采集后，除去杂石，洗净。

【性状】本品为粗大盘根块状，其他特征同钟乳石。

【化学成分】主要含碳酸钙（$CaCO_3$），其中CaO 37.11%。含微量元素铁、铜、钾、锌、锰、镉（mg/g）分别为1.56%，$28.5×10^{-6}$，2.013%，135.1%，$568×10^{-6}$，$13.3×10^{-6}$。其他尚有镁、磷、钴、镍、铅、银、铬等[3]。

【产状与分布】见钟乳石。

【性味与归经】辛、咸、温。

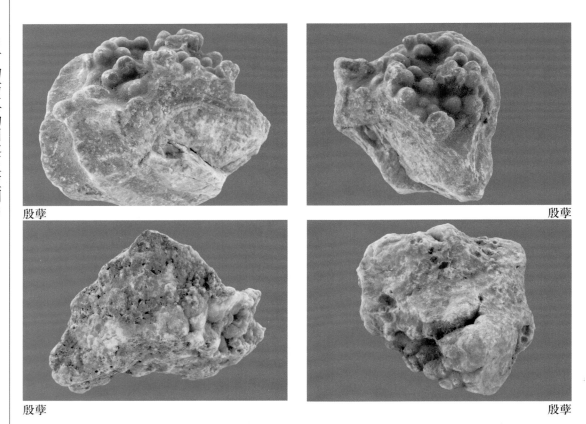

殷孽

殷孽

殷孽

殷孽

【功能与主治】温肾壮骨，散瘀解毒。用于筋骨痿弱，腰膝冷痛，癥瘕，痔瘘，痈疮。

【用法与用量】内服：煎汤，9～15g，打碎先煎；研末，1.5～3g；或入丸剂。外用：适量，研末调敷。

【注意】阴虚、火盛者及孕妇禁用。

【贮藏】置干燥处，防尘；防潮。

参考文献

[1] 国家中医药管理局《中华本草》编委会.中华本草：第一册第二卷.上海：上海科学技术出版社，1999，310.

[2] 李时珍.本草纲目(校点本上册).北京：人民卫生出版社，1985，567.

[3] 仝燕，等.全国第二届矿物药学术会议论文集.1992，14.

万年灰[1]

【本草考证】本品为蒙医习用药材。《无误蒙药鉴》谓："将白色矿石（石灰岩）

入窑中，用炭火烧所得的石灰，白色者为佳，把它投入冷水，水滚开。"

【蒙药名】胡其日森—朝海《无误蒙药鉴》，道塔拉《认药白晶鉴》[2]，霍钦—朝海[1]。

【来源】为古建筑物的石灰性块状物。现多为自然形成的含有碳酸钙的沉积岩。主含碳酸钙（$CaCO_3$）。拆除古建筑物时，收集白色石灰性块状物，除去杂物；自然形成者，采挖后，除去杂石。

【性状】本品呈不规则的块状物。表面白色或类白色。条痕白色。具大小不等的孔隙。质坚，不易折断。断面白色，多不平坦。吸湿性弱，气微，味淡。

以色白，无杂质，吸水少者为佳。

【鉴别】1. 本品粉末白色。为棕黄色或淡色颗粒状的集合体，偶见无色的块片，有时黏附有颗粒状物[2]。

2. 取本品粉末适量，滴加稀盐酸5ml，即发生大量气泡，将此气体通入氢氧化钙试液中，即产生白色沉淀。滤过，滤液显钙盐（中国药典2010年版一部附录28页）的鉴别反应[2]。

【化学成分】主要含碳酸钙（$CaCO_3$）[3]。

【产状与分布】翻修或拆除古建筑物时收集石灰性状物或采挖碳酸钙沉淀岩，除去杂石。全国各地均有产出。

【炮制】煅万年灰　取净万年灰，照明煅法（中国药典2010年版一部附录21页）煅至红透，立即投入白酒中，加盖密闭，放凉，取出，晾干，砸碎。

【性味】辛，温；有毒。

【功能与主治】温中散寒，破痞，助消化。用于消化不良，寒性痞症。

【用法与用量】内服：研末1~2g或入丸、散[2]。

【贮藏】置通风干燥处，密闭保存。

参考文献

［1］内蒙古自治区卫生厅.内蒙古蒙药材标准.1986年版.赤峰:内蒙古科学技术出版社,1987,356.

［2］国家中医药管理局《中华本草》编委会.中华本草:蒙药卷.上海:上海科学技术出版社,2004,31.

［3］刘玉琴.矿物药.呼和浩特:内蒙古人民出版社,1989,11.

泉华[1]

【本草考证】本品为藏医习用药材，始载于《晶珠本草》。

【藏药名】刚透，冈透《晶珠本草》[2]。

【来源】本品为泉水自地下溢出地表，压力骤然降低，使溶解于其中的大量二氧化碳，呈过饱和而沉淀出来的碳酸盐，主含碳酸钙（$CaCO_3$）。

【性状】本品常成细小球粒状、不规则粒状、皮壳状等。纯者呈白色，常因含有有机杂质而呈红、褐、黄、紫、灰等色。无定形。表面不平坦或多孔状，有粗糙感。质地疏松。具瓷状光泽。气微，味淡。

硬度　2.5～3。

相对密度　2.1～2.5[2]。

【鉴别】本品遇盐酸激烈呈泡沸状溶解。溶液应显钙盐和碳酸盐的鉴别反应。

【化学成分】主含碳酸钙（$CaCO_3$），其中氧化钙56％，二氧化碳44％，另含铁、锰、有机盐及石英、长石等[2]。

【炮制】1.净泉华，除去杂质。

2.制泉华　将泉华粉碎成青稞颗粒大小，用清水冲洗至无泡沫为止，加唐古特乌头（50：1即50份泉华加1份唐古特乌头），煮沸4小时，取出泉华，再用清水冲洗数次，晾干，即得[2]。

【性味】甘，凉。

【功能与主治】清热，续骨，干脓水，敛黄水。用于骨折、脑外伤、肝热病、视力减退。

【用法与用量】3～6g[1]；6～9g[2]。

【贮藏】置通风干燥处。

参考文献

[1]青海省卫生厅.青海省藏药标准.1992年版.1992,41.

[2]青海省药品检验所,青海省藏医药研究所.中国藏药:第三卷.上海:上海科学技术出版社,1996,45.

豆状灰石[1]

【本草考证】本品为藏医习用药材。《晶珠本草》记载："加措多哇治热性虫病。为产于'南措'湖中的一种石头，黑色，有光泽。"

【藏药名】加措多哇。

【原矿物】豆状灰石。

【来源】本品为石灰岩中的死亡藻体或从胶体溶液中沉积的，或是饱和碳酸钙溶液，在有适宜的碎屑核心时沉积的球状颗粒。主含碳酸钙。采集后，除去杂质。

【性状】本品呈圆球状，扁球状或不规则球体，粒径1～5mm，形如豆。灰白色、灰色、深灰色。内部具有同心圆状或放射状结构，有由矿物、生物碎屑构成的核心。气微，味淡。

【化学成分】主含碳酸钙（$CaCO_3$）。常含石英、长石及生物碎屑。

【产状与分布】豆状灰石为外生沉积成因，主要产于石灰岩中，为石灰岩中的球粒、豆粒及鲕粒。其形成可能与藻类植物有关，是一种死亡的藻体；或者是从胶体溶液中沉积的；也可能是饱和的碳酸钙溶液，在有适宜的碎屑核心时沉积的。产于西藏、青海、甘肃、四川等省。

【性味】酸、涩，凉。

【功能与主治】治热性虫病。

【用法与用量】配方偶用。

【贮藏】置干燥处，防尘。

参考文献

［1］青海省药品检验所,青海省藏医药研究所.中国藏药:第三卷.上海:上海科学技术出版社,1996,67.

九一散[1]

【本草考证】本品为《中国药典》2010年版一部收载品种，始载于清·吴谦《医宗金鉴》[3]卷七十二。

【别名】九一丹[3]。

【来源】本品为石膏（煅）、红粉配研，混匀，制成的散剂。

【性状】本品为浅橙色或浅粉红色的细腻粉末。

【鉴别】1.取本品0.1g，加水10ml，振摇，滤过，滤液显钙盐和硫酸盐（中国药典2010年版一部附录28、29页）的鉴别反应。

2.取本品0.5g，加稀硝酸10ml，振摇，滤过，取滤液1ml，加碘化钾试液1滴，即生成猩红色沉淀，再加过量的碘化钾试液，沉淀即溶解。

【含量测定】取本品约2g，精密称定，加稀硝酸25ml，待红粉溶解后，滤过，滤渣用水约80ml，分次洗涤，合并洗液与滤液，加硫酸铁铵指示液2ml，用硫氰酸铵滴定液（0.1mol/L）滴定。每1ml硫氰酸铵滴定液（0.1mol/L）相当于10.83mg的氧化汞（HgO）。

本品每1g含红粉以氧化汞（HgO）计，应为90～110mg。

【化学成分】主含硫酸钙（$CaSO_4$），氧化汞（HgO）。

【制法与产地】石膏（煅）900g，红粉100g，石膏研磨成极细粉；红粉水飞成极细粉，配研，过绢筛（不得用金属筛），混匀，即得。

【功能与主治】提脓拔毒，去腐生肌。用于热毒壅盛所致的溃疡，症见疮面鲜活，脓腐将尽。

【用法与用量】外用。取本品适量均匀地撒于患处，对深部疮口及瘘管，可用含本品的纸捻条插入，疮口表面均用油膏或敷料盖贴。每日换药一次或遵医嘱。

【注意】1.本品专供外用，不可入口。凡肌薄无肉处不能化脓，或仅有稠水者忌用。

2.对汞制剂过敏者忌用[2]。

3.本品乃拔毒祛腐之剂，凡疮疡腐肉已除，脓水已净者不宜再用[2]。

4.外用时，靠近眼、口等处慎用[2]。

【贮藏】贮于密闭干燥容器内，密封，避光，防潮。

参考文献

［1］国家药典委员会.中华人民共和国药典.2010年版一部.北京：中国医药科技出版社，2010，445、附录28、29页.

［2］冷方南.中国基本中成药.一部.北京：人民卫生出版社，1994，375.

［3］陈馥馨.新编中成药手册.北京：中国医药科技出版社，1991，55.

第九章　含硅的矿物药

　　主要含硅的矿物药，简称硅类矿物药。自然界分布最广，种类也最多。药用的主要有滑石、滑石粉、白石英、阳起石、阴起石、青礞石、金礞石、浮石、云母石、金精石、伏龙肝、不灰木、禹粮土、玛瑙、黄土、东壁土、燕窝泥、地浆、麦饭石、银精石、白垩等。

　　含硅的矿物药在我国中医药文献中早有记载，早在《神农本草经》就记载有滑石、云母石、白石英、阳起石等。

　　在自然界中除氧之外，则以硅为最多。硅酸盐形成种种化合物广泛存在于矿物岩石中。含硅的矿物药其中白石英和玛瑙以二氧化硅游离状态存在，其他均以硅酸盐形式存在。化学组成比较复杂，因此临床疗效难以综合论述。

　　含硅的矿物药在水中溶解度较小，质地坚硬者大多需经炮制煅淬后使用。

滑石[1]

　　【本草考证】本品为常用中药，始载于《神农本草经》，列为上品。苏恭曰："此石所在皆有。岭南始安出者，自如凝脂，极软滑。出掖县者，理粗质青有黑点，惟可为器，不可入药。"雷敩曰："凡使有多般，其白滑石如方解石，色似冰白，画石上有白腻文者，真也。"李时珍曰："滑石，广之桂林各邑及瑶峒中皆出之，即古之始安也。……山东蓬莱县桂府村所出者亦佳。"[2]

　　【别名】膋石《南越志》，液石、共石、脱石、番石[19]（《名医别录》），冷石（弘景）[2]，脆石，留石《石药尔雅》，画石[11]《本草衍义》，夕冷[19]《药性论》，硬滑石[3]、活石[6]《中药志》[11]，尽石[5]，白玉粉[7]，白滑石、桂府滑石[14]，西滑石[3]。

　　【藏药名】哈西《四部医典》，哈西李、推李国《药名荟萃》，卡珍卡、库嘎、嘎高智嘎，恰多《晶珠本草》[16]，哈秀《青海省藏药炮制规范》，哈合《中国藏药》。

【蒙药名】特尼格尔、哈西格《无误蒙药鉴》[17]，特尼格日[8]，特尼格日—哈西各[9]。

【维吾尔药名】台里克《注医典》，考开布里　艾日孜、塔里克、艾比如克《拜地依药书》[18]。

【原矿物】滑石。

【来源】本品为硅酸盐类矿物滑石族滑石，主含含水硅酸镁 $[Mg_3(Si_4O_{10})(OH)_2]$。采挖后，除去泥沙和杂石。

【性状】本品多为块状聚合体。呈不规则块状。白色、黄白色或淡蓝灰色，有蜡样

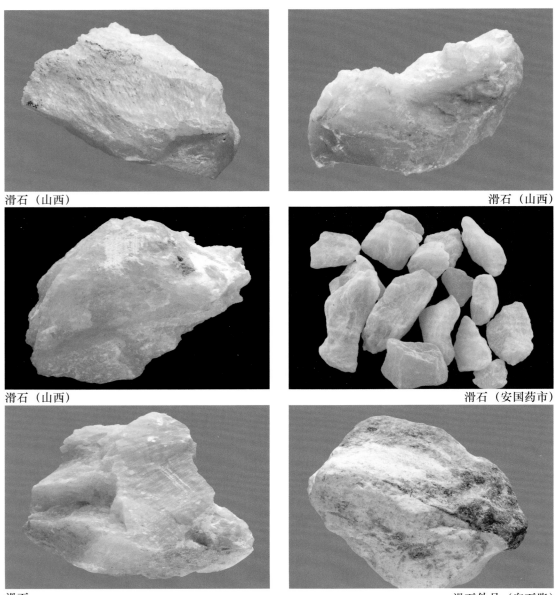

滑石（山西）　　　　　　　　　　　　　　　　　　　滑石（山西）

滑石（山西）　　　　　　　　　　　　　　　　　　　滑石（安国药市）

滑石　　　　　　　　　　　　　　　　　　　　　　滑石伪品（白石脂）

光泽。质软，细腻，手摸有滑润感，无吸湿性，置水中不崩散。气微、味淡。

【鉴别】1.取本品粉末0.2g，置铂坩埚中，加等量氟化钙或氟化钠粉末，搅拌，加硫酸5ml，微热，立即将悬有1滴水的铂坩埚盖盖上，稍等片刻，取下铂坩埚盖，水滴出现白色浑浊。

2.取本品粉末0.5g，置烧杯中，加入盐酸溶液（4→10）10ml，盖上表面皿，加热至微沸，不时摇动烧杯，并保持微沸40分钟，取下，用快速滤纸滤过，用水洗涤残渣4～5次。取残渣约0.1g，置铂坩埚中，加入硫酸（1→2）10滴和氢氟酸5ml，加热至冒三氧化硫白烟时，取下冷却后，加水10ml使溶解，取溶液2滴，加镁试剂（取对硝基偶氮间苯二酚0.01g溶于4%氢氧化钠溶液1000ml中）1滴，滴加氢氧化钠溶液（4→10）使成碱性，生成天蓝色沉淀。

3.取本品烧灼后与硝酸钴作用变为玫瑰色[11]。

【化学成分】主含含水硅酸镁 $[Mg_3(Si_4O_{10})(OH)_2]$，其中MgO 31.7%，SiO_2 63.5%，H_2O 4.8%，还常含有FeO、K^+、Na^+、CaO、Al_2O_3等杂质[6, 11]。

【产状与分布】本品是富含镁的基性或超基性岩石，经过热液蚀变的产物，也有的是由白云岩经热液作用形成[10]。主产于山东莱阳、栖霞、掖县，江西鹰潭等地。此外，江苏、浙江、山西、陕西、辽宁、广西等地也有产。

【炮制】1.滑石　除去杂石，洗净，砸成碎块，粉碎成细粉，或照水飞法（附录21页）水飞，晾干。

2.取净滑石，碾成细粉，置盆中，加水搅拌，稍待泥沙沉底，倾出悬浮液于铺有毛边纸的筛内，干燥，碾粉[4]。

3.取净滑石50g，加美丽乌头10g，在150ml的水中共煮约2小时，倾出其煮沸液与残渣，取出本品，用凉水冲洗3次。再将本品与10g火硝放入150ml水中共加热1小时，取出滑石，用凉水洗净，晾干[16]。

【炮制品性状】炮制品为细粉末，白色或类白色，手摸有滑腻感，无砂性。

【药理】1.撒于破损皮肤或发炎创面可吸附化学刺激物和毒物产生保护作用。促进干燥愈合[16]。

2.内服除保护发炎的胃、肠道黏膜而发挥镇吐止泻作用外，还能阻止毒物在肠道中吸收[11]。

3.抗菌作用　用平板法使培养基含10%的滑石粉，对伤寒杆菌与甲型副伤寒杆菌有抑制作用[17]。用纸片法则仅对脑膜炎球菌有轻度抑制作用[11]。煎剂用平板纸片法试验，对伤寒杆菌、脑膜炎球菌、金黄色葡萄球菌有抑制作用[6]。

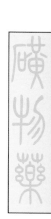

【毒理】 1.河北产滑石，急性毒性 ig，$LD_{50} > 36.00g/kg$；宜春产滑石iv，LD_{50}为 $5.62g/kg$ [12]。

2.滑石在直肠、阴道或创面等处可引起肉芽肿 [18]。

【性味与归经】 甘、淡，寒。归膀胱、肺、胃经。

【功能与主治】 利尿通淋，清热解暑；外用祛湿敛疮。用于热淋，石淋，尿热涩痛，暑湿烦渴，湿热水泻；外治湿疹，湿疮，痱子 [1]。

通脉，清热。用于血管阻塞，外伤发炎，眼病 [16]。

利尿，清热，破痞，泻脉病，燥协日乌素。用于膀胱灼痛，掌脚发热，妇女血症，子宫痞，月经不调，闭经，脉伤，陶赖，协日乌素病 [17]。

生干生寒，燥湿止泻，凉血止血，消炎止带，清热止咳，清肺平喘，除脓消疮，止痒解毒，祛斑生辉。用于湿热性或血液质性疾病，如湿热性腹泻，各种出血，痔疮出血，白带过多，淋病，热性咳嗽，哮喘，脓疮，皮肤瘙痒，麻风，皮肤斑点等 [18]。

【用法与用量】 10～20g，先煎。外用适量 [1]。内服研末1～3g [16]。内服：2g [18]。内服：煎汤9～24g，包煎 [15]。

【注意】 1.脾胃虚弱，或热病津伤，或肾虚滑精者均禁服 [15]。

2.孕妇慎服 [19]。

3.病人因阴精不足，内热以致小便短少赤涩或不利，烦渴身热由于阴虚火炽水涸者，皆禁用 [20]。

4.渴而小便自利者，是内津液少也；小便不利而口不渴者，是热在下停血分也，均不宜用 [20]。

5.本品对脾脏、肾脏有害 [18]。

【贮藏】 贮干燥容器内，置干燥处，防尘。

【附注】 1.全国大部分地区所用滑石均为药典收载品种，而四川、贵州、江西、福建、甘肃、青海、湖北等地行销滑石为软滑石（详见软滑石） [11]；浙江炮制 [3]、江西收载和同时使用两种滑石。两者功效是否相同，有待进一步研究。

2.江西产者为"西滑石"，习称老式滑石。鸭蛋青色，即色青如鸭蛋壳，质酥，长扁块状，光滑有粉，断碎后呈黄色或青色，为滑石中的上品；江苏产者为绿白色，质不酥，次之。

3.过去苏州曾有一种类似滑石的土石块，色白，不甚滑腻，入水即崩裂，水呈混浊，习称"新式滑石"，不堪药用 [13]。

参考文献

[1]国家药典委员会.中华人民共和国药典.2010年版一部.北京:中国医药科技出版社,2010,328、附录21页.

[2]李时珍.本草纲目(校点本上册).北京:人民卫生出版社,1985,550.

[3]浙江省食品药品监督管理局.浙江省中药炮制规范.2005年版.杭州:浙江科学技术出版社,2006,441.

[4]江西省食品药品监督管理局.江西省中药饮片炮制规范.2008年版.上海:上海科学技术出版社,2009,550.

[5]毕焕春.矿物中药与临床.北京:中国医药科技出版社,1992,50.

[6]南京药学院《中草药学》编写组.中草药学:下册.南京:江苏人民出版社,1980,1500.

[7]中国药学会上海分会等.药材资料汇编.1959,282.

[8]内蒙古自治区卫生厅.内蒙古蒙药材标准.1986年版.赤峰:内蒙古科学技术出版社,1987,498.

[9]中国药学会内蒙古分会第二次会员代表大会汇编.1987,25.

[10]地质部地质辞典办公室.地质辞典(二):矿物 岩石 地球化学分册.北京:地质出版社,1981,73.

[11]中国医学科学院药用植物研究所,中国协和医科大学,等.中药志:第六册.北京:人民卫生出版社,1998,380.

[12]岳旺,等.中国中药杂志.1989,14(2):44.

[13]南京药学院药材学教研组.药材学.北京:人民卫生出版社,1960,1314.

[14]李鸿超,等.中国矿物药.北京:地质出版社,1988,223.

[15]国家中医药管理局《中华本草》编委会.中华本草:第一册第二卷.上海:上海科学技术出版社,1999,283.

[16]国家中医药管理局《中华本草》编委会.中华本草:藏药卷.上海:上海科学技术出版社,2002,32.

[17]国家中医药管理局《中华本草》编委会.中华本草:蒙药卷.上海:上海科学技术出版社,2004,55.

[18]国家中医药管理局《中华本草》编委会.中华本草:维吾尔药卷.上海:上海科学技术出版社,2005,42.

[19]郝近大.中华人民共和国药典辅助说明:2010年版一部·药材及饮片.北京:中国中医药出版社,2011,560.

[20]李兴广.常用中药宜忌速查.北京:人民军医出版社,2011,111.

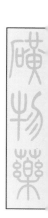

第九章 含硅的矿物药

滑石粉[1]

【本草考证】详见滑石。

【别名】画石粉[6]。

【原矿物】滑石。

【壮药名】码林柔[2]。

【来源】本品系滑石经精选净制，粉碎，干燥制成。

【性状】本品为白色或类白色，微细，无砂性的粉末，手摸有滑腻感。气微、味淡。本品在水、稀盐酸或稀氢氧化钠溶液中均不溶解。

【鉴别】取本品，照滑石项下的【鉴别】（1）（2）项实验，显相同反应。

【检查】酸碱度　取本品10g，加水50ml，煮沸30分钟，时时补充蒸失的水分，滤过，滤液遇中性石蕊试纸应显中性反应。

水中可溶物　取本品5g，精密称定，置100ml烧杯中，加水30ml，煮沸30分钟，时时补充蒸失的水分，放冷，用慢速滤纸滤过，滤渣加水5ml洗涤，洗液与滤液合并，蒸干，在105℃干燥1小时，遗留残渣不得过5mg（0.1%）。

酸中可溶物　取本品约1g，精密称定，置100ml具塞锥形瓶中，精密加入稀盐酸20ml，称定重量，在50℃浸渍15分钟，放冷，再称定重量，用稀盐酸补足减失的重量，摇匀用中速滤纸滤过，精密量取续滤液10ml，加稀硫酸1ml，蒸干，炽灼至恒重，遗留残渣不得过10.0mg（2.0%）[2~3]；遗留残留不得过7.5mg（1.5%）[2~3]。

铁盐　取【酸碱度】检查项下的滤液1ml，加稀盐酸与亚铁氰化钾试液各1ml，不

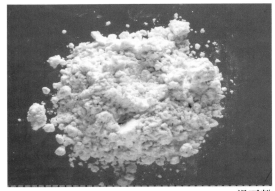

滑石粉

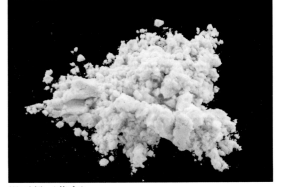

滑石粉（药市）

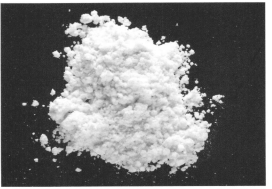

滑石粉劣药（含碳酸盐）

得即时显蓝色。

炽灼失重 取本品2g，在600～700℃炽灼至恒重，减失重量不得过5.0％。

重金属 取本品5g，精密称定，置锥形瓶中，加0.5mol/L盐酸溶液25ml，摇匀，置水浴加热回流30分钟，放冷，用中速滤纸滤过，滤液置100ml量瓶中，用热水25ml分次洗燥容器及残渣，滤过，洗液并入同一量瓶中，放冷，加水至刻度，摇匀，作为供试品溶液。

取供试品溶液5.0ml，置25ml纳氏比色管中，加醋酸盐缓冲液（pH3.5）2ml，再加水稀释至刻度，依法检查（中国药典2010年版一部附录Ⅸ E 第一法），含重金属不得过百万分之四十。

砷盐 取重金属项下供试品溶液20ml，加盐酸5ml，依法检查（中国药典2010年版一部附录Ⅸ F 第一法），含砷盐不得过百万分之二。

【制法】取药材滑石，除去杂石，洗净，砸成碎块，粉碎成细粉；或照水飞法（中国药典2010年版一部附录21页）水飞，晾干[3]。

【性味与归经】甘、淡，寒。归膀胱、肺、胃经[1]；壮医甜、淡、寒[2]。

【功能与主治】利尿通淋，清热解暑；外用祛湿敛疮。用于热淋，石淋，尿热涩痛，暑湿烦渴，湿热水泻；外治湿疹，湿疮，痱子[1]。

壮医通水道，除湿毒。用于贫痧（感冒），白冻（泄泻），阿意咪（痢疾），肉扭（淋证），笨浮（水肿），皮肤溃疡，能啥能累（湿疹），痱子[2]。

【用法与用量】10～20g，包煎。外用适量。

【注意】详见滑石。

【贮藏】密闭，置干燥处，防尘。

【附注】1.河南某医药部门曾将砒霜误作滑石粉出售，以致发生中毒身亡。两药均为白色粉末应注意区别。砒霜少许置闭口管中，加热可见白色升华物附于管壁上，并有蒜臭气味。滑石则无此现象[4]。

2.应用差减法和直接法测定山东等四个不同产地滑石粉中含水硅酸镁含量。结果均在93％以上。建议将药用滑石粉中含水硅酸镁的最低含量标准定为90％以上[5]。

3.一些市售药用滑石粉中含水硅酸镁的含量显著低于90％，酸中可溶物（白云石、菱镁矿和磷石灰等酸溶性杂质）超过《中国药典》规定（2.0％），应引起注意[5]。

参考文献

[1] 国家药典委员会.中华人民共和国药典.2010年版一部.北京：中国医药科技出版社,2010,328.

［2］广西壮族自治区食品药品监督管理局.广西壮族自治区壮药质量标准:第一卷（2008年版）.南宁:广西科学技术出版社,2008,193.

［3］陕西省食品药品监督管理局.陕西省中药饮片标准:第一册.西安:陕西科学技术出版社,2008,228.

［4］杨建国.中药通报.1986,11（3）:22.

［5］赵中杰,等.中药材.1988,11（6）:30.

白石英[1]

【本草考证】 本品为较少用中药,始载于《神农本草经》,列为上品。《名医别录》谓:"白石英生华阴山谷及泰山,大如指,长二三寸,六面如削,白澈有光,长五六寸者弥佳。"寇宗奭谓:"白石英状如紫石英,但差大而六棱,白色若水精。"[2]

【别名】 石英,水精[3],云英、玉光[4],菩萨石、放光石、阴精石[5]。

【蒙药名】 哈敦—查于—朝鲁《内蒙古中草药》。

【原矿物】 石英。

【来源】 本品为氧化物类矿物石英族石英矿石。主含二氧化硅（SiO_2）。采挖后除去泥沙、杂石等杂质,挑选纯白色的石英块药用。

【性状】 本品为不规则块状,多具棱角,白色或淡灰白色,乳白色。表面不平坦,半透明至不透明,具脂肪光泽。条痕白色。体重,质极坚硬,可刻划玻璃,在玻璃上留下划痕。砸碎后,断面不平坦,边缘较锋利。气微,味淡。

硬度 7。

相对密度 2.65～2.66[11]。

以色白无杂色、透明、具脂肪光泽、质极坚硬、无杂质者为佳。

【鉴别】 1.本品细碎屑白色,为无色透明碎块,可见到断面以受力点为圆心的同心

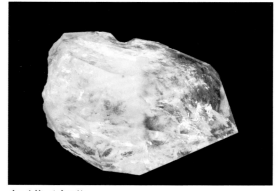

白石英（山西）

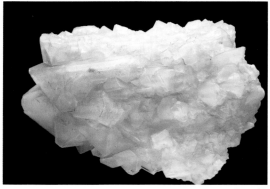

白石英

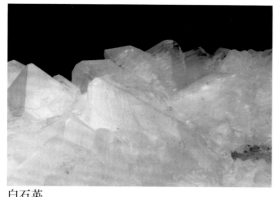
白石英

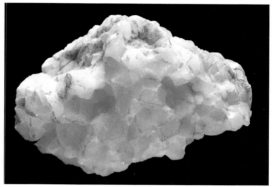
白石英（水晶晶簇）

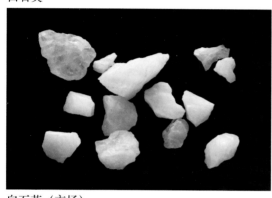
白石英（市场）

白石英伪品（方解石）

圆波纹，似贝壳状，或不具同心圆纹呈次贝壳状[6～7]。

2.本品溶于氢氟酸，不溶于其他酸，但可溶于强碱。

3.取本品细粉0.1g，置烧杯中，加盐酸2ml与4％硼酸溶液5ml，加热使溶解，滤过，取滤液加氯化钡试液，产生白色沉淀，沉淀不溶于盐酸。

4.取本品细粉，加少量的无水碳酸钠，充分混合均匀。用铂金耳取本品适量，置火焰上灼烧，形成玻璃状透明体（内部常含气泡）[8]。

【检查】碳酸盐 取本品细粉少许，加稀盐酸或再加热，均不得发生二氧化碳气泡[7]。

酸碱度 取本品细粉2g，加新沸过的冷水20ml，振摇，滤过，将滤液分成两份：一份加甲基红指示液两滴，另一份加酚酞指示液2滴，均不得显红色[7]。

【化学成分】 主含二氧化硅（SiO_2），其中硅（Si）53.3％,氧（O）46.7％,此外，尚含有Al、Mg、Fe、Ca、Zn、Mn、Cu、B等元素[16]；江苏产白石英除主成分SiO_2外，尚含Na、Zn、B、Ba、Sr、Fe等元素[13]；此外常有少许Al、Fe、Na、K等[10]。

【产状与分布】 为伟晶作用和热液作用中形成的较完好巨晶和簇晶状石英[3]。河北、河南、山东、江苏、广东、广西、湖南、山西等省均有产出。

【炮制】净白石英 除去杂质，洗净，干燥，砸成直径约4mm的碎块或碾成粉末。

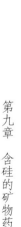

煅（淬）白石英　取净白石英，照煅淬法（中国药典2010年版一部附录21页）煅至红透，醋淬至灰白色或淡黄色，取出，干燥，碾成粗粉。

每100kg白石英，用醋20～30kg[1, 17]。

煅白石英　取净白石英，打成小块，置铁罐内，用武火加热，煅至红透，取出，放凉[7]。

【炮制品性状】净白石英　参见药材。

煅白石英　为不规则碎粉或细粉，灰白色或淡黄色。无光泽，质酥脆，醋淬者微有醋香气[6]。

【毒理】保定产白石英　ig，$LD_{50}>36.0g/kg$；煅白石英　iv，LD_{50}为$10.0g/kg$[12]。

【性味与归经】甘，温（微温）。归肺、肾、心经。甘、辛，微温[17]。

【功能与主治】镇静安神，止咳，降逆。用于惊悸不安，咳嗽气逆[8, 15]。

温肺肾，安心神，利小便。用于虚寒咳喘、阳痿、消渴、心神不安、惊悸善忘、小便不利、水肿[1, 6]。

益肺、镇惊。用于肺虚咳嗽、气喘、惊悸[9]。

煅白石英以温肺止咳，益肾壮阳为主[6]。

【用法与用量】9～15g，生用先煎或入丸散。

【注意】1.凡久病者忌用[7, 15]。

2.其性燥烈，不可多服、久服[6, 17]。

3.虚寒咳嗽，肾虚阳痿宜煅用[6]。

【贮藏】置干燥处，防尘。

【附注】1.白石英以白色，淡灰白色为基本色,常杂有黄棕、灰黑、淡黄、棕红等色，其光泽、透明度亦有不同[7, 10]，有杂色者质量较次。

2.有的地区发现在白石英中混杂或错用的有方解石或白云石。方解石、白云石是碳酸盐类矿物，与白石英的性状、成分、物理性质、光学性质等均不相同。

白石英、方解石、白云石的主要区别点和鉴别方法见表9-1[16]：

表 9-1　白石英、方解石、白云石的鉴别

矿物名	晶体	成分	硬度	发光性	化学性质	鉴别反应
白石英	呈六方柱状，敲之成不规则块状，断口贝壳状	SiO_2	7	在阴极射线下发浅蓝色、玫瑰色、紫色光	溶于氢氟酸，不溶于其他酸	水溶液分别加甲基红、酚酞指示液，均不得显红色
方解石	呈菱面体，晶面常弯曲成马鞍状，敲之多碎成斜方体碎块	$CaCO_3$	3	在紫外线下发紫色、红色或蓝色光	遇冷稀HCl剧烈起泡	用茜素红硫溶液可染成紫红色，用2.5%$FeCl_3$可染成棕褐色
白云石	常呈复三方偏三角面体及菱面体，敲之多碎成碎块	$CaMg(CO_3)_2$	3.4～4	在紫外线下发橙色、浅绿色、黄色光	遇热HCl起泡	用茜素红硫溶液染色无反应

3. 《中药材手册》[14] 将白石英归于紫石英项下：本品应为硅酸盐类矿物石英，分紫、白两种，入药以紫色者为佳。与《中国药典》收载紫石英以及目前全国大部分地区所用紫石英（原矿物为萤石）不符，有待研究。

4. 历代石英有紫石英与白石英之分，有紫石英入血分，白石英入气分之说。临床有待验证。

5. 根据本草记载，白石英别名菩萨石，现峨眉山所产菩萨石实为水晶（石英）[5]。

参考文献

［1］山西省卫生厅.山西省中药材标准.1987年版.1987,17.

［2］李时珍.本草纲目（校点本上册）.北京：人民卫生出版社,1985,510.

［3］李鸿超,等.中国矿物药.北京：地质出版社,1988,80.

［4］毕焕春.矿物中药与临床.北京：中国医药科技出版社,1992,72.

［5］王嘉荫.本草纲目的矿物史料.北京：科学出版社,1957,25.

［6］国家中医药管理局《中华本草》编委会.中华本草：第一册第二卷.上海：上海科学技术出版社,1999,341.

［7］江苏省卫生厅.江苏省中药材标准.1989年版.南京：江苏科学技术出版社,1989,63.

［8］上海市卫生局.上海市中药材标准.1994年版.1994,84.

［9］湖北省食品药品监督管理局.湖北省中药材质量标准（2009年版）.武汉：湖北科学技术出版社,2009,40.

［10］甘肃省食品药品监督管理局.甘肃省中药材质量标准（2009年版）.兰州：甘肃文化出版社,2009,373.

［11］地质部地质辞典办公室.地质辞典（二）：矿物 岩石 地球化学分册.北京：地质出版社,1981,54.

［12］岳旺,等.中国中药杂志.1989,14(2):44.

［13］赵中杰.矿物药分析.北京：人民卫生出版社,1991,199.

［14］中华人民共和国卫生部药政管理局,等.中药材手册.北京：人民卫生出版社,1992,737.

［15］河北省食品药品监督管理局.河北省中药饮片炮制规范.2003年版.北京：学苑出版社,2004,47.

［16］中国医学科学院药用植物研究所,中国协和医科大学,等.中药志：第六册.北

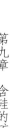

京: 人民卫生出版社, 1998, 319.

[17] 湖南省食品药品监督管理局. 湖南省中药饮片炮制规范(2010年版). 长沙: 湖南科学技术出版社, 2010, 476.

阳起石[1]

【本草考证】本品为较常用中药, 以"白石"之名始载于《神农本草经》, 列为中品。苏恭谓: "此石以白色肌理似殷孽, 仍夹带云母滋润者为良, 故《本经》一名白石; 今用纯黑如炭者, 误矣。"[2]

【别名】白石《神农本草经》, 羊起石, 石生《名医别录》, 阳石、起阳石《炮炙大法》, 不灰木, 无灰木[16]。

【藏药名】多居[12,17]; 多居嘎保[16]。

【蒙药名】希日布寸—楚鲁、道居[4], 续日布森—朝鲁《无误蒙药鉴》, 道巨《认药白晶鉴》[7], 希日布森—绰鲁[3]。

【原矿物】透闪石。

【来源】本品为硅酸盐类矿物角闪石族透闪石, 主含含水硅酸钙 $[Ca_2Mg_5（Si_4O_{11}）_2（OH）_2]$。采挖后, 除去泥沙及杂石。

【性状】本品为长柱状、针状、纤维状集合体。呈不规则块状, 扁长条状或短柱状, 大小不一。白色、浅灰白色或淡绿白色, 具丝绢样光泽。体较重, 质较硬脆, 有的略疏松。碎断面不整齐, 纵面呈纤维状或细柱状。气微, 味淡。

硬度　5.5~6。

相对密度　2.9~3.0[5]。

以灰白色、有光泽、质松软、无杂石者为佳。

【检查】碳酸盐取本品粉末约0.5g, 滴加稀盐酸3~4滴, 不得产生气泡, 或不得加热后产生大气泡。

【化学成分】主成分为含水硅酸钙（碱式硅酸镁钙）$[Ca_2Mg_5(Si_4O_{11})_2(OH)_2]$, 其中氧化铁（FeO）6%~13%, 氧化钙（CaO）13.8%, 氧化镁（MgO）24.6%, 二氧化硅（SiO_2）58.8%, 水（H_2O）28%。并含少量的锰、铝、钛、铬、镍等杂质[6~7]。

【产状与分布】透闪石为变质作用产物, 多数为钙质岩石, 如石灰岩变质而产生。主要产于接触变质灰岩、白云岩中, 也见于蛇纹岩中。全国各省均产, 主产于湖北、河南、山西、山东、河北等地。

【炮制】1.净阳起石　除去杂质, 洗净, 晒干, 砸成小块。

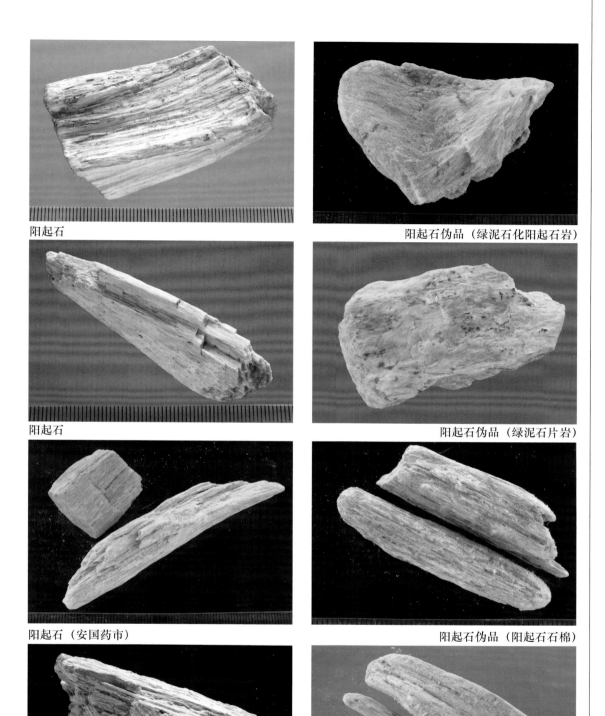

阳起石

阳起石伪品（绿泥石化阳起石岩）

阳起石

阳起石伪品（绿泥石片岩）

阳起石（安国药市）

阳起石伪品（阳起石石棉）

阳起石劣药（含杂质）

阳起石伪品（透闪石石棉）

第九章　含硅的矿物药

2. 煅淬阳起石　取净阳起石，照煅淬法（中国药典2010年版一部附录21页）煅至红透，取出，立即投入黄酒中淬酥，如此反复3～4次至黄酒被吸尽，取出，晾干，研细，再水飞，晒干。

每100kg阳起石，用黄酒20kg[1]。

3. 煅阳起石　取净阳起石，照明煅法（中国药典2010年版一部附录21页）煅至红透，用时捣碎[14～15]。

4. 制阳起石　取净阳起石，置入童便中煮制，取出，用水洗净，晾干，碾碎。每100kg阳起石，用童便30L[7]。

5. 火硝制阳起石　取原药材，砸碎成米粒大小，用清水洗净杂质，加火硝30％，"榜玛"10％，水适量，煮沸3小时，清水漂洗，晒干即得[16]。

【炮制品性状】1. 净阳起石　参见药材。

2. 煅（淬）阳起石　呈类白色或淡灰白色、灰黄色细粉末状。略带酒气。

3. 煅阳起石　为纤维状粉末或细粉，青灰色，无光泽。

【药理】能增加血中矿物质，并具兴奋生殖机能的作用[7, 17]。

【性味与归经】咸，微温。归肾经。

【功能与主治】温肾壮阳。用于阳痿，妇女子宫久冷，腰膝酸软[1]。

强筋健脉。用于肌肤、筋脉、骨骼、颅脑、胸部损伤[7]。

强骨壮筋。用于骨病、筋骨扭伤、痉挛[12]。

益筋。用于由外伤引起的肌腱、韧带断裂及关节僵硬、肌肉萎缩等症[16]。

煅（淬）阳起石可增强温肾壮阳作用[15]。

【用法与用量】4.5～9g，多入丸散[1]。内服：煎汤3～5g；或入丸散；外用：适量，研末调敷[6]。

【注意】1. 阴虚火旺者禁服[6, 13]。

2. 内热、实证者忌服。

3. 不宜久服。

【贮藏】贮干燥容器内，置干燥处，防尘。

【附注】1. 按历代本草所述，阳起石并非矿物学上阳起石，而系透闪石，但现代文献收载也不同。《中药材手册》[8]记载，阳起石为硅酸盐类矿物阳起石。因其有壮阳之效能，故名阳起石，此与矿物名恰好相同。主含含水硅酸钙、镁、铁 $[Ca_2(MgFe)_5(Si_4O_{11})_2(OH)_2]$，与卫生部药品标准收载的阳起石不同。

2. 阳起石市售品十分混乱。德州、杭州、衡县、哈尔滨等地为浅灰色透闪石。天津、沈阳、柳州、南京等地为浅灰绿色阳起石。天水为阳起石绿泥石英片岩。长春为叶腊石白云母石英片岩，又一种为灰绿色阳起石。还有地方市售品为灰绿色，触手有滑腻感的滑石片岩[18]。

3.据采集的原矿物（岩石）标本，鉴定结果：河南为透闪石岩、透闪石石棉、绿泥石化阳起石；湖北为阳起石、滑石化阳起石岩、绿泥石化滑石化阳起石岩、滑石化绿泥石化阳起石岩。商品阳起石常外表形态相似，内在质量常由2或3种矿物组成，这是阳起石药材混乱的最主要原因[9]。

4.对收集的69份药材样品，经偏光显微镜鉴定结果：有7种矿物，13种矿岩。矿物是：透闪石、透闪石石棉、直闪石石棉、阳起石、滑石、蛇纹石石棉、蛇纹石。岩石是：滑石化透闪石岩、碳酸盐化透闪石岩、滑石化阳起石岩、绿泥石化阳起石岩、滑石化绿泥石化阳起石岩、绿泥石化滑石化阳起石岩、碳酸盐化阳起石岩、白云质滑石片岩、绿泥石滑石片岩、含阳起石残余绿泥石滑石片岩、含透闪石残余滑石片岩、滑石白云质片岩、含透闪石滑石镁绿泥石岩。矿物中透闪石或透闪石石棉作阳起石使用的比较广，计17个省市；蛇纹石或蛇纹石石棉有8个省市；直闪石石棉有5个省市；阳起石有4个省市；岩石中碳酸盐化透闪石岩作为阳起石药用的有9个省市；用绿泥石化阳起石岩有6个省市；用滑石化透闪石岩有4个省市[9]。

5.阳起石与阴起石除销售习惯不同外，名称上也有混淆，如同一样品在四川叫阳起石，湖北则叫阴起石；另一种在内蒙古、湖南叫阴起石，而在北京、河南则叫阳起石[10]。蒙药86[3]、青海藏药[12]、中国藏药[17]等收载的阳起石为矿物阳起石与部标中药材[1]收载的阴起石来源相同。对矿物来源不同的阳起石有必要结合炮制、药效学和临床进一步研究探讨，使其发挥它独特的疗效。

6.透闪石与矿物阳起石成因产状相同，并常与之共生。只是在化学成分中铁的含量有差异，当$Fe<10\%$为透闪石，$Fe>10\%$为阳起石，两者是过渡性矿物，不易区分。透闪石色白，矿物阳起石因含铁多，呈不同程度的绿色，随铁含量的增多而绿色加深[10]；当氧化铁（FeO）含量达到3%时，呈浅绿色，FeO含6%～13%时，而呈绿色。通常界限不明显[17]。

阳起石和透闪石有一种纤维状异种，称阳起石石棉和透闪石石棉，统称角闪石石棉，在药材中有混入情况，它们能劈成细而具挠性的纤维[10]。中华本草蒙药卷[7]收载阳起石为矿物阳起石或阳起石石棉的矿石；安徽炮制[13]、重庆炮制[14]收载阳起石为矿物透闪石及异种透闪石石棉。注意仔细鉴别。

7.易与阳起石相混的矿物及其特征见表9-2[5～6]：

表 9-2　阳起石与其易混品的鉴别

名称＼特征	晶体	颜色	表面特征	断面特征	硬度
阳起石	长柱状、针状纤维状集合体	白色、浅灰色或淡绿白色	——	碎断面不整齐，纵面呈纤维状或细柱状	5.5～6
绿泥石	片状、鲕状或致密块状	深浅不同的绿色（灰绿色至暗绿色）	较平滑	显层片状	2～2.5
滑石片岩	片状构造，放射状纤维不明显	浅灰色、浅绿色、浅红色	有滑腻感	——	
直闪石石棉	长纤维状集合体	类白色、淡黄色	具直理细纹	纤维状或毛发状	——

8. 以阳起石主要元素水煎液含量作测定指标，对其炮制方法进行探讨，实验结果说明：以黄酒为液体辅料为好，煅淬次数以7次为佳[11]。

参考文献

[1] 中华人民共和国卫生部药典委员会. 中华人民共和国卫生部药品标准. 中药材. 第一册. 1992, 41.

[2] 李时珍. 本草纲目 (校点本上册). 北京: 人民卫生出版社, 1985, 581.

[3] 内蒙古自治区卫生厅. 内蒙古蒙药材标准. 1986年版. 赤峰: 内蒙古科学技术出版社, 1987, 414.

[4] 中国药学会内蒙古分会第二次会员代表大会汇编. 1987: 25.

[5] 地质部地质辞典办公室. 地质辞典 (二): 矿物 岩石 地球化学分册. 北京: 地质出版社, 1981, 71.

[6] 国家中医药管理局《中华本草》编委会. 中华本草: 第一册第二卷. 上海: 上海科学技术出版社, 1999, 287.

[7] 国家中医药管理局《中华本草》编委会. 中华本草: 蒙药卷. 上海: 上海科学技术出版社, 2004, 41.

[8] 中华人民共和国卫生部药政管理局, 等. 中药材手册. 北京: 人民卫生出版社. 1992, 725.

[9] 孙文倩. 全国中药和天然药物学术讨论会论文摘要集. 1989, 177。

[10] 中国医学科学院药用植物研究所, 中国协和医科大学, 等. 中药志: 第六册. 北京: 人民卫生出版社, 1998, 325.

［11］彭智聪,等.中国中药杂志.1994,19(6):347.

［12］青海省卫生厅.青海省藏药标准.1992年版.1992,26.

［13］安徽省食品药品监督管理局.安徽省中药饮片炮制规范.2005年版.合肥:安徽科学技术出版社,2006,6.

［14］重庆市食品药品监督管理局.重庆市中药饮片炮制规范及标准.2006年版.2006,378.

［15］四川省药品监督管理局.四川省中药饮片炮制规范.2002年版.2002,375.

［16］青海省食品药品监督管理局.青海省藏药炮制规范(2010年版).西宁:青海人民出版社,2010,8.

［17］青海省药品检验所,青海省藏医药研究所.中国藏药:第二卷.上海:上海科学技术出版社,1996,95.

［18］李鸿超,等.中国矿物药.北京:地质出版社,1988,119.

阴起石[1]

【本草考证】本品为不常用中药,历代本草未见有记载。

【别名】石生[2]。

【蒙药名】呼和—希日布寸—楚鲁、听居[3],呼和—希日布森—绰鲁[12]。

【原矿物】阳起石岩。

【来源】本品为硅酸盐类矿物角闪族阳起石岩,主要含水硅酸铁镁钙$[Ca(Mg,Fe)_5(Si_4O_{11})_2(OH_2)]$。采挖后,除去泥沙及杂石。

【性状】本品为纤维状、放射状集合体。呈不规则块状、扁条状、柱状。表面不平滑,浅灰绿色、绿色至暗绿色,具丝绢或玻璃样光泽。体重,质较硬脆,打碎后,断面呈纤维状;有的较疏松,易捻成纤维状碎粉。气微,味淡。

以纤维常呈放射状、色浅绿、质软、易砸碎、无杂质者为佳。

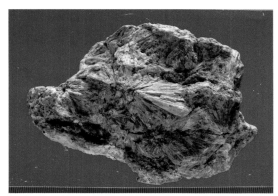

阴起石(山西)

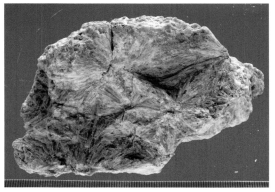

阴起石(山西)

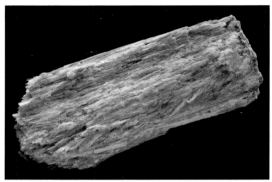

阴起石（山西）

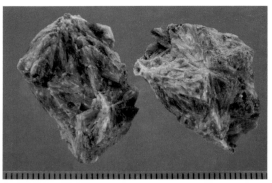

阴起石（安国药市）

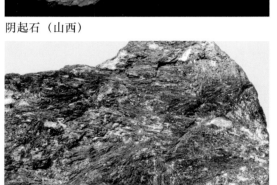

阴起石矿

【化学成分】主含含水硅酸铁镁钙〔Ca(Mg, Fe)$_5$(Si$_4$O$_{11}$)$_2$(OH)$_2$〕。

【产状与分布】常产于含铁的接触变质矿床和接触变质石灰岩、白云岩中，此外还常见于低级区域变质的结晶片岩中。分布于山西、河北、河南、山东、湖北、湖南等地。

【炮制】1. 净阴起石　取原药材，除去杂质，洗净，干燥，打成小碎块。

2. 煅阴起石　取净阴起石，砸成小块，置适宜容器中，用无烟炉火加热，煅至红透，取出后，立即倒入黄酒中，淬酥，如此反复3～4次至黄酒被吸尽，取出，晾干，研细，再水飞，取出，晒干。

每100kg阴起石，用黄酒20kg。

3. 煅阴起石　取净阴起石照明煅法（中国药典2010版一部附录21页）煅至红透，水飞成细粉[7~8]。

【炮制品性状】净阴起石　参见药材。

煅阴起石　为灰色、灰绿色或青灰色、灰黄色的细粉末，无光泽。

【性味与归经】咸，微温。归肾经。

【功能与主治】温肾补阴。用于阳痿、遗精、早泄、子宫虚冷、不孕、腰膝酸软、带下白淫[1]。

舒筋健脉。用于筋脉损伤，关节麻木拘挛，腰腿疼痛[12]。

煅阴起石　可增强温肾壮阳作用[7~8]；提高治疗腹痛、带下的功效[9]。

【用法与用量】4.5～9g，多入丸散用；5～12g[10]。

【贮藏】贮干燥容器内，置干燥处，防尘。

【附注】1.阴起石矿物来源较复杂，除本文收载外，不少地区用的是滑石片岩，如蒙药86[12]、青海[4]、湖北[5]、吉林[6]、哈尔滨、沈阳[2]等地。

　　滑石片岩一般为浅色、浅灰色、浅绿色、浅红色。以硬度低、具滑感为主要特征。表面光滑而不平坦，断面显层状纹，质软而疏松，易碎，用手捻成薄鳞片状或纤维状，粘手。以火烧之不变红而易传热。

　　2.长春阴起石为绿泥石化阳起石片岩；德州为滑石-水镁石片岩；杭州为滑石-阳起石片岩；青海、陕西等省的阴起石样品中混有含滑石的阳起石片岩[2]。鉴于阴起石矿物来源较多，各地用药不同，为了用药安全有效，急待以矿物组分为准予以统一。

　　3.市售阴起石与阳起石常有混淆情况，注意鉴别。详见阳起石项下。

　　4.阴起石样品除有阳起石、透闪石外，尚有石英、云母碳酸盐、方解石、长石、绢云母片岩等，因此对阴起石的矿物来源及功效应再进一步调查研究[11]。

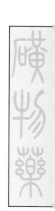

参考文献

　　[1]中华人民共和国卫生部药典委员会.中华人民共和国卫生部药品标准:中药材第一册.1992,42.

　　[2]李鸿超,等.中国矿物药.北京:地质出版社,1988,124.

　　[3]中国药学会内蒙古分会第二次会员代表大会汇编.1987,25.

　　[4]青海省卫生厅.青海省中药炮制规范.1991,401.

　　[5]中华全国中医学会武汉分会中药学会.武汉:湖北中药鉴别手册,1984,297.

　　[6]吉林省卫生厅.吉林省中药炮制标准.长春:吉林科学技术出版社,1986,117.

　　[7]重庆市食品药品监督管理局.重庆市中药饮片炮制规范及标准.2006年版.2006,384.

　　[8]四川省药品监督管理局.四川省中药饮片炮制规范.2002年版.2002,380.

　　[9]北京市药品监督管理局.北京市中药饮片标准(2000年版).2000,404.

　　[10]国家中医药管理局《中华本草》编委会.中华本草:第一册第二卷.上海:上海科学技术出版社,1999,289.

　　[11]中国医学科学院药用植物研究所,中国协和医科大学,等.中药志:第六册.北京:人民卫生出版社,1998,326.

　　[12]内蒙古自治区卫生厅.内蒙古蒙药材标准.1986年版.赤峰:内蒙古科学技术出版社,1987,414.

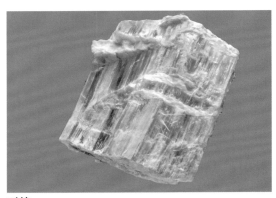

石棉

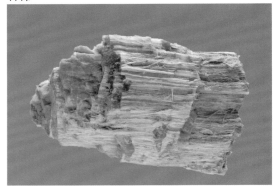

石棉

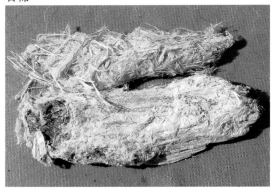

石棉（西藏洛桑多吉拍摄）

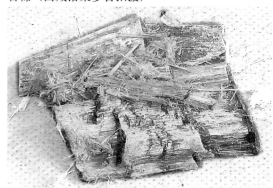

石棉（西藏洛桑多吉拍摄）

石棉[1]

【本草考证】本品为藏医习用药材，始载于《四部医典》，《如意宝瓶》云："多居分上品和下品两种，多居掐拍马为上品，厅居和帮居为下品。多居掐拍马来源于石状，如动物的干体筋，表面柔软，可以织成线。"《甘露本草明镜》云："色有淡蓝色、淡白色等诸色，表面柔软，质硬，似干筋"，捣碎时有羽毛状样纤维，国外织布做衣服、灯罩等[2]。其石棉的形态特征与《甘露本草明镜》等书中的记载基本相符。

【藏药名】多居掐拍马《四部医典》，多居《晶珠本草》[2]，多吉夏哇玛。

【原矿物】蛇纹石石棉（温石棉）。

【来源】本品为硅酸盐类矿物蛇纹石石棉。主含含水硅酸镁（$3MgO \cdot 2SiO_2 \cdot 2H_2O$）。全年均可采挖，采挖后，除去杂石。

【性状】本品为斜方或单斜晶系的集合体，呈致密的纤维状。表面灰白色、浅绿色、深绿色或黄绿色。丝绢光泽，可劈分成细长纤维。具柔性，耐热性，绝缘性。

硬度 2.5～3.5。

相对密度 2.4～2.5[3]。

【鉴别】蛇纹石石棉与角闪石石棉的区别：蛇纹石石棉溶于盐酸，角闪石石棉则不溶。此外，角闪石石棉研磨后可以成粉末，蛇纹石石棉研磨后则粘合成薄片。

【化学成分】主含含水硅酸钙 $3MgO \cdot 2SiO_2 \cdot 2H_2O$。

【产状与分布】生于火山岩中的主要矿物，与滑石、绿泥石共生。分布于后藏那曲、定日、阿里那巷及甘肃、云南得钦县、四川石棉县、青海芒崖等地。

【炮制】1.取石棉粗粉50g，加美丽乌头5g，火硝2.5g，再加3倍量的水，温火中煎煮2小时后，取出石棉用常水洗净，晾干[2]。

2.取原药材，砸碎成米粒大小，用清水将杂物洗净，加火硝30％"榜玛"10％，水适量，煮沸3小时，清水漂洗，晒干即得。

【炮制品性状】本品为灰绿色颗粒或粉末，具丝绢光泽。气微，味淡。

【性味】涩，热，糙[1]。涩，温[2]。

【功能与主治】益筋。用于由外伤引起的肌腱、韧带断裂及关节僵硬、肌肉萎缩等症[2]。

壮筋骨，舒筋活络。用于筋骨及韧带、肌腱等损伤引起的四肢僵缩症[2]。

【用法与用量】内服；研末，1～2g；或入丸、散。外用研末调敷。

【贮藏】置密闭干燥处。

【附注】石棉是一种可剥分为柔韧的细长纤维的硅酸盐类矿物的统称。按成分和内部结构可分为两类：蛇纹石石棉和角闪石石棉[3]。前者以"石棉"入药，后者以"不灰木"入药。两者功效不同，应注意区分。

参考文献

［1］国家中医药管理局《中华本草》编委会.中华本草:藏药卷.上海:上海科学技术出版社,2002,13.

［2］青海省食品药品监督管理局.青海省藏药炮制规范(2010年版).西宁:青海人民出版社,2010,5.

［3］地质部地质辞典办公室.地质辞典(二):矿物 岩石 地球化学分册.北京:地质出版社,1981,72、74.

青礞石[1]

【本草考证】本品为较少用中药，始载于《嘉祐本草》，名曰"礞石"。明朝以前的本草对青礞石无形状描述。有形态描述及附图始见于《本草纲目》。李时珍谓："有青、白两种，以青者为佳。坚细而青黑，打开中有白星点，煅后则星黄如麸金。其无星点者，不入药用。"[2]所指青者与现今黑云母片岩极相吻合；所谓白者与绿泥化云母碳酸盐片岩相似。市售品有青礞石和金礞石两种，以青礞石应用较广。

【别名】礞石[6,15]《嘉祐本草》，烂石[4]，苏礞石[7]，金礞石[4]，酥酥石《常用中药鉴定大全》。

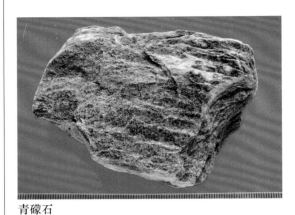

青礞石

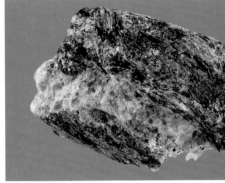

青礞石劣药（夹石英）

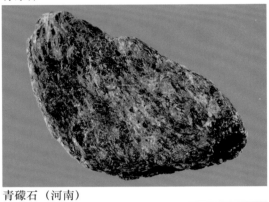

青礞石（河南）

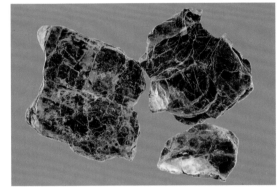

青礞石伪品（黑云母）

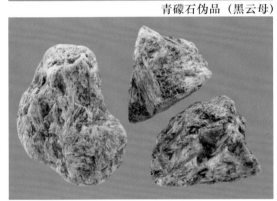

青礞石断面（河南）

青礞石伪品（阳起石岩）

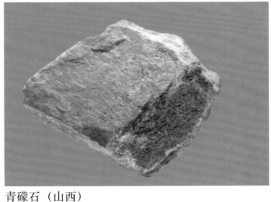

青礞石（山西）

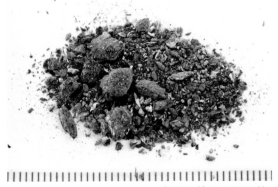

青礞石伪品（蛭石等）

【蒙药名】尼牙莫-尼牙莫[8]。

【原矿物】黑云母片岩或绿泥石化云母碳酸盐片岩。

【来源】本品为变质岩类黑云母片岩或绿泥石化云母碳酸盐片岩。采挖后，除去泥沙和杂石。

【性状】黑云母片岩　主为鳞片状或片状集合体。呈不规则扁块状或长斜块状，无明显棱角。褐黑色或绿黑色，具玻璃样光泽。质软，易碎，断面呈较明显的层片状。碎粉主为绿黑色鳞片状（黑云母），有似星点样的闪光。气微，味淡。

以绿黑色、质软易碎、有光泽者为佳。

绿泥石化云母碳酸盐片岩　为鳞片状和粒状集合体。呈灰色或绿灰色，夹有银色或淡黄色鳞片，具光泽。质松，易碎，粉末为灰绿色鳞片（绿泥石化云母片）和类白色颗粒（主为碳酸盐），片状者具星点样闪光。气微，味淡。

以灰绿色、有光泽无杂质者为佳。

【鉴别】取本品碎末少许，加稀盐酸产生气泡，加热后泡沸激烈。

【化学成分】主含铁、镁、铝、钾、钠、钙的硅酸盐及钙、镁的碳酸盐[9]，因含显著量的低铁，故常成绿色，尚含钡、镍、铬、钛、钠、钙等十几种元素[13]；黑云母片岩主要含钾、镁、铁、铝的硅酸盐 $[K(Mg,Fe)_2(AlSi_3O_{10})(OH,F)_2]$，尚含有钛、钙、锰等杂质[3]。

【产状与分布】是一种常见的变质岩。是在低温热液作用条件下，当含有铝、镁硅酸盐和铁硅酸盐的岩石变质时形成。主产江苏、浙江（淳安县）、湖南、湖北、四川、河南（辉县）、河北、山西等地[11]。

【炮制】1.净青礞石　除去杂质，砸成小块。

2.煅青礞石　取净青礞石，照明煅法（中国药典2010年版一部附录21页）煅至红透。

3.硝煅青礞石　取净青礞石小块，加等量火硝混匀，置耐火容器内，加盖，武火加热，煅至烟尽，取出，放凉，水飞等细粉[15]。

4.醋淬青礞石　取青礞石块放在罐内,置炉火上煅红,投入醋内浸1～2分钟,取出,晾干。每100kg青礞石,用醋20～30kg[15～16]。

【炮制品性状】1.净青礞石　参见药材。

2.煅青礞石　为碎片状，表面青黄色或灰黑色，质软，光泽消失或略具光泽。质酥脆。

3.硝煅青礞石　呈金黄色，轻打可碎，部分呈块状，稍有火硝气味[15]。

【药理】具有祛痰和泻下作用[10]。

【性味与归经】甘、咸，平。归肺、心、肝经[1]。归肺、心、肝、胃经[3]。

【功能与主治】坠痰下气，平肝镇惊。用于顽痰胶结，咳逆喘急，癫痫发狂，烦躁胸闷，惊风抽搐。

煅青礞石增强消食坠痰，下气平肝作用[14]。

硝煅青礞石可增强下气坠痰功效，能逐陈积伏匿之疾[15]。

【用法与用量】多入丸散服，3～6g；煎汤10～15g，布包先煎。

【注意】1. 非痰热内结不化之实证，或脾胃虚弱，阴虚燥痰者禁用[3]。

2. 孕妇忌服[3～4]。

【贮藏】贮干燥容器内，置干燥处，防尘。

【附注】1. 王嘉荫《本草纲目矿物史料》载礞石"可能是辉铜矿"他从礞石形状"有青白二色，以青者为佳，坚细而青黑，打开中有白星点"和性质"以礞石四两打碎，入硝石四两拌匀，炭火十五斤簇定，煅至消尽，其石色如金为度"，谓："这种形状很像辉铜矿，辉铜矿表面常有蓝色的斑铜矿层"认为辉铜矿很容易煅炼成铜，其成分Cu_2S，加上硝石$NaNO_3$，使其氧化而得铜，即现金色[10]。但根据本草考证，认为是现今用之青礞石。

2. 青礞石全国各地市售品种多注意了表面颜色，而往往忽略了矿物来源，使其用药不同。如长春市售品为黑云母片岩与绿泥石片岩；济南为绿泥石和水化黑云母的集合体；衡阳、杭州、天津等地所售为绿色云母片岩；天水为云母片岩；沈阳、哈尔滨为绿色水化黑云母[11]。应按照《中国药典》青礞石质量标准检验合格后药用。

3. 河南新乡、开封等地及甘肃系从地表捡取的黑云角闪片岩作青礞石使用[7]。

4. 现代一部分中医药文献和中医处方只写礞石，古代本草又无金礞石记载，写礞石即指青礞石。《中药炮制学》[15]记载"礞石"包括青礞石、金礞石。市售品又有青礞石和金礞石两种，很易混淆，两者原矿物和化学成分不尽相同，应按《中国药典》规定，写明青礞石或金礞石，区别入药。

5. 有将矿物蛭石、滑石作青礞石药用者，生产、收购、使用时应注意区别[12]。

6. 尚有下列片岩或矿物在一些地区混作青礞石药用，应注意鉴别[5]。

①白云母片岩　江苏淮阴等地区使用。

②绿泥角闪片岩　分布于山东。

③黑云母角闪片岩　分布于河南新乡、开封、登封及甘肃省。

④白云石英片岩　分布于河南许昌、郑州及安徽省。

⑤角闪石片岩　分布于宁夏、福州，江苏盐城也曾使用过。

⑥叶绿泥石　分布于湖北省。

⑦云母片岩风化物-蛭石片岩。

⑧滑石。

7.药典辅助说明[4]一书中青礞石【商品药材】商品中习惯将黑云母片岩称为"青礞石",将绿泥石化云母碳酸盐片岩称为"金礞石"。在下面性状描述中又分别按青礞石和金礞石特征描述。该书还收载了"金礞石",来源与前不同,作为药典辅助说明类参考书,此写法欠妥。

8.礞石自古至今多煅用,尤以硝煅居多,此外尚有皂角子、姜汁、藜芦汁煅淬……与各药合制能增强其坠痰作用……水飞法可除去部分可溶性有毒物质,但现已基本不用[15]。

参考文献

[1] 国家药典委员会.中华人民共和国药典.2010年版一部.北京:中国医药科技出版社,2010,184、附录21页.

[2] 李时珍.本草纲目(校点本上册).北京:人民卫生出版社,1985,611.

[3] 国家中医药管理局《中华本草》编委会.中华本草:第一册第二卷.上海:上海科学技术出版社,1999,293.

[4] 郝近大.中华人民共和国药典辅助说明:2010年版一部·药材及饮片.北京:中国中医药出版社,2011,318.

[5] 中国医学科学院药用植物研究所,中国协和医科大学,等.中药志:第六册.北京:人民卫生出版社,1998,340.

[6] 《中国药物大全》编委会.中国药物大全.北京:人民卫生出版社,1993,251.

[7] 孙文倩,等.药物分析杂志.1985,5(3):160.

[8] 内蒙古药检所.蒙药材品种整理初报.1981,8.

[9] 中华人民共和国卫生部药政管理局,等.中药材手册.北京:人民卫生出版社,1992,742.

[10] 刘友樑.矿物药与丹药.上海:上海科学技术出版社,1962,136.

[11] 李鸿超,等.中国矿物药.北京:地质出版社,1988,143.

[12] 孙文倩,等.药物分析杂志.1985,5(5):275.

[13] 赵中杰.中药通报.1987,12(3):41.

[14] 北京市药品监督管理局.北京市中药饮片标准(2000年版).2000,408.

[15] 叶定江,张世臣.中药炮制学.北京:人民卫生出版社,1999,179.

[16] 中医药研究院中药研究所.中药炮制经验集成[M].北京:人民卫生出版社,1974,305.

第九章 含硅的矿物药

金礞石[1]

【本草考证】本品为较少用中药。《嘉祐本草》记载的礞石为"青礞石"。古代诸家本草所载的"礞石"均是指青礞石而言。金礞石历代本草未见有记载。《中国药典》1963年版一部正式以"金礞石"为正名收载。直连载至2010年版。

【别名】礞石[6]，礞金石《矿物药浅说》，酥酥石[2~3]，烂石[11]。

【藏药名】赛协[14]。

【傣药名】罕列《西双版纳傣药志》[4]。

【原矿物】蛭石片岩或水黑云母片岩。

【来源】本品为变质岩类蛭石片岩或水黑云母片岩。采挖后，除去杂石及泥沙。

【性状】本品为鳞片状集合体。呈不规则块状或碎片，碎片直径0.1~0.8cm；块状者直径2~10cm，厚0.6~1.5cm，无明显棱角。淡棕色、棕黄色或黄褐色，带有金黄色或银白色光泽。条痕淡棕色。质松脆，用手捻之，易碎成金黄色闪光小片。具滑腻感。气微，味淡。

以块整齐、色金黄、无杂石者为佳。

【鉴别】1.取本品碎片少量，置铁片上加热，即层裂或散裂，膨胀2~5倍，有的鳞

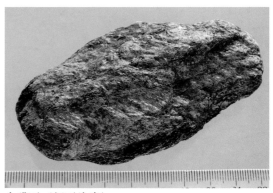

金礞石（蛭石片岩）

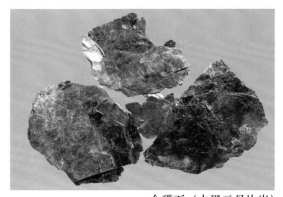

金礞石（水黑云母片岩）

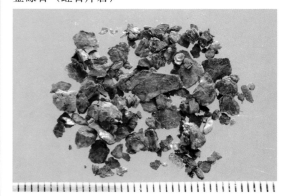

金礞石（蛭石片岩）

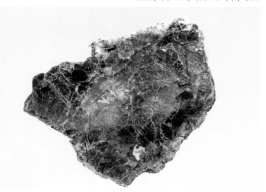

金礞石（水黑云母片岩）

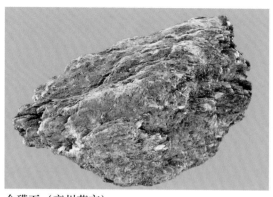
金礞石（亳州药市）

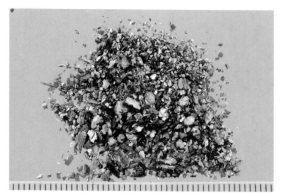
金礞石伪品（金云母）

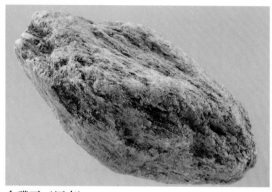
金礞石（河南）

片变成弯曲的蛭虫状；色泽变浅，重量减轻，可浮于水面。

2.取本品碎片少量，加王水后，再加入10% NaOH，产生白色絮状沉淀，试剂过量溶解[5]。

【化学成分】主含钾、镁、铁、铝的硅酸盐［$K(Mg,Fe)_2(AlSi_5O_{10})(OH,F)_2$］亦可含钒[3]；蛭石$\{(Mg,Fe,Al)_3[(Al,Si)_4O_{10}]$(OH)_2·4H_2O\}$；水黑云母$\{(K,H_3O)(Fe,Mg)_3[Si_3AlO_{10}](OH)_2\}$。蛭石和水黑云母含量比例，主要是根据样品的风化程度不同而不同，风化程度强的多转化为蛭石，风化程度较弱的，主含水黑云母[2]。

【产状与分布】系变质岩类云母片岩的风化物，由区域变质作用所形成的云母片岩，其中主要矿物黑云母、金云母经风化后，先形成水黑云母或水云母，进一步转化为蛭石而形成的产物。主产河南、山东、河北、陕西、甘肃、广东、山西等省[2]。

【炮制】1.净金礞石　除去杂石。

2.煅金礞石　取净金礞石，照明煅法（中国药典2010年版一部附录21页）煅至红透。

3.硝煅金礞石　参见青礞石。[6]

4.炒金礞石　取原药材，放入盆中用水冲洗，滤得水面之漂浮物，晒干，置锅中翻炒，即得[14]。

【炮制品性状】1.净金礞石　参见药材。

2.煅金礞石　呈疏松块状、粉末状或碎薄片状，黄褐色或金黄色，闪金星更明显。气微、味淡。

3.硝煅金礞石　凝成疏松块体，金黄色，闪金星更明显，质地酥松，手可捻碎，碎片似麦麸状。气微、味淡[6]。

【毒理】河南产金礞石ig，LD_{50}为＞36.0/kg[7]。

【性味与归经】甘、咸，平。归肺、心、肝肾经[1]。归肺、心、肝、胃经[3]。咸，热[14]。

【功能与主治】坠痰下气，平肝镇惊。用于顽痰胶结，咳逆喘急，癫痫发狂，烦躁胸闷，惊风抽搐[1]。

清火解毒，除风止痛。用于"菲埋喃皇罗"（水火烫伤）、"说凤令兰"（口舌生疮）、"兵洞飞暖龙"（疔疮痈疖脓肿）[4]。

补肾，利尿。用于肾虚、尿闭[14]。

煅金礞石　增强燥湿化痰作用[12]。

煅金礞石　增强消食坠痰，下气平肝作用[13]。

硝煅金礞石　可增强下气坠痰功效，能逐陈积伏匿之疾[6]。

【用法与用量】多入丸散服，3～6g；煎汤10～15g，布包先煎。

【注意】1.非痰热实证慎用；虚证患者、虚弱之人忌用[3]。

2.孕妇禁服[11]。

【贮藏】贮干燥容器内，置干燥处，防尘。

【附注】1.四川成都把粉砂岩作为金礞石，实属伪品，粉砂岩所含主要矿物成分为石英和长石等。主为细碎屑组成的集合体，不规则大块状，具明显棱角，质较硬，小刀尖端用力方可得到一个划痕[8]。加热后无膨胀反应。与金礞石不同，不可作金礞石药用。

2.据保定地区《土产药材手册》记载，金礞石就是煅青礞石[9]；经本草考证和炮制研究，认为今日的金礞石并非青礞石煅制品[2]。

3.山西省有些地区使用的金礞石实为金精石[10]。两者矿物来源和功效不同，注意区别，不宜混用。

4.金礞石由于产地、产状不同，混少量矿物也不同。如银川样品混有少量透闪石，广州样品含有少量金云母，上海样品含有少量的绢云母及黝帘石[2]。

5.关于金礞石的来源，《中华人民共和国药典》起初定为"云母片岩的岩石"，后又修订为"变质岩类蛭石片岩或水黑云母片岩"并保持了近30年之久。然而不管是蛭石片岩，还是水黑云母片岩均是由黑云母和金云母蚀变而来，其矿物中应允许蚀变前身矿物金云母及其蚀变过渡产物的存在。但这与当前临床实际用药现状并不相符，也与"金礞石"原矿来源相冲突。金礞石是由青礞石分支独立形成，后者是黑云母及其绿泥石化蚀变产物。而把黑云母及其另一蚀变产物—蛭石化黑云母或黑云母蛭石作为金礞石，既符合金礞石在中医临床上应用历史的变迁,又符合金礞石与青礞石在矿物学上的亲缘关系及矿物蚀变上的现代科学理论。所以,认为金礞石的原矿物来源应该是:变质岩类矿物蛭石化黑云母片岩。这无论是从临床用药的演变过程还是从现代矿物学的蚀变理论,都能体现金礞石与青礞石的同根同源性[15]。

6. 金礞石与青礞石两者来源不同,但药典收载两药性味归经、功能主治相同。据调查河南开封新乡,江苏徐州等地部分老中医临床经验,认为金礞石与青礞石功效不完全相同,金礞石以镇惊为主,青礞石以坠痰为主。应进一步深入研究,使两者准确地发挥各自临床疗效[2]。

参考文献

[1] 国家药典委员会.中华人民共和国药典.2010年版一部.北京:中国医药科技出版社,2010,207、附录21页.

[2] 中国医学科学院药用植物研究所,中国协和医科大学,等.中药志:第六册.北京:人民卫生出版社,1998,344.

[3] 国家中医药管理局《中华本草》编委会.中华本草:第一册第二卷.上海:上海科学技术出版社,1999,295.

[4] 国家中医药管理局《中华本草》编委会.中华本草:傣药卷.上海:上海科学技术出版社,2005,15.

[5] 王盛民.中药材检索鉴别手册.北京:学苑出版社,2005,797、802.

[6] 叶定江,张世臣.中药炮制学.北京:人民卫生出版社.1999,179.

[7] 岳旺,等.中国中药杂志.1989,14(2):44.

[8] 孙文倩,等,药物分析杂志.1986,6(6):340.

[9] 李鸿超,等.中国矿物药.北京:地质出版社,1988,152.

[10] 司勤,等.中医药用矿物.太原:山西人民出版社,1975,82.

[11] 郝近大.中华人民共和国药典辅助说明:2010年版一部·药材及饮片.北京:中国中医药出版社,2011,352.

[12] 北京市药品监督管理局.北京市中药饮片标准(2000年版).2000,408.

[13] 河南省食品药品监督管理局.河南省中药饮片炮制规范(2005年版).郑州:河南人民出版社,2005,505.

[14] 青海省食品药品监督管理局.青海省藏药炮制规范(2010年版).西宁:青海人民出版社,2010,13.

[15] 王伯涛.南京中医药大学学报.2011,27(4):312.

银礞石[1]

【本草考证】本品为极少用中药，本草未见记载。

【来源】本品为云母片岩、石英片岩的矿石。主含硅酸盐。采挖后，除去杂石。

【原矿物】云母片岩、石英片岩的矿石。

【性状】本品呈鳞片状集合体，呈不规则块状或片状。银灰色。断面呈较明显的层片状。气微，味淡。

【产状与分布】是黏土岩、粉砂岩或中酸性火山岩经中级（或中低级）变质作用的产物[2]。

【炮制】取原药材，除去杂质，砸碎，置无烟炉火上或适宜容器内，煅至红透，质地酥脆时，取出，摊凉。

【功能】逐痰，平肝。

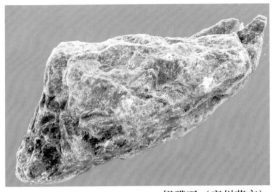

银礞石（亳州药市）

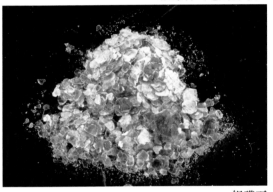

银礞石

参考文献

[1] 浙江省食品药品监督管理局.浙江省中药炮制规范.2005年版.杭州:浙江科学技术出版社,2006,476.

[2] 地质部地质词典办公室.地质词典(二):矿物 岩石 地球化学分册.北京:地质出版社,1981,223～224.

浮石[1]

【本草考证】本品为较常用中药，始载于《日华子本草》。李时珍谓："浮石，乃江海间细沙、水沫凝聚，日久结成者。状如水沫及钟乳石，有细孔如蛀窠，白色，体虚而轻……海中者味咸，入药更良。"[2]

【别名】水花《本草拾遗》，白浮石《普济本事方》，海浮石，海石《儒门事亲》，水泡石《东医宝鉴》，浮水石《医林纂要探源·药性》，大海浮石《中国矿物药》[3,5,6]，羊肚石《药材资料汇编》，水石、轻石、玉脂芝、海南石、擦脚石、江石沫子《矿物药》。

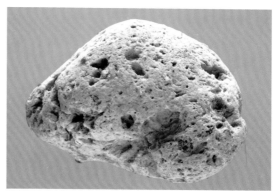
浮石（山西）

【原矿物】浮岩俗称浮石。

【来源】本品为火山喷出的岩浆凝固形成的多空状石块，主含二氧化硅（SiO_2）。多于夏、秋两季收集，洗净，晒干。

【性状】本品呈海绵样的不规则块状，大小不等，直径2～7cm，或更大。表面灰白色或灰黄色，粗糙不平，具多数细孔有时呈管状，形成多孔性海绵状结构。体轻，质硬而脆。断面疏松具小孔，常有玻璃或绢丝样光泽。投入水中浮而不沉。气微，味微咸。

相对密度　0.3～0.4[4]。

以体轻松脆，色灰白，干燥不碎者为佳。

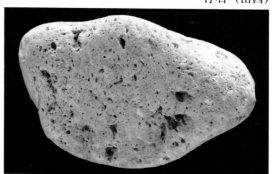
浮石（山西）

【鉴别】投入水中浮而不沉。

【化学成分】化学成分变化较大，主要含二氧化硅（SiO_2）65%～75%，其次为三氧化二铝（Al_2O_3）9%～20%[4]，氧化钾（K_2O）、氧化钠（Na_2O）、三氧化二铁（Fe_2O_3）、氧化亚铁（FeO）、氧化镁（MgO）、氧化钙（CaO）等[3]。二氧化硅的含量69.03%。还含钙、钠、铁、镁、

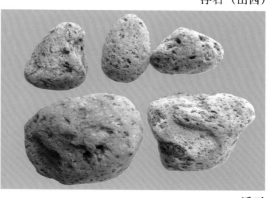
浮石

锌、钛、磷、银、砷、硼、钡、铍、镉、钴、铬、铜、镓、锂、碘、锰、镍、锡、锶、钒等无机元素[6]。辽宁、广东产浮石，二氧化硅含量分别为64.73%、67.57%[10]。

【产状与分布】为火山作用形成的多气孔质熔结熔岩，产于火山岩分布地区及转石分布的河漫滩。主产于广东沿海及辽宁、山东、浙江、山西等地。

【炮制】净浮石　除去杂质，洗净，晒干，打碎。

煅浮石　取净浮石，照明煅法（中国药典2010年版一部附录21页）煅至红透，打碎。

【炮制品性状】净浮石　不规则碎块状。其他特征见药材。

煅浮石　为不规则碎块状或粉状，暗灰色，质酥脆易碎。气微，味淡[5~6]。

【药理】具促进尿液分泌及祛除气管黏液的作用[14]。

【毒理】厦门产浮石和煅浮石 iv，LD_{50}均为10.0g/kg[7]。

【性味与归经】咸，寒。归肺、肾经[1]。归肺、肾、肝经[6]。

【功能与主治】清肺化痰，软坚散结。用于肺热咳嗽痰稠，瘰疬[1]。

清肺化痰，利水通淋，软坚散结。用于痰热壅肺，咳喘痰稠，小便淋沥，瘿瘤瘰疬[5, 8]。疝气，疮肿，目翳[6]。

煅浮石　增强软坚散结作用。用于瘰疬结核，癥瘕痞块[6, 9]。

【用法与用量】9~15g。外用适量，研末撒；或水飞后吹耳点眼[5]。

【注意】1. 虚寒咳嗽患者禁服[8]。

2. 血虚患者不宜久服[15]。

3. 治疗寒症瘰疬患者不宜单用，需配伍温性药使用[15]。

【贮藏】贮干燥容器内，置干燥处，防尘。

【附注】1. 中国药典77年版，部标中药材[1]分别收载了浮石与浮海石（详见浮海石项下）。两者来源不同，但功能与主治写法相同。黑龙江[12]、四川[13]又将上述两种药材均收载于"海浮石"名下，作为一种药材使用；内蒙古88、北京饮片标准又将两者以"浮海石"收载；中药材鉴别手册[16]在"浮海石"名下除了矿物浮石和动物棘突苔虫以外还记载了瘤苔虫和海滨石灰华。药材名称混乱，实际上各地是浮石、浮海石、海滨石灰华混用。但其来源不同，成分有别，临床应用各有所长。故对其药理、临床应进一步研究。现使用时应注意鉴别。

2. 福建所用浮石之一，个小，直径约1cm，灰黄色，断面灰白色。味微咸，其余同浮石。

3. 此外，广西还有以炉甘石称浮水石或浮石、浮甘石者，在名称上有时与此相混，注意区别。

4. 吉林地区俗称江石沫子者，多为气孔状玄武岩，主要由火山玻璃与少量呈斑晶的硅酸盐矿物组成，属大海浮石之列[3]。

5. 数十年来，山东及东北使用的珊瑚藻科石枝藻属的某些藻类，以浮海石名称入药是不适宜的，应注意区分[11]。

6. 沿海细碎杂物如珊瑚碎片、某些小贝壳及龙介虫科动物的灰管等，作浮石入药，实为浮石之伪品[11]。

7. 浮海石又名石花，和地衣类植物石花不同，注意区分。

参考文献

［1］中华人民共和国卫生部药典委员会.中华人民共和国卫生部药品标准:中药材第一册.1992,74.

［2］李时珍.本草纲目(校点本上册).北京:人民卫生出版社,1985,576.

［3］李鸿超,等.中国矿物药.北京:地质出版社,1988,185.

［4］地质部地质辞典办公室.地质辞典(二):矿物　岩石　地球化学分册.北京:地质出版社,1981,148.

［5］国家中医药管理局《中华本草》编委会.中华本草:第一册第二卷.上海:上海科学技术出版社.1999:343.

［6］管华诗,王曙光.中华海洋本草:第二卷.上海:上海科学技术出版社.北京:海洋出版社,2009,22.

［7］岳旺,等.中国中药杂志.1989,14(2):44.

［8］安徽省食品药品监督管理局.安徽省中药饮片炮制规范.2005年版.合肥:安徽科学技术出版社,2006,17.

［9］重庆市食品药品监督管理局.重庆市中药饮片炮制规范及标准.2006年版.2006,100.

［10］胡玉清,等.中药材.1987,(4):42.

［11］郭洪利.中药材.1990,13(1):40.

［12］黑龙江省药品监督管理局.黑龙江省中药材标准.2001年版.2001,190.

［13］四川省卫生厅.四川省中药材标准.1987年版增补本.成都:成都科技大学出版社,1992,81.

［14］李焕.矿物药浅说.济南:山东科学技术出版社,1981,217.

［15］李广兴.常用中药宜忌速查.北京:人民军医出版社,2011,202.

［16］北京药品生物制品检定所,中国科学院植物研究所.中药鉴别手册:第一册.北京:科学出版社,1972,385.

浮海石[1]

【本草考证】 本品为较常用中药。石花之名始载于《本草衍义》,谓:"石花,白色,圆如覆大马杓,上有百十枝,每枝各搓牙分歧如鹿角,上有细纹起。以指撩之,铮铮然有声,此石花也。多上海中石上,世亦难得。其体甚脆,不禁触击。"[6]以上所述与今所用浮海石相似。

【别名】 浮石[2,4]《日华子本草》,石花《本草衍义》,海石[4]《丹溪心法》,水

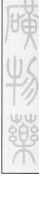

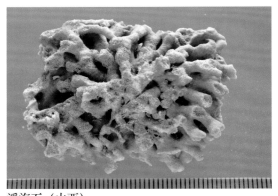

浮海石（山西）

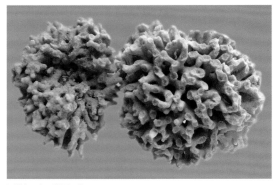

浮海石（浙江）

泡石《东医宝鉴》，海浮石[4、5]《本草从新》，浮水石《医林纂要探源·药性》，羊肚石《药材资料汇编》，小海石[4]。

【来源】本品为胞孔科动物脊突苔虫Costazia aculeata Canu et Bassler的干燥骨骼。主含碳酸钙（CaCO₃）。多于夏、秋二季收集，洗净，晒干。

【性状】本品呈珊瑚样的不规则块状或略呈扁圆形或长圆形，直径2～5cm。灰白色或灰黄色。上部表面多突起，呈叉状分枝，中部交织如网状；叉状小枝长2～5mm，直径约2mm，先端多折断，少数完整者呈现钝圆形。体轻，质硬而脆。表面与断面均有多数细小孔道。气微腥，味微咸。入水中浮而不沉。

以个整、色灰白、体轻、分枝细如球状者为佳。

【鉴别】取本品，滴加稀盐酸，即产生大量气泡，溶液应显钙盐（中国药典2010年版一部附录28页）的鉴别反应。

【化学成分】主要含碳酸钙（CaCO₃），尚含少量的镁、铁、锌、铝等无机之素[6]。

【生态与分布】脊突苔虫为固着生活的水生群体动物。群体常呈树枝状。体外分泌石灰质及胶状物质，形成群体之骨骼。虫体死后，其所分泌的石灰质骨骼残留相聚形成珊瑚状骨骼的残留物。常附着于海滨岩礁上。分布于我国南方沿海各地[5~7]。

【炮制】净浮海石　除去杂质，洗净，晒干，打碎。

煅浮海石　取净浮海石，照明煅法（中国药典2010年版一部附录21页）煅至红透，打碎。

【炮制品性状】净浮海石　为不规则碎块或粉末，其他特征同药材。

煅浮海石　为不规则碎块或粉末，暗灰色，无光泽，质酥脆。气微，味淡。

【性味与归经】咸、寒。归肺、肾经。

【功能主治】清肺化痰，软坚散结，通淋。用于肺热咳嗽痰稠，瘰疬[1]；用于肺热咳嗽痰稠，瘿瘤结核，小便淋沥，疮肿，目翳[4]。

清肺化痰。用于痰热咳嗽或肺热咳血。煅后专于软坚散结。多用于瘰疬结核，癥瘕痞块等[3]。

【用法与用量】 9～15g，或入成药用；外用适量，水飞点眼。

【注意】 虚寒咳嗽及脾胃虚寒者慎服。

【贮藏】 置干燥处，防尘。

【附注】 1.内蒙古[2]、北京[3]、黑龙江[4]、四川[5]等质量标准或文献将浮石与浮海石作为同一种药材收载和使用，不少省市标准将浮海石归入矿物药类。为了方便读者查阅和鉴别。故将浮海石在本书中另列。

2.内蒙古[2]1985一册、《中华海洋本草》[6]在浮石或浮海石来源项下还收载了瘤苔虫。为胞孔科动物瘤苔虫Costazia costazii Audouin的干燥骨骼。为不规则块状，直径1～3cm，多为碎块。灰黄色或灰黑色，珊瑚状分枝短，直径约4mm，先端钝圆，极少折断。气微腥，味微咸。主产福建、浙江等南方沿海地区。北京、甘肃、内蒙古、福建作浮海石药用[7]。

3.《中华海洋本草》[6]浮海石来源尚有浜珊瑚科动物黑浜珊瑚Porites nigrescens Dana的骨骼。呈不规则块状或略作扁圆形或长圆形。大小不等，基部略平坦。灰白色或灰黄色，有多数小孔道。断面粗糙。气微，味微咸。分布于广东、海南、台湾等沿海地区及西沙群岛、东沙群岛等地浅海地区。

4.《中药鉴别手册》[7]浮海石项下记载有海滨石灰华，习称小海石。为海水中溶解的碳酸钙等盐类围绕贝壳、贝壳碎片或其他砂砾等质点沉积而成。呈不规则块状。直径1～2cm，表面凹凸不平，或光滑，灰白色或灰黄色，有孔洞而无细孔。质实体重，断面灰白色，具同心圆状构造。气微，味淡。主产山东。黑龙江、吉林、辽宁、天津、山东（烟台）和东北等作浮海石使用。

5.上海所用海滨石灰华较大。直径2～4cm。一面似附着于它物之断口，略平坦，具有凹陷。另一面多圆形突起，直径2～5mm。灰白色，质硬体重，用手可掰成碎块。断面可见层次，夹杂泥沙及蚌壳。气微，味咸[7]。

参考文献

[1] 中华人民共和国卫生部药典委员会.中华人民共和国卫生部药品标准:中药材.第一册.1992，75.

[2] 内蒙古自治区卫生厅.内蒙古中药材标准.1988年版.1988，178.

[3] 北京市药品监督管理局.北京市中药饮片标准(2000年版).2000，412.

［4］黑龙江省药品监督管理局.黑龙江省中药材标准.2001年版.2001,190.

［5］四川省卫生厅.四川省中药材标准.1987年版增补本.成都:成都科技大学出版社,1992,81.

［6］管华诗,王曙光.中华海洋本草:第二卷.上海:上海科学技术出版社,北京:海洋出版社,2009:24.

［7］北京药品生物制品检定所,中国科学院植物研究所.中药鉴别手册:第一册.北京:科学出版社,1972,385.

云母石[1]

【本草考证】本品为较少用中药,始载于《神农本草经》,列为上品。《本草纲目》列于金石部,曰:"云母以五色立名……"损之曰:"青赤黄紫白者并堪服,白色轻薄通透者为上,黑者不任用,令人淋沥发疮。"[2]说明云母石颜色不止一种。以白色轻薄、透明者为佳。和现今用药一致。

【别名】云母[4、7]、云华、云珠、云英、云液、云砂、磷石《神农本草经》,银石《常用中药鉴定大全》,玻璃纸《实用中药材鉴别手册》,云粉石《中药形性经验鉴别法》[4],千层玻[3],银精石[3、6]《石雅》,滑皮脸石(青岛),白云母《千金方》,千层纸、金星石(甘肃),老鸦金(山东)。

【藏药名】郎才尔[7]、多系、阿巴哈热拿布《晶珠本草》[5],浪采嘎保《中国藏药》。

【蒙药名】葛易勒塔嘎淖尔《内蒙古中草药》,给勒藤那古日—曼贼拉[8]。

【原矿物】白云母。

【来源】本品为硅酸盐类矿物云母族白云母,主含含水铝硅酸钾铝［KAl（AlSi$_3$O$_{10}$）（OH）$_2$］,采挖后,除去杂质。

【性状】本品呈不规则板片状,大小不一.无色或略带浅黄棕色、浅绿色、浅灰色,具珍珠样或玻璃样光泽。条痕无色、白色、浅黄白色,可层层剥离成薄片,薄片光滑透明,质韧而具弹性,可以折叠,而不折断。气微,有土腥气,味淡。

硬度 2.5～3.0。

相对密度 2.76～3.10[9]。

以大的薄片状、易剥离、无色透明、洁净无泥土杂质者为佳。

【鉴别】1.加盐酸不溶解,无气泡产生。

2.本品灼烧后无膨胀现象[10],稍成层状分离。

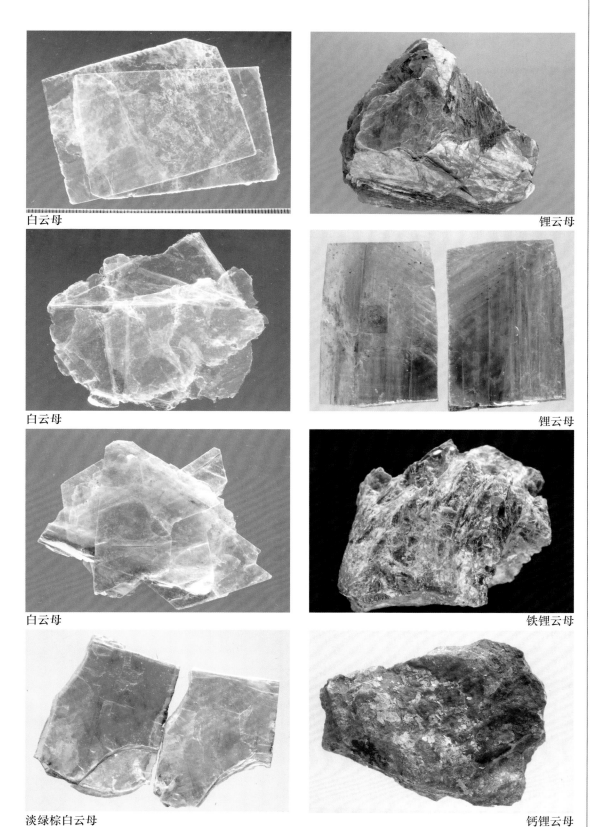

白云母

锂云母

白云母

锂云母

白云母

铁锂云母

淡绿棕白云母

钙锂云母

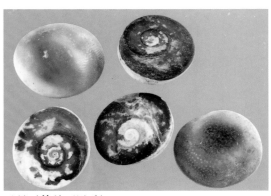

云母石伪品（甲香）

3.取少许云母石于闭口管中加热，熔为暗绿色液体，并有红色升华物于管壁上凝积，最后留下残渣。废渣愈多，质愈次。

4.取本品1g，剪碎，加10g碳酸钾置电炉上灼烧，碳酸钾结块，见块状物红透后，冷却，加水溶解，滤过，滤液供下述试验[11]：

（1）取滤液1ml，加0.1%四苯硼钠溶液3滴，即生成白色沉淀。

（2）取滤液1ml，加盐酸使成中性，即生成白色絮状沉淀，加过量氢氧化钾试液，沉淀溶解。

（3）取滤液加盐酸使成中性，形成白色絮状沉淀，离心，取上清液1ml加氯化钡液3～5滴，即生成白色沉淀。

（4）取滤液1滴，置载玻片上，加硫酸1滴，置显微镜下观察，生成针状结晶和方块状结晶[16]。

5.荧光反应　本品不溶于酸类，加碳酸钾烧之则溶。煅烧前将云母剪成5mm左右碎片，煅烧后用水洗去已熔部分，残渣中1～2mm大小云母碎屑，置紫外光灯365nm下观察，有亮蓝色的点状荧光，并失去玻璃样、珍珠样光泽。滴溶液于滤纸片上，干后置紫外光灯下观察，边缘显淡黄色荧光[11]。

6.加王水后，再加入10%亚铁氰化钾，溶液显碧绿色，20分钟后转为暗绿色[12]。

【检查】杂质　不得超过2%（中国药典2010年版一部附录47页）[23]。

【化学成分】主含含水铝硅酸钾铝[$KAl(AlSi_3O_{10})(OH)_2$]，其中SiO_2 43.44%，Al_2O_3 29.56%，K_2O 10.11%，Na_2O 2.51%，Fe_2O_3 6.68%，CaO 0.53%，MgO 2.13%，H_2O 5.41%[13]，另含微量元素氟、铬、钛、钒、锰、锂、钡等[11]。

【产状与分布】云母是分布很广的造岩矿物。常见于火成岩、沉积岩和变质岩中。白云母产于花岗岩、伟晶岩、云英岩、云母片岩中。以花岗伟晶岩中产出的白云母质量最优[9]。全国各省均产。主产于内蒙古、陕西、云南、四川、新疆、广西、江苏、山西、湖北等地。

【炮制】净云母石　除去杂质，洗净，干燥，敲碎或撕成薄片[6, 21]。

煅云母石　取净云母石，照明煅法（中国药典2010年版一部附录21页）煅至红透，取出，放冷，碾碎。

醋淬云母石　取净云母石，置耐火容器内，煅至红透，醋淬，取出，干燥，用时捣碎。

每100kg云母石，用醋20kg[4]。

【炮制品性状】煅云母石，为银灰色、灰白色或灰棕色细粉。质疏松，薄片易碎，无光泽。微有焦土气，无味[6, 20]。

【药理】有和胃酸之功能；一部分至肠吸收入血，能促进白血球繁殖，并增加血液的凝固力；能包围被结核菌浸蚀的周围，减杀其蔓延的能力；有防止动脉硬化之效[24]。

【毒理】云南产云母石 iv，急性毒性LD_{50}为21.50g/kg[14]。

【性味与归经】甘，平。归肺、脾、膀胱经[1]。甘，温。归心、肝、肺经[4]。

【功能与主治】下气，补中，敛疮，止血。用于虚损气弱，眩晕；外治痈疽疮毒，金疮出血[1]。

愈伤，解毒。用于疮伤，脑病，中毒症等[7]。

安神镇惊，敛疮止血。用于心悸，失眠，眩晕，癫痫，久泻，带下，外伤出血，湿疹[4]。

煅云母石可提高敛疮，止血的功效[22]。

【用法与用量】9～12g；外用适量，研末涂敷患处。

【注意】外感热病者忌服[15]；孕妇忌服；久服伤胃[3]；阴虚火旺及大便秘结者禁服[21]。

【贮藏】贮干燥容器内，置干燥处，防尘；醋云母，防潮。

【附注】1. 山西少数地方曾将一种蛭石作云母石使用，其外形与黑云母相似，半透明，但无弹性，而具可塑性，可随意挠屈。灼烧后迅速膨胀。而云母加热后无膨胀现象，可以区别[4]。

2. 河北、山西、四川、吉林、甘肃、陕西、湖北、湖南、江西、广西、贵州、天津等地过去曾一度以"甲香"作云母石用。甲香系软体动物蝾螺科蝾螺Turbo cornutus Solander的掩厣（称水云母）。甲香呈圆片状，直径1～4cm，一侧较厚，一侧较薄，表面类白色或淡棕色、浅绿色，内面略平坦，显螺旋纹，外面隆起，具显著或不显著的螺旋状隆脊中呈马蹄状的凹陷，凹陷处密被小点状突起。平面棕褐色，稍内陷现旋涡状花纹，质坚硬而重，断面类白色旋纹处可见青色不完整的环纹，气微腥，味咸；加盐酸部分溶解，产生气泡[17]。

鉴于甲香与云母石来源、性状、化学成分、功能主治均不相同，历代本草均分别入药，将甲香误作云母石药用，应当纠正。

3. 有地区如上海草药店，所用云母石为窗具。窗具为海月科云母蛤属（Yoldia）窗贝的贝壳[4]。呈圆形薄片状、类白色或微带银灰色；加盐酸全部溶解，产生气泡。

以上四种药材的检索表：

1.加盐酸不溶解，无气泡产生

    2.无弹性，具可塑性，灼热后迅速膨胀···蛭石

    2.具弹性，加热后无膨胀现象···云母石

1.加盐酸部分或全部溶解，且有大量气泡生成

    3.直径1～4cm，无弹性，外面隆起，且具螺旋状隆脊································甲香

    3.直径8～10cm，微具弹性，外面扁平，具放射状纹理·····························窗贝

4.云母族矿物包括白云母、金云母（黄云母）、黑云母、锂云母（鳞云母、红云母）、铁锂云母（少见）等。其形态与成分均不相同，药用主要为白云母。藏医使用云母主要为白云母、黑云母，此外还有黄云母[5]；药材市场有用金云母、黑云母混充云母石药用情况。三种云母的检索表[18]。

1.呈不规则板片状、鳞片状，极完全解理，其薄片有弹性，能弯曲

    2.具玻璃光泽或珍珠光泽，无色、白色或浅灰色··································白云母

    2.具玻璃光泽，黄褐色、红褐色或黑色、深褐色

        3.呈黄褐色或红褐色···金云母

        3.呈黑色或深褐色···黑云母

5.福建所用云母石呈不规则片状。厚0.5～1cm。全体银白色或银灰色，表面光滑。体重质软，断面呈层状，剥离时呈鳞片状脱落，薄片透明至半透明，略有弹性。有土腥气，无味[16]。

6.藏医使用云母石炮制方法非常复杂。先要煅烧或炒黄，再加雄山羊尿及酪浆酿制，搓揉，晾干，再加硫磺、火硝、硼砂，沙棘膏搅拌成面团，捏成块状，晾干，煅烧透，冷却后取出[5, 7]。

7.药材市场曾有金精石、青礞石、金礞石混充云母石情况。四种矿物区别见下面检索表[19]。

1.药材常为多数薄片叠合而成的不规则片状,可层层剥离；薄片质柔韧,能曲折或随意挠屈

    2.薄片无色透明或白色,富弹性,不易折断,具玻璃样光泽,不溶于酸类··········云母石

    2.薄片金黄色、暗棕色至墨绿棕色,弹性差,甚易撕断,有网纹和具金属样光泽,微溶于酸类····金精石

1.药材常为不规则块状,碎粒状或小薄片状,不能层层剥离；质酥松,手指易捻成碎末

    3.不呈麦麸样,全体青灰色、绿灰色或褐黑色、绿黑色,微具珍珠样或玻璃样光泽··········青礞石

    3.呈麦麸样,全体棕黄色,带有闪烁的金属光泽····································金礞石

参考文献

［1］中华人民共和国卫生部药典委员会.中华人民共和国卫生部药品标准.中药材.第一册.1992, 13.

［2］李时珍.本草纲目(校点本上册).北京:人民卫生出版社, 1985, 507.

［3］中国科学院四川分院中医中药研究所.四川中药志:第三册.成都:四川人民出版社, 1962, 2425.

［4］国家中医药管理局《中华本草》编委会.中华本草:第一册第二卷.上海:上海科学技术出版社, 1999, 337.

［5］国家中医药管理局《中华本草》编委会.中华本草:藏药卷.上海:上海科学技术出版社, 2002, 11.

［6］四川省药品监督管理局.四川省中药饮片炮制规范.2002年版.2002, 393.

［7］青海省食品药品监督管理局.青海省藏药炮制规范(2010年版).西宁:青海人民出版社, 2010, 1.

［8］内蒙古药检所.蒙药材品种整理初报.1981, 8.

［9］地质部地质辞典办公室.地质辞典(二):矿物 岩石 地球化学分册.北京:地质出版社, 1981, 76.

［10］山西省卫生厅.山西省中药材标准.1987年版.1988, 8.

［11］四川省卫生厅.四川省中药材标准.1987年版.1987, 52.

［12］田恒康.中药材.1988, 11(2): 28.

［13］赵中杰.矿物药分析.北京:人民卫生出版社, 1991, 244.

［14］岳旺,等.中国中药杂志.1989, 14(2): 44.

［15］天津市食品药品监督管理局.天津市中药饮片炮制规范.2005年版.2005, 345.

［16］北京药品生物制品检定所,中国科学院植物研究所.中国鉴别手册:第一册.北京:科学出版社, 1972, 96.

［17］中国医学科学院药用植物研究所,中国协和医科大学,等.中药志:第六册.北京:人民卫生出版社, 1998, 301.

［18］王盛民.中药材检索鉴别手册.北京:学苑出版社, 2005, 797.

［19］杨士明.时珍国医国药.1999, 10(8): 588.

［20］河南省食品药品监督管理局.河南省中药饮片炮制规范(2005年版).郑州:河南人民出版社, 2005, 490.

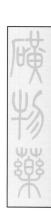

［21］安徽省食品药品监督管理局.安徽省中药饮片炮制规范.2005年版.合肥:安徽科学技术出版社,2006,16.

［22］北京市药品监督管理局.北京市中药饮片标准(2000年版).2000,392.

［23］上海市食品药品监督管理局.上海市中药饮片炮制规范.2008年版.上海:上海科学技术出版社,2008,330.

［24］吴淑荣,孔增科.实用中药材鉴别手册.天津:天津科学技术出版社,1988,186.

［25］杨松年.中国矿物药图鉴.上海:上海科学技术文献出版社,1990,5.

水云母[1]

【本草考证】本品为藏医习用药材。《晶珠本草》记载:"娄吾木利目,清骨热,干黄水。"

【藏药名】娄吾木,索豆泽纳,司萨贝拉。

【来源】本品为水云母族矿物水云母黏土岩。采挖后,除去杂质。

【性状】本品为不规则块状,集合体通常呈细微的鳞片状、土状。白色或浅黄色、浅灰色等。具珍珠光泽。细腻有滑腻感,粘舌,味淡,有土腥气。

硬度　1 左右。

相对密度　2.61～2.68。

【化学成分】主要为水化硅酸铝钾$KAl_2[(Al,Si)Si_3O_{10}](OH)_2 \cdot nH_2O$,常含铁、锰、镍、钙、钾、钠等多种元素及石英等碎屑。

【产状与分布】是云母族矿物向蒙脱石族矿物转变的过渡产物[2];由外生沉积作用形成,有含铝矿物分解而成。主产于青海、山西、河南、江苏等地。

【功能与主治】治眼病。

【用法与用量】常配方用。

【贮藏】置干燥处,防尘。

【附注】1.本品弹性较云母差,有滑腻感。

2.煅制后硬结或呈陶瓷状小块,质坚硬而脆。

参考文献

［1］青海省药品检验所,青海省藏医药研究所.中国藏药:第三卷.上海:上海科学技术出版社,1996,309.

［2］地质部地质辞典办公室.地质辞典(二):矿物　岩石　地球化学分册.北京:地质出

版社,1981,78.

黑云母[1]

【本草考证】 本品为藏医习用药材。《晶珠本草》记载：浪采分为黄、白、红、黑四种，黑色种质同浪采嘎保，色黑，在石上画纹呈红紫色；炮制水银时，需用黑色种，是制水银的八种药之父，所以称为欧洒（意为吃水银）。目前各地藏医认识基本一致。均为硅酸盐类云母族的不同矿物。

【藏药名】 浪采那保。

【原矿物】 黑云母。

【来源】 为硅酸盐矿物黑云母。采集后，除去杂石和泥土。

【性状】 本品晶体呈假六方片状。通常呈可劈的薄片或鳞片状。黑色或深褐色，玻璃光泽。薄片具弹性和韧性。可见闪闪发亮的星点。气微，味淡。

硬度　2.5～3。

相对密度　3.02～3.12[2]。

以整齐、色黑、断面有星点者为佳。

【化学成分】 主要为 $(H,K)_2(Mg, Fe)_2Al_2(SiO_4)_3$ 或 $K_2O \cdot 6(Mg,Fe)O \cdot Al_2O_3 \cdot 6SiO_2 \cdot 2H_2O$。含氧化钾 6.8%～11.43%，氧化镁 0.28%～28.34%，氧化铁 2.74%～27.6%，三氧化二铁 0.13%～20.65%，三氧化二铝 9.43%～31.69%，二氧化硅 32.83%～44.94%，水 0.89%～4.64%，氟 0～4.23%，常含有钠、钛等杂质。

【产状与分布】 广泛分布于火成岩和结晶片岩、片麻岩中[2]，泥质岩在热液变质作用过程中亦可形成黑云母。产于西藏、青海、新疆、河南、河北等地，其他各省也产。

【炮制】 净黑云母　除去杂质，砸成小块或研细。

煅黑云母　取净黑云母，照明煅法（中国药典2010年版一部附录21页）煅至红透。

黑云母（山西）

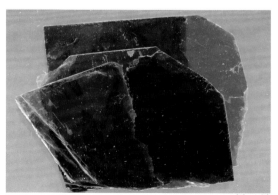

黑云母

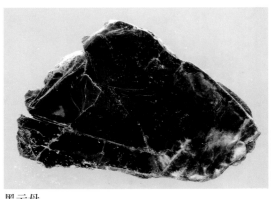

黑云母

取出，放凉。

【炮制品性状】煅黑云母　呈粉末状，青黄色，质软，光泽消失。

【功能主治】治疮疖，脑病。

【用法与用量】常配方用。

【贮藏】置干燥处，防尘。

【附注】"黑云母为常用中药青礞石"。此提法欠妥，《中国药典》收载青礞石来源为变质岩类黑云母片岩或……黑云母片岩主要由黑云母及少量石英、中长石、绿帘石等矿物组成的集合体[3]；而黑云母为云母族矿物黑云母，是钾、铝、镁、铁、锂等的层状结构铝硅酸盐[2]。两种矿物组分不一样，化学成分不同。不应视为同一种矿物药使用。

参考文献

[1] 青海省药品检验所,青海省藏医药研究所.中国藏药:第三卷.上海:上海科学技术出版社,1996,378.

[2] 地质部地质辞典办公室.地质辞典(二):矿物　岩石　地球化学分册.北京:地质出版社,1981,76.

[3] 国家中医药管理局《中华本草》编委会.中华本草:第一册第二卷.上海:上海科学技术出版社,1999,293.

金云母[1]

【本草考证】本品为藏医习用药材，始载于《四部医典》。《鲜明注释》云："形状各异，表面色如黄铜表面的锈，断面金光闪闪，质重。"《蓝玻璃》云："形状各异，表面褐色而显金黄色光泽，断面似金闪光。"

【藏药名】塞儿多《四部医典》，达夹、达杂《鲜明注释》。

【原矿物】金云母。

【来源】本品为硅酸盐类矿物云母族金云母。主含含水铝硅酸钾镁铁 $[KMg_3(AlSi_3O_{10})(F,OH)_2]$ 采挖后，除去杂质。

【性状】本品呈不规则板片状，数层叠合在一起。黄褐色或红褐色，亦有无色或绿色者，具玻璃光泽。质柔韧，不易折断，可层层剥离，薄片金黄色，光滑透明，具弹性。气微，味淡。

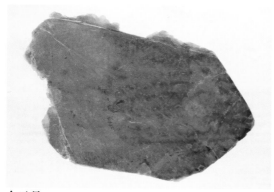

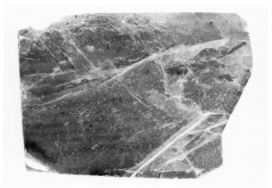

金云母

金云母（山西）

硬度 2.5~3。

相对密度 2.70~2.85[2]。

以薄片状、易剥离、光滑透明、具弹性、无杂质者为佳。

【化学成分】金云母是成分复杂的钾、镁、铝硅酸盐矿物，其化学分子式为 $K_2(Mg, Fe^{2+}) \cdot [Si_6Al_2O_{20}][OH, F]_4$。因其中铁和镁呈类质同象置换，故其化学成分不稳定。某一金云母的化学分析结果，其中含 SiO_2 40.22%，TiO_2 0.27%，Al_2O_3 14.21%，Fe_2O_3 1.93%，FeO 4.90%，MnO 0.05%，MgO 24.83%，CaO 0.32%，BaO 1.11%，Na_2O 0.001%，K_2O 7.58%，F 2.10%，H_2O^+ 3.03%，H_2O^- 0.04%。从西藏自治区藏医院收集的样品，经光谱分析还含有铜、铅、锌、镍、钴、钡、钛、锰、锡、银、钇、镱、钴等微量元素[3]。

【产状与分布】云母是分布很广的造岩矿物。金云母主要是接触交代作用的产物，常见于白云岩与侵入体的接触带。此外，金伯利岩常含金云母[2]。

【炮制】取黄矾和绿矾的混合物适量，用水浸泡12小时，取上清液，放入塞儿多小颗粒，煮开，封口，上盖衣物，静置12小时。第二天再略煮，过滤，用清水冲洗3次。150ml水中，放入冲洗好的塞儿多50g，火硝与碱花各20g，煮至1/3~2/3水蒸发完，过滤，用清水冲洗3次，晾干。

【性味】涩，凉。

【功能与主治】干黄水，接骨，养眼。主治黄水病，骨折。

【用法与用量】内服：研末，0.05~0.1g；或入丸、散。

【贮藏】置干燥处，防尘。

参考文献

[1] 国家中医药管理局《中华本草》编委会. 中华本草：藏药卷. 上海：上海科学技术

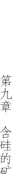

第九章 含硅的矿物药

出版社, 2002, 21.

　　[2]地质部地质辞典办公室.地质辞典(二)：矿物　岩石　地球化学分册.北京:地质出版社, 1981, 77.

　　[3]杨永昌, 等.藏药志.西宁:青海人民出版社, 1991, 587.

青晶石[1]

【本草考证】本品为藏医习用药材。《晶珠本草》云："本品分三种：杂有金点的称金晶石，蓝黑质纯的称为蓝晶石，淡蓝杂有白石的称玉晶石。"《藏药晶镜本草》云："虽金晶石价贵，但入药时玉晶石质佳。"各地藏医所用的木曼有两种，一种称金晶石，一种称蓝晶石。两种药物基本同属一原矿物：青晶石。其样品为深蓝色或天蓝色的块状集合体，在金晶石中含黄铁矿较多，在蓝晶石中黄铁矿含量较少且颗粒微细。经鉴定和光谱分析检验，确认为青晶石。

【藏药名】木曼《四部医典》，那瓦扎尔《鲜明注释》，贝拉扎、加保却哇《药物鉴别明镜》，热杂哇达、加保觉半、纳木萨吉《晶珠本草》。

【原矿物】青晶石。

【来源】为硅酸盐类矿物青晶石。主含硫和氯的钠钙铝硅酸盐。采挖后，除去杂石。

【性状】本品为深蓝色或天蓝色的块状或粒状集合体。断面有杂蓝、蓝黑和淡蓝混杂。具玻璃光泽。气微，味淡。

硬度　5～5.5。

相对密度　2.38～2.65。

【鉴别】1.本品粉末淡蓝色，呈较规则的蓝色粒状晶体，均质性。

2.青晶石在酸中胶化。

【化学成分】青晶石是含硫和氯的钠钙铝硅酸盐。某青晶石含SiO_2 32.52％, Al_2O_3 27.61％, Ca 6.47％, Na_2O 19.45％, K_2O 0.28％, SO_3 10.40％, Cl 10.47％。其分子式为 $(Na_2Ca)_8(AlSiO_4)_6(SiO_4、S、Cl_2)$。青海省藏医院收集的样品经光谱分析还含有铜、铬、铅、镍、钴、钒、镓、钛、锰、钡、锶、硼、铍、钇等微量元素[2]。

【产状与分布】是一种常见矿物，产在经接触变质并能蚀变的石灰岩中。

【炮制】1.治麻风和黄水病时炮制青晶石100g粉碎成青稞大小，加硼砂、火硝各100g，骨碎补35g，乌奴龙胆、沙棘膏或沙棘各30g，诃子（取骨）、贝齿(煅炒)、麝香各10g，8岁童尿。以上药材加水，煮沸半天，再加适量青稞酒，煮沸2小时后取出，用清水漂洗几次，晒干。

2. 解毒时炮制青晶石粉碎成细粉，置于石盆里和水研磨制成纽扣样圆状物，干后，包1层较厚的猪油，再烤于以小檗为燃料的文火中，致猪油完全渗入药中，即得。

【性味】苦、涩，凉、干。

【功能与主治】清热解毒，干黄水。主治麻风病，皮肤病，白发症。

【用法与用量】内服：研末，1～2g。

【贮藏】置干燥处。

参考文献

[1] 国家中医药管理局《中华本草》编委会. 中华本草: 藏药卷. 上海: 上海科学技术出版社, 2002, 20

[2] 杨永昌, 等. 藏药志. 西宁: 青海人民出版社, 1991, 573.

青金石[1]（硇民）[6]

【本草考证】本品为藏医、蒙医、维吾尔医习用药材，始载于《注医典》。《白色宫殿》载："青金石是一种众所周知矿石，也是一种染料用石……以透明、偏蓝、无石纹者为佳品。"《药物之园》载："青金石，是一种矿石；以透明、质硬、偏蓝、紫色、光泽、表面有金黄色斑点、石纹无土者为佳品。"根据蒙医维吾尔医本草所述药物特征和实物对照，与现代蒙医、维吾尔医所用青金石一致[2~5]。

【藏药名】木曼、天青石[4]。

【蒙药名】硇民《认药白晶鉴》，木门《无误蒙药鉴》[5]。

【维吾尔药名】拉孜外尔德《注医典》，刺诸洼而的《回回药方三十六卷》，艾及如里 拉及外尔德、散格 拉及外尔德《明净词典》[2]。

【原矿物】青金石。

【来源】本品为硅酸盐类矿物青金石。主含$Na_6Ca[AlSiO_4]_6(SO_4,Cl,S)_2$。采挖后，除去泥沙及杂石[3]。本品为硅酸盐类方钠石族矿石。主含钠钙的铝硅酸盐$[(Na,Ca)_8(AlSiO_4)_6(SO_4,S,Cl)_2]$[4]。采挖后，除去泥沙及杂石。

【性状】本品为不规则的块状或扁块状，天蓝色至深蓝色或蓝色，常有金黄色点状物或油脂光泽，微透明至不透明。条痕白色、淡蓝色。体重。质硬脆，不易碎断，断面颗粒性，磨光面具闪亮的星星。气微，味淡。

硬度　5～5.5[7]。

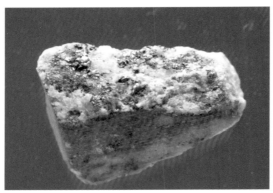

青金石（青海藏医院）

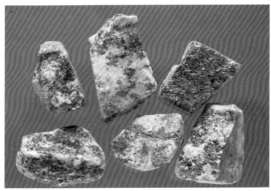

青金石（青海藏医院）

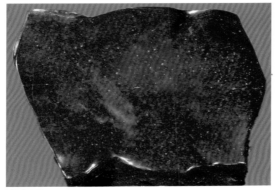

青金石

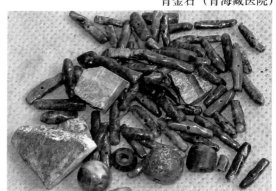

青金石（西藏洛桑多吉拍摄）

【鉴别】本品粉末浅蓝色，为较整齐的淡蓝色斜方块状，顺直纹理似纤维状；也有的为无色透明不规则块状、书页状、贝壳状纹理；也有鲜黄色透明块状物，具贝壳状纹理，立体感明显，有金属光泽；偶见颗粒状物集合体[5]。

【化学成分】主含$Na_6Ca[AlSiO_4]_6(SO_4,Cl,S)_2$[2]；主含钠、铝和硫的硅酸盐，化学式为$Na_8(AlSiO_4)_6(SO_4)$[5]；主含钠钙的铝硅酸盐$[(Na,Ca)_8(AlSiO_4)_6(SO_4,S,Cl)_2]$[4]。

【产状与分布】主要产于碱性岩与碳酸盐岩接触带中[7]。

【炮制】1. 净青金石　清洗青金石，研成细粉，加水清洗，不断搅拌，倒掉浮于水面物质，反复多次，反复清洗次数越多副作用越小[2]。

2. 煅青金石　取净青金石，照明煅法（中国药典2010年版一部附录21页）煅至红透，取出，放凉，研成细粉[5]。

3. 取原药材500g，破碎成粗粒（如青稞粒大小），与火硝500g，骨碎补150g，硼砂500g，乌奴龙胆150g，诃子25g，贝齿炭25g，麝香1g，沙棘果膏250g，8岁健康男童小便500ml等共煮4小时，放置一昼夜倾去药液，在清水中洗3次，置藏酒中煮2小时，再在清水中煮沸3次，每煮一次用温水清洗3次，晒干即得[4]。

【性味】淡，热；苦，凉[5]；涩，寒、糙[4]。

【功能与主治】清除异常黑胆质，除烦解郁，爽心悦志，养心定喘，软坚除疣，热肤生色，收敛止血。用于忧郁心烦，躁动不安，心悸气喘，扁平疣，白癜风，出血不止[3]。

清热解毒，干黄水。用于乌发，皮肤瘙痒，麻风病等症[4]。

【用法与用量】内服：2～4g。外用适量。可入小丸剂、蜜膏剂、眼粉、鼻吸粉、牙粉、伤粉、软膏、敷剂等[2]；1～3g[1]；1～2g[5]。

【注意】内服过量对胃有害，可引起恶心，导致抑郁[2～3]。

【贮藏】置干燥处。

参考文献

［1］中华人民共和国卫生部药典委员会.中华人民共和国卫生部药品标准：维吾尔药分册.乌鲁木齐：新疆科技卫生出版社(W)，1999，48.

［2］国家中医药管理局《中华本草》编委会.中华本草：维吾尔药卷.上海：上海科学技术出版社，2005，27.

［3］新疆维吾尔自治区食品药品监督管理局.新疆维吾尔自治区中药维吾尔药饮片炮制规范.2010年版.乌鲁木齐：新疆人民卫生出版社，2010，196.

［4］青海省食品药品监督管理局.青海省藏药炮制规范(2010年版).西宁：青海人民出版社，2010，11.

［5］国家中医药管理局《中华本草》编委会.中华本草：蒙药卷.上海：上海科学技术出版社，2004，42.

［6］内蒙古自治区卫生厅.内蒙古蒙药材标准.1986年版.赤峰：内蒙古科学技术出版社，1987，431.

［7］地质部地质辞典办公室.地质辞典(二)：矿物　岩石　地球化学分册.北京：地质出版，1981，109.

金精石[1]　（蛭石）[16]

【本草考证】本品为较少用中药。元代刘河间《宣明方论》"菩萨散"方中首先列出，但无具体描述[2]。文献记载，始载于《本草纲目拾遗》石部。赵学敏曰："其石似铁磺而松，色如黄金。"[3]

【别名】金星石《嘉祐本草》[5]。金晶石、猫金[10]、蛭石[4]、金箔[6]。

【藏药名】塞尔吉且玛《四部医典》[16]。

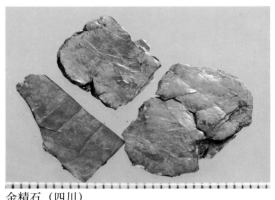

金精石（四川）

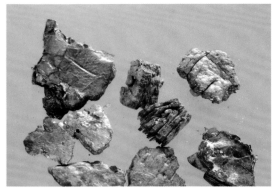

金精石（山西）

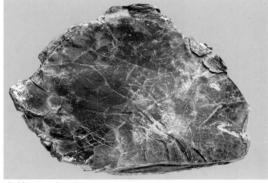

金精石（山西）

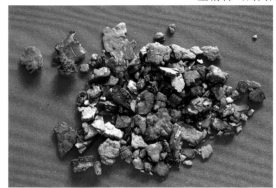

金精石

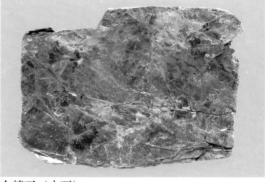

金精石（山西）

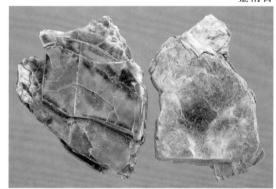

金精石伪品（白云母）

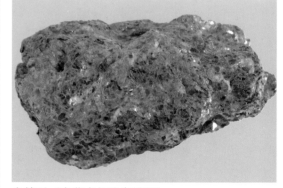

金精石（内蒙古包哈申拍摄）

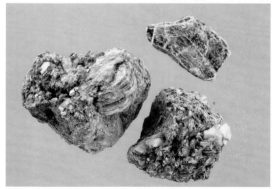

金精石伪品（含云母杂石）

【原矿物】蛭石。

【来源】本品为硅酸盐类矿物蛭石族蛭石。主含含水硅铝酸铁镁$\{(Mg, Fe, Al)_3[(Si, Al)_4O_{10}](OH)_2 \cdot 4H_2O\}$。采挖后，除去泥沙及杂石。

【性状】本品为片状集合体。多呈不规则板状或扁块状，有的呈近六方形板状。厚0.2～1.2cm。褐黄色至暗棕色，具玻璃样光泽而较弱。质较柔软，易切开，断面呈明显层片状，无光泽，可层层剥离，薄片光滑不透明。具挠性。气微，味淡。

硬度　1～1.5。

相对密度　2.4～2.7[7]。

以块大、色金黄、质柔软、无杂质者为佳。

【鉴别】1.取本品碎片2～3小块，置于灼热的铁片上，迅速层裂，烧灼后呈银白色，体积可膨胀18～25倍[7]，有的渐卷曲，似"水蛭"伸展，色泽变淡；体轻，可浮于水面上。

2.取本品碎片，加王水后，再加入10%NaOH，产生黄色絮状沉淀；试剂过量不溶解[8]。加王水后再加10%亚铁氰化钾，溶液显碧蓝色[9]。

3.取本品粗粉0.2g，加稀盐酸5ml，振摇，滤过，取滤液1ml，显铁盐（中国药典2010年版一部附录28页）的鉴别反应。另取滤液2ml，加亚铁氰化钾试液1～3滴，即生成蓝色沉淀，分离，取上清液，加氯化铵试液6滴，再滴加氨试液，边加边搅拌直至溶液混浊时为止，再加热近沸立即通入硫化氢至生成沉淀，分离，溶液加硝酸5滴，煮沸，显镁盐（中国药典2010年版一部附录29页）的鉴别反应。沉淀加硝酸8～10滴，加热使溶解，加水6滴，显铝盐（中国药典2010年版一部附录29页）的鉴别反应。

【检查】杂质不得过2%[13]。

【化学成分】主含含水硅铝酸铁镁$\{(Mg,Fe,Al)_3[(Si,Al)_4O_{10}](OH)_2 \cdot 4H_2O\}$。其中MgO 14%～23%，$Fe_2O_3$ 5%～17%，FeO 1%～3%，SiO_2 37%～42%，Al_2O_3 10%～13%，H_2O 8%～18%[11]。另外还含钛、钡、锰、锌等杂质[5]。

【产状与分布】是黑云母、金云母等矿物风化或热液蚀变的产物[7]。主产河南、湖南、山东、山西、河北、陕西、四川、内蒙古等地。

【炮制】1.净金精石　取原药材，除去杂质，洗净干燥，砸碎。

2.煅金精石　取净金精石，置适宜的容器中，用无烟武火加热，煅至红透，取出，放凉。

3.醋淬金精石　取净金精石，装入罐中，置武火上煅至红透，趁热倾入醋中淬透，冷后研碎。

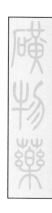

每净金精石100kg，用醋25kg[5]。

【炮制品性状】净金精石　参见药材。

煅金精石　不规则板块状。表面有黄色无光的斑点。体轻，质酥松，无光泽。

醋淬金精石　呈粉末状，体轻，质疏，无光泽，略带醋气。

【毒理】保定产金精石，小鼠静注，LD_{50}为21.50g/kg[12]。

【性味与归经】咸，寒；有小毒。归心、肝、肾经。

【功能与主治】镇惊安神，去翳明目。用于目疾翳障，心悸怔忡，夜不安眠[1]。

镇心安神，止血，明目去翳。用于心悸怔忡，失眠多梦，吐血，嗽血，目疾翳障[5]。

利水渗湿，补肾。用于肾虚，水肿，头骨裂伤，脉病[16]。

煅金精石煅后减低寒性，增强解毒作用[14]；煅金精石用于小儿疳积，目生翳障，视物模糊[15]。

【用法与用量】3～6g，水煎服时宜先煎；或用于丸散；外用适量，水飞点眼[1]。内服：研末，1.5g；或入丸、散[16]。

【注意】心气虚，无惊邪者忌用[6]。

【贮藏】贮干燥容器内，置干燥处，防尘。

【附注】1.《本草纲目》载有金星石并附图，与《嘉祐本草》、《证类本草》所附"并州金星石"图相同，外形为不规则块状，与现今所用金精石不同，与陕西加工品类似，但因描述过简，是否指陕西金精石不得而知。《中国医学大辞典》误将安徽等地做砚石用的含黄铁矿板岩金星石为药用金星石，应予纠正，不能混淆[5]。

2.金精石现市售品较混杂，如石家庄、长春、哈尔滨、杭州出售的为水金云母，云南产的为黑云母风化的蛭石，济南市售品夹杂白云母、长石、石英等，湖北应山产的也夹杂白云母，甚至即白云母，应注意鉴别[5]。

3.中华本草[5]收载的金精石，矿物来源除蛭石外，还有蛭石族矿物水金云母—水黑云母。呈粒块状或鳞片状。褐黄色、黄褐色、金黄色、青铜色，有时带绿、黑、红色调。油脂或珍珠光泽。注意区别。

4.金精石的形状和风化后的黑云母相似，但金精石灼热后迅速膨胀，而黑云母加热后不膨胀，以此区别[10]。

5.陕西地区的加工方法系将礞石、皮硝拌匀，用炭火烧，使之成团，煅至硝尽，其色金黄如镀金，取出即成。主销天津。一般认为品质较佳[10]。

6.藏医所用塞尔吉且玛多为变质岩类蛭石。青海、甘肃的藏医把市售的海金沙的孢子作为代用[16]。两药功效异同，值得研究。

参考文献

[1] 中华人民共和国卫生部药典委员会.中华人民共和国卫生部药品标准:中药材第一册.1992,55.

[2] 李鸿超,等.中国矿物药.北京:地质出版社,1988,149.

[3] 赵学敏.本草纲目拾遗.1957,67.

[4] 郭晓庄.有毒中草药大辞典.天津:天津科技翻译出版公司,1992,329.

[5] 国家中医药管理局《中华本草》编委会.中华本草:第一册第二卷.上海:上海科学出版社,1999,290.

[6] 中国科学院四川分院中医中药研究所.四川中药志:第三册.成都:四川人民出版社,1962,2400.

[7] 地质部地质辞典办公室.地质辞典(二):矿物 岩石 地球化学分册.北京:地质出版社,1981,78.

[8] 王盛民,等.实用中药材鉴别检索手册.北京:学苑出版社,1992,648.

[9] 田恒康.中药材.1988,11(2):28.

[10] 中国医药科学院药物研究所,中国协和医科大学,等.中药志:第六册.北京:人民卫生出版社,1998,346.

[11] 赵中杰.矿物药分析.北京:人民卫生出版社,1991,244.

[12] 岳旺,等.中国中药杂志.1989,14(2):44.

[13] 上海市食品药品监督管理局.上海市中药饮片炮制规范.2008年版.上海:上海科学技术出版社,2008,339.

[14] 北京市药品监督管理局.北京市中药饮片标准(2000年版).2000,407.

[15] 河南省食品药品监督管理局.河南省中药饮片炮制规范(2005年版).郑州:河南人民出版社,2005,504.

[16] 国家中医药管理局《中华本草》编委会.中华本草:藏药卷.上海:上海科学技术出版社,2002,31.

银精石[1]

【本草考证】本品为极少用中药,本草未见银精石记载。也是蒙医习用药材,载于《无误蒙药鉴》,曰:"色如玻璃,透明且状如桦树的软皮,多层剥离。"[5]

【别名】云母片、千层纸[7]。

【蒙药名】查干—給勒塔嘎淖尔《认药白晶鉴》，勒杭萨尔—嘎日布《无误蒙药鉴》[5]。

【原矿物】白云母。

【来源】本品为单斜晶系硅酸盐类矿物白云母的矿石。主含铝钾的硅酸盐 $[KAl_2(AlSi_3O_{10})(OH)_2]$。采挖后，洗净泥土，除去杂石，晒干。

【性状】本品呈不规则的片状，大小不一。无色、白色，略带浅黄棕色，淡绿色或淡灰色。具珍珠或玻璃光泽。质韧，可层层剥离，薄片光滑透明，具弹性，能曲折。断面不平坦。有泥土气，味淡。

以易剥离，片大，透明者为佳。

【鉴别】1.本品灼烧无甚变化，有的散发出特殊气味[2]。

2.加王水后再加入10％亚铁氰化钾，溶液显碧绿色[2]。

【化学成分】主含铝钾的硅酸盐 $[KAl_2(AlSi_3O_{10})(OH)_2]$，其中三氧化二铝（$Al_2O_3$）38.5％，二氧化硅（$SiO_2$）45.2％，氧化钾（$K_2O$）11.8％，水4.5％。此外，常含有锂、钠、镁，并含有微量的铬、氟、钛、钡、锰等成分。因此，显色各异[5]。

【产状与分布】产于花岗岩、伟晶岩、云母片岩中。主产于吉林、辽宁、内蒙古、山西、山东、江苏、浙江、四川等地。

【炮制】1.净银精石 洗净泥土，除去杂质，捣碎如黄豆或米粒大小，筛去灰屑。

2.煅银精石 取净银精石，照明煅法（中国药典2010年版一部附录21页）煅至红透，取出，放凉，研细即可。

3.焖煅银精石 取净银精石，分开叠片，剪成小块，置耐火容器中，用黄泥或盐泥密封，待干后，用武火煅4小时即可[5]。

【炮制品性状】煅银精石 呈灰白色粉末，质松易碎，无光泽。

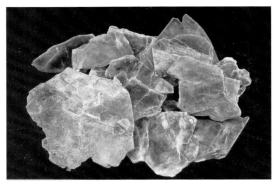

银精石

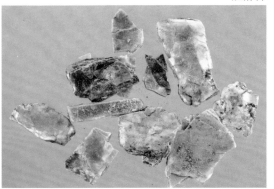

银精石

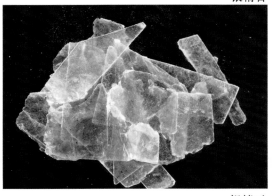

银精石

【性味与归经】甘，温。归肝经[1]。甘，咸，平[5]。

【功能与主治】明目退翳，敛疮止血。用于眼目昏暗，视物不清，外障云翳；外用治痈疽，金疮出血[1]。

解毒，敛疮。用于各种外伤[5]。

【用法与用量】3～6g[1]；外用：研末，与胡黄连等制成散剂，用醋调后涂患处[5]。

【注意】1. 孕妇忌服，久服伤胃。

2. 本品不可内服[4]。

【贮藏】置干燥处，防潮。

【附注】江苏、山西、江西、湖北、湖南、甘肃、河北唐县、天津、北京等地所用银精石实际为云母石[6]。

云母石与银精石主要区别如下[3]：

云母石——条痕白色、浅灰白色、浅黄白色、灰绿色；火试稍呈层状分离；加王水后再加10%亚铁氰化钾溶液显碧绿色，20分钟后为暗绿色；偏光镜下光轴角（估计值）45度。

银精石——条痕白色，灰白色；火试无甚变化，有的微散发出特殊气味；加王水后再加10%亚铁氰化钾溶液显碧绿色；偏光镜下光轴角（估计值）70度。

参考文献

［1］北京市药品监督管理局. 北京市中药饮片标准(2000年版). 2000, 415.

［2］田恒康. 中药材. 1988, 11(2)：28.

［3］王盛民. 中药材检索鉴别手册. 北京：学苑出版社, 2005, 797.

［4］上海市食品药品监督管理局. 上海市中药饮片炮制规范. 2008年版. 上海：上海科学技术出版社, 2008, 371.

［5］国家中医药管理局《中华本草》编委会. 中华本草：蒙药卷. 上海：上海科学技术出版社, 2004, 50.

［6］中国医学科学院药物研究所, 等. 中药志：第四册. 北京：人民卫生出版社, 1961, 219.

［7］中国科学院四川分院中医中药研究所. 四川中药志：第三册. 成都：四川人民出版社, 1962, 2425.

麦饭石[1]

【本草考证】本品为较少用中药，始载于《本草图经》，附于玉石部姜石之下，谓"麦饭石者，粗黄白，类麦饭……"。时珍曰："李迅云：麦饭石处处山溪中有之，其石大小不等，或如拳，或如鹅卵，或如盏，或如饼，大略状如握聚一团麦饭，有粒点如豆如米，其色黄白，但于溪间麻石中寻有此状者即是。"[2]

【别名】长寿石、黄石《矿物中药与临床》，炼山石、马牙砂、豆渣石[28]（天津）。健康石《非金属矿产开发应用指南》[4]；麦饭石膏、粗黄石、粗理黄色磨石、粗理黄石、白麦饭石、北麦饭石、粗理黄色麻石、中华麦饭石、神石、健康药石、健康宝石（日本）、矿泉药石、保健药石、药石之王[3]。

【原矿物】石英二长斑岩。

【来源】本品为中酸性火成岩类岩石石英二长斑岩。主含二氧化硅（SiO_2）。采挖后，除去泥沙、杂石。

【性状】为不规则团块状，似由大小不等、颜色不同的颗粒聚集而成，略似麦饭团。有斑点状花纹，呈灰白、淡褐、肉红、黄白、黑等色，表面粗糙不平。体较重，质疏松程度不同。砸碎后，断面不整齐，可见小鳞片分布于其间，并呈闪星样光泽，其他斑点的光泽不明显。气微，味淡。

以块大、整洁、表面有斑点、无杂质者为佳[27]。

【鉴别】1.吸附试验　取麦饭石1小块，置常水中24小时，可见到其周围黏附异物[4]。

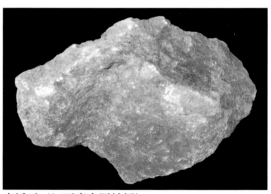
麦饭石（江西廖宝源拍摄）

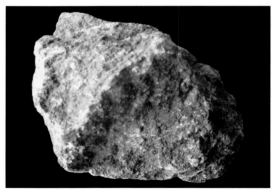
麦饭石（江西廖宝源拍摄）

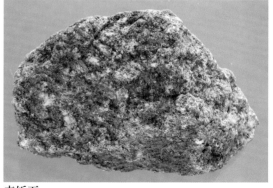
麦饭石

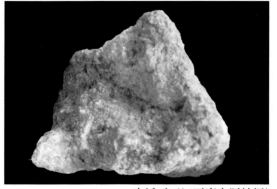
麦饭石（江西廖宝源拍摄）

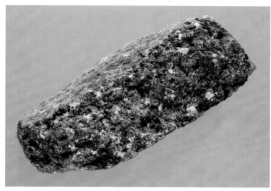

麦饭石

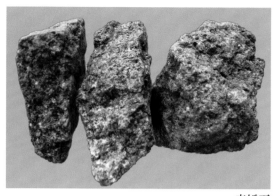

麦饭石

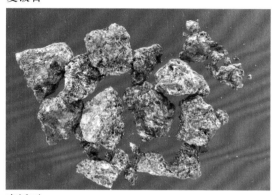

麦饭石

2.取本品粉末约1g，加10ml稀盐酸，浸渍1小时，滤过，滤液显钙盐和钠盐、钾盐（中国药典2010年版一部附录28页）的鉴别反应。

【化学成分】 主要含硅铝酸盐，二氧化硅为59.6%～72.24%，三氧化二铝为13.5%～16.50%，三氧化二铁为0.82%～2.58%，氧化亚铁为1.62%～2.35%，氧化钙为1.5%～3.05%，氧化镁为0.71%～1.16%，氧化钠为3.74%～4.80%，氧化钾为3.30%～3.71%。尚含二氧化钛、五氧化二磷、氧化锰及氟、硫、铜、锌、镍、锶、钡等微量元素[28]。麦饭石在水介质中至少可以溶出44种以上的化学元素[3]。

【产状与分布】关于麦饭石的成因，目前无统一说法。根据天津蓟县麦饭石矿区资料分析，麦饭石是等粒结构的中酸性侵入岩——花岗岩、花岗闪长岩、石英二长岩的半风化砾石。日本学者认为：麦饭石是中生代末期到新生代初期（距今约七千万年到五千万年以前），火山从地下喷出的同时，岩浆灌入地层缓慢冷却而形成。主产天津蓟县、内蒙古哲里木盟奈曼旗、辽宁阜新、黑龙江、河南、青岛等地。

【炮制】净麦饭石 取原药材，除去杂质，洗净，干燥，打成碎块。

煅麦饭石 取净麦饭石，照煅淬法（中国药典2010年版一部附录21页）煅至红透，立即投入醋中淬之，可反复几次。取出放冷，研极细粉。

每100kg麦饭石，用醋30kg。

【药理】1.麦饭石对真菌生长有抑制作用 其抑制作用与其含量成正比。对大肠杆菌生长有明显的抑制作用，且含量越高，抑制作用越强[5]。

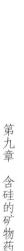

2.抗疲劳耐缺氧作用　具有强身健体提高动物机体素质的作用。刺激小鼠肝脏RNA及DNA生物合成，增强动物耐缺氧和抗疲劳能力等活性[6]。阜新麦饭石还能明显延长亚硝酸钠所致组织缺氧后受试动物存活时间[7]。其增强心肌收缩力及减慢心率作用，可能与钙、钒等元素有关[8]。

3.用麦饭石水洗浴可增强皮肤弹性和毛细血管的伸缩功能，解除疲劳，增强体质[9]。可能与麦饭石内含多种可溶于水的锌、铜、铁、铬、硒、镁、锰、锶、镍、钒、钴、锂等宏、微量元素有关[10]。

4.吸附作用　麦饭石具有微孔结构，每平方厘米的表面积上有2600微孔。结构上存在大量硅氧四面体结构，在化学上呈阴离子SiO_3^{2-}形式，能够吸附阳离子、水中细菌、病毒、甲醇、杂醇及可溶性有机物等[3]；对镉、汞、砷、铅、铬等有害重金属元素具较强吸附能力；并对大肠杆菌、痢疾杆菌、绿脓杆菌、金黄色葡萄球菌、白色念珠菌等其他致病菌也有较好吸附能力。对一些药物如氯丙嗪也有较强吸附作用，而吸附巴比妥较差[11]。对毒素（如氯霉毒素）有较强的清除作用[12]；对霉菌毒素有较强的吸附清除能力，吸附清除率可达98%[3]。

5.抗癌作用　10%中华麦饭石浸泡液能有效地抑制二甲肼诱发的大鼠大肠癌的发生及减少其转移；长期饮用麦饭石浸液有延缓发癌和延长寿命的作用；对肝癌大鼠具有免疫作用[13~14]。认为与其增强机体免疫功能，与其所含矿物质元素使体内各元素恢复正常有关[13]。

6.镇静和促进睡眠作用　麦饭石能增加小白鼠脑中递质GABA和GLY的含量，具有镇静作用和促进睡眠作用[3]。

7.1%麦饭石溶液腹腔注射20次（隔日1次），用于酒精性肝损伤的小鼠，能增进肝脏机能，促进肝细胞代谢、能量转换，并具增强免疫力，预防酒精对肝脏损害，分解脂肪可防止肝脂肪变性及抗炎等功能[15]。

8.抗衰老作用　中岳麦饭石对小鼠超氯化物歧化酶活性试验表明可增高小鼠心、肝、肾SOD活性，而具延缓衰老作用[16]。平均延寿率为15%～30%[3]。能显著抑制高龄家蝇脑脂褐素形成，延长细胞寿命；能清除动物自由基毒性作用，调节自由基平衡，维持生物的代谢[3]。

9.精制麦饭石对正常小鼠腹腔巨噬细胞的吞噬功能，和主要由T淋巴细胞引起的迟发超敏反应均有非常显著的促进作用，其增强程度与卡介苗比较，无显著性差异。特别对CTX造成的免疫功能低下小鼠的迟发超敏反应，有非常显著的恢复和增强作用[17]。

10.抗氟作用实验表明　饲料或饮水中加入中华麦饭石，过量氟对大白鼠的毒性作用有不同程度的减弱，表明其有抗氟作用[18]。

11. 抑制高血脂作用　青岛麦饭石具有降血脂和降胆固醇作用[19]。麦饭石对实验性高脂血症有明显预防作用[3]。

12. 增强免疫作用　小鼠灌服精制麦饭石，可显著提高腹腔巨噬细胞对鸡红细胞吞噬百分率和吞噬指数。麦饭石可使其免疫功能得到明显恢复和提高。小鼠灌服中华麦饭石煎剂，可使ALS（兔抗小鼠淋巴细胞血清）杀伤的T淋巴细胞数恢复到接近正常水平[4]。麦饭石能增强小鼠非特异性免疫功能。

13. 促进骨折愈合作用　骨折家兔喂服麦饭石溶液，能促进骨盐沉积，骨痂恒重增加，骨痂中钙、磷含量增加，表明不仅能缩短骨折愈合时间，而且能提高愈合骨痂的质量。麦饭石还可提高骨痂中锌、铁、锰、铜的含量（或活性），加快骨折愈合的速度，增强骨的强度，提高愈合质量[4]。

14. 抗骨质疏松作用　用麦饭石和中成药龟甲丹观察对实验性大鼠骨质疏松的防治效果，二者在实验不同时期均可明显降低尿羟脯氨酸排泄量，增加骨密度和骨Ca、Mg的含量，并使血清碱性磷酸酶活性有升高趋势。体外实验结果也表明，在pH=2.37(模拟人体胃内条件)时，麦饭石中Ca、Mg等元素溶出量明显增加，因此口服麦饭石可有较多的钙吸收。此外，麦饭石中含有多种其他元素，对维持体内酸碱平衡和钙磷代谢起着重要作用[29]。

15. 促进生长发育作用　麦饭石可以增强食量促进生长发育[3]。

16. 促进血红蛋白生成的作用　麦饭石具有促进红细胞或血红蛋白生成的作用[3]。

17. 促进伤口愈合作用　麦饭石外敷具有促进伤口愈合和消炎的作用[3]。

18. 对铅中毒细胞的防护作用　实验表明熟地黄、麦饭石等中药复方浸提液对铅中毒的细胞有明显的防护作用[3]。

19. 抗突变作用　实验表明麦饭石在所用剂量范围内无致突变作用；对小鼠骨髓多染红细胞和外周血淋巴细胞无诱变作用；2%、4%、8%的麦饭石液均有明显的抗突变作用[3]。

【毒理】1. 以100%麦饭石水煎液LD_{50}试验，小鼠灌胃0.3ml/10g（相当于原药30g/kg），尾静注射0.1ml/10g（相当于原药10g/kg），观察72小时，无一只死亡[9]。内蒙古产麦饭石小鼠，ig, LD_{50} > 16.70g/kg[20]。

2. 阜新麦饭石LD_{50}试验，大鼠口服水液12g/kg，未见任何中毒症状；Ames试验阴性；小鼠尾核试验未见诱发骨髓嗜多染红细胞微核率增高。也未见小鼠精子畸变。对家兔呼吸、血压、离体小肠及大鼠心电图未发现异常影响[21]。

3. 盘山麦饭石对小白鼠肝脏、肾脏组织细胞无任何可见的毒害作用。在慢性毒性试验中，小白鼠肝细胞浆中有大量的肝糖原颗粒簇状堆集，可能是盘山麦饭石对肝脏糖原代谢有积极的促进作用[22]。

4. 阜新麦饭石及其制品制备的水总 α 、总 β 放射活性符合国家对生活饮水的放射卫生标准，其中铀、钍、^{226}Ra含量低于食品（饮料项）中放射核素的限制浓度[23]。

5. 天府麦饭石亚慢性和慢性毒性实验，在日粮中添加1.5％，经两代繁殖试验和120天及210天喂养试验结果表明是安全的。添加量在2.5％以下时，小鼠微核和精子畸形试验为致突变阴性，无胚胎毒性和致畸作用；添加量达5.0％时，有诱发小鼠精子畸变率增高的作用，胎鼠外观畸形率8‰，应予以重视[24]。

6. 九华山麦饭石浸煮液对标准菌株TA97、TA98、TA100、TA102均无致突变性，小鼠骨髓微核试验结果，320％、180％、80％浸煮液对微核出现率无影响，小鼠骨髓染色体畸变和小鼠精子畸形试验，结果表明其对生殖细胞均无致突变作用[25]。

7. 小鼠灌服定远产麦饭石煎剂，LD_{50}大于25g/kg，大鼠LD_{50}大于20g/kg。混悬液灌胃，小鼠LD_{50}大于10g/kg，大鼠LD_{50}大于4g/kg[4]。

【性味与归经】甘，温。归肝、肾、胃经。

【功能与主治】解毒散结，去腐生肌，除寒祛湿，益肝健胃，活血化瘀，利尿化石，延年益寿。用于痈疽发背，痤疮，湿疹，脚气，牙痛，口腔溃疡，风湿痹症，腰背痛，慢性肝炎，胃炎，糖尿病，神经衰弱，外伤红肿，高血压，肿瘤，尿路结石。一般可作为保健药品[1]。

生肌去腐，生新止痛。用于痈疽，外痔，风湿症，神经痛及多种皮肤病[27]。

解毒，止痛，排脓。用于一切痈疽发背。调整水质等[28]。

本品还用于食品、饮料、日用化工、水质净化等[27]。

【用法与用量】取1份麦饭石，加6～8份开水，冷浸4～6小时饮用，热开水浸泡2～3小时即可饮用，开水煮沸20～25分钟即可，可连续用30次；外用适量，研末涂敷，或泡水外洗[1]；研细粉外敷或煎水洗浴[27]。

【注意】外敷时需研极细粉，否则易引起疼痛。

【贮藏】贮干燥容器内，密闭，置阴凉干燥处。

【附注】1. 麦饭石的作用大致可归纳为三点：①吸附力强（对水中重金属离子、对细菌、对某些药物）。②溶解出矿物质。③调整水质（双向性），调节pH值。

2. 麦饭石是一种天然保健药用岩石，长期以来对这一矿物药的开发和研究几乎中断，医生不用，药房不备，教材不列。到80年代才又引起国内外人们的重视。目前全国发现的麦饭石矿点，有几十处。哈尔滨市将麦饭石作为微量元素添加剂应用于酱油、醋、糖果、啤酒等十余种食品；杭州用麦饭石研制系列化妆品；内蒙古通辽中药厂已试制成麦饭石营养冲剂、健身浴晶、麦饭石营养素、麦饭石冰箱除臭剂等。

国外研究麦饭石已积累了丰富经验。日本、法国、美国及东南亚地区等对其研究已达到相当高的水平。日本已将麦饭石广泛应用于食品、饮料、医药、美容、污水处理、淡水保鲜、饲料、冰箱除臭等方面。

3.根据蒙医古典文献记载的有关资料及与麦饭石标本的对比，认为麦饭石实际上就是蒙医古典文献中早已记载的"蛙背石"，应进一步研究、探讨[26]。

参考文献

［1］安徽省食品药品监督管理局.安徽省中药饮片炮制规范.2005年版.合肥:安徽科学技术出版社,2006,18.

［2］李时珍.本草纲目(校点本上册).北京:人民卫生出版社,1985,618.

［3］张保国.矿物药.北京:中国医药科技出版社,2005,133.

［4］国家中医药管理局《中华本草》编委会.中华本草:第一册第二卷.上海:上海科学技术出版社,1999,344.

［5］何述详,等.白求恩医科大学学报.1991,17(3):293.

［6］胡桂清,等.中医药信息.1987,(3):44.

［7］董国英,等.微量元素.1991增刊,134.

［8］刘振亚,等.吉林中医药.1986,(4):28.

［9］王俊奇,等.内蒙古中医药.1986,5(3):37.

［10］葛筠,等.辽宁中医杂志.1989,(5):38.

［11］谭庆升,等.辽宁中医杂志.1987,(1):38.

［12］裴留成,等.微量元素.1991增刊,125.

［13］宋卫生,等.解放军医学杂志.1990,15(4):293.

［14］黄敏,等.大连医学院学报.1990,12(1):35.

［15］任长庆.陕西中医.1990,11(2):87.

［16］谢新业.中医研究.1989,2(3):24.

［17］米沙,等.天津医药.1990,18(4):230.

［18］王简学,等.中国地方病学杂志.1988,7(6):377.

［19］王倩英,等.微量元素.1991,增刊:135.

［20］岳旺,等.中国中药杂志.1989,14(2):44.

［21］葛筠,等.辽宁中医杂志.1987,11(11):46.

［22］何国耀,等.中兽医医药杂志.1989,(5):20.

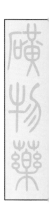

［23］马俊杰,等.中华放射医学与防护杂志.1990,10(1):42.

［24］周学万,等.中国兽医科技.1993,23(2):23.

［25］佘素贞,等.安徽医科大学学报.1989,24(4):274.

［26］白钢.内蒙古中医药.1987,(3):6.

［27］王强,徐国钧.道地药材图典:三北卷.福建:福建科学技术出版社,2003,88.

［28］李连春,等.保健药石——麦饭石.南京:南京大学出版社,1987.

［29］井玲,等.中国老年学杂志.1996,16(1):46.

伏龙肝[1]（灶心土）[2]

【本草考证】本品为较常用中药,收载于《名医别录》。雷敩谓:"凡使勿误用灶下土。其伏龙肝,是十年以来,灶额内火气积久自结,如赤色石,中黄,其形貌八棱,取得研细,以水飞过用。"[3]陶弘景谓:"灶中对釜月下黄土也。"《本草便读》:"伏龙肝即灶心土,须对釜脐下经火久炼而成形者,具土之质,得火之性,化柔为刚,味兼辛苦。"与现今药用伏龙肝一致。

【别名】灶心土[2],灶中黄土《金匮要略》,釜下土《肘后方》,釜月下土《补缺肘后方》,灶中土《百一选方》,灶内黄土《济急方》[10],灶心黄土、赤伏龙肝、伏龙、陈伏龙肝《矿物药》。

【蒙药名】高鲁木图一音——少弱《内蒙古中草药》。

【来源】本品为久经柴草或木柴熏烧的灶底中心的黄土。在修拆柴火灶或柴火烧的窑时,将烧结成的土块取下,用刀削去焦黑部分及杂质。主成分为硅酸、氧化铝及氧化铁。

【性状】本品呈不规则的团块状,大小不等。表面红褐色或棕红色,上有削砍的刀痕。质较硬,但较砖为松,指划易碎并有粉末脱落。断面细软,色稍深,常有蜂窝状小孔。具烟熏气,味淡,有泥土感。

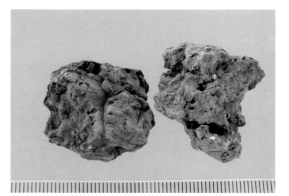

伏龙肝（安徽）

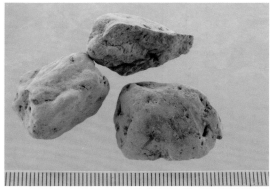

伏龙肝劣药（柴烧时间短）

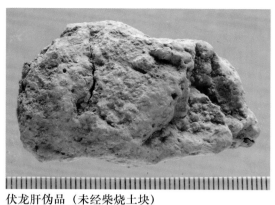
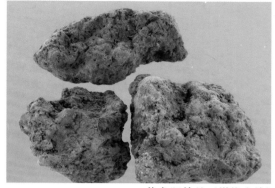

伏龙肝伪品（未经柴烧土块）　　　　　　　　　　　　　　　　　　伏龙肝伪品（煤烧土块）

以块大整齐、红褐色、断面细腻、具蜂窝状细孔、质松者为佳。

【鉴别】本品供试品溶液应显碳酸盐、铁盐、铝盐（中国药典2010版一部附录28、29页）的鉴别反应[10]。

【化学成分】主要由硅酸（H_2SiO_3）、氧化铝（Al_2O_3）及三氧化二铁（Fe_2O_3）所组成。还含有氧化钠（Na_2O）、氧化钾（K_2O）、氧化镁（MgO）、氧化钙（CaO）、磷酸钙［$Ca_3(PO_4)_2$］等[7, 10]。发射光谱分析，北京、天津、上海市售品除主含Si、Fe、Al、K外，尚有Mg、Na、Ca、Mn、Ti、Cu、Ba、Pb、Ni等[5]。

【炮制】1.除去杂质，砸成小块或轧成细粉。

2.取净伏龙肝，碾成细粉，照水飞法（中国药典2010版一部附录21页）水飞，晾干[5]。

【药理】1.鸽灌服伏龙肝煎剂3g/kg，每天2次，连服2天，对静脉注射洋地黄酊所致呕吐可使呕吐次数减少，呕吐的潜伏期无改变。对去水吗啡引起的狗呕吐则无效。伏龙肝对妊娠呕吐疗效显著，对其他类型的呕吐也有效果[10]。内服后对胃肠的末梢神经有镇静、麻醉作用，能减少对胃肠黏膜的刺激，而达止呕作用[8]。

2.外用撒布疮面能使血管收缩，分泌物减少，而呈收敛止血作用[8]。

【性味与归经】辛，微温。归脾、胃经。

【功能与主治】温中和胃，止呕，止血。用于胃虚呕吐，腹痛泄泻，妊娠恶阻，吐血，衄血，便血，妇女血崩，赤白带下[4]。

收敛止血，温中止呕。用于虚寒性便血，反胃呕吐和妊娠恶阻[7]。

【用法与用量】15～30g（须包煎）；15～60g；60～120g布包煎汤或煎汤代水煎药用。外用适量，研末调敷[6,9]。

【注意】1.阴虚失血及热症呕吐、反胃者忌服[7, 9]。

2.出血、呕吐、泄泻属热症者禁服[10]。

【贮藏】置通风干燥处，防潮。

331

【附注】1.据文献报道伏龙肝是以黄土为主要成分，经柴草火多年烧结而成，但黄土的成因有多种，矿物组分变化也不尽相同，各地伏龙肝的疗效可能有所差别。有待研究[5]。

2.烧煤的灶心土或用其他化工燃料烧之灶心土。不能做伏龙肝药用[6]。

3.伏龙肝打成细粉多做辅料供土炒炮制使用；水飞伏龙肝历史上曾做成药的包衣用[4]。

参考文献

［1］中华人民共和国卫生部药典委员会.中华人民共和国药典.1963年版一部.北京:人民卫生出版社,1964,113.

［2］上海市卫生局.上海市中药材标准(1994年版)1994,152.

［3］李时珍.本草纲目(校点本上册).北京:人民卫生出版社,1985,441.

［4］北京市卫生局.北京市中药材标准.1998年版.北京:首都师范大学出版社,1998,113.

［5］中国医学科学院药用植物研究所,中国协和医科大学,等.中药志:第六册.北京:人民卫生出版社,1998,329.

［6］湖南省食品药品监督管理局.湖南省中药饮片炮制规范(2010年版).长沙:湖南科学技术出版社,2010,480.

［7］山东省药品监督管理局.山东省中药材标准(2002年版).济南:山东友谊出版社,2002,87.

［8］《全国中草药汇编》编写组.全国中草药汇编.北京:人民卫生出版社,1978,265.

［9］河北省食品药品监督管理局.河北省中药饮片炮制规范.2003年版.北京:学苑出版社,2004,61.

［10］国家中医药管理局《中华本草》编委会.中华本草:第一册第二卷.上海:上海科学技术出版社,1999,340.

禹粮土[1~2]（森都拉）[9]

【本草考证】本品系蒙医、藏医用药材。现为常用蒙药。《四部医典》、《认药白晶鉴》等蒙藏医药书籍均已收载。

【藏药名】申都拉[1]，森都惹[3]，加措折巴、拉切合巴、察合拉昂居、格刀帕且尔[4]，森德拉[6]，森都热《四部医典》，甲措尔窄巴、卡着尔俄查《晶珠本草》[7]，森都拉[2]。

【蒙药名】申都拉[1,5]，呼努申少来[3]，森都拉《认药白晶鉴》，混森—梢绕《无

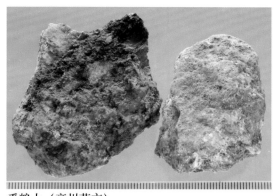
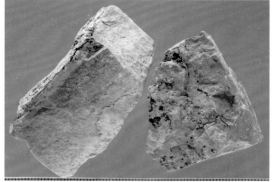

禹粮土（亳州药市）　　　　　　　　　　　　　　　禹粮土（荷花池药市）

误蒙药鉴》[8]。

【原矿物】含铁黏土[1]；红棕色黏土岩石[6]；禹粮土[7]；赤铁土[8]。

【来源】本品为一种含铁黏土。采挖后，除去杂石[1, 9]。为高岭石、氧化铁、绢云母等组成的红棕色黏土岩石。采挖后，除去杂石[6, 7]。为氧化物类矿物赤铁矿的矿石[8]。

【性状】本品呈不规则的块状或粉末。红棕色至赭色。块状者易碎，易为指甲刻划或剥落，断面色较深，显层纹，粘舌。条痕呈深红棕色。手捻成粉，染指，有光滑感。气微，味淡。嚼之粘牙有砂砾感。

以色红、细腻、嚼之粘牙而砂砾感少者为佳。

【鉴别】1.本品粉末红褐色。为不规则的黄色、红色或赭色的颗粒状集合体。偶见植物导管和正方形黑色块状物，边缘整齐。亦有的为深赭色的半透明块状体[8]。

2.取本品粉末沾水少许，涂于指甲上，有凉感[1, 9]。

3.本品供试品溶液显铁盐、铝盐（中国药典2010年版一部附录28、29页）的鉴别反应。

【化学成分】据地质部兰州地质中心化验室分析：红棕色禹粮土含SiO_2约61.96%，Al_2O_3约17.83%，全铁（TFe_2O_3）约9.27%；白色禹粮土含SiO_2 74.74%，Al_2O_3 12.88%，全铁（TFe_2O_3）1.24%。

【产状与分布】是外生沉积作用或铝硅酸盐类岩石长期风化而成。分布于内蒙古、西藏、甘肃、青海等地。

【采收加工】采集后，除去杂质，放置锅中，加适量开水，搅拌。取上清液。药渣再浸洗几次，浸液与上清液混匀。放置一日。取沉积的药物，干燥即得[7]。

【炮制】净禹粮土　除去杂石，研细，过筛。

制禹粮土　取净禹粮土置锅内炒热后，将醋（或米汤）适量倒入，拌匀，取出，晾干。

【性味与归经】甘，凉[1]。甘、涩、凉[7]。

【功能与主治】清热凉血，祛瘀生新，消肿止痛。用于脉热，脏伤；外治烧、烫伤[1~2]。

清脉络热邪，敛疮生肌，消肿止痛。用于脉热，脏伤，黄水病，脓血。尤其对烫伤、烧伤疗效更佳[7]。

【用法与用量】1.5～3g；外用适量，研细，灭菌后撒布或调敷患处[1~2]。或用獾油调好涂烫伤处[8]。

【附注】1.禹粮土除红棕色外另有白色、棕黄色的禹粮土，产量小，未形成主流商品，仅为地区用药。内蒙巴盟磴口县产地得到白色禹粮土，呈块状，表面较光滑，手摸细腻如粉质，断面灰白色，无层次，手捻易碎，手指染成白色，无臭，舌舐之有吸力，嚼之粘牙有砂石感；青海和甘肃夏河县所产棕黄色禹粮土，呈团块状，棕黄色，断面无层次，手捻易碎，手指染成棕黄色，余同红棕色禹粮土。三种禹粮土，习惯认为红棕色者质量好。

2.本品与药典[1]收载的"禹粮石"（禹粮石详见禹余粮项下）二者名称相似，容易混淆，但他们来源、化学成分、功能均不相同。注意鉴别。

参考文献

[1]中华人民共和国卫生部药典委员会.中华人民共和国药典.1977年版一部.北京:人民卫生出版社,1978,422.

[2]西藏卫生局,青海省卫生局,等.藏药标准.西宁:青海人民出版社.1979:64.

[3]卫生部药品生物制品检定所，等.中国民族药志:第一卷.北京:人民卫生出版社,1984,390.

[4]帝玛尔·丹增彭措,毛继祖,等译注.晶珠本草.上海:上海科学技术出版社,1986,43.

[5]中国药学会内蒙古分会第二次会员代表大会汇编.1987,25.

[6]青海省卫生厅.青海省藏药标准.1992年版.1992,附录170.

[7]国家中医药管理局《中华本草》编委会.中华本草:藏药卷.上海:上海科学技术出版社,2002,23.

[8]国家中医药管理局《中华本草》编委会.中华本草:蒙药卷.上海:上海科学技术出版社,2004,46.

[9]内蒙古自治区卫生厅.内蒙古蒙药材标准.1986年版.赤峰:内蒙古科学技术出版社,1987,457.

黄土[1]

【本草考证】本品为极少用中药，始载于《本草经集注》。藏器曰："张司空言：

'三尺以上曰粪，三尺以下曰土。'凡用当去上恶物，勿令入客水"。[2]

【别名】好土《本草拾遗》，好黄土《东医宝鉴》[4]。

【原矿物】黄土。

【来源】本品为第四纪陆相黏土质粉砂沉积物。采集深层黄土，除去杂质和石块。

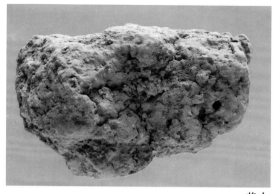

黄土

【性状】本品呈疏松或半固结状态不规则块状或碎粒。土黄色，土块中可见孔隙，干燥时较坚实，遇水浸润后易崩解。土腥气，味淡[3]。

【化学成分】富含钙质及钙质结核。主成分为硅、钙。

【产状与分布】主要分布在广大西北地区的黄土高原上，其次是华北平原及东北南部。西北高原上的黄土以风成因为主，其他地区则以洪水成因为主[3]。

【炮制】去除杂质，晒干，研末。

【性味与归经】甘，平。归脾、胃经。

【功能与主治】和中解毒。用于中暑吐泻，痢疾，痈疽肿毒，跌扑损伤。一切痈疽发背[4]。

【用法与用量】内服：30～60g，水煎服；外用：研末调敷或开水冲化，澄清洗涤[5]。

【贮藏】置阴凉干燥处。

参考文献

[1] 山西省卫生厅. 山西省中药材标准. 1987年版. 1988, 73.

[2] 李时珍. 本草纲目 (校点本上册). 北京：人民卫生出版社, 1985, 427.

[3] 地质部地质辞典办公室. 地质辞典 (二)：矿物 岩石 地球化学分册. 北京：地质出版社, 1981, 183.

[4] 江苏新医学院. 中药大辞典：下册. 上海：上海科学技术出版社, 1991, 2016.

[5] 毕焕春. 矿物中药与临床. 北京：中国医药科技出版社, 1992, 126.

东壁土[1]

【本草考证】本品为极少用中药，始载于《名医别录》，列为下品。陶弘景曰："此

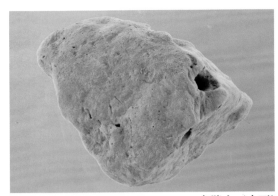

东壁土（山西）

屋之东壁上土也，常先见日故尔。"[2]

【别名】老墙土，陈壁土。

【来源】本品为古老房屋泥墙的土块。挖取已毁的古老房屋东壁上之泥土块。除去杂质。

【性状】本品呈不规则的块状，大小不等。表面黄棕色或棕褐色。气微，味淡。

以块结实、年代久远无杂质者为佳。

【产状与分布】各地均产。

【炮制】除去杂质，研细，泡水澄清取汁用。

【性味与归经】甘，温。归脾、胃经。

【功能与主治】解毒止泻，去翳明目。用于下部湿疮，脱肛，霍乱烦闷，泻痢，痘疮经久不愈，痈节发背，点目去翳。

【用法与用量】9～24g，多做煎剂或外用。

参考文献

[1] 中国科学院四川分院中医中药研究所.四川中药志:第三册.成都:四川人民出版社,1962,2385.

[2] 李时珍.本草纲目（校点本上册）.北京:人民卫生出版社,1985,428.

燕窝泥[1]

【本草考证】本品为极少用中药，始载于《本草蒙筌》。

【别名】胡燕窠内土《本草拾遗》，胡燕窠土《本草纲目》，燕窠泥《救急方》，燕窠土《本草蒙筌》[3]，燕子泥[4]，巧燕[6]、花燕儿[5]。

【来源】本品为燕科动物金腰燕Hirundo japonica daurica Temminch et Schlegel （H.daurica Linnaeus）的泥巢。多在秋季燕子离去后，将燕窝取下，收集燕窝泥，除去草茎等杂质[1,6]。

【性状】本品呈不规则的长椭圆块状。灰土色，表面有分布均匀的圆形突起，多为黑褐色。质地细腻，底部巢土常有羽毛及粪类粘附，气腥。

【产状与分布】金腰燕常栖息于平原至海拔1500m左右的山区村落间，窝营造于农舍房梁屋檐下隐蔽处。夏季在我国中部和东部繁殖，至秋季南迁越冬[5]。

◎矿物药真伪图鉴及应用◎

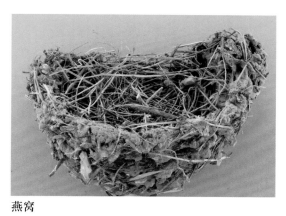

燕窝

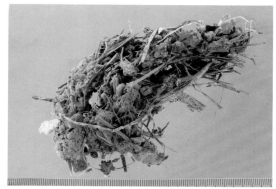

燕窝泥（带部分柴草）

【炮制】去净杂质，随用随取。

【性味】咸，寒。

【功能与主治】清热解毒，散寒。用于伤寒狂热，湿疹，恶疮，丹毒[1]；慢性支气管炎，小儿支气管哮喘，咽喉炎，风瘙瘾疹，浸淫湿疮，白秃，丹毒，口疮等[4]。

清热解毒。用于湿疹，恶疮，丹毒等[6]。

【用法与用量】15～25g，泡开水澄清兑药服或适量入丸散；外用适量，研末调敷或煎水洗浴[2, 4]。

参考文献

[1] 中国科学院四川分院中医中药研究所.四川中药志:第三册.成都:四川人民出版社,1962,2432.

[2] 江苏新医学院.中药大辞典:下册.上海:上海科学技术出版社,1991,2655.

[3] 李时珍.本草纲目(校点本上册).北京:人民卫生出版社,1985,433.

[4] 杨仓良,齐英杰.动物本草.北京:中医古籍出版社,2001,132.

[5] 邓明鲁,高士贤.中国动物药.长春:吉林人民出版社,1981,397.

[6] 黎跃成.中国药用动物原色图鉴.上海:上海科学技术出版社,2010,343.

地浆[1]

【本草考证】本品为极少用中药，始载于《名医别录》，列为下品。陶弘景曰："此掘黄土地作坎，深三尺，以新汲水沃入搅浊，少顷取清用之，故曰地浆，亦曰土浆。"[2]

【别名】土浆《本草经集注》，地浆水《会约医镜·本草》。

【原矿物】黄土。

【来源】本品为新掘黄土加水搅混或煎煮后澄取的上清液。

【性状】本品为液体。淡黄色，微有土腥气，味淡。

【制法与产地】掘黄土地做坑，深60～70cm，然后向坑中灌入清洁水，搅浑，待沉淀后取上清液。亦可取黄土煎煮，冷却沉淀，取上清液。黄土广泛分布于西北、华北地区及东北南部。

【性味与归经】甘，寒，归肝、肺经。

【功能与主治】清热，解毒，和中。用于中暑烦渴，食物、药物中毒，霍乱痢疾，伤食吐泻，脘腹胀痛。

【用法与用量】内服：适量，煮沸饮；或代水煎药。

【注意】临用时新鲜制备，不宜久贮。

【附注】中药大辞典[3]记载地浆始载于《本草经集注》。治诸菌毒。

参考文献

［1］国家中医药管理局《中华本草》编委会.中华本草:第一册第二卷.上海:上海科学技术出版社,1999,430.

［2］李时珍.本草纲目(校点本上册).北京:人民卫生出版社,1985,406.

［3］江苏新医学院.中药大辞典:上册.上海:上海科学技术出版社,1991,803.

甘土[1]

【本草考证】本品为极少用中药，始载于《本草拾遗》。藏器曰："甘土出安西及东京龙门，土底澄取之，洗腻服如灰，水和涂衣，去油垢。"[2]

【别名】白单、白墡、丹道、土精《石药尔雅》，膨润土"黑龙江中药"[3]。

【原矿物】以蒙脱石为主要组分的黏土。

【来源】本品为硅酸盐类矿物的蒙脱石为主要组分的黏土。主成分是水化硅酸铝。采挖后，除去杂石。

【性状】本品为土块状。白色或灰白色，有的因含杂质而成浅粉红色。不透明，土块光泽，指甲可刻划成痕。具强吸湿性，舔之有吸力。具滑腻感，微有土腥气，味淡。

以色白、具滑腻感、吸水性强者为佳。

【鉴别】置水中即膨胀，继而崩散成细粒或粉。加热后又可失去所吸水分。

【化学成分】主要成分是水化硅酸铝及少量钙、镁和亚铁。

【产状与分布】蒙脱石系凝灰岩或其他火山岩在碱性水的作用下蚀变而成。主产于黑龙江、吉林、辽宁、河北、浙江等地。

【药理】甘土有很强的阳离子交换能力，具有强烈的吸附性或吸垢力，制药工业利用其吸附性以解药毒及诸菌毒；可影响人对药物的生物利用率，不释放或缓慢释放活性物质。

【性味与归经】甘，温。

【功能与主治】解毒。用于胃病、食物、菌类或生物碱类药物中毒。

【用法与用量】内服：适量，温开水调匀，饮服300～500ml。

【贮藏】置干燥处，防潮。

【附注】1. 具有很强的吸附能力，故在石油工业、纺织工业、橡胶制造、化妆品工业作为清除杂质或填充剂。亦可作为清洁饮水用。

2. 甘土在水溶液中呈悬浮状或胶凝状，有很强的阳离子交换能力和强烈的吸附性或吸垢后。在制药中可作为胶凝剂、悬浮剂、乳剂稳定剂、吸附剂、澄清剂等。

参考文献

［1］国家中医药管理局《中华本草》编委会. 中华本草: 第一册第二卷. 上海: 上海科学技术出版社, 1999, 339.

［2］李时珍. 本草纲目 (校点本上册). 北京: 人民卫生出版社, 1985, 426.

［3］江苏新医学院. 中药大辞典: 上册. 上海: 上海科学技术出版社, 1991, 566.

膨润土[1]

【本草考证】本品为极少用中药，历代本草未见记载。现为国家中成药标准，云南某制药企业生产的"涩肠止泻散"的原料药材。

【原矿物】膨润土又名"斑脱岩""膨土岩"[2]。

【来源】本品为硅酸盐类矿物膨润土。主要含有钙基蒙脱石。采挖后，除去泥沙及杂石。

【性状】本品为类白色至土黄色、微细、无砂性的粉末。气微，味淡。在水中不溶解。

【鉴别】1. 具强烈吸水性，吸水后，体积膨胀10～30倍。在水溶液中呈悬浮和胶凝状，具良好的黏结力和耐火性[2]。

2. 取本品0.5g，置离心管中，加交换液（注）25ml，搅拌30分钟，离心，取上清液，显钙盐（中国药典2010年版一部附录28页）的鉴别反应。

【检查】重金属 取本品1.0g，加水4ml及稀盐酸6ml，加热至干涸，残渣置100℃干燥1小时，再加稀盐酸10ml，缓缓煮沸5分钟后，滤过，滤渣，加稀盐酸5ml缓缓煮沸5分钟后，在同一滤纸上滤过，合并滤液，作为供试品溶液，照重金属检查法（中国药典2010年版一部附录50页第一法），含重金属不得过百万分之三十。

砷盐　取本品0.4g，加水5ml，硫酸1ml，加热到产生白烟，冷却后，小心加水5ml，作为供试品溶液，照砷盐检查法（中国药典2010年版一部附录50页第一法），含砷盐不得过百万分之五。

【化学成分】其主要成分是钙型蒙脱石$(Na、Ca)_{0.33}(Al、Mg)_2[Si_4O_{10}](OH)_2nH_2O$，还常含有少量的长石、石英、方解石、黄铁矿、石膏、高岭土及其他黏土矿物等杂质。

【产状与分布】是凝灰岩或玻璃质火山岩在地下水或海水作用下的分解产物。大多集中东北三省及东部沿海地区。

【炮制】除去杂质。

【性味与归经】甘，平。归脾、大肠经。

【功能与主治】健脾燥湿，收敛止泻。用于腹泻、水泻。如急慢性肠炎、过敏性肠炎、消化不良、肠功能紊乱等。

【用法用量】9～18g。

【贮藏】置干燥处。

注：交换液的制备　取氯化铵28.6g，加水250ml使溶解，再加无水乙醇600ml，摇匀，用1:1氨水调节pH为8.2，用水稀释至1000ml，即为0.5mol/L氯化铵-60%乙醇溶液的交换液。

【附注】膨润土含杂质时呈淡绿色、灰白色、粉红色等。不宜药用。

参考文献

[1] 云南省食品药品监督管理局.云南省中药材标准:第一册.2005年版.昆明:云南美术出版社,2005,61、216.

[2] 地质部地质辞典办公室.地质辞典(二):矿物　岩石　地球化学分册.北京:地质出版社,1981,185.

蒙脱石[1]

【本草考证】本品为广西民间矿物药，本草未见收载。

【别名】胶岭石、微晶高岭石[2]。

【原矿物】蒙脱石又称"微晶高岭石"或"胶岭石"。

【来源】本品系取天然的膨润土加工制成，含水硅酸镁钙，主含二氧化硅（SiO_2）。本品为微晶高岭石族的矿物微晶高岭石。主含$(Al_2'', Mg_3'')[Si_4O_{10}](OH)_2 \cdot nH_2O$。全年均

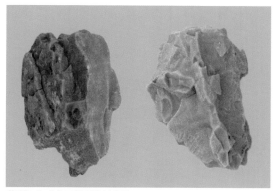

蒙脱石（广西冯枫拍摄）

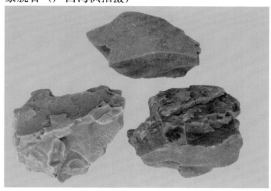

蒙脱石（广西冯枫拍摄）

可采挖，除去杂质[2]。

【性状】本品为灰白色细粉，吸水性很强。吸水后其体积能膨胀增大几倍至十几倍，加水湿润后有类似黏土的气味且颜色加深[1]。本品呈不规则扁斜块状或斜菱状的小块体，大小不一，青灰、灰绿或浅红色，微带光泽。体重。质松易碎，用指甲即可刻划下粉末。遇水膨胀成糊状物。无臭，味淡[2]。

硬度　1。

相对密度约　2[3]。

【鉴别】1.本品在水、稀盐酸或氢氧化碱试液中几乎不溶。

2.取本品与氟化钙各0.5g，置同一铂坩埚中，加硫酸1ml湿润，用已加水1滴的表面皿盖住坩埚，如必要可缓缓加热，在水滴表面有白色胶状体生成。

3.取本品适量，放入干燥器内约12小时（干燥器内盛有氯化钠饱和溶液，20℃时RH75%），然后将上述供试品照X射线粉末衍射法（中国药典2000年版二部附录Ⅸ　F）测定，记录图谱。供试品的X射线衍射图谱与对照品图谱一致。

蒙脱石的特征谱线在约1.5nm和0.45nm处，图谱中其他杂质峰强度不得高于蒙脱石的第二个特征峰（约0.45nm）。

4.三氧化二铝含量测定项下的溶液应显铝盐（中国药典2000年版二部附录Ⅲ）的鉴别反应。

5.取本品粉末0.5g，置烧杯中，加入盐酸（4→10）10ml，盖上表面皿，加热至微沸，不时摇动烧杯，并保持微沸30分钟，取下，用快速滤纸滤过，用水洗涤残渣4～5次，取残渣约0.1g，置铂坩埚中，加入硫酸（1→2）10滴和氢氟酸5ml，加热至冒三氧化硫白烟时，取下冷却后，加水10ml使溶解，取溶液2滴，加镁试剂（取对硝基偶氮间苯二酚0.01g，溶于4%氢氧化钠溶液1000ml中）1滴，滴加氢氧化钠溶液（4→10）使成碱性，生成天蓝色沉淀。（检查氧化镁）[2]。

【检查】酸碱度　取本品0.20g，加水20ml置沸水浴上加热2～3分钟后，放冷，滤过，取滤液依法测定（中国药典2000年版二部附录Ⅵ　H），pH值应为5.0～9.0。

氯化物　取本品0.20g，加水25ml与硝酸1滴，煮沸5分钟，滤过，取滤液依法检查（中国药典2000年版二部附录Ⅷ　A），与标准氯化物溶液5.0ml制成的对照液比较，不得更浓（0.025%）。

碳酸盐　取本品0.2g，置试管中，加水2ml使之混悬，加2mol/L的醋酸溶液2ml，迅速用附有玻璃弯管的塞子密塞，缓慢加热，将逸出的气体导入氢氧化钙试液中，不得有白色沉淀产生。

干燥失重　取本品，在105℃干燥至恒重，减失重量不得过10.0%（中国药典2000年版二部附录Ⅷ　L）。

粒度　取本品10g，加水500ml，强烈搅拌15分钟（转速不低于5000转/分钟），另取45μm孔径药筛在105℃干燥3小时，称重。将搅拌后的内容物倾入已用水湿润的药筛上，并用水洗药筛至无悬浮斑后，在105℃干燥3小时，称重。未过筛颗粒的重量不超过1%。

重金属　取本品4.0g，加醋酸盐缓冲液（pH3.5）4ml与水46ml，煮沸，放冷，加水使成50ml，滤过，取滤液25ml，依法检查（中国药典2000年版附录Ⅷ　H　第一法），含重金属不得过百万分之十。

砷盐　取本品1.0g，加盐酸5ml与水23ml，依法检查（中国药典2000年版附录Ⅷ　J　第一法），含砷盐不得过百万分之二。

膨胀度　取本品1.0g（以干品计），以含0.1%碳酸钠，1%硫酸钠的水溶液为溶液，照膨胀度测定法（中国药典2000年版附录Ⅸ　O）测定，膨胀度不得小于4.0。

吸附力　取本品0.20g，置具塞锥形瓶中，精密加入磷酸盐缓冲液（pH6.8）10ml。振摇1小时，放置24小时，精密加入硫酸士的宁溶液（取硫酸士的宁2.00g置100ml量瓶中，加水适量，水浴中加热溶解，放冷至室温，加水稀释至刻度，摇匀）10ml，置37℃水浴中，振摇1小时，滤过，精密量取续滤液10ml置250ml量瓶中，加磷酸盐缓冲液（pH6.8）稀释至刻度，摇匀，精密量取5ml，置50ml量瓶中，加磷酸盐缓冲液（pH6.8）稀释至刻度，摇匀，照分光光度法（中国药典2000年版二部附录Ⅳ　A），在254nm的波长处测定吸收度；另取上述硫酸士的宁溶液适量，加磷酸盐缓冲液（pH6.8）制成每1ml中含20μg的溶液，同法测定吸收度，按下式计算吸附力。

$$吸附力（g/g）= \frac{(2A_1 - A_2) \times M_1 \times D_2}{M_2 \times A_1 \times D_1}$$

A_1：硫酸士的宁对照溶液吸收度

A_2：供试品溶液吸收度

M_1：硫酸士的宁重量

M_2：供试品重量

D_1：硫酸士的宁对照品溶液稀释倍数

D_2：供试品溶液稀释倍数

每1g蒙脱石应吸附硫酸士的宁（$C_{42}H_{44}N_4O_4 \cdot H_2SO_4 \cdot H_2O$）0.30～0.50g。

微生物限度 取本品，照微生物限度检测法（中国药典2000版二部附录XI J）试验，应符合规定。

【含量测定】**三氧化二铝** 取本品约1.0g，精密称定，置瓷皿中，分别加硫酸6ml与硝酸10ml，待作用完全，置砂浴上蒸干，放冷，加稀硫酸30ml，煮沸，上层液用倾泻法经无灰滤纸滤过，残渣用倾泻法以热水洗涤3次，洗液一并滤过，最后将残渣移置滤纸上，用热水洗涤，残渣待做二氧化硅用；滤液合并，置于100ml量瓶中，放冷至室温，加水稀释至刻度，摇匀；精密量取20ml，加氨试液中和至恰析出沉淀，再滴加稀硫酸至沉淀恰溶解为止，加醋酸-醋酸铵缓冲液（pH6.0）10ml，再精密加乙二胺四醋酸二钠滴定液（0.05mol/L）25ml，煮3～5分钟，放冷至室温，加二甲酚橙指示液1ml，用锌滴定液（0.05mol/L）滴定，至溶液自黄色转变为红色，并将滴定结果用空白试验校正。每1ml的乙二胺四醋酸二钠滴定液（0.05mol/L）相当2.549mg的Al_2O_3。

本品含三氧化二铝（Al_2O_3）不得少于10.0%。

二氧化硅 取三氧化二铝项下的残渣连同滤纸置于铂坩锅中，干燥，在800℃下炽灼2小时，放冷，精密称定。再将残渣用水润湿，加氢氟酸7ml与硫酸7滴，蒸干，800℃炽灼5分钟，放冷，精密称定，减失的重量。即为供试品中含有SiO_2重量。

本品含二氧化硅（SiO_2）不得少于50.0%。

【化学成分】 主含氧化硅（SiO_2）35.95%～53.95%，氧化镁（MgO）0.23%～25.89%，氧化铝（Al_2O_3）0.14%～29.9%，水分（H_2O）11.96%～26.0%，三氧化铁（Fe_2O_3）0.03%～29%及K_2O、Na_2O、Li_2O、NiO、CrO_3、ZnO、CuO、CaO、FeO和TR_2O_3等[2]。

【产状与分布】 主要由基性及超性火成岩（杆榄岩、辉长岩、玄武岩、辉绿岩等）特别是火山凝灰岩在碱性环境中风化而成。常与未变化的火山玻璃、火山碎屑矿物、方英石、水云母、高岭石、沸石及黄铁矿等一同产出。也可由热液蚀变形成全国各省区均有产出[2]。

【炮制】 拣净杂质。用时捣碎或研细。

【性味】 淡、平。

【功能与主治】 有很高的吸附力和阳离子交换的性能。用于清除皮肤表面的某些病菌、病毒[2]。消化道黏膜保护剂和止泻剂[1]。

【用法与用量】外用适量，外洗或外敷。

【贮藏】置阴凉干燥处，防潮。

【附注】蒙脱石因具有强的吸收性，在石油工业中用来消除石油中的杂质，在纺织工业中用来吸收油腻物。上世纪90年代，根据其有很高的吸附力和离子交换性能，利用它作为制药原料，与其他药物混合制成外用药，用于清除皮肤表面的病毒、病菌[2]。

参考文献

［1］国家标准WS-407(X-351)-99.

［2］广西壮族自治区卫生厅.广西中药材标准：第二册.1996年版.1996，250.

［3］地质部地质辞典办公室.地质辞典(二)：矿物 岩石 地球化学分册.北京：地质出版社，1981，75.

石榴子石[1]

【本草考证】本品为藏医习用药材。本草未见收载。

【藏药名】乃。

【原矿物】石榴子石简称石榴石。

【来源】本品为硅酸盐类石榴子石族矿物石榴子石。一般化学分子式为 $[A_3B_2(SiO_4)]_3$。采挖后，精选出石榴子石。

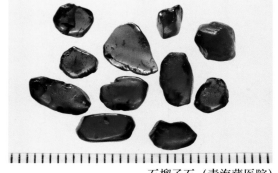

石榴子石（青海藏医院）

【性状】本品晶体常呈完好的菱形十二面体或四角八面体或这两者的聚形。颜色不一，有血红、暗红、红褐、褐、黄褐、黄绿、鲜绿、黑等色。玻璃样光泽。断口油脂光泽。质硬。气微，味淡[2]。

硬度　6.5～7.5。

相对密度　3.1～4.3[2]。

以晶体完好、血红色或暗红色、具玻璃光泽、无杂质者为佳。

【化学成分】化学分子式为 $[A_3B_2(SiO_4)]_3$。其中A代表二价阳离子钙、铁、镁、锰等，B代表三价阳离子铝、铁、铬、锰等。类质同象现象广泛存在。常见的端员矿物有：镁铝榴石 $Mg_3Al_2[SiO_4]_3$、铁铝榴石 $Fe_3Al_2[SiO_4]_3$、锰铝榴石 $Mn_3Al_2[SiO_4]_3$、钙铝榴石 $Ca_3Al_2[SiO_4]_3$、钙铁榴石 $Ca_3Fe_2[SiO_4]_3$、钙铬榴石 $Ca_3Cr_2[SiO_4]_3$等。一些含特殊成分的类质同象混晶有：黑榴石和钛榴石、锆榴石、钇榴石等[2]。

【产状与分布】是典型的高温矿物和变质矿物。

【性味与归经】涩、凉。

【功能与主治】平肝解毒。用于肝肿大，中毒症。

【用法与用量】0.5～1.5g。

【贮藏】置干燥处，防尘。

参考文献

[1]林瑞超.中国药材标准名录.北京:科学出版社,2011,127:西藏自治区XZ-BC-0040-2004.

[2]地质部地质辞典办公室.地质辞典(二):矿物　岩石　地球化学分册.北京:地质出版社,1981,63.

海蓝宝石[1]

【本草考证】本品为藏医习用药材。历代本草未见记载。

【藏药名】琼久，蓝晶[1]。

【原矿物】一种绿柱石质宝石[2]。

【来源】本品为一种含铍铝的硅酸盐，主成分为 $[Be_3Al_2(Si_6O_{18})]$。采挖后，除去杂石。

【性状】本品为不规则的颗粒状。天蓝色、淡蓝色或带绿的蓝色。其中Be、Al可被不同元素所替代，若发生Fe^{2+}替代，则呈现蓝色。具玻璃光泽。透明或半透明。气微，

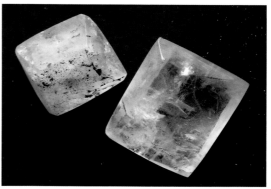

海蓝宝石

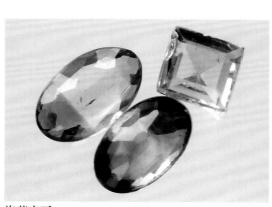

海蓝宝石

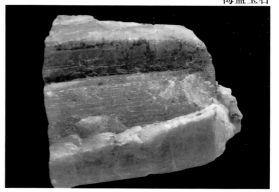

海蓝宝石

第九章　含硅的矿物药

味淡。

以深蓝色、透明、无杂质者为佳。

【化学成分】主成分为 $[Be_3A_{12}(Si_6O_{18})]$ [3]。尚含 Fe^{2+}。

【产状与分布】产于绿柱石花岗伟晶岩矿床中[2]。主产于新疆、湖北等地。

【炮制】取原药材500g, 破碎成粗粒（如青稞粒大小），与火硝500g, 骨碎补150g, 硼砂500g, 乌奴龙胆150g, 诃子25g, 贝齿炭25g, 麝香1g, 沙棘果膏250g, 8岁健康男童小便500ml等共煮4小时，放置一昼夜，倾去药液，清水洗3次，藏酒中煮2小时，再在清水中煮沸3次，每煮一次用温水清洗3次，晒干即得。

【性味】涩，寒、钝。

【功能与主治】解毒。用于各种中毒症。

【用法与用量】配方用。

【贮藏】置干燥处。

参考文献

[1] 青海省食品药品监督管理局.青海省藏药炮制规范(2010年版).西宁:青海人民出版社,2010,17.

[2] 地质部地质辞典办公室.地质辞典(二):矿物 岩石 地球化学分册.北京:地质出版社,1981,103.

[3] 林瑞超.中国药材标准名录.北京:科学出版社,2011,411:西藏自治区.XZ-BC-0024-2004.

祖母绿[1]

【本草考证】本品为藏医习用药材，历代本草未见记载。

【藏药名】玛尔盖，吕宋绿[1]，绿宝石[2]，子母绿[3]。

【原矿物】绿柱石。

【来源】本品为一种含铍铝的硅酸盐，是一种翠绿色半透明至透明的绿柱石。主成分为 $Be_3Al_2(Si_6O_{18})$。采挖后，除去杂石[1,4]。

【性状】本品为不规则的粒柱状。绿色、翠绿色、灰绿色、海蓝色或淡黄绿色。其中Be、Al可被不同元素所替代，若发生Cr、V替代，则呈现绿色。半透明至透明，玻璃光泽，质硬而脆，易于撞碎。其内部经常有一种类似水晶晶体中的"锦"纹存在，即平行直线纹，俗称蔗渣纹或蝉翼。气微，味淡。

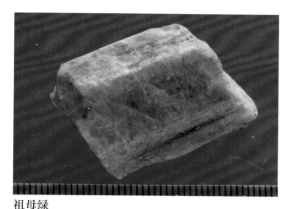

祖母绿

祖母绿

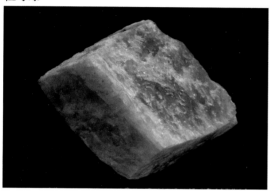

祖母绿

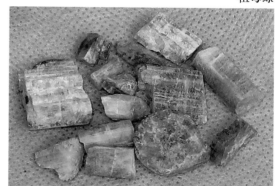

祖母绿（西藏洛桑多吉拍摄）

硬度　7.5[2]。

相对密度　2.9左右[3]。

以碧绿清澈、晶莹凝透如同翡翠者为佳

【化学成分】主成分为$Be_3Al_2(Si_6O_{18})$[4]。此外尚有Cr、V元素。BeO 11%～14%，Al_2O_3 19%，SiO_2 67%[3]。

【产状与分布】主要产于绿柱石花岗伟晶岩及其相应的砂矿中[2]。主产云南青海、西藏、四川等地。

【炮制】取原药材500g，破碎成粗粒（如青稞粒大小），与火硝500g，骨碎补150g，硼砂500g，乌奴龙胆150g，诃子25g，贝齿炭25g，麝香1g，沙棘果膏250g，8岁健康男童小便500ml等共煮4小时，放置一昼夜，倾去药液，清水洗3次，藏酒中煮2小时，再在清水中煮沸3次，每煮一次用温水清洗3次，晒干即得。

【性味】涩，寒。

【功能与主治】通经活络，清热。用于白脉病，各种热证及中风引起的面瘫、半身不遂等症。

【用法与用量】配方用。

【贮藏】置干燥处。

【附注】祖母绿的人造赝品不易产生类似水晶晶体中的"锦"纹，即使有纹也是近圆形或同心圆形，而不是真正天然祖母绿的平行直线纹[2]。

参考文献

[1]青海省食品药品监督管理局.青海省藏药炮制规范(2010年版).西宁：青海人民出版社，2010，16.

[2]地质部地质辞典办公室.地质辞典(二)：矿物 岩石 地球化学分册.北京：地质出版社，1981，103.

[3]青海省药品检验所,青海省藏医药研究所.中国藏药：第三卷.上海：上海科学技术出版社，1996，238.

[4]林瑞超.中国药材标准名录.北京：科学出版社，2011，369：西藏自治区.XZ-BC-0036-2004.

玛瑙[1]

【本草考证】本品为较少用中药，始载于《嘉祐本草》。陈藏器曰："赤烂红色，似马之脑，故名。"李时珍曰："按增韵云：玉属也。文理交错，有似马脑，因以名之。"[2]

【别名】马脑[5]，文石、摩罗迦隶《佛书》[2]，码瑙《拾遗记》，码硇。

【藏药名】瑟娘《青海藏药标准》，瑟[8]。

【蒙药名】玛奴胡—从（内蒙古）。

【维吾尔药名】艾刻克《药物之园》，阿吉吉《回回药方三十六卷》，艾刻克 也麦尼《明净词典》[14]。

【原矿物】玛瑙。

【来源】本品为硅氧化物类矿物石英族石英的隐晶质变种Agate。主含二氧化硅（SiO_2）。全年均可采挖，采得后除去杂石及泥沙。多为加工工艺品的边角料。

【性状】呈不规则块状、近扁圆形碎节，表面平滑或凹凸不平。白色、乳白色、灰色、浅红色、红色、橙红色至深红色。具有各种不同色彩的条带状或云雾状色带。透

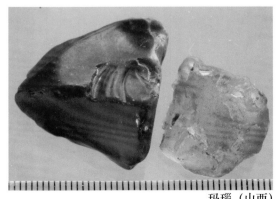

玛瑙（山西）

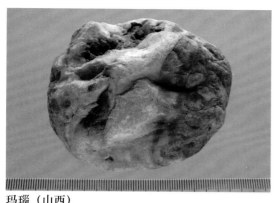

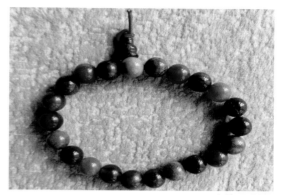

玛瑙（山西）   玛瑙（手链）

明至半透明，具蜡样光泽。质硬而脆，易砸碎。断口贝壳状，断面略平滑。气微，味淡。

硬度 6.5～7[12]。

相对密度 2.6～2.7[13]。

以色红润、透明、质坚、光滑细腻、无杂质者为佳。

【鉴别】1.粉末呈灰白色或浅黄色。显微镜下呈粒状、多角形或类方形，无色或淡黄棕色，可见条状或不规则纹理[14]。

2.能溶于氟化氢和氢氧化钠溶液中。

3.迅速摩擦不易热[13]。

4.取本品粉末适量，加等量无水碳酸钠，充分研合均匀，用铂金耳蘸取少许，置火焰上灼烧，即形成玻璃样的透明小球体，其中常含气泡及小量红色斑点[13]。用铂丝蘸取磷酸二氢钠的结晶数粒，在无色火焰上熔成透明的小球后，趁热蘸取本品粉末，熔融如前，二氧化硅浮于小球表面，放冷，即成网状结构的不透明小球[10]。

【化学成分】主要成分为二氧化硅（SiO_2）及水化二氧化硅（$SiO \cdot nH_2O$）并杂有铁、钴、镍等盐类[14]。北京市售品除主含硅（Si）外，尚有Mg、Fe、Al、Mn、Ti、Ca[12]。

【产状与分布】主要产于基性喷出岩气孔、洞穴中，为低温热液胶体矿物，此外也产于残（坡）积层及冲积层中[6]。系各种颜色的二氧化硅胶体溶液所形成，充填于岩石的裂隙或洞穴内[13]。产于河南、湖北、安徽、江苏、陕西、甘肃、四川、云南、浙江、新疆、辽宁等地。以河南、湖北、安徽、江苏、新疆等地产量较大[3]。

【炮制】1.净玛瑙 除去杂质，洗净，干燥[11]。

2.玛瑙粉 取净玛瑙，砸碎，研为极细粉，或照水飞法（中国药典2010年版一部附录21页）水飞[3]，晾干，研细，过120目筛[11]。

3.煅玛瑙 取净玛瑙，置适宜容器内，放入无烟炉火中煅红，取出，放凉[13]。

4.豆腐制玛瑙　取豆腐铺锅底，上放净玛瑙小块，再覆盖豆腐，加适量水，煮约2小时至豆腐起蜂窝时取出，研末[13]。

【炮制品性状】玛瑙粉　为细粉或极细粉末，浅红色、橙红色或深红色，具光泽。

【性味与归经】辛，寒。归肝经[7, 11]。涩平[8]。

【功能与主治】清热明目。用于眼目肿痛，目生障翳[4]。生干生寒，清热补心，安心除悸，凉血止血，开通肝脾之阻，溶石排石，燥湿明目，健龈固齿，除脓愈伤。用于湿热性或血液质性各种疾病，如热性心虚，心悸心慌，血热出血，肝脾生阻，各种结石，迎风流泪，视物模糊，牙齿松动，疮疡糜烂等[14]；用于癫痫，脑刺痛，血痛，眼痛[8]。

【用法与用量】外用适量，水飞点眼[1]。内服：0.5～1.5g。可入散剂、眼粉、伤粉等[14]。

【注意】1.非目疾者少用[3, 5]。

2.本品对肾脏有害，矫正药为西黄芪胶[14]。

【贮藏】贮干燥容器内，密闭，置阴凉干燥处，防尘。

【附注】1.各地市售玛瑙颜色各不相同，肉红与暗红色的红玛瑙（四平）和灰色与乳白色相间的灰玛瑙（长春、梧州）具有代表性[5]。

2.玛瑙根据颜色与花纹的不同，有着各不相同的名称[6, 13]。如：

合子玛瑙——一种漆黑而带一丝白的玛瑙。

锦江玛瑙——其色如锦。

浆水玛瑙——有淡水花。

截子玛瑙——黑白或褐红色彩相间之层状玛瑙。

缠丝玛瑙——红白细纹（如丝）相间玛瑙。玛瑙中的最佳品（贵品）。

蓝玛瑙——天蓝或深蓝色的玛瑙。

胆青玛瑙——呈青黑色的一种单色玛瑙。

缟玛瑙——白、淡褐色或黑色花纹平行相间的玛瑙。

酱斑玛瑙——有紫红花呈绛紫色的一种单色玛瑙。

苔纹玛瑙——花纹如苔纹、树枝之玛瑙。

红玛瑙——呈红色或紫红色的一种较常见的单色玛瑙，是较为名贵的一种玛瑙。

锦犀玛瑙——一种五颜六色混合一起，磨光后显五彩缤纷的彩虹状的玛瑙。

柏枝玛瑙——花纹如柏枝。

夹胎玛瑙——正视色莹白，侧视则若凝血，一物二色。

竹叶玛瑙——花纹如竹叶。

3.用于首饰的玛瑙，药用前需用豆腐同煮，以豆腐中大量蛋白质吸附首饰表面的油垢。

4.人工制造玛瑙用铁、钴、镍等盐类，任它们自然渗透于硅酸凝胶中制成[8]。不作药用。

参考文献

［1］山东省药品监督管理局.山东省中药材标准(2002年版).济南:山东友谊出版社,2002,101.

［2］李时珍.本草纲目(校点本上册).北京:人民卫生出版社,1985,504.

［3］成都市卫生局.成都市习用中药材质量规定(1984年版).1984,45.

［4］上海市卫生局.上海市中药材标准(1994年版).1994,142.

［5］内蒙古自治区卫生厅.内蒙古中药材标准.1988年版.1988,174.

［6］地质部地质辞典办公室.地质辞典(二):矿物　岩石　地球化学分册.北京:地质出版社,1981,102.

［7］青海省卫生厅.青海省中药炮制规范.1991,401.

［8］青海省药品检验所,青海省藏医药研究所.中国藏药:第三卷.上海:上海科学技术出版社,1996,347.

［9］李鸿超,等.中国矿物药.北京:地质出版社,1988,128.

［10］重庆市食品药品监督管理局.重庆市中药饮片炮制规范及标准.2006年版.2006,222.

［11］河北省食品药品监督管理局.河北省中药饮片炮制规范.2003年版.北京:学苑出版社,2004,66.

［12］中国医学科学院药用植物研究所,中国协和医科大学,等.中药志:第六册.北京:人民卫生出版社,1998,334.

［13］国家中医药管理局《中华本草》编委会.中华本草:第一册第二卷.上海:上海科学技术出版社,1999,337.

［14］国家中医药管理局《中华本草》编委会.中华本草:维吾尔药卷.上海:上海科学技术出版社,2005,25.

金矿石[1]

【本草考证】本品为藏医习用药材，历代本草未见收载。

【藏药名】塞尔多。

【来源】本品为氧化次生矿石，主要成分为石英、金属矿物。采集后，除去杂石。

【性状】本品为不规则颗粒，具棱角。表面不平坦，褐色或灰白色。有玻璃样光

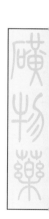

泽。质坚，体重。气微，味淡。

【化学成分】主要成分为石英（占90％以上）主含二氧化硅（SiO_2），金属矿物含量一般为3％～7％，主要是褐铁矿、针铁矿。尚含一定数量的自然金。

【产地】主产于青海、西藏、云南、山东、陕西等地。

【炮制】取原药材，砸碎成米粒大小，用清水洗净泥沙，加火硝30％、"榜玛"10％，水适量，煮沸3小时，清水漂洗，晒干即得。

【性味】涩，寒。

【功能与主治】干黄水。用于黄水病。

【用法与用量】配方用。

【贮藏】置干燥处。

参考文献

[1] 青海省食品药品监督管理局.青海省藏药炮制规范(2010年版).西宁：青海人民出版社.2010,13.

人工天竺黄[1]

【本草考证】天竺黄始见于《蜀本草》。原产古代天竺（今印度）。因货源紧缺，上世纪60年代来，上海开始研究人工合成天竺黄，早已投产，并提供商品使用。"人工天竺黄"收载于上海市中药材标准1994年版。

【别名】合成竹黄[3]。

【来源】本品为硅酸盐凝胶体，含有钠、钾、铝、铁等金属离子，并吸附有鲜竹沥。

【性状】本品呈不规则多面体的结晶块状物，直径0.8～2cm。全体乳白色至淡黄色。光洁，无尘粉状物粘附。质轻脆易破碎。破碎成碎粒而不成粉末。用力手握，有沙沙

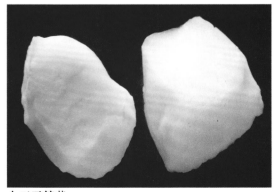

人工天竺黄

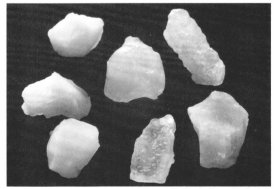

人工天竺黄劣药（混白矾）

响声。无臭，味淡，尝之粘舌。

【鉴别】1.本品具钠盐、钾盐、钙盐、铝盐及铁盐（中国药典2010年版一部附录28、29页）的鉴别反应[1~2]。

2.用铂金耳蘸取磷酸铵钠的结晶少许，在火焰上熔成透明的小球后，趁热蘸取本品，熔融如前，二氧化硅即浮于球的表面，形成网状结构的不透明的小球[1~2]。

【检查】[1]取本品粉末（通过4号筛）10g，轻轻装入经校正后的干燥量筒内，放平，体积应少于25ml。

取本品5g，加水50ml，放置片刻，滤过，所得滤液不得过40ml。

水分　不得过8.0%（中国药典2010年版一部附录52页烘干法）。

硅酸盐　取本品0.1g，加稀盐酸5ml与水30ml，煮沸，滤过，滤液加稀盐酸1ml，置30~35℃水浴保温10分钟，加25%氯化钡试液3ml，摇匀，放置10分钟，如发生混浊，与标准硫酸钾溶液1ml制成的对照标准液比较，不得更浓。

游离碱　取本品2g，加水30ml，煮沸15分钟，滤过，滤渣用水分次洗涤，洗液与滤液合并，并稀释至50ml，分取滤液25ml，加酚酞指示液2滴，如显淡红色，加盐酸液（0.1mol/L）1ml，淡红色应消褪。

【功能与主治】清热、豁痰、定惊[1]；清热豁痰，凉心定惊。用于热病神昏、中风痰迷、小儿痰热惊痫、抽搐、夜啼[4]。

【用法与用量】5~10g，多入丸散用[1]；3~9g[4]。

【贮藏】置干燥处，密闭保存。

【附注】1.药典收载的天竺黄药材市场货源紧缺极少见到，多以人工天竺黄代之。两者功效写法相同，但临床应用有无区别，有待进一步观察总结，现应分别使用。

2.人工天竺黄有时还和真菌竹黄混淆，注意鉴别。

参考文献

［1］上海市卫生局.上海市中药材标准.1994年版.1994,8.

［2］天津市食品药品监督管理局.天津市中药饮片炮制规范.2005年版.2005,372.

［3］张贵君.常用中药鉴定大全.哈尔滨:黑龙江科学技术出版社,1993,121.

［4］四川省药品监督管理局.四川省中药饮片炮制规范.2002年版.2002,283.

不灰木[1]

【本草考证】本品为极少用中药，始载于《开宝本草》。苏颂曰："不灰木出上党，今泽、潞（今山西晋城、长治一带）山中皆有之，盖石类也。其色白，如烂木，烧之不燃，以此得名。"李时珍曰："生西南蛮夷中，黎州、茂州者好，形如针，文全若木，烧之无烟。"[2]

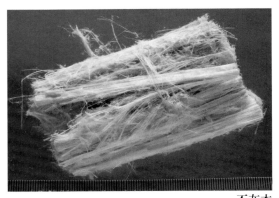

不灰木

【别名】无灰木《本草图经》[5]。

【原矿物】角闪石石棉。

【来源】本品为硅酸盐类矿物角闪石石棉。主含硅酸镁 $[H_4Mg_3(SiO_3)_4]$。采挖后，除去杂石。

【性状】本品为细长纤维状，纤维长 $2\sim4cm$，白色、灰白色或浅青绿色，具绢丝样光泽，质柔软如棉，易于弯曲，富弹性。气微，味淡。嚼之软似棉絮。

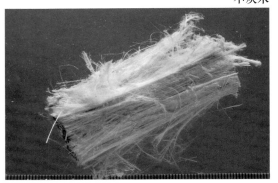

不灰木

以色白、纤维弹性强、无杂质者为佳。

【鉴别】1. 本品具有耐火、耐酸、耐碱、防腐、绝缘的特性[7]。

2. 本品少量置乳钵中研磨，可研成粉末[7]。

【化学成分】主含硅酸镁 $[H_4Mg_3(SiO_3)_4]$。常夹杂石灰质及氧化亚铁等物质[3]，与阳起石相似[4]。

【产状与分布】为变质作用的产物，多生在岩石的间隙。山西、河北、陕西、四川等省均有分布。

【炮制】1. 净不灰木 除去杂质，研细末。

2. 制不灰木 取净不灰木，加牛乳煮过，取出，晾干研细末。或牛粪烧赤，放凉，研细末[6]。

【性味与归经】甘，寒。归心、肺、肾经。

【功能与主治】解热，除烦，利尿，止咳。用于热病烦热肢厥，肺热咳嗽，咽喉肿痛，小便不利。外用润泽皮肤。

【用法与用量】$1.5\sim3g$。多入丸、散；外用适量，作为撒布剂。

【贮藏】置干燥处，防尘。

【附注】1. 古代本草描述，不灰木原矿物不限于角闪石石棉。从其记载功效分析，如利尿，不灰木又像滑石，故对不灰木本草考证有待于进一步研究。

2.以石棉药用的蛇纹石石棉易与不灰木混淆。可取少量置乳钵中研磨，若能研成粉末即为不灰木。若研磨粘合成薄片则为蛇纹石石棉，即石棉[7]。此方法可以区分二者。

3.纤维状的集合体，除角闪石石棉和透闪石石棉外还有青石棉（钠闪石），为深蓝色至黑色；蓝石棉（碱性角闪石石棉）泛指蓝色石棉[7]。从其色泽即可分辨，注意鉴别。

4.历代本草描述的不灰木与石棉一致，是石棉中的角闪石石棉还是蛇纹石石棉看法不一。《矿物药与丹药》[1]记载的来源为角闪石石棉；《中华本草》[5]记载不木灰为蛇纹石石棉。两者成分和内部结构不同，应用哪种更为合理，有待进一步深入研究。

5.《矿物药浅说》[8]记载不灰木收载于《神农本草》。

参考文献

［1］刘友樑.矿物药与丹药.上海：上海科学技术出版社，1962，146.

［2］李时珍.本草纲目(校点本上册).北京：人民卫生出版社，1985，553.

［3］毕焕春.矿物中药与临床.北京：中国医药科技出版社.1992，34.

［4］赵中杰.矿物药分析.北京：人民卫生出版社，1991，201.

［5］国家中医药管理局《中华本草》编委会.中华本草：第一册第二卷.上海：上海科学技术出版社，1999，289.

［6］李鸿超，等.中国矿物药.北京：地质出版社，1988，33.

［7］地质部地质辞典办公室.地质辞典(二)：矿物　岩石　地球化学分册.北京：地质出版社，1981，72、73.

［8］李焕.矿物药浅说.济南：山东科学技术出版社，1981，219.

角闪石石棉[1]

【本草考证】本品为藏医习用药材。《晶珠本草》记载："唐吉益筋。"本品分两种，青色者称唐吉，青绿色者称邦居，与多居（原矿物：阳起石）合称三种石筋。

【藏药名】唐吉，蓝石棉《藏医药选编》，马起石《晶珠本草》，蓝色的角闪石《迪庆藏药》，阳起石[1]。

【原矿物】角闪石石棉。

【来源】本品为硅酸盐类矿物角闪石石棉。采集后，除去杂石。

【性状】本品为纤维状。白色、灰绿色、绿色、黄绿色、浅青绿色。具绢丝光泽。富弹性，质柔软如棉，耐酸、碱及防腐性能好，气微，味淡。嚼之软似棉絮。

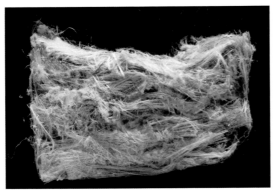

角闪石石棉

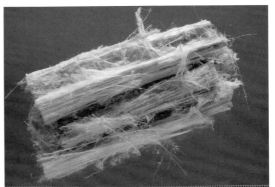

角闪石石棉（山西）

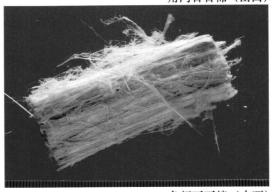

角闪石石棉（山西）

【鉴别】1.几乎不溶于酸。

2.取本品少量置乳钵中研磨，可研成粉末[2]。

【化学成分】主含水化硅酸铁、镁[Mg、Fe]$_7$[Si$_4$O$_{11}$][OH]$_2$，或水化硅酸铁、镁、钙Ca$_2$[Mg,Fe]$_5$[Si$_4$O$_{11}$][OH]$_2$，此外尚含钠等成分。

【产状与分布】详见不灰木。

【炮制】1.净角闪石石棉 去净杂石，砸碎或研细用。

2.烧成灰，研细备用；或以牛乳煮过，黄牛粪烧赤。

【性味】涩，温。

【功能与主治】可治筋脉病。

【用法与用量】1.5～3g。

【贮藏】置干燥处，防尘。

【附注】1.据资料报道，近年盛传石棉具有致癌作用，研究资料表明，体肺部切片中石棉纤维可存在长达20～30年，但该纤维是从呼吸道吸入的，与内服石棉不同。

2.角闪石石棉为藏医习用药材，本草又以不灰木收载，两者性味、功能有较大区别，故在此单列。

参考文献

[1]青海省药品检验所,青海省藏医药研究所.中国藏药:第三卷.上海:上海科学技术出版社,1996,118.

[2]地质部地质辞典办公室.地质辞典(二):矿物 岩石 地球化学分册.北京:地质出

版社,1981,72.

白垩 [1]

【本草考证】本品为极少用中药,始载于《神农本草经》,列为下品。李时珍曰:"土以黄为正色,则白者为垩色故名垩。后人讳之,呼为白善。"陶弘景曰:"即今画家用者,甚多而贱,俗方稀用。"[2]

【别名】白涂《说文解字》,白墡《吴普本草》,白善《名医别录》,白恶《新修本草》,白善土《本草图经》,白土子、白土粉《本草衍义》,画粉[2],白土《景岳全书》,金石粉《药物图考》。

【原矿物】黏土岩高岭土或膨润土。

【来源】本品为黏土岩高岭土或膨润土,前者主含硅酸盐类高岭石族矿物高岭石,后者主含蒙脱石族矿物蒙脱石。采挖后,除去杂质。

【性状】本品呈为不规则块状。白色、浅灰白色。细腻有滑腻感,体较轻,质较软,用指甲可刻划成痕。具吸水力,但体积不膨胀。舔之粘舌。微带土腥气,味淡。膨润土吸水后体积膨胀。

以色白、具滑腻感、粘舌、无杂质者为佳。

【化学成分】主要成分为硅酸盐,分别为$Al_4[Si_4O_{10}](OH)_8$,$KAl_2[Si_3AlO_{10}](OH)_2$,$(Na,Ca_{1/2})_{0.33}(Al,Mg)_2[(Si, Al)_4O_{10}](OH)_2 \cdot nH_2O$。另外还含有铁、钛、钡、锶、钒、铬、铜等元素。

【产状与分布】是在湿热气候条件下,由硅铝酸盐类矿物(主要是长石)经长期风化而成,也可由热液蚀变或表生沉积作用形成。全国各省均有产出[4]。

【炮制】白垩 除去杂质,研细,水飞。

煅白垩 取净白垩细粉,用醋调匀,搓条,切段,干燥,照明煅法(中国药典2010年版一部附录21页)4煅至红透,用时捣碎。

【毒理】邯郸产白垩,急性毒性 ig,$LD_{50} > 36.00/kg$[5]。

【性味与归经】苦,温。归脾、肺、肾经。

【功能与主治】温中暖肾,涩肠,止血,敛疮。用于反胃,泻痢,男子遗精,女子月经不调,不孕,吐血,便血,衄血,眼弦赤烂,臁疮,痱子瘙痒。

【用法与用量】内服:入丸、散,4.5~9g。外用:适量,研末撒或调敷。

【注意】不宜久服。

【贮藏】置干燥处,防潮。

【附注】1.药用白垩不同于岩石学中的白垩。岩石学中白垩是一种白色疏松的土状石灰岩，主要化学成分是碳酸钙（$CaCO_3$）[3]，可含少量的石英、长石等杂质。其性状，一般呈灰黄色，富含钙盐及钙质结核。疏松，有肉眼可见的大空隙。干燥时较坚实，能保持直立、陡壁，遇水浸润后易崩解，并发生沉陷。有书记载药用白垩即岩石学中的白垩，说法不一，有待进一步研究确证。

2.易与白垩混淆的白色疏松状岩石尚有硅藻土，主要矿物成分一般为蛋白石，常有碳酸盐或黏土物质混入。

参考文献

［1］国家中医药管理局《中华本草》编委会.中华本草:第一册第二卷.上海:上海科学技术出版社,1999,338.

［2］李时珍.本草纲目(校点本上册).北京:人民卫生出版社,1985,425.

［3］赵中杰.矿物药分析.北京:人民卫生出版社,1991,171、245.

［4］李鸿超,等.中国矿物药.北京:地质出版社,1988,77.

［5］岳旺,等.中国中药杂志.1989,14(2):44.

第十章　含铝的矿物药

正常人体含铝总量平均为100mg。铝可经消化道和呼吸道吸收进入机体，主要分布于肺脏，其次是皮肤。铝主要经由肠道和肾脏排出。

氢氧化铝以其碱性和凝胶状液可中和胃酸，保护溃疡黏膜，而在消化道发挥局部作用。铝还具有锌一样的抗铅中毒作用，增强δ-氨基-γ-酮戊酸脱水酶的活性。当人体吸收过量铝时，使血清中ATP含量减少，并可影响CNS功能而发生痴呆等神经精神障碍。长期摄入铝及其化合物，尚可影响某些消化酶的活性，如抑制胃蛋白酶的活性，降低胃酸，使胃液分泌减少。

含铝的矿物药主要有白矾、枯矾、赤石脂、白石脂、软滑石等。

含铝的矿物药在我国医药文献中早有记载，早在《神农本草经》就记载有五色石脂。

铝以化合物形式大量分布于自然界。赤石脂主要成分为硅酸铝，白矾主要成分为硫酸铝钾。两种以上的盐结合成的复盐常见的有白矾、枯矾等。

铝化合物的临床效用，主要为收敛制泌，可溶性的铝盐能与蛋白化合成难溶于水的蛋白化合物，其稀溶液对局部黏膜有消炎、收敛、防腐作用，浓溶液则呈腐蚀作用。难溶性的铝盐具有强力的吸附作用。内服能吸附消化道内的毒物及食物异常发酵产物。能制止肠黏膜分泌而起止泻作用。

铝化合物内服一般不为胃肠黏膜吸收，而呈局部作用。因此，一般很少服用，内服过量有中毒现象，特别是白矾、枯矾能刺激胃肠黏膜诱致呕吐腹痛等。中毒症状和解救办法详见白矾。

白矾[1]

【本草考证】本品为较常用中药，原名礜石，始载于《神农本草经》列为上品。

陶弘景曰："今出益州北部西川，从河西来。色青白，生者名为马齿矾，炼成纯白名白矾。"[3]

【别名】石涅《山海经》，矾石，羽涅《神农本草经》，羽译《吴普本草》，涅石（《山海经》郭璞注），理石《药性论》，白君、明矾、雪矾、云母矾、生矾[3]《本草纲目》[15]，生白矾，明矾石[2]，巴石、柳絮矾、马齿矾[4]。

【藏药名】嘎测尔[21]。

【蒙药名】白邦《内蒙古蒙药材标准》、查干—白邦、达粗尔、嘎日粗尔《无误蒙药鉴》[16]，白—邦、达日楚日（内蒙古）。

【维吾尔药名】再米切《注医典》，艾扎主里 艾比也孜、晒比、排提开日《药物之园》[17]。

【傣药名】明矾，亨宋《西双版纳傣药志》[18]。

【原矿物】明矾石。

【来源】本品为硫酸盐类矿物明矾石经加工提炼制成。主含含水硫酸铝钾 [$KAl(SO_4)_2 \cdot 12H_2O$]。

【性状】本品呈不规则的块状或粒状。无色或淡黄白色，透明或半透明。表面略平滑或凹凸不平，具细密纵棱，有玻璃样光泽。质硬而脆。气微，味酸，微甘而极涩。

以块大、无色透明、无杂质者为佳。

【鉴别】1.本品粉末为白色，有亮星。为多角形、菱形、长方形、方形的透明块状，每块都有明亮的对角宽线，边缘色暗[20]。

2.本品水溶液显铝盐、钾盐及硫酸盐（中国药典2010年版一部附录28、29页）的鉴别反应。

【检查】铵盐 取本品0.1g，加无氨蒸馏水100ml使溶解，取10ml，置比色管中，加无氨蒸馏水40ml与碱性碘化汞钾试液

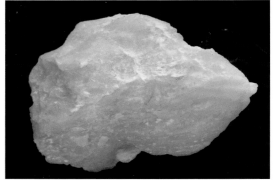

明矾石

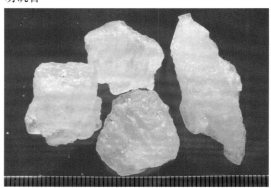

白矾（安国药市）

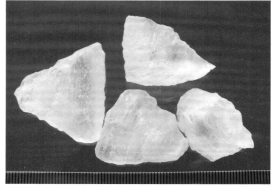

白矾（亳州药市）

2ml，如显色，与氯化铵溶液（取氯化铵31.5mg，加无氨蒸馏水使成1000ml）1ml、碱性碘化汞钾试液2ml及无氨蒸馏水49ml的混合液比较，不得更深。

铜盐与锌盐 取本品1g，加水100ml与稍过量的氨试液，煮沸，滤过，滤液不得显蓝色，滤液中加醋酸使成酸性后，再加硫化氢试液，不得发生浑浊。

铁盐 取本品0.35g，加水20ml溶解后，加硝酸2滴，煮沸5分钟，滴加氢氧化钠试液中和至微显浑浊，加稀盐酸1ml、亚铁氰化钾试液1ml与水适量使成50ml，摇匀，1小时内不得显蓝色。

重金属 取本品1g，加稀醋酸2ml与水适量使溶解成25ml，依法检查（中国药典2010年版一部附录Ⅸ E 50页第一法）。含重金属不得过百万分之二十。

【含量测定】 取本品约0.3g，精密称定，加水20ml溶解后，加醋酸-醋酸铵缓冲液（pH6.0）20ml，精密加乙二胺四醋酸二钠滴定液（0.05mol/L）25ml，煮沸3～5分钟，放冷，加二甲酚橙指示液1ml，用锌滴定液（0.05mol/L）滴定至溶液自黄色变为红色，并将滴定的结果用空白试验校正。每1ml的乙二胺四醋酸二钠滴定液（0.05mol/L）相当于23.72mg的含水硫酸铝钾[$KAl(SO_4)_2 \cdot 12H_2O$]。

本品含含水硫酸铝钾[$KAl(SO_4)_2 \cdot 12H_2O$]不得少于99.0%。

【化学成分】 主成分为含水硫酸铝钾[$KAl(SO_4)_2 \cdot 12H_2O$]，此外尚含有钙、镁、锶、铁、钛、铜、钠、硅等元素[5]，其中含氧化钾9.9%，三氧化铝10.8%，三氧化二硫33.7%，水45.6%[21]。

【产状与分布】 明矾石为中、酸性火山岩的低温热液蚀变产物。含硫酸盐的地表水或热泉作用于铝质岩石也可形成明矾石。主产于甘肃、山西、湖北、浙江、河北、安徽等地[2]。

【采收加工】 全年均可采挖。采得明矾石，打碎，加水溶解，滤过，滤液加热蒸发浓缩，放冷后析出结晶，干燥，即为白矾[14]。

【炮制】 净白矾 除去杂质。用时捣碎。

【鉴别】【检查】【含量测定】 同药材。

【药理】 [6] 1.抗菌作用 对金黄色葡萄球菌、葡萄球菌、大肠杆菌、炭疽杆菌、乙型溶血性链球菌、白喉杆菌、白色念珠菌、伤寒杆菌、甲型副伤寒杆菌、绿脓杆菌、痢疾杆菌、变形杆菌、耻垢杆菌、结核杆菌均有较强抑制作用。对鼻疽杆菌的作用不因高热（120℃30分钟）及动物性蛋白质的存在而受到破坏。高浓度明矾液能抑制人型和牛型结核杆菌。

2.抑制乙型肝炎表面抗原 20%明矾溶液经普通电泳观察，有阳性抑制作用。

3.抗癫痫作用 以明矾为主的复方有明显的抗休克作用。作用与抗癫痫药苯巴比妥钠相当。

4.利胆作用　有利胆退黄和促进肝功恢复的作用。

5.降脂作用　有降低血胆固醇作用，可使血清甘油三脂降低。

6.涌吐祛痰　内服能刺激胃黏膜，可致反射性呕吐，可催吐。促进痰液排出[12]。

7.可从细胞中吸收水分，使细胞发生脱水收缩，减少腺体分泌，减少炎性渗出物，故有助于消炎。

8.收敛作用　明矾在体外能使血清立即沉淀，表明有强力凝固蛋白质的作用。临床利用这一收敛作用以止血、止汗等[15]。可用于局部创伤出血[2]。

9.止泻　内服在肠内不吸收，能制止肠黏膜分泌而有止泻作用。

10.低浓度白矾有消炎、收敛、防腐作用。高浓度会浸蚀肌肉，引起溃烂。

11.抗阴道滴虫作用　10%明矾液在试管内有明显抗阴道滴虫作用。

12.抑制癌细胞　体外实验显示，对子宫颈癌（JTC-26）的抑制率为90%以上。以白矾为主的中药方剂提取物，给人体直肠癌的组织周围用药，结果使癌组织呈灶状、片状坏死，从而起到抑制癌细胞的生长和转移的作用，抗癌活性可达70%～90%[12]。

【毒理】1.大剂量明矾内服刺激性很大，可引起口腔、喉头烧伤，呕吐腹泻，虚脱甚至死亡[16]。有人测定白矾灌胃小鼠急性毒性LD_{50}为2.153g/kg。观察3天，拒食，有大量肠积液[7]；小鼠腹腔注射的LD_{50}为1.48±0.0645g/kg[4]。

2.家兔或狗直肠周围注射8%明矾注射液2ml/kg，局部产生出血性凝固性坏死，继而周围形成胶原纤维瘢痕，造成尿闭，尿失禁，腹泻，排便困难，肛门、会阴及睾丸阴囊水肿，甚至形成肛周围组织坏死，直肠瘘管及晚期直肠狭窄[15]。

3.大剂量、长期服用白矾可使小鼠肝、肾功能受到影响，会导致机体铝蓄积，骨、脑、肝、肾等器官铝蓄积明显[12]。

4.长期服用白矾的小鼠肠道内菌群发生紊乱，特别是肠道内双歧杆菌明显减少[12]。

5.明矾可影响小鼠的抗氧化系统，并对遗传物质具有损伤作用[4]。

6.明矾对人体可能也具有致突性，且对生殖有一定的影响[12]。精子畸变率随明矾摄入量的增加而增加，中、高剂量组显著高于阴性对照组[4]。

【性味与归经】酸、涩，寒。归肺、脾、肝、大肠经。

【功能与主治】外用解毒杀虫，燥湿止痒；内服止血止泻，祛除风痰。外治用于湿疹，疥癣，脱肛、痔疮、聤耳流脓；内服用于久泻不止，便血，崩漏，癫痫发狂。

【用法与用量】0.6～1.5g。外用适量，研末敷或化水洗患处。

【注意】1.内服不宜久服，不宜过量，过量能刺激胃黏膜而引起反射性呕吐[13]。

2.体虚胃弱者慎服[15]。

3.阴虚内热，症见咽痛、目痛等症者忌用[19]。

4.泻痢日久，脾胃虚弱，营血不足，无湿热痰火者忌用[19]。

5.忌与牡蛎、麻黄同用[19]。

6.内服3g可对身体有害，损害肺脏，可引起剧咳，甚至可导致肺结核。内服超过3g可引起中毒，威胁生命，应及时采取催吐法进行抢救[17]。

7.不宜与四环素族抗生素同用，以免形成螯合物，降低四环素族药物疗效[4]。

【贮藏】置干燥处，密闭，防止失水风化，防尘。

【附注】1.白矾能解乌头毒，降低半夏的毒性[8]。研究表明，白矾含硫酸铝钾复盐，在水中可水解为氢氧化铝，而氢氧化铝在水中呈凝胶状，能与半夏中的毒性成分结合而起解毒作用[21]。

2.白矾别名"矾石"，矾石在历代本草中名实变迁很大。《神农本草经》中的矾石指皂矾；《名医别录》中矾石指的是胆矾；《本草经集注》指的是多种矾的总称，并提出明矾多入药用；宋以后的本草著作中的矾石单指明矾[9]。实验证明：明矾、胆矾两者有明显的利胆作用，利胆作用强度相似。皂矾无利胆作用[10]。因此对含矾石的古方研究应注意其功效和处方原意选择适当的矾石药材。

3.与伪品铝铵矾（主成分为硫酸铝铵）主要区别[11]见表10-1：

表 10-1　白矾与铝铵矾的区别

	白矾	铝铵矾
性状	不规则的块状或粒状	呈不规则堆叠的四棱锥形，不规则的块状或粒状
颜色	无色或淡黄白色	无色
表面	具细密纵棱	有的具横棱
四苯硼钠—醋酸反应	生成白色沉淀	无沉淀
碱性碘化汞钾反应	无变化或浅棕色溶液	棕色沉淀
氢氧化钠试液反应	无变化	可使湿润红色石蕊试纸变蓝

4.中毒原因：①内服过量，超过内服常用量而达中毒量(2～25g)者。②浓度过高。③用粗制品，滥用未经提炼的白矾石。

中毒表现：牙龈溃烂、恶心呕吐、腹痛腹泻、出血性胃炎，可出现蛋白尿或血尿，甚则虚脱而死亡。

中毒救治：洗胃或给予牛奶、蛋清、米汤等，以保护消化道黏膜，缓和黏膜对毒物的吸收；口服25～30g硫酸钠或硫酸镁，使之生成不被吸收的硫酸盐；静脉滴入5%葡萄糖，生理盐水2000～3000ml，促进排毒。用中草药救治。

参考文献

[1] 国家药典委员会.中华人民共和国药典.2010年版一部.北京:中国医药科技出版社,2010,99、附录28、29、50.

[2] 中国医学科学院药用植物研究所,中国协和医科大学,等.中药志:第六册.北京:人民卫生出版社,1998,317.

[3] 李时珍.本草纲目(校点本上册).北京:人民卫生出版社,1985,669.

[4] 张保国.矿物药.北京:中国医药科技出版社,2005,248.

[5] 赵中杰.矿物药分析.北京:人民卫生出版社,1991,287.

[6] 郭晓庄.有毒中草药大辞典.天津:天津科技翻译出版公司,1992,168.

[7] 岳旺,等.中国中药杂志.1989,14(2):42.

[8] 杨梓懿.中成药研究.1986,(9):16.

[9] 王家葵.中药材.1990,13(3):39.

[10] 陈向明,等.中药通报.1988,13(12):48.

[11] 郭耀武,等.中药材.1990,13(9):23.

[12] 尤淑霞,等.中国中医药信息杂志.2010,17(7):111.

[13] 北京市药品监督管理局.北京市中药饮片标准(2000年版).2000,396.

[14] 安徽省食品药品监督管理局.安徽省中药饮片炮制规范.2005年版.合肥:安徽科学技术出版社,2006,14.

[15] 国家中医药管理局《中华本草》编委会.中华本草:第一册第二卷.上海:上海科学技术出版社,1999,327.

[16] 国家中医药管理局《中华本草》编委会.中华本草:蒙药卷.上海:上海科学技术出版社,2004,36.

[17] 国家中医药管理局《中华本草》编委会.中华本草:维吾尔药卷.上海:上海科学技术出版社,2005,19.

[18] 国家中医药管理局《中华本草》编委会.中华本草:傣药卷.上海:上海科学技术出版社,2005,14.

[19] 李兴广.常用中药宜忌速查.北京:人民军医出版社,2011,298.

[20] 新疆维吾尔自治区卫生厅.维吾尔药材标准:上册.乌鲁木齐:新疆科技卫生出版社,1993,85.

[21] 青海省药品检验所,青海省藏医药研究所.中国藏药:第二卷.上海:上海科学技术出版社,1996,1.

枯矾[1]

【本草考证】本品为较常用中药。李时珍《本草纲目》中才有枯矾之记载，谓"今人但煅干汁用，谓之枯矾，不煅者为生矾。"[2]

【别名】枯白矾，煅白矾，炙白矾《矿物药与丹药》，白矾灰、烧明矾[4]，巴石[2]。

【藏药名】煅明矾、熟白矾《中国藏药》。

【来源】本品为白矾经煅制失去其结晶水而得。主成分为硫酸铝钾 $[KAl(SO_4)_2]$。

【性状】本品呈蜂窝状或海绵状固定块状物或细粉。白色或淡黄白色。不透明，体轻质松。内外皆有细小如针眼的空隙。手捻易碎成粉末状。气微，味酸、涩，有颗粒感[7]。

枯矾粉为白色疏松的粉末。气微，味酸、涩[8]。

【鉴别】枯矾及未煅透的枯矾在水中均能溶解，水溶液澄清。而煅的太过的枯矾，不溶于水，水溶液混浊并有沉淀。其他同白矾。

【检查】同白矾

【化学成分】主成分为硫酸铝钾 $[KAl(SO_4)_2]$。

【产状与分布】同白矾。

【炮制】取净白矾碎块或粗粉，置锅内，照明煅法（中国药典2010年版一部附录21页）煅至松脆[1]。煅至膨胀松泡呈白色蜂窝状固体，结晶水完全蒸发，放凉，取出，打碎成块或碾成细粉[9]。研粉，过60目筛[8]。

【药理】1.对羊毛样小孢子菌、红色毛癣菌、新型隐球菌等真菌均有抑制作用。

2.对白色念球菌有极强烈的抑制作用；对阴道毛滴鞭毛虫实验室杀灭效果颇好；对疟原虫抑制率虽仅19%，但加入抗疟复方，

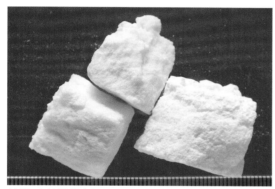
枯矾（亳州药市）

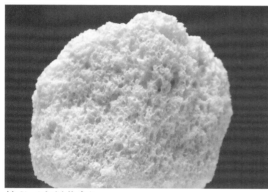
枯矾（亳州药市）

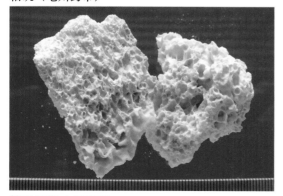
枯矾劣药（未煅透）

第十章　含铝的矿物药

增效明显。

3. 白矾煅至200℃时失去结晶水，增强吸水、收敛、防腐、抑菌及对蛋白的凝固作用。枯矾在0.5g/ml浓度下，对绿脓杆菌呈高度敏感，并对大肠杆菌、霉菌等都有高度的敏感性。因此，临床上用于治疗外科创伤、化脓性溃疡未愈合的伤口，枯矾较生白矾理想[10]。

【性味与归经】酸、涩，寒。归肺、脾、肝、大肠经。

【功能与主治】收湿敛疮，止血化腐。用于湿疹湿疮，脱肛，痔疮，聤耳流脓，阴痒带下，鼻衄齿衄，鼻息肉。

【用法与用量】0.6～1.5g。外用适量，研末敷或化水洗患处。

【注意】同白矾。

【贮藏】贮干燥容器内，置干燥处，防尘，防潮。

【附注】1. 煅白矾收得率与煅制温度和时间有一定规律性。温度低、时间短收率较高，反之则较低。实验结果表明在180～260℃用砂锅或一些惰性耐火材料煅制的枯矾的质量好。可保证其主成分不被破坏，杂质含量小，且抑菌作用较强，刺激黏膜的副作用较小[5]。

2. 煅的太过的枯矾，白色，松脆，在显微镜下观察无晶形，质量较差。水溶液混浊并有沉淀，部分硫酸铝钾分解，硫酸铝钾含量下降[6]。

3. 煅白矾时应注意要一次性煅透，中途不得停火，不要搅拌，不宜使用圆底锅或将白矾放的过多，导致结晶水不能及时蒸发以至于形成凉后的"僵块"。煅时不宜用铁锅，以免煅制过程氧化生成红色Fe_2O_3，锅底附着红褐色锅垢，致使枯矾铁盐超标[11]。

4. 180℃恒温烘箱内烘制3小时后的枯矾（A）抑菌效果较白矾及铁锅煅制枯矾（B）为好。对大肠杆菌的抑菌作用明显优于白矾及枯矾（B）。说明白矾与枯矾，采用不同炮制方法制得枯矾抑菌作用有一定差异[3]。有待深入研究。

5. 枯矾收敛、燥湿、止血、止泻、固脱作用较强，对于溃疡，脓漏，久痢、脱肛等症甚效。枯矾易于吸收分泌液，所以多做撒布剂使用。而明矾多做洗涤剂使用[3]。临床使用时要注意两者各自优势。

参考文献

[1] 国家药典委员会. 中华人民共和国药典. 2010年版一部. 北京：中国医药科技出版社，2010，99、附录21页.

[2] 李时珍. 本草纲目（校点本上册）. 北京：人民卫生出版社，1985，670.

[3] 乌恩，等. 内蒙古医学院学报. 2007，29（4）：259.

[4] 中国科学院四川分院中医中药研究所. 四川中药志. 成都：四川人民出版

社,1962,2395.

［5］卢长庆,等.中成药研究.1987,(4):18.

［6］应钶.中药通报.1988,13(2):19.

［7］北京市药品监督管理局.北京市中药饮片标准(2000年版).2000,396.

［8］上海市食品药品监督管理局.上海市中药饮片炮制规范.2008年版.上海:上海科学技术出版社,2008,333.

［9］安徽省食品药品监督管理局.安徽省中药饮片炮制规范.2005年版.合肥:安徽科学技术出版社,2006,14.

［10］国家中医药管理局《中华本草》编委会.中华本草:第一册第二卷.上海:上海科学技术出版社,1999,327.

［11］叶定江,张世臣.中药炮制学.北京:人民卫生出版社,1999,123.

赤石脂[1]（附亚美尼亚红土）[5]

【本草考证】本品为常用中药,始载于《神农本草经》,列为上品。寇宗奭曰:"赤白石脂四方皆有,以理腻粘舌缀唇者为上。"[2]现今使用,《中国药典》收载赤石脂与古代本草记载一致。

【别名】赤符《吴普本草》,五色石脂[2],真赤石脂[3],红高岭《增订伪药条辨》、赤石土《中药形性经验鉴别法》[4]、吃油脂（陕西）、红土《药材学》,红石土《矿物中药与临床》,石脂[4],老式赤石脂、五色赤石脂[21],赤油脂、多水高岭土、高岭石、赤脂、赤石髓、大红土[7]。

【藏药名】木保贝加母贝[6],草布巴佳[7]。

【蒙药名】宝日—莫勒黑—楚鲁、莫各布巴勒扎布（内蒙古）,宝日—莫乐黑—绰鲁《内蒙古蒙药材标准》。

【维吾尔药名】厅 艾尔美尼《注医典》,提而阿而马尼、吉里也儿麦你、亦儿麦你泥、阿而麦你泥、阿而马尼泥、阿而马泥泥、阿麦你泥《回回药方三十六卷》,格力 艾尔美尼《拜地依药书》[20]。

【原矿物】硅酸盐类矿物多水高岭石,又称"埃洛石"或"叙永石"。

【来源】本品为硅酸盐类矿物多水高岭石族多水高岭石。主含四水硅酸铝 $[Al_4(Si_4O_{10})(OH)_8 \cdot 4H_2O]$。采挖后,除去杂石。

【性状】本品为块状集合体,呈不规则的块状。粉红色,红色至紫红色,或有红白相间的大理石样花纹,质软细腻易碎,光滑如脂,用小刀刮之可得极细粉。断面有的具蜡

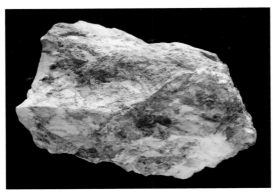
赤石脂（山西）

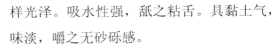

样光泽。吸水性强，舐之粘舌。具黏土气，味淡，嚼之无砂砾感。

硬度　1～2。

相对密度　2.0～2.2[3]。

以色红、光滑、细腻、质软、吸水性强者为佳。

【鉴别】1.取本品1小块（约1g），置

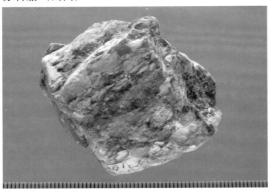
赤石脂（山西）

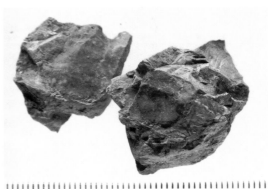
赤石脂（亳州药市）

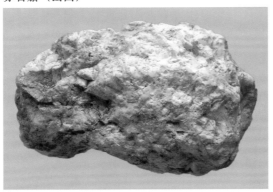
赤石脂（山西）

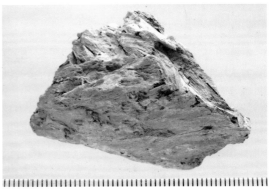
绿色高岭土（山西）

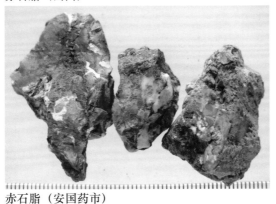
赤石脂（安国药市）

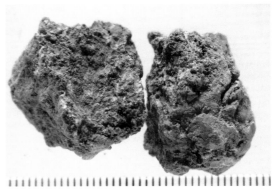
赤石脂劣药

具有小孔软木塞的试管内，灼烧，管壁有较多水生成，小块颜色变深[4]。

2. 取本品粉末约1g，置瓷蒸发皿中，加水10ml与硫酸5ml，加热至产生白烟，冷却，缓缓加水20ml，煮沸2～3分钟，滤过，滤渣为淡紫棕色，滤液显铝盐（中国药典2010年版一部附录29页）的鉴别反应[20]。

3. 取上述滤液1ml，加亚铁氰化钾试液，即发生深蓝色沉淀[20]。

【化学成分】主成分为四水硅酸铝$[Al_4(Si_4O_{10})(OH)_8 \cdot 4H_2O]$，含$Al_2O_3$ 34.7％，SiO_2 40.8％，H_2O 24.5％，并夹杂有微量的Fe_2O_3、Cr_2O_3、MgO、FeO等[8]。

【产状与分布】为外生成因的矿物，最常见于岩石风化壳部位。为铝硅酸盐矿物在湿热气候、氧化条件下风化形成。少数为石英岩或泥灰岩风化壳残积或堆积物。各省区均有产出。主产于山西、河南、福建、江苏、陕西、湖北等省[3]。

【炮制】1. 赤石脂　除去杂质，打碎或研细粉。

2. 煅赤石脂　取赤石脂细粉，用醋调匀，搓条，切段，干燥，照明煅法（中国药典2010年版一部附录21页）煅至红透，用时捣碎[1]。取赤石脂，煅烧至红透，取出，醋淬，取出，干燥，破碎成颗粒[22]。或取赤石脂块，照明煅法煅至红透，碾细粉[23]。

每100kg赤石脂，用醋30～40kg。

3. 制赤石脂　取原药材，砸碎成米粒大小，用清水洗净杂物，加火硝30％、"榜玛"10％，水适量，煮沸3小时，清水漂洗，晒干即得[6]。

【炮制品性状】赤石脂　为不规则的小碎块或细粉。其他特征见上述药材性状。

煅赤石脂　为不规则小碎块，颗粒或粉末。粉红色、土红色、红褐色或深红色，无光泽，质较硬，疏松[24]。

【药理】1. 有吸附作用　内服能吸附消化道内的毒物，如磷、汞、细菌毒素及食物异常发酵的产物等，并可保护消化道黏膜[9]。口服进入肠道后，能形成硅酸盐和水合氧化铝的胶体溶液，吸附胃肠中的污染食物，清洁肠道而达到止泻作用[10]。

2. 对发炎的胃肠黏膜有保护作用　一方面减少异物的刺激，另一方面吸附炎性渗出物，使炎症得以缓解。

3. 赤石脂水煎浓缩液（2g生药/ml）能显著缩短凝血时间和血浆复钙时间；体内、体外均能显著抑制ADP诱导的血小板聚集，对ADP引起的体内血小板血栓形成也有显著对抗作用。说明赤石脂对血液系统的影响既有止血作用，又能祛瘀，还有抗血栓形成作用[10]。

4. 研末外用使局部不受刺激，有吸湿作用　能使创面皮肤干燥，防止细菌生成，减轻炎症，促进溃疡愈合[10]。具有明显的镇痛作用[7]。

5. 赤石脂合剂对小鼠有良好的凝血止血作用[11]。

6. 家兔用80%黄磷1ml烧伤，烧伤面积7cm×12cm。兔急性死亡率50%伴血磷升高。创面应用赤石脂吸附磷，全身用绿豆汤治疗。可治疗血磷，促进尿磷排泄并降低病死率。每1g赤石脂可吸附0.5g磷[20]。

【毒理】 赤石脂煎液静脉注射小鼠LD_{50}为31.60g/kg，动物有肝肿大、肺充血现象[20]。

【性味与归经】 甘、酸、涩，温。归大肠、胃经[1]。苦，寒[6]。

【功能与主治】 涩肠，止血，生肌敛疮。用于久泻久痢，大便出血，崩漏带下；外治疮疡久溃不敛，湿脓疮水浸淫[1]。

干黄水，干脓愈疮，接骨。用于跌打损伤引起的骨伤，骨折，脑损伤，黄水病；外用舒经活络[6]。

煅赤石脂　可增强固涩收敛止血作用[24]。

【用法与用量】 9～12g，先煎。外用适量，研末敷患处。

【注意】 1. 不宜与肉桂、官桂同用[21~22]；不宜与肉桂、桂枝、桂尔通同用[13]；不宜与黄芩、大黄、肉桂同用[26]。

2. 有湿热积滞者忌服；孕妇慎服[4]。

3. 外感表邪未解者忌服；习惯性便秘者忌服；涩肠，湿热泻痢者忌服[26]。

【贮藏】 置干燥处，防潮。

【附注】 1. 江苏、安徽、广东所用赤石脂系采自矿山附近的泥土，掺水捏成团块。呈不规则的块状，大小不一，表面粉红色，质粗糙手捻易成粉，亦有吸水性，但较差，此土俗称"新式赤石脂"[12]。

2. 四川、贵州所用赤石脂习称黄石脂，多以水云母为主，（变）多水高岭石及高岭石为次的黏土矿物，成分主要为[K<2(Al·Fe·Mg)$_4$(Si·Al)$_8$O$_{20}$(OH)$_4$·nH$_2$O]。呈黄色或深黄色团块或粉末状、大片状，表面尚吸附着许多铁矿物的细小颗粒。也有红色、紫红色者，略滑腻，质松用手捻之甚易掉末，微有吸水性，舐之略粘舌。于乳钵中加适量水研磨不呈乳脂状[14~15, 17]。详见黄石脂项下。

3. 根据山西襄汾、阳城、朔县、平顺等地7个样品，由山西省地矿局实验室化学全分析结果：雁北地区样品含Al_2O_3较低为28.76%，其他均在33.0%以上，最高达36.89%。SiO_2含量33.12%～52.36%，Fe_2O_3为0.27%～7.71%，FeO为0.09%～0.20%，TiO_2为0.03%～1.60%，CaO为0.45%～3.11%，MgO为0.2%～0.64%，SO_3为0.09%～4.57%。P_2O_5为0.13%～1.88%。此外还含少量Pb、Zn、Sn、Cr。微量元素光谱半定量分析结果：有Cu、V、Zr、Sr、Ni、Mn、Ca、B、Be、Ba、Y、Yb元素。因产地不同成分含量有差异[16]。

4. 赤石脂、白石脂、软滑石均为黏土矿物，经常是数种黏土矿物共生，形成多种矿物组合。赤石脂是（变）多水高岭石、高岭石、水云母、蒙脱石四种矿物组合，其组合情况各地不同。白石脂亦是（变）多水高岭石。软滑石是高岭石、水云母及（变）多水高岭石3种黏土矿物的组合。赤石脂特别是黄色中有针铁矿，由于铁的氧化物存在，可使其染成红、黄、褐等色。红白部分矿物成分没有区别。用颜色来区分赤白石脂及软滑石似欠妥[17]。

5. 运用红外光谱分析来确定其主要矿物成分，鉴别赤石脂的真伪优劣[18]。

6. 应用X射线衍射分析技术对赤石脂进行了成分分析，结果表明，赤石脂组分较复杂，适于对黏土矿物的鉴定[19]。

7. 曾发现浙江某地区将含有一定量高岭石的褐铁矿充当赤石脂使用。呈土状块体，黄褐色、褐色、褐红色或深褐色。条痕黄褐色。光泽暗淡。手摸之染黄褐色，细腻性差，吸舌性弱，嚼之具有细砂砾感。应注意鉴别[25]。

8. 甘肃（平凉、临夏）、四川（凉山）、上海等地的样品中曾发现用高岭土化较强的长石石英砂岩作赤石脂药用，呈不规则块状，浅黄色、浅灰白色。除石英外，还有一定数量的高岭石、针铁矿、菱铁矿[25]。

9. 黑龙江、内蒙古地区尚以（变）多水高岭石为主要矿物。以明矾石为次要矿物组成的赤石脂[25]。

10. 宁波曾发现过多水高岭石的混淆品，为具有铁锈的红石块。质硬不易碎，无滑腻感，吸水性很弱，嚼之有砂砾感[25]。

11. 中华本草[4]记载赤石脂来源除多水高岭石外还有"氧化物类赤铁矿（Fe_2O_3）或含氢氧化物类褐铁矿（$FeO \cdot OH$）共同组成的细分散多矿物集合体"。这类高铁矿物占赤石脂矿物组分总量的25%以下，但一般高于20%以上。现代风化壳产出的赤石脂常共存不同组分黏土矿物等杂质，影响赤石脂分散度、吸附性、细腻程度。赤石脂的颜色，更受以上诸因素影响。注意和药典品种区别。

从以上可以看出赤石脂的矿物来源比较复杂，要以药典标准为依据，认真识别。

12. 部标维药[5]收载"**亚美尼亚红土**"为硅酸盐类矿物多水高岭土的一种红色块状体。未查到该品种质量标准，有待补充。

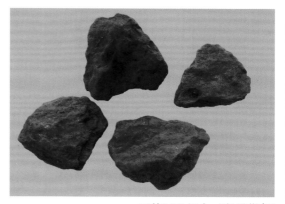

亚美尼亚红土（亳州药市）

参考文献

[1] 国家药典委员会.中华人民共和国药典.2010年版一部.北京:中国医药科技出版

社, 2010, 147、附录21、29页.

［2］李时珍. 本草纲目（校点本上册）. 北京：人民卫生出版社, 1985, 554.

［3］李鸿超, 等. 中国矿物药. 北京：地质出版社, 1988, 132.

［4］国家中医药管理局《中华本草》编委会. 中华本草：第一册第二卷. 上海：上海科学技术出版社, 1999, 332.

［5］中华人民共和国卫生部药典委员会. 中华人民共和国卫生部药品标准：维吾尔药分册. 乌鲁木齐：新疆科技卫生出版社, 1999, 附录212.

［6］青海省食品药品监督管理局. 青海省藏药炮制规范（2010年版）. 西宁：青海人民出版社, 2010, 10.

［7］张保国. 矿物药. 北京：中国医药科技出版社, 2005, 211.

［8］南京药学院《中草药学》编写组. 中草药学：下册. 南京：江苏人民出版社, 1980, 1500.

［9］北京医学院. 中医临床基础. 1975, 282.

［10］孙文君, 等. 广州化工. 2010, 38 (11)：39.

［11］张福康, 等. 中国中药杂志. 1992, 17 (9)：562.

［12］中国医学科学院药物研究所, 等. 中药志：第四册. 北京：人民卫生出版社, 1961.

［13］浙江省食品药品监督管理局. 浙江省中药炮制规范. 2005年版. 杭州：浙江科学技术出版社, 2006, 432.

［14］中华人民共和国卫生部药政管理局, 等. 中药材手册. 北京：人民卫生出版社, 1992, 726.

［15］覃建安. 中药通报. 1987, 12 (5)：12.

［16］山西省药品检验所起草. 中国药典1977年版一部. "赤石脂"初稿起草说明. 1975.

［17］封秀娥. 药物分析杂志. 1986, 6 (3)：165.

［18］郭怡飚, 等. 中国中药杂志. 1989, 14 (4)：8.

［19］杨美华. 中国中药杂志. 1991, 16 (8)：453.

［20］国家中医药管理局《中华本草》编委员. 中华本草：维吾尔药卷. 上海：上海科学技术出版社, 2005, 25.

［21］上海市食品药品监督管理局. 上海市中药饮片炮制规范. 2008年版. 上海：上海科学技术出版社, 2008, 338.

［22］天津市食品药品监督管理局. 天津市中药饮片炮制规范. 2005年版. 2005, 355.

［23］四川省药品监督管理局. 四川省中药饮片炮制规范. 2002年版. 2002, 59.

［24］重庆市食品药品监督管理局. 重庆市中药饮片炮制规范及标准. 2006年版. 2006, 43.

[25] 杨兆起, 封秀娥. 中药材鉴别手册: 第三册. 北京: 科学出版社, 1994, 156.

[26] 李兴广. 常用中药宜忌速查. 北京: 人民军医出版社, 2011, 289.

白石脂[1]（附白陶土）

【本草考证】 本品为较少用中药，始载于《神农本草经》，列为上品，有赤、青、黄、白、黑五色石脂。《名医别录》云："白石脂，生泰山之阴，采无时。"《本草图经》云："五色石脂，归经同一条，并生南山之阳山谷中，主治并用，后人各分之，所出既殊，功用亦别，然今惟用赤白二种，余不复识者。"由上述引述表明，《神农本草经》虽记载了五色石脂，但真正使用者则为赤、白石脂两种，其他已不再药用[2~3]。

【别名】 石符、白符《吴普本草》，白陶土、高岭石[2]，瓷土、高岭土[7]。

【蒙药名】 查干—莫勒黑—朝鲁、巴勒扎布—嘎日布、莫勒黑—朝鲁、巴勒扎布《无误蒙药鉴》[5]。

【维吾尔药名】 厅　买合土米《注医典》，马哈吞泥、马黑徒迷泥、马黑吞泥《回回药方三十六卷》，格力　买合土米《明净词典》[6]。

【原矿物】 多水高岭石；高岭石[8]。

【来源】 本品为硅酸盐类多水高岭石族矿物多水高岭石，主含含水硅酸铝 $[Al_4(Si_4O_{10})(OH)_8 \cdot 4H_2O]^{[1,3]}$。主含高岭石$(Al_4)[Si_4O_{10}](OH)_8^{[7]}$。采挖后，除去杂石，泥土，挑选白色者。

【性状】 本品呈不规则的块状集合体，大小不一。表面类白色，或略带淡粉红色，间有浅黄色条斑。碎断面显颗粒性。体较重，质细腻，手摸有滑润感。吸水性强，舐之粘舌。具土腥气，味淡，嚼之无砂砾感。

硬度　1~2[2]。

以色白、细腻、易碎、吸水性强、无杂质者为佳。

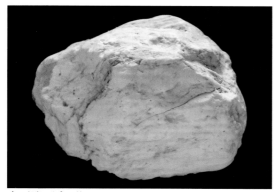

白石脂（山西）

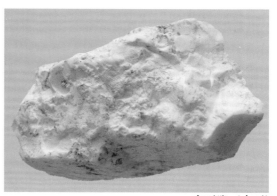

白石脂（山西）

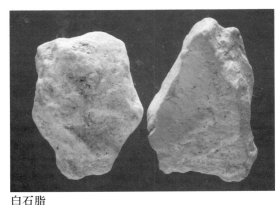
白石脂

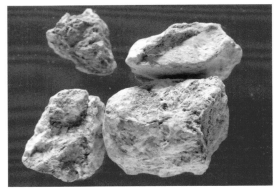
白石脂劣药

【鉴别】1.本品粉末白色或淡黄色。可见大小不等的半透明不规则块状物。淡黄色或白色，无棱角，具网状花纹，偶见浅红色、红黑色或黑色不透明块状物[1, 10]。

2.取本品粉末少许，加硝酸铵溶液烧之，则生成深蓝色[9]。

3.取本品粉末约0.5g，加稀盐酸5ml，振摇后浸渍1小时，滤过，分别取滤液各1ml，置2支试管中，一支加氢氧化钠试液成碱性，生成白色胶状沉淀，沉淀溶于过量的氢氧化钠试液中；另一支加氨水试液至生成白色胶状沉淀，滴加茜素磺酸钠指示液数滴，沉淀即显樱红色[1, 10]。

【检查】杂质　不得过2.0%[10]。

【化学成分】主要成分为含水硅酸铝，$[Al_4(Si_4O_{10})(OH)_8 \cdot 4H_2O]$。含$SiO_2$ 46.5%，Al_2O_3 39.5%，H_2O 14.0%，常含铁、镁、钙等杂质[2]，还含有锶、钡、锰、钛、锌、铅、铜、锂等元素[5]。

【产状与分布】由富铝矿物分解再沉积形成的白石脂，成层产于沉积岩系或煤层中，不成层产出的多为岩浆岩、变质岩等热液蚀变产物；少数为岩石的风化壳中形成的。全国各省均有产出[4]。

【炮制】净白石脂　除去杂质，打成直径约4mm碎块或研细粉。

煅白石脂　取净白石脂，碾成细粉，用醋调匀，搓条切段或制成饼，干燥，置适宜的容器中，照明煅法以无烟武火加热，煅至红透，取出，放凉，碾碎或捣碎[8, 11]。

醋煅白石脂　取净白石脂碎块，置耐火容器中，再置无烟的炉火中，用武火加热，煅至红透，取出，迅速放入米醋中淬酥，放凉，碾成粉末[12]。

每100kg净白石脂，用醋25kg。

【炮制品性状】净白石脂　为不规则的白色碎块或粉末。其他特征同原药材。

煅白石脂　为不规则碎块，黄棕色，质坚硬。手捻微有涩感。微有醋酸气[13]。

醋煅白石脂　为灰白色或灰黄色粉末。质坚硬而脆。具醋香气[12]。

【药理】对肠内异常发酵，产生有害气体以及黏液分泌增多等有强力吸着和干燥作用[7]。用醋做辅料煅制后有一定收敛作用[8]。

【性味与归经】甘、酸，平。归胃、大肠经[2]。归肺、大肠经[8]。甘、酸、涩，温。[9]

【功能与主治】涩肠，止血，固脱，敛疮。用于久泻，久痢，大便出血，崩漏，带下，遗精。外治疮疡不敛，湿疹脓水浸淫[3, 12]。

生干生热，收敛止血，清热止泻，补心除烦，燥湿健胃，净血解毒，催吐去毒[6, 10]。

愈伤，接骨，干脓，燥协日乌素，止血，除脑疾。用于骨伤，肌筋脉断，天花疹毒[5]。

收敛止血，解毒，降解机体湿性，用于咳嗽，咯血，胃弱，腹痛，便血，麻风病及毒虫咬伤[1]。

醋煅白石脂能增强收敛固涩、止带、止血功效[12~13]。

【用法与用量】9～12g[2]。1～3g[1]应包煎或入丸、散；外用适量，研末撒或调敷患处；10～15g，外用适量，作软膏或撒布剂用[7]。

【注意】1.有湿热积滞者忌服[2]。

2.对肠炎痢疾的急性期发热、腹痛、里急后重，便脓血以及湿热积滞者禁用[7]。

3.不宜与肉桂、桂枝、官桂同用[11, 14]。

4.本品对肺脏、脾脏有害[10]。

【贮藏】密闭，置干燥处，防潮，防尘。

【附注】1.《中国药典》2010年版二部收载的"**白陶土**"为天然的含水硅酸铝，用水淘洗去砂，经稀酸处理，并用水反复冲洗，除去杂质制成。作药用辅料、赋形剂。

2.中华本草维吾尔药卷[6]中【采收加工】项下记载："挖取黏土，用野山羊血染红备用。"值得研究。

参考文献

[1]中华人民共和国卫生部药典委员会.中华人民共和国卫生部药品标准:维吾尔药分册.乌鲁木齐:新疆科技卫生出版社(W).1999,22.

[2]甘肃省食品药品监督管理局.甘肃省中药材标准(2009年版).兰州:甘肃文化出版社,2009,375.

[3]山东省药品监督管理局.山东省中药材标准(2002年版).济南:山东友谊出版社,2002,55.

[4]李鸿超,等.中国矿物药.北京:地质出版社,1988,84.

[5]国家中医药管理局《中华本草》编委会.中华本草:蒙药卷.上海:上海科学技术

出版社, 2004, 37.

　　[6] 国家中医药管理局《中华本草》编委会. 中华本草: 维吾尔药卷. 上海: 上海科学技术出版社, 2005, 21.

　　[7] 广西壮族自治区卫生厅. 广西中药材标准: 第二册. 1996年版. 1996, 74.

　　[8] 国家中医药管理局《中华本草》编委会. 中华本草: 第一册第二卷. 上海: 上海科学技术出版社, 1999, 335.

　　[9] 上海市卫生局. 上海市中药材标准 (1994年版). 1994, 85.

　　[10] 新疆维吾尔自治区食品药品监督管理局. 新疆维吾尔自治区中药维吾尔药饮片炮制规范. 2010年版. 乌鲁木齐: 新疆人民卫生出版社, 2010, 19.

　　[11] 河南省食品药品监督管理局. 河南省中药饮片炮制规范 (2005年版). 郑州: 河南人民出版社, 2005, 496.

　　[12] 甘肃省食品药品监督管理局. 甘肃省中药炮制规范 (2009年版). 兰州: 甘肃文化出版社, 2009, 323.

　　[13] 北京市药品监督管理局. 北京市中药饮片标准 (2000年版). 2000, 395.

　　[14] 贵州省食品药品监督管理局. 贵州省中药饮片炮制规范 (2005年版). 贵阳: 贵州科技出版社, 2005, 72.

土黄[1]

【本草考证】本品为藏医习用药材，本草未见记载。

【藏药名】萨格旺。

【原矿物】（变）多水高岭石。

【来源】本品为硅酸盐类矿物（变）多水高岭石。主要成分为$Al_4(Si_4O_{10})(OH)_8 \cdot 2H_2O$。采挖后，除去杂质。

【性状】本品为块状，纯净者白色，常因含氢氧化铁多少不同，其黄色的深浅变化较大，有黄色、土黄色、姜黄色、褐黄色。致密细腻。舔之粘舌，具土腥气，味淡。

　　硬度　1～2。

　　相对密度　2～2.2[2]。

【化学成分】主要成分为$Al_4[Si_4O_{10}](OH)_8 \cdot 2H_2O$。另含氢氧化铁等。

【产状与分布】是由外生沉积作用而成，或由低温热液蚀变而成，也可由富含铝硅酸盐类矿物的岩石经受长期风化而成。全国各地均有产出。

【性味】甘、苦，凉。

【功能与主治】清热解毒。

【用法与用量】配方偶用。

【贮藏】置干燥处，防潮，防尘。

【附注】1.藏医习用药材，用以代替牛黄，是否合理，有待进一步考证[1]。

2.土黄与白石脂来源均为多水高岭石，但土黄为多水高岭石$Al_4(Si_4O_{10})(OH)_8 \cdot 4H_2O$受热逐渐脱去二分子水而成。

参考文献

[1]青海省药品检验所,青海省藏医药研究所.中国藏药:第三卷.上海:上海科学技术出版社,1996,341.

[2]地质部地质辞典办公室.地质辞典(二):矿物 岩石 地球化学分册.北京:地质出版社,1981,75.

软滑石[1~2]

【本草考证】本品为较常用中药。滑石始载于《神农本草经》。全国大部分省市用《中国药典》收载之硅酸盐类矿物滑石族滑石，仅华东及四川等地使用软滑石。

【别名】滑石[3]，西滑石[3~4]，南滑石[4]。

【原矿物】高岭石。

【来源】本品为硅酸盐类矿物高岭石的块状物，主含含水硅酸铝$[Al_4(Si_4O_{10})(OH)_8]$或$Al_2O_3 \cdot 2SiO_2 \cdot 2H_2O$。采挖后，除去泥土和杂石。

【性状】本品呈不规则块状，大小不一，外表白色或类白色，表面无光泽或稍有光泽。断面粉性，白色，有的具少数浅褐色或浅红色纹理。手摸具滑腻感并染手。体较轻，质松软，用手捻即可成白色粉末，以舌舔之吸舌。微有泥土样气，味淡。

硬度 约1。

相对密度 2.53~2.60[3]。

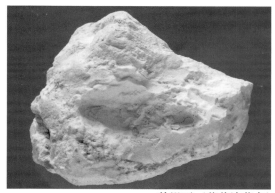

软滑石（荷花池药市）

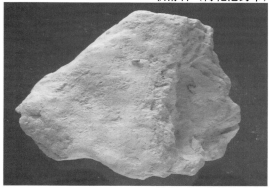

软滑石（荷花池药市）

以细腻、整洁、色青白、润滑、无杂石者为佳。

【鉴别】1.不溶于水、盐酸或硝酸中，在硫酸中加热后变成灰色固体。

2.取本品适量加稀盐酸，煮沸，用水反复洗至上层清液几乎无色，干燥，做供试品。

（1）取供试品1g，置烧杯中，加水10ml与硫酸5ml，加热到发生白烟，冷后加水20ml，煮沸2～3分钟，过滤，残渣为灰色。

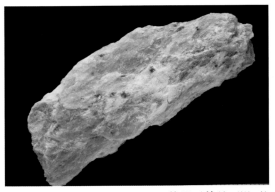

软滑石伪品（滑石）

（2）取供试品1g，加无水碳酸钠2g，于镍或瓷坩埚中，置700～800℃炽灼2小时，熔融后，稍冷，加水40ml，浸渍，滤过，滤液加盐酸使成酸性，蒸干。残渣加稀盐酸，搅拌过滤，滤液显铝盐（中国药典2010年版一部附录29页）的鉴别反应。

【检查】重金属　取本品粉末8g，加冰醋酸4ml与水96ml，煮沸10分钟，放冷，滤过，滤液加水适量使成100ml。取滤液25ml，依法检查（中国药典2010年版一部附录Ⅸ E 50页第一法）含重金属不得过百万分之十。

砷盐　取本品粉末1g，加盐酸5ml与水23ml，加热溶解，放冷，依法检查（中国药典2010年版一部附录Ⅸ F 50页第一法），含砷量不得过百万分之二。

【含量测定】取本品，研细，取约0.5g，精密称定，置烧杯中。加6mol/L盐酸40ml，置水浴中加热30分钟，时时搅拌，滤过。收集滤液，滤渣用水洗涤3次，每次约20ml，合并洗液与滤液，置250ml量瓶中，放冷。加水至刻度，摇匀。精密量取20ml。精密加入乙二胺四乙酸二钠滴定液（0.05mol/L）20ml，加醋酸—醋酸铵缓冲液（pH6.0）15ml，煮10分钟，放冷。加二甲酚橙指示液1ml，用锌滴定液（0.05mol/L）滴定至溶液黄色消失而呈紫红色，并将滴定的结果用空白试验校正。每1ml乙二胺四乙酸二钠滴定液（0.05mol/L）相当于6.453mg的（$Al_2O_3 \cdot 2SiO_2 \cdot 2H_2O$）。

本品含（$Al_2O_3 \cdot 2SiO_2 \cdot 2H_2O$）不得少于40.0%。

【化学成分】主含含水硅酸铝［$Al_4(Si_4O_{10})(OH)_8$］或（$Al_2O_3 \cdot 2SiO_2 \cdot 2H_2O$）。有时含少量铁[3]，经检验尚含（变）多水高岭石［$Al_4(SiO_{10})(OH)_8 \cdot H_2O$］及水云母［$K<_2(Al \cdot Fe \cdot Mg)_4(SiAl)_8O_{20}(OH)_4 \cdot nH_2O$］[6]。

【产状与分布】软滑石主要是外生成因的是火成岩及变质岩中的铝硅酸盐类矿物（长石、云母等）的风化产物。此外，也有热液交代及低温热液矿床的围岩蚀变形成的高岭石。贵州、四川、江西、广西、广东、湖北均有分布。

【炮制】1.净软滑石　除去杂质，碾成细粉[1, 8]。

2.软滑石　取软滑石块粉碎成细粉或水飞（中国药典2010年版一部附录21页）成细粉，干燥[9]。

3.除去杂质，洗净，敲成小于1cm小块，过50目筛，筛去灰屑[3, 7]。

4.制软滑石　将原药用水浸数天，待化，除去未化的块状杂质，带水捣细如泥浆状，取出，倒入铺有洁净布或纸的筛子上，厚度不超过2cm，沥去水，凉至半干，切成边长约2cm的小方块，晾干[7]。

【炮制品性状】软滑石粉　为白色或类白色粉末。质细腻，无砂砾感，手捻有滑润感。

软滑石块　为不规则的小块，块大不过1cm。其他特征同软滑石药材。

制软滑石　呈类方形块状，边长约2cm。类白色或黄白色。手摸之有滑腻感，粘手。质松，易碎。气微，味淡。

【性味与归经】甘，寒。归膀胱、心、大肠经[1]。甘、淡，寒。归膀胱、胃经[2]。甘，寒。归膀胱、肺、胃经[8~9]。甘、寒。归膀胱、肺、肾经[7]。

【功能与主治】利尿通淋，清热解毒，祛湿敛疮。用于热淋，石淋，尿热涩痛，暑湿烦渴，湿热水泻；外治湿疹，湿疮，痱子。

【用法与用量】9~24g。软滑石粉、制软滑石应包煎；外用适量，研末撒敷。

【注意】阴虚而无湿热及脾虚泄泻者忌用，孕妇宜慎用[3]。

【贮藏】置通风干燥处，防潮。

【附注】1.今据全国药材使用情况，认为滑石的来源有两种，一种为单斜晶系矿物滑石，又称硬滑石（中国药典收载），我国华北、东北、西北各地使用。另一种为单斜晶系高岭石，又称软滑石，仅四川、贵州、湖北、浙江等省使用。注意两种滑石，系两种矿物，鉴别比较如表10-2[5]：

表 10-2　滑石与软滑石的区别

特征　　品名	滑石	软滑石
形状	致密块状、片状、鳞片状集合体	致密土块状、疏松鳞片状或致密细粒状
质地	体较重，质较坚实	体较轻，质较松软
手触	手捏不碎，有滑腻感	手捏可碎成粉末，具滑腻感并染手
舌感	舌舔之微感凉而不粘舌	舌舔之吸舌
烧灼	烧灼后与硝酸钴作用呈玫瑰色	烧灼后与硝酸钴作用呈蓝色

2.软滑石与白石脂的矿物来源都为高岭石类，所含化学成分均为含水硅酸铝，但白石脂功效是涩肠止血，而软滑石功效是利尿通淋，清热解毒，祛湿敛疮，其功效完全不同，因此软滑石的功效值得探讨。

3. 浙江炮制05[9] "滑石"收载两种：即硬滑石、软滑石。两者来源，化学成分均不相同，作为同一种滑石药用欠妥，其功能主治是否相同，有待探讨。目前应依照标准区别使用。

参考文献

[1] 四川省食品药品监督管理局.四川省中药材标准(2010年版).成都：四川科学技术出版社,2011,407.

[2] 贵州省药品监督管理局.贵州省中药材、民族药材质量标准(2003年版).贵阳：贵州科技出版社,2003,241.

[3] 江西省卫生厅.江西省中药材标准.1996年版.南昌：江西科学技术出版社,1997,134.

[4] 中华全国中医学会武汉分会中药学会.湖北中药鉴别手册.1984,303.

[5] 中国医学科学院药用植物研究所,中国协和医科大学,等.中药志：第六册.北京：人民卫生出版社,1998,381.

[6] 中华人民共和国卫生部药政局,等.中药材手册.北京：人民卫生出版社,1992,734.

[7] 上海市食品药品监督管理局.上海市中药饮片炮制规范.2008年版.上海：上海科学技术出版社,2008,339.

[8] 重庆市食品药品监督管理局.重庆市中药饮片炮制规范及标准.2006年版.2006,283.

[9] 浙江省食品药品监督管理局.浙江省中药饮片炮制规范.2005年版.杭州：浙江科学技术出版社,2006,441.

脑石[1]

【本草考证】本品为藏医习用药材，本草未见收载。

【藏药名】朵列。

【原矿物】多水高岭石或高岭石。

【来源】本品为硅酸盐类矿物多水高岭石族多水高岭石（赤石脂）或高岭石（白石脂）。主含含水硅酸铝 $[Al_4(Si_4O_{10})(OH)_8 \cdot 4H_2O]$ 或硅酸铝 $[Al_4(Si_4O_{10})(OH)_8]$。采挖后，除去泥沙及杂石。

【性状】赤石脂　为块状集合体，呈不

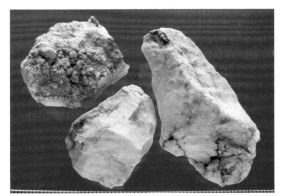

脑石（青海藏医院）

规则的块状。粉红色、红色至紫红色，或有红白相间的花纹。质软，易碎，断面有的具腊状光泽。吸水性强，舔之粘舌。具黏土气，味淡，嚼之无砂砾感[2]。

白石脂 为不规则块状。白色，间有浅黄色条斑。质较软，细腻如脂。吸水性强，舔之粘舌。具土腥气，嚼之无砂砾感[3]。

【鉴别】取本品粉末约0.5g，加稀盐酸5ml，振摇后浸渍1小时，滤过，分别取滤液各1ml，置2支试管中，一支加氢氧化钠试液至碱性，生成白色胶状沉淀，沉淀溶于过量的氢氧化钠试液中；另一支加氨水试液至生成白色胶状沉淀，滴加茜素磺酸钠指示液数滴，沉淀即显樱红色。

【化学成分】主含含水硅酸铝[$Al_4(Si_4O_{10})(OH)_8 \cdot 4H_2O$]或硅酸铝[$Al_4(Si_4O_{10})(OH)_8$]。

【炮制】除去杂质，打碎或研细粉。

【性味与归经】甘、酸、涩，温。归大肠、胃经

【功能与主治】涩肠，止血，生肌敛疮。用于久泻久痢，大便出血，崩漏带下；外治疮疡不敛，湿疹脓水浸淫[2]。

【用法与用量】9～12g。外用适量，研末敷患处。

【注意】不宜与肉桂、官桂、桂皮、桂枝同用。

【贮藏】置干燥处，防潮。

参考文献

[1] 林瑞超.中国药材标准名录.北京：科学出版社，2011，398.

[2] 国家药典委员会.中华人民共和国药典.2010年版一部.北京：中国医药科技出版社，2010，147.

[3] 中华人民共和国卫生部药典委员会.中华人民共和国卫生部药品标准：维吾尔药分册.乌鲁木齐：新疆科技卫生出版社，1999，22.

第十一章　含钠盐的矿物药

　　正常人体钠总量一般约为1g/kg。体钠50%存在于细胞外液中，骨骼中含钠约占全身的40%～45%，其余约10%存在于细胞内。肾脏是体钠排出的主要器官，仅有小部分由汗排出体外。

　　钠是人体细胞外液中的主要阳离子。占阳离子总量的90%左右，是维持细胞外液的渗透压和容量的重要成分。在体液缓冲系统中主要缓冲碱HCO_3^-受Na^+增减的影响而升降，故钠离子总量的变化对体液酸碱平衡有重要作用。在细胞内外液中钠与其他离子的浓度和适当比例，是维持神经肌肉正常功能的保证。0.9%氯化钠溶液相当于哺乳动物体液的渗透压。

　　含钠盐的矿物药，主要有大青盐、光明盐、食盐、秋石、芒硝、玄明粉、紫硇砂、碱花、白盐、黑盐、石碱、朴硝等。

　　含钠盐的矿物药在我国中医药文献中早有记载，《神农本草经》就记载有朴硝、大青盐等。

　　钠以化合物形式大量分布于自然界，钠的氯化物如大青盐、光明盐、秋石、紫硇砂；钠的硫酸盐如芒硝、玄明粉、朴硝；钠的碳酸盐如藏族习用药材碱花等。

　　钠化合物的临床效用各不相同。氯化钠主要为维持体液等渗压，使细胞保持一定形状；因渗透压的作用，在肠中能吸收细胞水分并刺激肠壁引起反射性蠕动而泻下；在体内浓度高时能夺取组织内水分，使发生之水血症而由肾脏滤出，故有利尿作用；用其适当浓度溶液冲洗局部黏膜疮面，具有消炎、防腐作用。硫酸钠具有泻热、润燥、软坚通便、消肿止痛等功效。各药除具有其主要效用外，还具有其他功效，因此临床上必须有选择的使用。

　　含钠盐的矿物药大多易潮解，存放时应包装，密闭置干燥处。另外含钠盐的矿物药含杂质较多，大多炮制后使用。有的品种不宜内服。

芒硝[1]

【本草考证】 本品为常用中药，始载于《名医别录》，谓："芒硝生于朴硝。"李时珍谓："生于盐卤之地，状似末盐……煎炼入盆，凝结在下，粗朴者为朴硝，在上有芒者为芒硝，有牙者为马牙消。"[2]

【别名】 马牙消[4, 11]《药性论》，英消[11]《开宝本草》，盆消[5, 11]《本草图经》，芒消《名医别录》[19]，朴硝[3, 4]，皮硝[3, 5]，毛硝[11]、硫酸钠[4]。

【藏药名】 亚巴恰惹《四部医典》，杂瓦卡惹《晶珠本草》[20]，塞查[8]，亚吾恰热[23]，亚吾恰拉《中国藏药》。

【蒙药名】 查森—疏《认药白晶鉴》，雅巴格查拉《无误蒙药鉴》[21]，其博日—硝《内蒙古中草药》，查顺—疏、牙布各查拉[7]。

【傣药名】 借蒿《西双版纳傣药志》。

【原矿物】 芒硝。

【来源】 本品为硫酸盐类矿物芒硝族芒硝，经加工精制而成的结晶体。主含含水硫酸钠（$Na_2SO_4 \cdot 10H_2O$）。

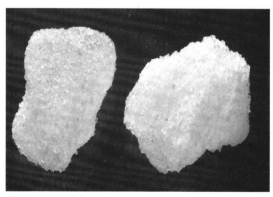

芒硝（安国药市）

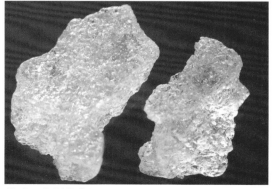

芒硝（亳州药市）

【性状】 本品为棱柱状、长方形或不规则块状及粒状。无色透明或类白色半透明。质脆，易碎，断面呈玻璃样光泽。气微，味咸。

硬度　1.5～2。

相对密度　1.5[21]。

以条块状结晶、无色、透明纯净者为佳。

【鉴别】 本品的水溶液应显钠盐（中国药典2010年版一部附录28页）与硫酸盐（中国药典2010年版一部附录29页）的鉴别反应。

【检查】 铁盐与锌盐　取本品5g加水20ml溶解后，加硝酸2滴，煮沸5分钟，滴加氢氧化钠试液中和，加稀盐酸1ml、亚铁氰化钾试液1ml与适量的水使成50ml，摇匀，放置10分钟，不得发生浑浊或显蓝色。

镁盐　取本品2g，加水20ml溶解后，加氨试液与磷酸氢二钠试液各1ml，5分钟内不得发生浑浊。

干燥失重　取本品，在105℃干燥至恒重，减失重量应为51.0%～57.0%（中国药典2010年版一部附录Ⅸ G 51页）。

重金属　取本品2.0g，加稀醋酸试液2ml与适量的水溶解使成25ml，依法检查（中国药典2010年版一部附录Ⅸ E 50页第一法），含重金属不得过百万分之十。

砷盐　取本品0.20g，加水23ml溶解后，加盐酸5ml，依法检查（中国药典2010年版一部附录Ⅸ F 50页），含砷量不得过百万分之十。

【含量测定】取本品约0.4g，精密称定，加水200ml溶解后，加盐酸1ml，煮沸，不断搅拌，并缓慢加入热氯化钡试液（约20ml），至不再生成沉淀，置水浴上加热30分钟，静置1小时，用无灰滤纸或称定重量的古氏坩埚滤过，沉淀用水分次洗涤，至洗液不再显氯化物的反应，干燥，并炽灼至恒重，精密称定，与0.6086相乘，即得供试品中含有硫酸钠（Na_2SO_4）的重量。

本品按干燥品计算，含硫酸钠（Na_2SO_4）不得少于99.0%。

【化学成分】主要含含水硫酸钠（$Na_2SO_4 \cdot 10H_2O$），此外尚含氯化钠（NaCl）、硫酸钙（$CaSO_4$）、硫酸镁（$MgSO_4$）以及锶、铁、铝、钛、硅等元素[9]。另含微量钙、镁、钾等无机元素[21]。从拉萨藏医院收集的样品，经光谱分析还含有铜、铅、钛、锶等微量元素[20]。

【产状与分布】多形成于含有钠离子和硫酸根离子的饱和溶液干涸的盐湖中。常与石盐、泥土等混合而生。也见于热泉中。产于沿海各产盐区及四川、山西运城、内蒙古、新疆等内陆盐湖[10]。山西运城盐池2012年产量预计在170万吨以上。

【产地加工】多在秋、冬季，取天然产芒硝加水溶解，过滤，滤液加热浓缩，放冷后即析出结晶，取出晾干。如结晶不纯，可重复处理，至得洁净的芒硝结晶[19]。

【炮制】取鲜白萝卜，洗净，切碎，加水煮沸2～3小时，去渣，取汁，加芒硝使溶，待全部溶解后，趁热用纱布过滤，取滤液置适宜容器内，插入清洁稻草一束，低温下静置过夜，待大部分结晶析出时，取出结晶，除去稻草，晾干。结晶母液经浓缩，可继续析出结晶，直至无结晶析出为止。

每100kg芒硝，用萝卜10[3]～20～50kg[5]。

【炮制品性状】置空气中表面渐风化而覆盖一层白色粉末。其他特征同药材。

【药理】1.泻下作用　芒硝中的主要成分硫酸钠，口服后在肠中不易被吸收，形成高渗盐溶液状态，使肠道保持大量水分，引起机械性刺激，促进肠蠕动而致泻，服药后需大量饮水[12, 20]。芒硝对肠黏膜也有化学刺激作用。一般服药后，4～6小时排便，无肠绞痛等副作用[13～14]。

2.利尿作用　4.3%无菌硫酸钠溶液静脉滴注，有利尿作用。可作为利尿剂以治疗无尿症和尿毒症[15]。

3.抗炎作用　10%～25%硫酸钠溶液，外敷创面，可以加快淋巴循环，尚能增强单核吞噬细胞吞噬功能，随着皮肤发红，产生软坚散结、消肿止痛的作用[20]。动物实验证明：腹部外敷，阑尾炎症状明显减轻[15]。以芒硝为主药的大承气汤，有显著的抗炎作用，能抑制多种致炎剂，如组织胺、松节油等所致毛细管通透性亢进，并能抑制透明质酸酶的活性。对小鼠急性腹膜炎模型显示对炎症的双向调节效应[6]。

4.利胆作用　少量多次口服芒硝可刺激小肠壶腹部，反射地引起胆囊收缩，胆囊括约肌松弛，利于胆汁排出[13]。

5.抗菌及溶石　以芒硝为主的方剂还具有抗菌及溶石（胆结石）作用[6]。

【毒理】楚雄产芒硝煎剂，小鼠急性毒性ip，LD_{50}为6.738g/kg，给药后1小时死亡，动物表现肾缺血现象[15]，长期应用可至虚脱或体重减轻。患有肾功能不良者服用本品可引起严重的中毒反应。

【性味与归经】咸、苦，寒。归胃、大肠经[1]。咸，热[23]。

【功能与主治】泻下通便，润燥软坚，清火消肿。用于实热积滞，腹满胀痛，大便燥结，肠痈肿痛；外治乳痈，痔疮肿痛[1]。

提升胃温，助消化，泻痞瘤，消浮肿。用于胃寒，消化不良，腹胀，便秘，痞瘤，闭经等症[20, 23]。

破痞，利水，杀虫。用于胃脘痞，子宫痞，血痞，膀胱结石，闭尿，尿频[21]。

清火解毒，消肿止痛。用于"兵洞烘洞飞暖"（皮肤瘙痒，斑疹，疥癣，湿疹），"喉免"（龋齿），"拢沙龙接喉"（牙痛）[22]。

【用法与用量】6～12g，一般不入煎剂，待汤剂煎得后，溶入汤剂中服用。外用适量[1]。内服：研末，1.5～3g；入丸、散[21]。内服：研末，1～3g；或入丸、散[20]。

【注意】1.孕妇慎用或禁用。

2.脾胃虚寒者禁服[19]；肾功能不全者禁用。

3.不宜与硫黄、三棱同用。

【贮藏】密闭，在30℃以下保存，防风化，防潮。

【附注】1.有将芒硝的别名称朴硝、土硝、皮硝者。实际朴硝、土硝为较不纯的含水硫酸钠结晶，可视为供精制芒硝用的原料。皮硝为极不纯的含水硫酸钠，不可直接入药[10]。

2. 芒硝、朴硝、消石三者历代概念时有演变，《神农本草经》朴硝为硝酸钾，消石为硫酸钠；《名医别录》朴硝为硫酸钠，消石为硝酸钾，芒硝为硫酸镁；宋《开宝本草》以后，芒硝和朴硝被合而为一。《本草纲目》强调芒硝即朴硝，致使明清以后，泻利盐从中药里消失[16]。

3. 据益富寿之助、木村康一等人报道，日本正仓院药物芒硝的主要成分是结晶硫酸镁（$MgSO_4 \cdot 7H_2O$），与现代文献芒硝主要成分含水硫酸钠不同。

实验结果：芒硝（哈尔滨、西安、太原）、朴硝（香港永大行）的主要成分都是硫酸钠，含量88%～96%。此外，尚含微量K、Fe、Cu、Zn、Br、Sr等元素，朴硝中含量最高，Mg的含量最低。牙硝（香港永大行）的主成分是KNO_3，含量接近100%，几乎检不出其他元素。供试药物均不含结晶水。这可能是在保存中失去结晶水所致[17]。

4. 实验结果：芒硝炮制的最佳条件是皮硝：萝卜：水＝5：1：适量，温度2～4℃时的结晶得率为最高，质量佳[18]。

参考文献

[1] 国家药典委员会. 中华人民共和国药典. 2010年版一部. 北京: 中国医药科技出版社, 2010, 118, 附录28、29.

[2] 李时珍. 本草纲目(校点本上册). 北京: 人民卫生出版社, 1985, 644.

[3] 天津市食品药品监督管理局. 天津市中药饮片炮制规范. 2005年版. 2005, 351.

[4] 河南省食品药品监督管理局. 河南省中药饮片炮制规范(2005年版). 郑州: 河南人民出版社, 2005, 498.

[5] 贵州省食品药品监督管理局. 贵州省中药饮片炮制规范(2005年版). 贵州科技出版社, 2005, 90.

[6] 肖培根. 新编中药志: 第四卷. 北京: 化学工业出版社, 2002, 381.

[7] 中国药学会内蒙古分会第二次会员代表大会汇编. 1987, 25.

[8] 青海省生物研究所, 等. 青藏高原药用图鉴: 第一册. 1972, 433.

[9] 赵中杰. 矿物药分析. 北京: 人民卫生出版社, 1991, 258.

[10] 中华人民共和国卫生部药政管理局, 等. 中药材手册. 北京: 人民卫生出版社, 1992, 722.

[11] 郝近大. 中华人民共和国药典辅助说明: 2010年版一部·药材及饮片. 北京: 中国中医药出版社, 2011, 204.

[12] 南京药学院《中草药学》编写组中草药学: 下册. 南京: 江苏人民出版社, 1980, 1502.

［13］吴葆杰.中草药药理学.1983.

［14］郭广义,等.中成药研究.1982,(12):1.

［15］岳旺,等.中国中药杂志.1989,14(2):44.

［16］陈榆,等.中药通报.1987,12(2):3.

［17］薛建英.摘自生药学杂志(日本).1988,(4):42.

［18］周永厚.中成药研究.1987,(4):20.

［19］国家中医药管理局《中华本草》编委会.中华本草:第一册第二卷.上海:上海科学技术出版社,1999,270.

［20］国家中医药管理局《中华本草》编委会.中华本草:藏药卷.上海:上海科学技术出版社,2002,17.

［21］国家中医药管理局《中华本草》编委会.中华本草:蒙药卷.上海:上海科学技术出版社,2004,38.

［22］国家中医药管理局《中华本草》编委会.中华本草:傣药卷.上海:上海科学技术出版社,2005,13.

［23］青海省食品药品监督管理局.青海省藏药炮制规范(2010年版).西宁:青海人民出版社,2010,6.

玄明粉[1]

【本草考证】本品为常用中药,始载于《药性论》。玄明粉发端于唐玄宗时期,道士刘玄真献无水硫酸钠,号称"玄明粉",玄宗喜用,朝野成为热潮。

【别名】白龙粉[9]《御药院方》,风化消[4]《本草纲目》,元明粉[4,9]《现代实用中药》[7],无水芒硝《中华海洋本草》。

【原矿物】芒硝。

【来源】本品为芒硝经风化干燥制得,主含硫酸钠（Na_2SO_4）。

【性状】本品为白色粉末,质地疏松,轻泡,易分散,很少有凝固者。气微,味咸。有引湿性。

以粉细、色白、干燥者为佳。

【鉴别】本品的水溶液显钠盐（中国药典2010年版一部附录28页）与硫酸盐（中国药典2010年版一部附录29页）的鉴别反应。

【检查】铁盐与锌盐、镁盐　照芒硝项下的方法检查,但取用量减半,应符合规定。

重金属　取本品1.0g,加稀醋酸2ml与适量的水溶解使成25ml,依法检查（中国药典

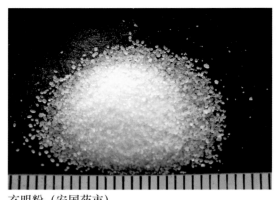

玄明粉（安国药市）

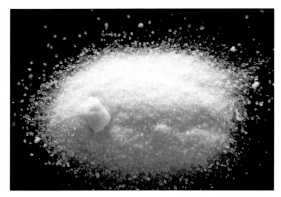

玄明粉（亳州药市）

2010年版一部附录Ⅸ E 50页第一法），含重金属不得过百万分之二十。

砷盐 取本品0.10g，加水23ml溶解后，加盐酸5ml，依法检查（中国药典2010年版一部附录Ⅸ F 50页），含砷量不得过百万分之二十。

【含量测定】 取本品，置105℃干燥至恒重后，取约0.3g，精密称定，照芒硝【含量测定】项下的方法测定，即得。

本品按干燥品计算，含硫酸钠（Na_2SO_4）不得少于99.0％。

【化学成分】 主要含硫酸钠（Na_2SO_4），尚含少量硫酸铁、硫酸镁、硫酸钙、硫酸钾和锌盐等杂质。北京、保定、山西玄明粉样品经光谱半定量分析含微量元素锰、钡、钛及铜、锆、锶[8]。

【产状与分布】 详见芒硝项下。

【制法】 选干冷天气，取净芒硝放在竹匾内或用纸包裹，露置通风干燥处，令其风化，使水分消失，成为白色粉末，过40目筛。又法：将芒硝放入磁盆（忌用铁锅）内，再将盆放在水锅上加热，使结晶熔化，水分逐渐散失，留存白色粉末。水分消失较上法彻底[7]。

【炮制】 拣净杂质，直接入药。

【药理】 详见芒硝项下。

用0.75％玄明粉掺入大鼠饲料，观察对0.3％胆盐食谱同时接受二甲肼（DMH）皮下注射之大鼠诱发肠癌的影响，实验结果表明，玄明粉具有明显抑制胆盐促癌作用[7]。

【毒理】 西安产玄明粉，急性毒性ip，LD_{50}为4.648g/kg[6]。

【性味与归经】 咸、苦，寒。归胃、大肠经。

【功能与主治】 泻下通便，润燥软坚，清火消肿。用于实热积滞，大便燥结，腹满胀痛；外治咽喉肿痛，口舌生疮，牙龈肿痛，目赤，痈肿，丹毒。

【用法与用量】 3～9g[1]，溶于煎好的汤液中服用。10～15g，或入丸、散[7]。外用适量，水化洗敷，或研末吹敷患处[2～3]。

【注意】1. 孕妇慎用（禁用）[1~2]。

2. 不宜与硫黄、三棱同用[1~2]。

3. 脾胃虚寒者禁服[7,9]。

【贮藏】贮干燥容器内，密封，防潮。

【附注】1.《四川中药志》[5]分别收载"玄明粉"和"风化硝"。风化硝即本文描述的"玄明粉"，与《中国药典》1990年版一部收载的玄明粉一致。而"玄明粉"则为另一种药，也系芒硝的一种加工品。以芒硝和萝卜为原料，先将萝卜洗净刮皮，切成小片，放入锅内煮之烂熟，滤取汁液，加入芒硝，煮沸后过滤，将滤液沉淀，除去表面的浮渣及沉淀物，再煮再滤，将最后的滤液倒入小钵内，待冷却凝结后，取出滴净水分。此玄明粉呈方形、斜方形的颗粒状或不规则的多面结晶形，白色或带暗棕色（精制者色雪白）。味咸，遇热即熔化。性味、归经等与《中国药典》收载之玄明粉相同。但功能主治方面略有差异，对停痰痞结，热甚发狂等症有效。

2. 用芒硝风化制备玄明粉时，风化时气温不宜高于32℃，否则会溶于本身结晶水中，使芒硝液化而得不到玄明粉[7]。

参考文献

［1］国家药典委员会.中华人民共和国药典.2010年版一部.北京:中国医药科技出版社,2010,108、附录28、29页.

［2］天津市食品药品监督管理局.天津市中药饮片炮制规范.2005年版.2005,350.

［3］江西省食品药品监督管理局.江西省中药饮片炮制规范.2008年版.上海:上海科学技术出版社,2009,532.

［4］上海市食品药品监督管理局.上海市中药饮片炮制规范.2008年版.上海:上海科学技术出版社,2008,334.

［5］中国科学院四川分院中医中药研究所.四川中药志:第三册.成都:四川人民出版社,1962,2374、2438.

［6］岳旺,等.中国中药杂志.1989,14(2):44.

［7］国家中医药管理局《中华本草》编委会.中华本草:第一册第二卷.上海:上海科学技术出版社,1999,273.

［8］中国医学科学院药用植物研究所,中国协和医科大学,等.中药志:第六册.北京:人民卫生出版社,1998,324.

［9］郝近大.中华人民共和国药典辅助说明:2010年版一部·药材及饮片.北京:中国

中医药出版社,2011,186.

大青盐[1]（青盐）[17]

【本草考证】本品为较少用中药。原名"戎盐"，始载于《神农本草经》，列为下品。《名医别录》记载："戎盐生胡盐山，及西羌北地、酒泉福禄城东南角。北海青，南海赤。十月采。"苏颂曰："今青盐从西羌来者，形块方棱，明莹而青黑色，最奇。"[2]

【别名】戎盐[10]《五十二病方》，䱐、䲈《玉篇》[15]，胡盐《名医别录》，秃登盐、阴土盐《唐本草》，石盐[10]、寒盐、冰盐《石药尔雅》，羌盐《日华子本草》，青盐[17]《圣惠方》[2]，岩盐《地质矿物学大辞典》。

【藏药名】兰查[3]，兰擦[12]。

【蒙药名】呼和—达布斯[5]、蓝萨《无误蒙药鉴》[18]，苏各萨[4]，呼和—达布苏《内蒙古中草药》，扫各沙《内蒙古药材》。

【原矿物】石盐。

【来源】本品为卤化物类石盐族湖盐结晶体，主含氯化钠（NaCl）。自盐湖中采挖后，沥尽母液，除去杂质，干燥。

【性状】本品为立方体、八面体或菱形的结晶，有的为歪晶，直径0.5～1.5cm。白色或灰白色，半透明，具玻璃样光泽。质硬，易砸碎，断面光亮。气微，味咸、微涩苦。

硬度　2.5。

相对密度　2.1～2.6[18]。

以结晶整齐的立方体、色白、洁净明亮、无杂质者为佳。

【鉴别】1.本品粉末灰白色。为不规则的透明块片，边缘光滑，有顺直纹理或不规则裂纹，有的块片附有浅黄色颗粒状物[16]。

2.取本品粉末少量，置无色火焰中燃烧，火焰呈亮黄色[5]。

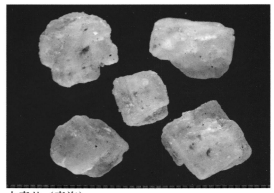

大青盐（青海）

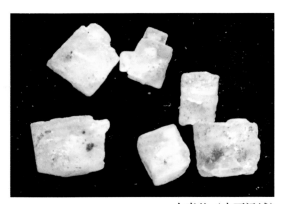

大青盐（山西运城）

3.供试品溶液应显钠盐和氯化物（中国药典2010年版一部附录28、29页）的鉴别反应。

【含量测定】取本品细粉约0.15g,精密称定，置锥形瓶中，加水50ml溶解，加2％糊精溶液10ml、碳酸钙0.1g与0.1％荧光黄指示液8滴，用硝酸银滴定液（0.1mol／L）滴定至浑浊液由黄绿色变为微红色，即得。每1ml硝酸银滴定液（0.1mol／L）相当于5.844mg氯化钠（NaCl）。

本品含氯化钠（NaCl）不得少于97.0％。

【化学成分】主含氯化钠（NaCl），此外尚含Ca、Mg、Fe、Al、Sr、Si等[7]。还夹杂有氯化钾（KCl）、氯化镁（MgCl$_2$）、氯化钙（CaCl$_2$）、硫酸镁（MgSO$_4$）、硫酸钙（CaSO$_4$）和铁等[18]。尚含有Pb、Cr、Ni、V、Ti、Ag、Zn、U、Hg等16种元素[14]。

【产状与分布】属盐湖中化学沉积，不限于现代盐湖沉积，还包括不同地质时代沉积层中崖（岩）盐，且多为原生盐。主要产于青海、内蒙古、新疆、西藏、四川、山西等地[8]。

【炮制】1.净大青盐　拣净杂质，去净浮土，用时捣碎或研细。水溶后除去杂质用。

2.煅大青盐　取原药材粉碎后，加适量水，制成大饼状，晒干后，用干柴火或无烟木炭煅烧至白色，即得[12]。

3.炒大青盐　取原药材，除去杂质，放置铁锅中炒至出现响声为止，放凉，即得[12]。

【炮制品性状】煅大青盐　本品为结晶性粉末。灰白色。气微，味咸，微涩苦。

炒大青盐　本品为立方体或多棱形结晶颗粒。青白色或灰白色，半透明，具玻璃样光泽。质硬，易碎，断面光亮。气微，味咸，微涩苦[12]。

【药理】1.内服其稀溶液可促进胃液分泌，增加胃酸而助消化。

2.能刺激肠管黏膜，加强其蠕动与分泌，而有利于大便的排出。

3.游离的钠离子吸收入血后，由于渗透压作用，能吸收组织中水分，并刺激肾脏，而奏利尿之效。

4.有凝固血液作用[9]。

5.外用适宜浓度，对皮肤黏膜有轻微刺激，促其分泌，并能阻止微生物的发育，起洁净局部作用[10]。

【毒理】青海产大青盐，急性毒性ig，LD$_{50}$为2.789g/kg[11]。

【性味与归经】咸，寒。归心、肾、膀胱经[1]。咸，甘，热[12]。

【功能与主治】清热，凉血，明目。用于吐血，尿血，牙龈肿痛出血，目赤肿痛，风眼烂弦[1]。

补肾，泻血热，消积聚，解毒。用于脏腑症结，心腹痛，吐血，溺血，目痛，疥癣痈疮[13]。

消食，消痞，通便，解毒。

炒大青盐用于消化不良，胃寒。

煅大青盐用于痞瘤[12]。

【用法与用量】1.2～2.5g，或入丸散用。外用适量，研末擦牙或水化漱口、洗目。

【注意】水肿者慎用；肾脏病患者忌服[14]。

【贮藏】贮干燥容器内，置通风干燥处，防潮，防尘。

【附注】1.大青盐与光明盐原矿物同为石盐，但光明盐纯度较高。大青盐、光明盐和人工炼制的食盐主成分均为NaCl，但其性味归经、功能主治不同，注意区别使用。

2.因含杂质不同，常染成各种颜色，如灰色（泥质油点）、黄色（氢氧化铁）、红色（无水氧化铁）、褐色或黑色（有机质）等，有时有蓝色的斑点不均匀地分布其中。使大青盐有灰、黄、红、褐或黑色。但多不使用[6，16]。

3.浙江炮制[17]在不常用中药项下大青盐以"青盐"收载。

参考文献

［1］国家药典委员会.中华人民共和国药典.2010年版一部.北京：中国医药科技出版社，2010，21、附录28、29页.

［2］李时珍.本草纲目（校点本上册）.北京：人民卫生出版社，1985，635.

［3］西藏卫生局，青海省卫生局，等.藏药标准.西宁：青海人民出版社，1979，5.

［4］中国药学会内蒙古分会第二次会员代表大会汇编.1987，25.

［5］内蒙古自治区卫生厅.内蒙古蒙药材标准.1986年版.赤峰：内蒙古科学技术出版社，1987，357.

［6］山东省药品监督管理局，山东省中药材标准（2002年版）.济南：山东友谊出版社，2002，9.

［7］赵中杰.矿物药分析.北京：人民卫生出版社，1991，280.

［8］李鸿超，等.中国矿物药.北京：地质出版社，1988，26.

［9］《全国中草药汇编》编写组.全国中草药汇编.北京：人民卫生出版社，1978，44.

［10］刘友樑.矿物药与丹药.上海：上海科学技术出版社，1962，102.

［11］岳旺，等.中国中药杂志.1989，14（2）：44.

［12］青海省食品药品监督管理局.青海省藏药炮制规范（2010年版）.西宁：青海人民出版社，2010，1.

［13］中华人民共和国卫生部药政管理局，等.中药材手册.北京：人民卫生出版

社, 1992, 716.

［14］河南省卫生厅. 河南省中药材标准. 1993年版. 郑州: 中原农民出版社, 1994, 7.

［15］国家中医药管理局《中华本草》编委会. 中华本草: 第一册第二卷. 上海: 上海科学技术出版社, 1999, 265.

［16］北京市卫生局. 北京市中药材标准. 1998年版. 北京: 首都师范大学出版社, 1998, 12.

［17］浙江省食品药品监督管理局. 浙江省中药炮制规范. 2005年版. 杭州: 浙江科学技术出版社, 2006, 475.

［18］国家中医药管理局《中华本草》编委会. 中华本草: 蒙药卷. 上海: 上海科学技术出版社, 2004, 31.

珍珠盐[1]

【本草考证】本品为藏医习用药材。《晶珠本草》记载: "巴擦消瘿瘤、肉瘤。"让钧多吉说: "巴擦消瘿瘤、瘰疬, 与羌地黑盐相同。"本品产自西藏上部地区, 状如砂糖团, 咸味甚浓。

【藏药名】巴擦。

【原矿物】石盐。

【来源】本品为卤化物类石盐族湖盐结晶体。主含氯化钠（NaCl）。自盐湖中采挖后, 除去杂质, 干燥。

【性状】本品为珍珠状的结晶。颗粒直径2～4mm, 常板结成块。白色或灰白色。油脂光泽。质硬, 易砸碎, 断面光亮。气微, 味咸、微苦涩。

【鉴别】详见大青盐。

【化学成分】详见大青盐。

【产状与分布】珍珠盐是一种湖盐。对成因的认识有多种: 认为是由于湖边风浪作用, 石盐在岸边湖底由小到大滚动而成; 是不饱和氯化钠的湖水溶蚀石盐阶地中的粗粒立方体结晶石盐而成; 是在磨蚀和溶蚀双重作用下形成的……珍珠盐产出的地域极局限, 目前仅见于青海省柴达木盆地达布逊盐湖。

【炮制】详见大青盐。

【药理】详见大青盐。

【性味】咸, 温。

【功能与主治】消瘿瘤、肉瘤。

【用法与用量】1.5～5g。

【注意】水肿者慎用。

【贮藏】置通风干燥处，防潮，防尘。

【附注】1.本品与大青盐均来源于湖盐结晶，主含氯化钠。产状、分布、外观形状有差异。两者性味、功能主治差异较大，故将珍珠盐单列。临床使用时要注意区别。

2.每年四、五月间珍珠盐盐质最佳，其他时间珍珠盐板结，杂质多，盐质劣。

参考文献

[1] 青海省药品检验所, 青海省藏医药研究所. 中国藏药: 第三卷. 上海: 上海科学技术出版社, 1996, 233.

食盐[1]

【本草考证】马王堆汉墓出土的《五十二病方》中已有盐作药用的记载。后收载于《名医别录》，列为下品。《本草纲目》对食盐的产地、品种等有详细的记载。食盐的来源、产地古今相符。

【别名】大盐《神农本草经》、盐《名医别录》、海盐《矿物药与丹药》，咸鹾《礼记》，䱒、鬶、鹽、𩽡《广雅》[3]。

【傣药名】哥《西双版纳傣药志》[4]。

【来源】本品为海水或盐井、盐池、盐泉中的盐水经煎、晒而成的结晶体。主含氯化钠（NaCl）。采收后，除去杂质。

【性状】为立方体、长方体或不规则多棱形晶体。纯净者，无色透明。通常呈白色或灰白色，半透明，具玻璃样光泽。体重，质硬，易砸碎。气微，味咸。

以色白、纯净、透明、无杂质者为佳。

【鉴别】1.空气中易吸潮，能溶于水，不溶于乙醇。在无色火焰上燃烧成鲜黄色。

2.取本品约0.1g，加水10ml，使溶解，滤过，滤液：①加硝酸使呈酸性后，滴加硝酸银溶液，有白色沉淀生成，分离沉淀加氨试液即溶解，再加硝酸，沉淀复生成。②取铂丝，用盐酸湿润后蘸取本品在无色火焰上

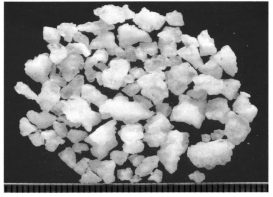

食盐

灼烧，火焰显黄色[2]。

【化学成分】主要为氯化钠。常含少量氯化镁、硫酸镁、硫酸钠和硫酸钙及不溶物质等[5]。

【产状与分布】海盐产于辽宁、河北、山东、江苏、浙江、福建、广东、广西、台湾。池盐产于山西、陕西、甘肃等省，井盐产于云南、四川。

【炮制】取原药材，除去杂质。

【药理】1.促消化　食盐内服后可使胃液分泌增多，胃酸增加，并能刺激肠管黏液分泌，加强其蠕动，利于排便。

2.利尿　食盐被消化、吸收入血后，可以起到利尿作用。

【性味与归经】咸，寒。归胃、肾、大小肠经。

【功能与主治】涌吐，清火，凉血，解毒，软坚，杀虫，止痒。用于食停上脘，心腹胀痛，胸中痰癖，二便不通，牙龈出血，牙痛，喉痛，目翳疮疡，肿痛，毒虫螫伤等[1,3]。

【用法与用量】0.9～3g，沸汤溶化，作为催吐用9～18g，宜炒黄用；外用适量，炒热熨敷；或水化点眼、漱口、洗疮。

【注意事项】咳嗽、口渴者慎服，水肿患者忌服。

【贮藏】贮干燥容器内，密封，防潮。

参考文献

［1］安徽省食品药品监督管理局.安徽省中药饮片炮制规范.2005年版.合肥:安徽省科学技术出版社,2006,1

［2］管华诗,王曙光.中华海洋本草:第二卷.上海:上海科学技术出版社.北京:海洋出版社,2009,3、8.

［3］国家中医药管理局《中华本草》编委会.中华本草:第一册第二卷.上海:上海科学技术出版社,1999,263

［4］国家中医药管理局《中华本草》编委会.中华本草:傣药卷.上海:上海科学技术出版社,2005,15.

［5］杨松年,等.中国矿物药图鉴.上海:上海科学技术文献出版社,1990,30.

海盐[1]

【本草考证】本品为藏医习用药材。《晶珠本草》记载："措擦功效同加木擦（光明盐），治培龙的合并症。"本品产自海中。

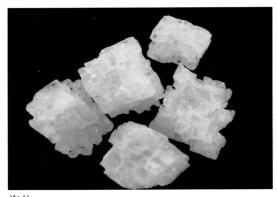

海盐

【藏药名】措擦。

【来源】本品为海水经蒸、晒浓缩干燥后的结晶。主含氯化钠（NaCl）。采集后，除去杂质。

【性状】本品呈立方体形。集合体呈骰子形柱状或粒状，也有的呈结晶细粒或粉末状。纯净者无色透明，常因含杂质而呈灰白色。玻璃光泽。在湿空气中易吸水潮解。气微，味咸。

硬度 2～2.5。

相对密度 2.1～2.5。

以洁白。无色透明、纯净、无杂质者为佳。

【鉴别】详见食盐。

【化学成分】主含氯化钠（NaCl）。含钠39.4%，氯60.6%。此外，还含钾、镁、钙、碘等元素。

【产状与分布】主产我国沿海。辽宁、河北、山东、江苏、浙江、福建、广东、广西、台湾[2]。

【炮制】取原药材，除去杂质。

【药理】详见食盐。

【性味】咸，甘，温。

【功能与主治】详见食盐；治培龙合并症。

【用法与用量】常配方用，1.5～5g，入药时需加水溶解，滤去杂质，煎炼成白色结晶。

【注意】孕妇、体弱、肺病患者忌服。

【贮藏】贮干燥容器内，密封，置干燥处，防潮。

【附注】1.中华海洋本草[2]、《矿物药浅说》、《安徽省中药饮片炮制规范》等将海盐归入食盐项下收载。

2.本品与大青盐、食盐、光明盐主成分均为氯化钠（NaCl），因其来源不同，所含微量元素有别，功效也就存在差异。加之中医和民族医用药习惯不同。故海盐在此单列。

参考文献

[1]青海省药品检验所,青海省藏医药研究所.中国藏药:第三卷.上海:上海科学技

术出版社,1996,267.

[2] 管华诗,王曙光.中华海洋本草:第二卷.上海:上海科学技术出版社.北京:海洋出版社,2009,3,8.

光明盐[1, 3]

【本草考证】本品为较少用中药。藏医、蒙医习用药材,始载于《唐本草》,苏颂曰:"今阶州出一种石盐,生山石中,不由煎炼,自然成盐,色甚明莹,彼人甚贵之,云即光明盐也。"[2]藏医习用光明盐始载于《四部医典》,以"加察"之名收载;蒙医习用光明盐始载于《认药白晶鉴》,以"毛鲁日—达布斯"之名收载。

【别名】石盐《唐本草》,圣石《雷公炮炙论》[12],岩盐[13],水晶盐[2]。

【藏药名】加察《四部医典》,加木檫《晶珠本草》,加木察[7, 13],加措兰察《八支》,加措察、毕玛拉《鲜明注释》[8]。

【蒙药名】毛劳日—达布斯、扎木萨[6],毛鲁日—达布斯《认药白晶鉴》,札木萨《无误蒙药鉴》[9]。

【原矿物】石盐。

【来源】本品为卤化物类石盐族矿物石盐的结晶。主含氯化钠(NaCl)。采挖后,刮净外面杂质。

【性状】本品为骰子柱形或粒状,不规则的方块状,也有的是结晶细粒或粉末状。具顺直的解理纹。全体呈青白色至暗白色或略带黄色。多无色透明。表面平整,有玻璃光泽。质硬脆,易砸碎,易潮解。气微,味咸。

硬度 2.5。

相对密度 2.16~2.17[4]。

以块大、洁白、透明纯净者为佳。

【鉴别】1.本品粉末白色。水合氯醛装片后立即于镜下观察:可见溶化成光滑的、透明片状物。偶有未溶化者有棱角及不规则的纹理[9]。

2.本品易溶于水,水溶液显钠盐与氯化

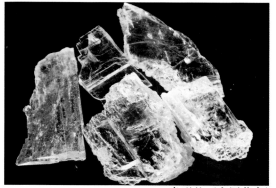

光明盐(安国药市)

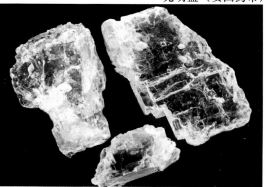

光明盐(亳州药市)

物（中国药典2010年版一部附录28、29页）的鉴别反应。

【化学成分】主含氯化钠（NaCl），其中含钠39.34%、含氯60.66%，此外尚含钾、镁、钙、碘等[8]。

【产状与分布】常产于古代或现代炎热干燥地区湖盆中和海滨浅水泻湖中[11]。主产于青海盐湖、甘肃、陕西、内蒙古、新疆等地。

【炮制】1.净光明盐　除净杂质，捣碎；或用水溶解后，滤过，滤液煎炼成白色结晶。

2.清炒光明盐　取净光明盐，砸成小块，置锅内文火加热4～6分钟，不断搅拌，炒至几乎无水分，开始爆裂时，取出，放凉[9]。

【性味与归经】咸，热。归肾、肺、胃经[5]。咸，微甘，寒。归肾经[10]。甘、咸，热[13]。

【功能与主治】除寒健胃，驱风。用于寒性培根、龙的合并症，胃寒引起的消化不良[1, 7]。

补肾，清热凉血。用于目赤，肿痛，多泪，头痛等[10]。

祛风明目，消食化积，解毒。用于目赤肿痛，泪眵多，食积脘胀，食物中毒[12]。

【用法与用量】3～5g。内服：研末，入丸、散[1]；1～2g,外用适量[10]；内服：煎汤，0.9～1.5g；或入丸、散。外用适量；化水洗目[12]。

【注意】水肿者慎用；肾脏病患者忌服。

【贮藏】置阴凉通风干燥处，防潮，防尘。

【附注】光明盐与大青盐同为矿物盐，主含氯化钠（NaCl）。但光明盐水晶般纯净，无色透明，具玻璃光泽。换句话说：就是光明盐纯度高，杂质少，区别于大青盐，祛风明目优于大青盐[12]。

参考文献

[1]中华人民共和国卫生部药典委员会.中华人民共和国卫生部药品标准.藏药.第一册.1995,35.

[2]李时珍.本草纲目(校点本上册).北京:人民卫生出版社,1985,637.

[3]西藏卫生局,青海省卫生局,等.藏药标准.西宁:青海人民出版社,1979,39.

[4]李鸿超,等.中国矿物药.北京:地质出版社,1988,117.

[5]毕焕春.矿物中药与临床.北京:中国医药科技出版社,1992,33.

[6]中国药学会内蒙古分会第二次会员代表大会汇编.1987,25.

[7]青海省卫生厅.青海省藏药标准.1992年版.1992,23.

[8]国家中医药管理局《中华本草》编委会.中华本草:藏药卷.上海:上海科学技术

出版社, 2002, 17.

　　[9] 国家中医药管理局《中华本草》编委会. 中华本草: 蒙药卷. 上海: 上海科学技术出版社, 2004, 39.

　　[10] 北京市药品监督管理局. 北京市中药饮片标准. 2000年版. 2000, 400.

　　[11] 地质部地质辞典办公室. 地质辞典(二): 矿物　岩石　地球化学分册. 北京: 地质出版社, 1981, 49.

　　[12] 国家中医药管理局《中华本草》编委会. 中华本草: 第一册第二卷. 上海: 上海科学技术出版社, 1999, 267.

　　[13] 青海省食品药品监督管理局. 青海省藏药炮制规范(2010年版). 西宁: 青海人民出版社, 2010, 7.

白盐[1]

【本草考证】 本品为维吾尔医习用药材, 始载于《拜地依药书》。《药物之园》载: "白盐, 是一种矿物盐, 是产于矿区和戈壁荒地的白色食用盐, 色白, 质硬, 味咸, 易溶于水中; 用于除了甜食以外的任何食物中。" 根据上述维吾尔医本草所述药物特征和实物对照, 与现代维吾尔医所用的白盐一致。

【维吾尔药名】 阿克　土孜《拜地依药书》, 拿马其、哈米儿盐《回回药方三十六卷》, 艾里密胡里　艾比也孜、乃买克　赛非德、赛非德　伦《明净词典》。

【原矿物】 盐。

【来源】 本品是产于矿区和戈壁荒地的一种结晶性矿物盐。主含氯化钠（$NaCl$）。采挖后, 除去泥沙及杂石。

【性状】 本品呈大小不等的块状、不规则的多棱形。白色。质硬。气微, 味咸。

以色白、质硬、味咸无杂质者为佳。

【化学成分】 主含氯化钠（$NaCl$）[2]。

【产状与分布】 是一种矿物盐, 产于矿区和戈壁荒地的白色食用盐。主产于新疆。

【性味】 咸, 热。

【功能与主治】 固牙爽口, 清除浓性液体, 增强智力, 补胃消食, 除癣愈疮。用于湿寒性或黏液质性牙齿和口腔疾病, 如牙齿松动, 慢性口腔炎, 智力低下, 胃虚纳差和

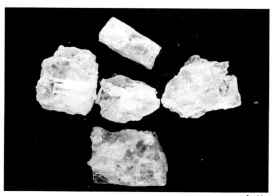

白盐

头癣。

【用法与用量】内服：3～12g。外用：适量。本品可入散剂、蜜膏剂、小丸剂、漱口剂、敷剂等。

【注意】本品用量过多对脑有害，并能引起皮肤瘙痒。

【附注】大青盐、光明盐、食盐、白盐和黑盐五种药材的主要成分均为氯化钠（NaCl）。因产地成因不同，导致所含氯化钠的量（即纯度）不同。另外含其他元素的差异，致使外观性状、功能主治也不尽相同。加之民族用药习惯差别，名称叫法不一。现依据各药材收载的质量标准对其分别记述。以资区别，供临床用药参考。

参考文献

[1] 国家中医药管理局《中华本草》编委会.中华本草:维吾尔药卷.上海:上海科学技术出版社.2005, 21.

[2] 新疆维吾尔自治区卫生厅.中国医学百科全书:维吾尔医学药物学部分"白盐"一条.

黑盐[1]

【本草考证】本品为维吾尔医习用药材，始载于《药物之园》。《药物之园》载："黑盐，是一种矿物盐，是产于矿区的黑色食用盐，也是食盐的一种，色黑，质硬，味咸，易溶于水中。"与现代维吾尔医所用的黑盐一致。

【维吾尔药名】卡拉 土孜《药物之园》，艾里密里胡力 艾斯外德、乃买克 斯亚、卡拉 伦《明净词典》。

【原矿物】石盐。

【来源】为一种结晶性矿物石盐.主含氯化钠（NaCl）[1]。采挖后，除去泥沙及杂石，为卤化物类含杂质的黑色石盐的结晶[4]。

【性状】本品呈大小不等的块状、不规则的多棱形。外表棕褐色，有玻璃样光泽。稍不平坦，质较坚硬。新鲜断碎面棕褐色，具解理，均质，呈条状闪光。条痕白色。微有硫磺臭，味咸。

以棕褐色、质硬、味咸、无杂质者为佳。

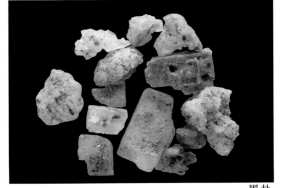

黑盐

【鉴别】1. 本品粉末淡棕红色，扩大镜下观察：为淡红色的方形或柱状结晶。

2. 本品置紫外光灯（365nm）下检视，显棕褐色荧光。

3. 取本品粉末0.1g，加水5ml使溶解，加硝酸银试液1滴，即生成白色沉淀。

【化学成分】主要为氯化钠（NaCl），含有少量硫化物，还含硼0.2%，钙0.01%，铁0.01%[2]。

【产状与分布】常产于古代或现代炎热干燥地区湖盆中和海滨浅水泻湖中[3]。

【性味】咸，热。

【功能与主治】软肠通便，开通肠阻，泻毒生辉，降逆止呃。用于湿寒性或黏液质性疾病：大便干结不畅，肠道梗阻，毒物停留，面色憔悴，呃逆频繁等。

【用法与用量】内服：3～9g。外用：适量。可入散剂、蜜膏剂、小丸剂、漱口剂、敷剂、栓剂等。

【注意】用量过多对热性气质者有害，引起皮肤瘙痒。

【贮藏】密闭，置通风干燥处，防潮，防水。

参考文献

[1] 国家中医药管理局《中华本草》编委会. 中华本草：维吾尔药卷. 上海：上海科学技术出版社，2005，41.

[2] 刘勇民，等. 维吾尔药志：上册. 乌鲁木齐：新疆人民出版社，1986，456.

[3] 地质部地质辞典办公室. 地质辞典（二）：矿物　岩石　地球化学分册. 北京：地质出版社，1981，49.

[4] 中华人民共和国卫生部药典委员会. 中华人民共和国卫生部药品标准：维吾尔药分册. 乌鲁木齐：新疆科技卫生出版社(W)，1999，附录213.

秋石（咸秋石）[1~2]

【本草考证】本品为较少用中药。早在南宋，陈衍《宝庆本草折衷》一书中就有记载："（秋石）真者味咸，色莹，气觉微臭；薄俗亦以食盐煎制，其体色与秋石无异，但味苦而咸。"[3] 李时珍曰："淮南子丹成，号曰秋石。言其色白质坚也，近人以人中白炼成白质，亦名秋石。"可见自古所用秋石就有两种[4]。即咸秋石和淡秋石。食盐经煅炼作秋石，习称咸秋石，现为商品主流[10]。

【别名】秋丹石《本草蒙筌》，秋冰《本草纲目》，盆秋石、咸秋石《药物出产辨》，盐秋石[5]，秋石霜[17]。

【来源】本品为食盐的加工品，主含氯化钠（NaCl）。

【性状】本品为盆状或馒头状结晶性块状物，上部中央微下凹，有的破碎成不规则小块。白色或淡黄白色，破碎面有光泽。质坚硬而脆。气微，味咸。

以色白、完整不碎、气微、味咸、无杂质者为佳。

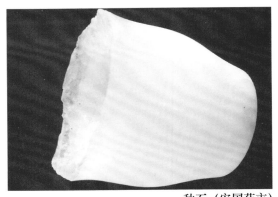

秋石（安国药市）

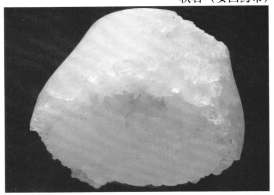

秋石（亳州药市）

【鉴别】1.易吸湿潮解，易溶于水。

2.本品粉末白色。为方形或不规则块片，无色透明，个别晶体颗粒有气液包裹体，偶有黄色颗粒状集合体[10]。

3.本品显钠盐与氯化物（中国药典2010年版一部附录28、29页）的鉴别反应[10]。

【检查】[2]干燥失重　取本品，在105℃干燥至恒重，减失重量不得过1.0%（中国药典2010年版一部附录Ⅸ G 51页）。

重金属　取本品2.0g，加稀盐酸2ml与水溶解使成25ml，依法检查（中国药典2010年版一部附录Ⅸ E 50页第一法）。含重金属不得过百万分之十。

砷盐　取本品0.20g，加水23ml溶解后，加盐酸5ml，依法检查（中国药典2010年版一部附录Ⅸ F 50页）。含砷量不得过百万分之十。

【含量测定】[2]取本品约0.15g，精密称定，加水50ml溶解后，加2%糊精溶液5ml与荧光黄指示液5～8滴，用硝酸银滴定液（0.1mol/L）滴定。每1ml硝酸银滴定液（0.1mol/L）。相当于5.844mg的氯化钠（NaCl）。

本品按干燥品计算，含氯化钠（NaCl）不得少于95.0%。

【化学成分】主要含氧化钠（NaCl），氯59.82%，钠38.79%，硫酸盐0.70%，钙0.29%，钾0.49%，稀盐酸不溶物0.02%，此外尚含微量镁Mg、Br、Si、Al、Ti、Sr等元素[6]。

【制法与产地】取洁净泉水与食盐煎熬，滤去残渣，将滤液加热蒸发干燥成粉霜状，称为秋石霜，然后将秋石霜装入两只大小略异的瓷碗里，将小碗倒覆于大碗上，置炉火上煅2小时，煅至红透，两只碗内的秋石霜熔成一块，冷却后凝固倒出即成[6]。主产安徽桐城。主销福建、上海、广州、汉口、天津等省市，并出口。

【炮制】刷净浮土，用时捣碎。

【毒理】安庆产秋石，急性毒性ip，LD_{50}为4.437g/kg[7]。

【性味与归经】咸，寒。归肺、肾经。

【功能与主治】滋阴降火，涩精。用于骨蒸劳热，咽喉肿痛，咳嗽，咳血，遗精，白浊，妇女赤白带下。

【用法与用量】4.5～9g，多入丸、散用；外用适量，研末撒。

【注意】脾胃虚寒者忌服；阴虚无热者不宜使用。

【贮藏】置阴凉干燥处，防潮。

【附注】1. 本品常用作肾炎病人的食盐代用品[6, 8]。每日不得超过2g[17]。

2. 秋石所含氯化钠达40％以上，故认为用于某些高血压和心脏病患者作低钠饮食的矫味剂是不相宜的。由于各地加工方法和原料不同，成品所含成分有较大出入，能否代替食盐作需用低钠的患者作矫味剂，应结合其原料、制法、化学成分等做进一步深入研究。

3. 另以人中白与石膏等加工制成的淡秋石（详见淡秋石）。主含尿酸钙、磷酸钙。两者原料、性状、主成分等都不同，应注意区别。两种药材检索表[9]见下：

1.洁白色或淡黄色，盆状，表面有光泽，味咸……………………咸秋石

1.灰白色或淡红色小方块状，表面无光泽，味淡…………………淡秋石

4. 上海94[10]、天津炮制[11]、重庆炮制[12]、浙江炮制[13]等将秋石以"咸秋石"之名收载。

5. 收载秋石或咸秋石的药材标准、炮制规范对秋石的归经、用量有较大差异，现列表11-1。供临床参考。

表 11-1　各地秋石的归经用量比较

	天津炮制[11]	重庆炮制[12]	浙江炮制[13]	上海炮制[14]	山东02[15]	江西炮制[16]	北京98[10]	北京饮片[17]
归经	肺、膀胱	肺、肾	肺、肾	肺、肾	肺、肾	心、肺、肾	肺、肾	脾、肾
用量	1～2g	4.5～9g	1～2g	1～3g	4.5～9g	5～10g	4.5～9g	4.5～9g

6. 咸秋石"产湖北省汉口，查系食盐煮而成之"。用食盐煮炼的秋石早在宋代就被认为是秋石的伪品。明代李时珍也曾提到"方士亦以盐入炉火煅成伪者，宜辨之"。清代张璐在《本经逢原》中详细论述了秋石的诸多伪品，其中就有"有以食盐滤水煎成者"。……近市面上所售的秋石均为"咸秋石"，已经成为上世纪30年代乃至以后的秋石的主流产品……咸秋石掩盖了秋石作为性激素制剂使用的价值，用于治疗，甚至会出现不良作用[18]。

7. 对中国炼制的秋石的科学价值进行研究的，首推著名科学史家李约瑟和鲁桂珍博士，并产生了广泛影响，"秋石为性激素"学说引起的国际性学术之争，长达40余年，至今尚未达成共识。看来系统收集秋石方成了解决这个久悬未决问题的关键。在历史长河中，古书究竟有多少秋石方及制法呢？……经过多年收集，至少有40种秋石方，这些秋石方中，有些名同而炼制方法不尽相同。炼制方法不同，很可能会影响其成分和功效的差别[19]。

参考文献

［1］北京市卫生局.北京市中药材标准.1998年版.北京:首都师范大学出版社,1998,193.

［2］福建省食品药品监督管理局.福建省中药材标准.2006年版.福州:海风出版社,2006,177.

［3］齐直新,等.中药材.1992,15(7):39.

［4］李家实.中药函授教材.药材学.522.

［5］毕焕春.矿物中药与临床.北京:中国医药科技出版社,1992,45.

［6］中国医学科学院药用植物研究所,中国协和医科大学,等.中药志:第六册.北京:人民卫生出版社,1998,354.

［7］岳旺,等.中国中药杂志.1989,14(2):44.

［8］青海省卫生厅.青海省中药炮制规范.1991,428。

［9］成都市卫生局.成都市习用中药材质量规定(1984年).1984,126.

［10］上海市卫生局.上海市中药材标准(1994年版).1994,217.

［11］天津市食品药品监督管理局.天津市中药饮片炮制规范.2005年版.2005,358.

［12］重庆市食品药品监督管理局.重庆市中药饮片炮制规范及标准.2006年版.2006,356.

［13］浙江省食品药品监督管理局.浙江省中药饮片炮制规范.2005年版.杭州:浙江科学技术出版社,2006,435.

［14］上海市食品药品监督管理局.上海市中药饮片炮制规范.2008年版.上海:上海科学技术出版社,2008,341.

［15］山东省药品监督管理局.山东省中药材标准.2002年版.济南:山东友谊出版社,2002,168.

［16］江西省食品药品监督管理局.江西省中药饮片炮制规范.2008年版.上海:上海科学技术出版社,2009,543.

［17］北京市药品监督管理局.北京市中药饮片标准.2000年版.2000,410.

［18］甄雪燕.历代秋石来源小考.中药材.2003,26(增刊):24.

[19] 高志强, 张秉伦. 秋石的研究进展. 中华医史杂志. 2004, 34 (2): 112.

紫硇砂[1~2] (红硇砂)[22]

【本草考证】本品为较少用中药, 始载于《唐本草》。苏恭曰:"硇砂出西戎, 形如牙硝, 光净者良。"李时珍曰:"硇砂性毒。服之使人硇乱, 故曰硇砂。狄人以当盐食。"[3] 清代赵学敏在《本草纲目拾遗》记载:"硇砂有两种, 一种盐硇出戎……得湿即化为水或渗湿; 一种番硇, 出西藏, 以大红色为上, 质如石, 并无卤气。"后者所指当为紫硇砂[5]。

【别名】红硇砂[4, 22], 藏硇砂、咸硇砂[5]《中药大全》, 硇砂[2], 北庭砂《四声本草》, 赤砂、黄砂《石药尔雅》, 狄盐《日华子本草》, 气砂《本草图经》[17], 血硇、盐硇[6]。碱硇砂、藏硇、红盐[23], 藏红盐[24], 藏脑、脑砂《中药志》。

【藏药名】卡如察[1]《四部医典》, 如热嘎、苏肯塔其、那玛落那《八支》[19], 卡日察[21], 藏红盐[19]。

【蒙药名】乌莫黑—达布斯[7]《无误蒙药鉴》, 卡如萨[7]《认药白晶鉴》[20], 藏红盐[24]。

【原矿物】紫色石盐。

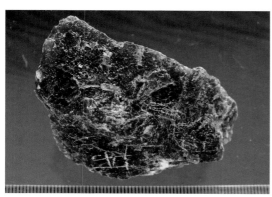
紫硇砂

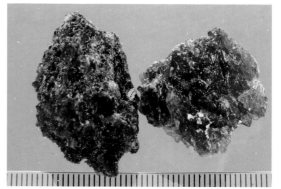
紫硇砂 (安国药市)

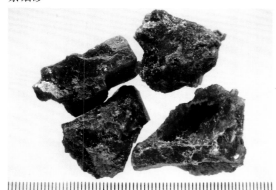
紫硇砂

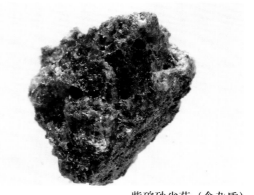
紫硇砂劣药 (含杂质)

第十一章 含钠盐的矿物药

【来源】本品为卤化物类石盐族紫色石盐矿石，主含氯化钠（NaCl）。采集后，除去杂质。为氯化物类卤砂（硇砂）的晶体或人工制成品。主含氯化钠（NaCl）[10]。

【性状】本品为不规则的结晶粒状或块状。有棱角或凹凸不平，暗紫色或紫红色，深浅不均，质坚而脆，断面平滑光亮，具玻璃光泽。臭气浓，味咸。手摸之有凉感。

硬度　2～2.5[24]。

相对密度　2.1～2.6[20]。

以块整齐、色紫红、断面光亮、无杂石者为佳。

【鉴别】1.易溶于水，具吸湿性，易潮解。

2.本品水溶液显钠盐与氯化物（中国药典2010年版一部附录28、29页）的鉴别反应。

3.取本品0.1g，加水2ml使溶解，溶液呈青绿色[5]。

4.取本品0.1g，加水2ml使溶解，加醋酸氧铀锌试液2滴，即生成黄色沉淀[5]。

【化学成分】主成分为氯化钠（NaCl）。尚含少量Fe、Si、Ca、B、Al、Mg、Mn、Zn、Sr、Cu、Ba、Pb、Ti等元素[9]。

【产状与分布】形成于浅海海湾和泻湖地带。由于海水受热蒸发，盐分浓缩而沉淀析出。在干旱地域闭流的内陆盐湖中也有大量沉积。主产于甘肃、青海、新疆、西藏等地[24]。

【炮制】1.净紫硇砂　除去杂质，研粉或砸成小块。

2.制紫硇砂　取原药材，除去杂质，置铁锅中，加热搅拌至适度，放凉即可[11]。

3.制紫硇砂　取净紫硇砂，置容器内，用沸水溶化，过滤，取滤液倾入瓷盆，加醋，水浴加热煮至液面析出白色浮霜时，随时捞出，直至捞尽为止。将白霜晒干即得；或取上述滤液，置锅内，加适量醋，加热蒸发至干，取出[10]。

每100kg紫硇砂，用醋30kg[8]、50kg[2, 10]。

【炮制品性状】呈粉末状，灰白色或微带黄色。味咸，苦[23]。

【药理】抗肿瘤作用　10%紫硇砂注射液给荷肉瘤S180小鼠腹腔注射0.1ml，连续10天，瘤重平均抑制率为68.2%；给荷瓦克癌（W256）大鼠腹腔注射给药，每次1ml，连续16天，平均抑瘤率为16.0%；腹水癌小鼠灌胃给药，每日0.1ml，连续10天，可使其平均存活时间延长。比较不同炮制品对小鼠肉瘤S180的影响，10%紫硇砂生品溶液给荷肉瘤S180小鼠注射0.1ml连续10天，瘤抑制率为37.4%。10%水制品、10%醋制品，给药方法同上，对小鼠肉瘤S180的瘤重抑制率分别为25.9%和30.1%。以上说明，本品有微弱的抗肿瘤作用[24]。

【毒理】小鼠腹腔注射生紫硇砂的LD_{50}为3.20/kg，水制品为3.33g/kg，醋制品3.42g/kg，紫硇砂煎剂给小鼠腹腔注射的LD_{50}为2.216/kg，小鼠多在注射后60分钟内死亡；用西黄芪胶制成的混悬液给小鼠灌胃的LD_{50}为4.435g/kg[12, 19]。

【性味与归经】咸、苦、辛，温；有毒。归肝、脾、胃经[2、13]。咸、辛，温，重腻[1]。咸、苦，寒[8]。

【功能与主治】消积，软坚，破瘀，散结。用于癥瘕肉积，噎膈反胃，痰饮咳嗽，妇女经闭；外用目翳，息肉，疣赘，瘰疬，疔疮，痈肿[2]。

软坚，散瘀，清热凉血。用于目赤肿痛，五脏症结，心腹积聚，疮疥癣病[8]。

【用法与用量】0.15～0.3g；外用适量[2]。3～5g[1]。0.3～1g，多入成药制剂；外用适量，用时研末[22]。

【注意】内服不宜过量，体虚、孕妇及溃疡病、肝肾功能不全患者禁服[24]。体虚者、孕妇及高血压患者慎用[11]。

【贮藏】置阴凉通风干燥处，防潮。

【附注】1.紫硇砂和白硇砂来源、性状、化学成分，均不相同，紫硇砂不应做硇砂的通用品，尤其是用于食道癌等疾病的治疗，应以白硇砂为宜。目前处方写硇砂多数地区付紫硇砂，欠妥。紫硇砂与白硇砂是否可同等入药，值得深入研究。目前仍应分别入药为好。

2.紫硇砂易潮解，贮藏时应包装严密，放干燥处。

3.蒙医所用之藏红盐或红盐，又称藏硇砂，系紫硇砂的加工制品。制紫硇砂，其成分除主含氯化钠外，经光谱全分析尚检出Ca、Mg、Fe、Mn、Ti、P_2O_5、B、Pb、W元素[14]。

4.实验结果表明，紫硇砂炮制品与生品在成分上及对小鼠S180肉瘤的抑制作用均有差异，作为抗癌药使用时，生品为好。若用于治目翳时，则应以炮制品入药。

5.紫硇砂的有效成分不是它的主要成分氯化钠，是否硫、铁、钙、锶等离子参与作用，有待进一步研究[15]。

6.紫硇砂中毒主要是用量过大或不纯。生品有毒，是因其含少量钡、铅、砷、汞及较多的多硫化物和硫化物。多硫化物和硫化物进入消化道，在胃中溶解后，其溶液有强烈的腐蚀作用。硫化物和多硫化物在胃酸的作用下会产生硫化氢，当游离的硫化氢在血液中来不及氧化时，则可引起全身中毒[16]。中毒表现：口涩痛灼热，吞咽困难，胸部不适，上腹灼痛，流涎，呕吐，腹泻，便血，甚则谵妄，烦躁，昏迷。中毒救治：①2%硼砂溶液洗胃，催吐。②口服柠檬汁、牛奶等。③绿豆汁1～2碗。④对症治疗[17]。

7.有将来源于紫色石盐之硇砂（即紫硇砂）的主要化学成分误写为氯化铵[18]，是否和白硇砂混淆，有待商讨，应注意鉴别。

8.上海炮制[22]本品是以"红硇砂"之名收载，功能主治略有差异，用量为0.3～1g，多入丸、散。

［1］中华人民共和国卫生部药典委员会.中华人民共和国卫生部药品标准:藏药第一册.1995,108.

［2］北京市卫生局.北京市中药材标准.1998年版.北京:首都师范大学出版社,1998,262.

［3］李时珍.本草纲目(校点本上册).北京:人民卫生出版社,1985,655.

［4］浙江省卫生厅.浙江省中药炮制规范.杭州:浙江科学技术出版社,1986,659.

［5］山东省药品监督管理局.山东省中药材标准.2002年版.济南:山东友谊出版社,2002,238.

［6］陕西省卫生局.陕西省药品标准:第三册.1975,374.

［7］中国药学会内蒙古分会第二次会员代表大会汇编.1987,25.

［8］河北省食品药品监督管理局.河北省中药饮片炮制规范.2003年版.北京:学苑出版社,2004,162.

［9］赵中杰.矿物药分析.北京:人民卫生出版社,1991,280.

［10］安徽省食品药品监督管理局.安徽省中药饮片炮制规范.2005年版.合肥:安徽科学技术出版社,2006,2.

［11］青海省食品药品监督管理局.青海省藏药炮制规范(2010年版).西宁:青海人民出版社,2010,21.

［12］岳旺,等.中国中药杂志.1989,14(2):42.

［13］毕焕春.矿物中药与临床.北京:中国医药科技出版社,1992,128.

［14］李鸿超,等.中国矿物药.北京:地质出版社,1988,192.

［15］卢长庆,等.中草药.1982,(10):23.

［16］李轩贞,等.中国中药杂志.1989,14(10):18.

［17］郭晓庄.有毒中草药大辞典.天津:天津科技翻译出版公司,1992,480.

［18］青海省卫生厅.青海省中药炮制规范.1991,410.

［19］国家中医药管理局《中华本草》编委会.中华本草:藏药卷.上海:上海科学技术出版社,2002,30.

［20］国家中医药管理局《中华本草》编委会.中华本草:蒙药卷.上海:上海科学技术出版社,2004,54.

［21］青海省卫生厅.青海省藏药标准.1992年版.1992,66.

［22］上海市食品药品监督管理局.上海市中药饮片炮制规范.2008年版.上海:上海科学技术出版社,2008,337.

[23] 管华诗, 王曙光. 中华海洋本草: 第二卷. 上海: 上海科学技术出版社. 北京: 海洋出版社, 2009, 10.

[24] 国家中医药管理局《中华本草》编委会. 中华本草: 第一册第二卷. 上海: 上海科学技术出版社, 1999, 268.

碱花[1~2]（藏医习用）

【本草考证】本品为藏医习用药材，初载唐代《月王药诊》、《四部医典》。《鲜明注释》云："本品分上下品两种。上品产自藏北盐湖边，状如石膏，称墙铺；下品为灰色，状如芒硝，称塔铺。"[3]

【藏药名】浦多[2, 4]，吾多[5]，铺多、铺夺《四部医典》，孜普嘎《鲜明注释》，番察《蓝琉璃》，羌淘合《晶珠本草》，力铺《甘露本草明镜》[6]，吾朵[3]。

【原矿物】天然碱。

【来源】本品为硫酸盐类苏打石水碱族矿物天然碱。主含碳酸钠（Na_2CO_3）。采挖后，除去杂质，干燥。

【性状】本品呈玻璃状、纤维状、柱状或不规则堆积块状，白色微黄或黄绿色。体较轻。条痕白色。断面不平整。气微，味咸苦、微甘[2]。

以色白、体质轻、无杂质者为佳。

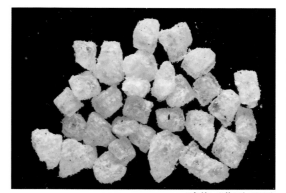

碱花（藏医习用）

【鉴别】1. 本品粉末白色。柱状结晶，长短大小不等，有的粗大，长7～14～29μm，宽5～9μm，有的碎断呈方晶状或呈不定形碎片[6]。

2. 本品水溶液应显钠盐、碳酸盐与碳酸氢盐及硫酸盐（中国药典2010年版一部附录28、29页）的鉴别反应[4]。

【化学成分】主含碳酸盐。碳酸钠23.25%～32.74%，其次是硫酸氢钠18.79%～20.72%，水分15.29%～17.61%，氯化物1.24%～1.91%，碳酸低铁0.27%～1.63%，还有微量的碳酸钙和碳酸镁[3]。天然碱为钠的重碳酸盐矿物，其化学分子式为$NaH(CO_3)_2 \cdot 2H_2O$，其中含Na_2O 41.15%, CO_2 38.94%, H_2O 19.91%。一般天然碱中还含钾、钙、镁、氯、二氧化硫等杂质[6]。

【产状与分布】天然碱产在各种盐湖矿床中，在西北干旱地区也常见于含碳酸钠的碱土中[6]。主产于西藏那曲、青海、内蒙古、山东等地。

【炮制】1.除去杂质，洗去土色。

2.将碱花放入铁锅中加热拌炒至去水分，冷却，备用[3,6]。

【性味与归经】甘、咸，平；微毒[2,5]。苦、甘、咸，温[6]。苦、甘、咸，热[3]。

【功能与主治】解毒排脓，消食化痰，驱虫通便。用于培根胃胀，消化不良，疮疡，虫病，中毒性肝炎，大便不利[2~3]。

助消化。用于胃溃疡，"培根"性胃胀，虫病，中毒性肝病[6]。

消滞。用于胃寒，消化不良[1]。

【用法与用量】0.6～1.8g[2]；内服：煎汤，2.5g；或入丸、散[6]。

【注意】孕妇禁服；腹泻病人慎服。

【贮藏】置通风干燥处，防潮，防尘。

【附注】1.云南香格里拉县碱花：粉末浅灰白色，显微特征与西藏碱花类同。四川省阿坝州碱花：粉末浅灰白色，显微特征，为不定形的晶体或小柱晶，成堆或散在，特征不明显，针晶少，长24～47μm，亦有较少的方晶。

2.蒙医使用碱花还有用含碳酸钠的碱土熬制成的结晶，习称"碱牙子"，风化后成粉者称"碱面"。（详见蒙医习用碱花）碱牙子、碱面性状与显微特征均与碱花不同。注意区别。

参考文献

[1]中华人民共和国卫生部药典委员会.中华人民共和国药典.1977年版一部.北京：人民卫生出版社,1978,631.

[2]中华人民共和国卫生部药典委员会.中华人民共和国卫生部药品标准:藏药第一册.1995,122.

[3]青海省食品药品监督管理局.青海省藏药炮制规范(2010年版).西宁：青海人民出版社,2010,24.

[4]四川省卫生局,青海省卫生局等.藏药标准.西宁：青海人民出版社,1979,100.

[5]青海省卫生厅.青海省藏药标准.1992年版.1992,72.

[6]国家中医药管理局《中华本草》编委会.中华本草:藏药卷.上海：上海科学技术出版社,2002,35.

碱花[1~2]（蒙医习用）

【本草考证】本品为蒙医习用药材，载于《认药白晶鉴》，称："胡吉尔状如石灰华且味苦，在海边、咸水湖边形成的，形似雪花。"与碱花形态基本相符。

【蒙药名】胡吉尔《认药白晶鉴》，布勒道格、宝德萨《无误蒙药鉴》[1]，浩吉日[2]。

【原矿物】碱土或天然碱。

【来源】本品为含碳酸钠的碱土熬制而成或在咸水湖边自然生成。主含碳酸钠（Na_2CO_3）。碱花采集后，除去杂质。

【性状】碱花　白色或微黄白色的分枝状结晶体或粉末。质较轻。气微，味咸苦、微甘。

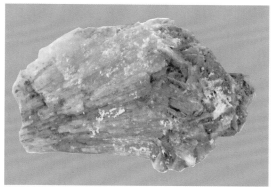

碱花（内蒙古包哈申拍摄）

碱牙子　白色或黄白色块状物，表面附有一层白色或黄白色粉末，易粘手。体轻易碎，断面不平坦，有玻璃光泽，透明或半透明。气微，味咸苦、微甘。

碱面　白色或黄白色粉末，余同碱牙子。

以上三者均以色白、无杂质者为佳。

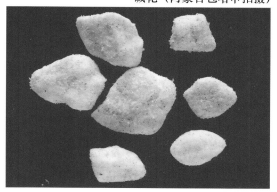

碱牙子（蒙医习用）

【鉴别】1. 三者粉末均为白色。碱花为柱状结晶，长短大小不等，有的粗长，有的碎断呈方晶状或不定形碎片；碱牙子多为无色透明块状体，有众多颗粒附着，边缘参差不齐，无定性纹理，有的顺直，有的弯曲，有的凹凸不平，均有立体感；碱面为浅黄色或无色颗粒状透明或半透明聚合体，偶有透明块状者，有顺直纹理。

2. 本品水溶液应显钠盐、碳酸盐（中国药典2010年版一部附录28、29页）的鉴别反应。

【化学成分】三者均主含碳酸钠（Na_2CO_3）。尚含少量的钙、镁、铝[3]。

【产状与分布】碱花天然碱产在各种盐湖矿床中，主产于内蒙古西部及四川、云南、西藏等地。

碱牙子、碱面主产于吉林西部、内蒙古东部含碳酸钠的碱土中。

【制法】碱牙子扫取碱土，放置容器内，加水溶解，滤过，收集滤液，置于锅中，煎煮浓缩，放冷即析出结晶。

碱面将碱牙子长时间放置空气中，风化成粉末，即为碱面。

【炮制】取碱花置入热锅里炒尽潮气，取出，备用。

【性味】咸、甘、苦，平。效重。

【功能与主治】祛巴达干，消食，通便，止腐，解毒。用于消化不良，胃巴达干病，痧症，便秘，妇女血症，闭经，胎衣不下，疮疡。

【用法与用量】内服：研末，入丸、散。

【注意】孕妇禁服。

【贮藏】置通风干燥处，防潮，防尘。

【附注】由于蒙医使用碱花与藏医所用的碱花来源不尽相同。性味、功能主治也有差异，故分开描述。以供临床参考与研究对比。

参考文献

［1］国家中医药管理局《中华本草》编委会.中华本草:蒙药卷.上海:上海科学技术出版社,2004,57.

［2］卫生部药品生物制品检定所,等.中国民族药志:第一卷.北京:人民卫生出版社,1984,572.

［3］刘玉琴.矿物药.呼和浩特:内蒙古人民出版社,1989,99.

朴硝[1]

【本草考证】本品为少用中药，始载于《神农本草经》，列为上品。李时珍曰："《神农本草经》止有朴消、消石，《名医别录》复出芒消。宋《嘉祐本草》又出马牙消。盖不知消石即是火消，朴消即是芒消、马牙消，一物有精粗之异尔。"[2]

【别名】朴消《神农本草经》[3]，朴硝石《吴普本草》，消石朴《名医别录》，盐消、皮消《杨诚经验方》，水消[2]，海末《石药尔雅》，海皮消、毛消《药材学》。

【原矿物】芒硝。

【来源】本品为硫酸盐类芒硝族矿物芒硝或人工制品芒硝的粗制品。主含含水硫酸钠（$Na_2SO_4 \cdot 10H_2O$）。

【性状】本品为粒状或不规则的小块片粒状。灰白色或灰黄色。略透明，在阳光下可见多量灰屑等杂质。易结块，潮解。质脆，易碎裂。气微，味苦咸。

以白色、干燥、透明、无杂质者为佳。

【鉴别】本品应显钠盐和硫酸盐（中国药典2010年版一部附录28、29页）的鉴别反应。

【化学成分】主要含含水硫酸钠（$Na_2SO_4 \cdot 10H_2O$），另含微量的氯化钠（NaCl）及钙（Ca）、镁（Mg）、铁（Fe）、钾（K）等无机元素[3]。

【产状与分布】多产于海边盐碱地带，矿泉，盐坊附近或潮湿的山洞中。分布于山东、江苏、安徽、福建、河北、河南、山西、陕西、内蒙古等地[5]。

【制法】收集天然产芒硝，加热水溶解，滤过，滤液冷却，取初次析出的结晶。现多用天然硫酸钠，加热水溶解后过滤，滤液放冷后析出的结晶作朴硝用[1, 5]。

【药理】促进肠蠕动　内服至肠后，能促进肠壁细胞水分的分泌使成等渗压，并充分滞留肠道内不被吸收，同时可增强肠管的反射性蠕动[5]。

【性味与归经】苦、咸，寒。归胃、大肠经[1, 4]。

【功能与主治】泻下软坚，泻热解毒，消肿散结。用于实热积滞，腹胀便秘，目赤肿痛，喉痹，痈疮肿毒，乳痈肿痛，痔疮肿痛，停痰积聚，妇人瘀血腹痛。

【用法与用量】外用：适量，研末吹喉；或水化罨敷、点眼、调搽、熏洗。一般不供内服。

【注意】1.脾胃虚寒及孕妇禁服。

2.朴硝一般多外用。内服多用其精制品芒硝或玄明粉。

【贮藏】密闭，在30℃以下保存，防风化，防潮解。

【附注】1.古代常将朴硝与硝石混淆。至南北朝时才逐渐分开。两者都有一个"硝"字，朴硝又有"消石朴"之别名。至今仍有混淆情况。两者矿物来源、化学成分、性味归经、功能主治均不相同。应注意区别。

2.朴硝属天然芒硝的粗制品或精炼芒硝时的滓底。原矿物产地不同，组分不同或炼制方法不同，其纯度、杂质种类及其量均有差异。故朴硝一般不做内服使用。宜净制后方可内服[1, 5]。

3.河北、河南、山东部分地区曾将朴硝作为芒硝药用。应注意纠正。

参考文献

［1］国家中医药管理局《中华本草》编委会.中华本草:第一册第二卷.上海:上海科学技术出版社,1999,269.

［2］李时珍.本草纲目(校点本上册).北京:人民卫生出版社,1985,643.

［3］李鸿超,等.中国矿物药.北京:地质出版社,1988,260.

［4］南京药学院药材学教研组.药材学.北京:人民卫生出版社,1960,1318.

［5］管华诗,王曙光.中华海洋本草:第二卷.上海:上海科学技术出版社,北京:海洋出版社,2009,12.

马牙硝[1]

【本草考证】本品为较少用中药，始载于《药性本草》。

【原矿物】芒硝。

【来源】本品为硫酸盐类芒硝族芒硝的精制品。主含含水硫酸钠（$Na_2SO_4 \cdot 10H_2O$）。

【性状】本品为六棱形的结晶，形如马牙。灰白色，透明。质脆，易碎断。气微，味苦咸。

【鉴别】同朴硝。

【化学成分】同朴硝。

【产状与分布】同朴硝。

【制法】取白萝卜2500g，捣烂置锅内，加入适量清水煮透，滤过去渣，加朴硝5000g，溶化后，滤过。滤液放置2～3天，容器上面有结晶凝集，收集六棱形状如马牙者，晾干，即可。

【药理】同朴硝。

【性味与归经】甘，大寒。

【功能与主治】功能同芒硝。主要用于退翳明目。

【用法与用量】同芒硝。一般不供内服。

【贮藏】密闭，在30℃以下保存，防风化，防潮。

参考文献

［1］杨松年.中国矿物药图鉴.上海：上海科学技术文献出版社，1990，36.

皮硝[1]

【来源】本品为硫酸盐类矿物芒硝族芒硝的粗制品，主含含水硫酸钠（$Na_2SO_4 \cdot 10H_2O$）。

【性状】本品为不规则块状、粒状或棱柱状结晶。无色透明或类白色半透明，稍有灰暗。质脆，易碎。气微，味咸。

【鉴别】本品的水溶液显钠盐与硫酸盐（中国药典2010年版一部附录28、29页）的鉴别反应。

【炮制】除净杂质，直接入药。

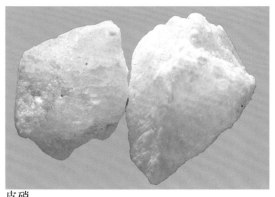

皮硝

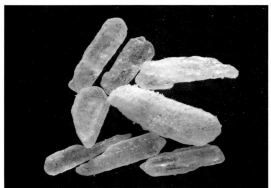

皮硝

【性味与归经】咸、苦、寒。归胃、大肠经。

【功能与主治】消积散结。外敷食积胀痛，乳房结块。

【用法与用量】专供外用，适量。

【贮藏】置阴凉密闭处，防风化，防潮湿。

【附注】文献记载，皮硝内服可破结，软坚，利尿，泻下。外用有清热，消肿，止痛之功。该药应用于临床多种疾病的治疗，取得令人满意的疗效……有较好应用前景[2]。

参考文献

[1] 上海市食品药品监督管理局.上海市中药饮片炮制规范.2008,335

[2] 任贻军,张宏琳.皮硝的临床应用进展.中国中医急症.2009,18(12):2028

石碱[1]

【本草考证】本品为极少用中药，始载于《本草衍义补遗》。李时珍曰："状如石，类碱，故亦得碱名。"[2]

【别名】花碱《圣济总录》，碱《本草衍义补遗》，灰碱[2]，水碱《本草逢原》，枧砂、干饼药《痫科全书》[1]。

【来源】本品为从蒿，蓼等草灰中提取之碱汁，和以面粉，经加工而成的固体。

【性状】本品为不规则块状。灰黄白色或淡灰黄色。质硬，易碎。气微，味微咸苦。

【化学成分】传统的石碱主要含碳酸钾（K_2CO_3）、碳酸钠（Na_2CO_3）等无机物质，以及淀粉和蛋白质等[3]。

【性味与归经】辛、苦、涩，温。归胃、大肠经。

【功能与主治】软坚消积，化痰祛湿，去翳。用于积块，食滞不化，噎膈反胃，痈疽瘰疬，疣赘，目翳。

【用法与用量】内服：入丸、散；外用：适量，研末点撒或水醋调点涂。

【注意】脾胃虚弱者慎服[1]；泄泻者忌服[3]。

【贮藏】密闭，置干燥处。

【附注】时珍曰："石碱，出山东济宁诸处。彼人采蒿蓼之属，开窖浸水，漉起晒干烧灰，以原水淋汁，每百引，入面粉二三斤久，则凝淀如石，连汁货之四方，浣衣发面……他处以灶灰淋浓汁，亦去垢发面。"[2]

参考文献

[1] 国家中医药管理局《中华本草》编委会.中华本草：第一册第二卷.上海：上海科学技术出版社,1999,275.

［2］李时珍. 本草纲目(校点本上册). 北京: 人民卫生出版社, 1985, 452.

［3］江苏新医学院. 中药大辞典: 下册. 上海: 上海科学技术出版社, 1991, 590.

面碱[1]

【本草考证】本品为蒙医习用药材, 本草未见记载。

【蒙药名】霍吉日。

【来源】本品为一种碱土熬制成的结晶或粉末; 或市售食用面碱。主含碳酸钠 （Na_2CO_3）。

【性状】本品为结晶性块状物或粉末。白色或类白色。块状物透明或半透明, 具玻璃光泽。体轻易碎, 断面不平坦。条痕白色。极易风化, 风化后呈白色或淡黄白色粉末, 手捻之易粘手。气微, 味咸苦, 微甘。

【鉴别】取本品粉末0.2g, 溶于水中, 水溶液应显钠盐与碳酸盐（中国药典2010年版一部附录28、29页）的鉴别反应。

【化学成分】主含碳酸钠（Na_2CO_3）。

【性味】咸、甘、苦, 重、平。

【功能与主治】祛"巴达干", 消食, 通便, 破痞, 止腐, 解毒。用于消化不良, 胃"巴达干"病, 痧症, 便秘, 血郁宫中, 经闭, 胎衣不下, 疮疡。

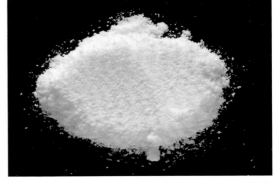

面碱

【用法与用量】多配方用。

【注意】腹泻者慎服。

【贮藏】置干燥处, 密闭保存。

【附注】本品与蒙医使用的碱花[2]中的"碱牙子"和"碱面"来源、主要化学成分相同, 但两者性味与功能主治不尽相同。有待探讨。

参考文献

［1］内蒙古自治区卫生厅. 内蒙古蒙药材标准. 1986年版. 赤峰: 内蒙古科学技术出版社, 1987, 448.

［2］国家中医药管理局《中华本草》编委会. 中华本草: 蒙药卷. 上海: 上海科学技术出版社, 2004, 57.

第十二章　含硫的矿物药

含硫为主的矿物药，简称为含硫的矿物药，主要有硫黄、天生磺、升硫磺等。

按其主要化学成分可分为两种，即硫酸盐类和自然元素类。硫酸盐类矿物药已分别归入含钠的、含铜的、含钙的和含铝的矿物药，此章不再赘述。本章将着重于自然元素类矿物药，如硫黄、天生磺。

含硫的矿物药在我国中医药文献中早有记载，《神农本草经》对石硫黄（即硫黄）就记述道："主妇人阴蚀，疽痔，恶血，坚筋骨，除头秃。"

据现代药理研究，自然硫内服在胃中不起变化，至肠后部分吸收从肺及皮肤排出，而奏祛痰、发汗之效。其在肠中形成的硫化氢、硫化钾，能刺激肠管、促进肠蠕动、软化粪便发生缓泻；外用与皮肤分泌液接触，则形成硫化碱具有软化表皮和杀死寄生虫作用。但若服用过量，在肠中生成大量的硫化氢和硫化物，被吸收入血液后，使血红蛋白转变为硫化血红蛋白，引起组织缺氧，阻碍细胞氧化过程，常因中枢神经麻痹，而导致死亡。

中毒症状表现为：头晕、头痛、全身无力、恶心、呕吐、腹痛、腹泻、便血、体温升高、意识模糊、瞳孔缩小、对光反应迟钝、血压下降，严重者出现昏迷，甚至休克死亡。

救治方法为洗胃，导泻；静脉注射50％葡萄糖溶液40ml，加入1％美兰10ml，或20％硫代硫酸钠40ml，促进血液中血红蛋白复原；进行人工呼吸，输氧或用生绿豆粉15g，一日，1～4次，温开水送服；甘草15g，黑豆30g，水煎服等方法解救。

硫黄[1]（附倭硫磺、石硫黄）

【本草考证】本品为较少用中药，原名"石硫黄"，始载于《神农本草经》，列为中品。《吴普》称硫黄。李珣引《广州记》云："生昆仑国及波斯国西方明之境，颗块莹净，不夹石者良。"李时珍谓："凡产石硫黄之处，必有温泉，作硫黄气。"魏书云："悦般有火山，山旁石皆焦熔，流地数十里乃凝坚，即石硫黄也。"[2]

【别名】石流黄[4]《神农本草经》，石流磺《范子计然》流黄、石留黄《吴普本草》，昆仑黄《本草经集注》，黄牙[11]《丹房镜源》，黄英、烦硫[11]、石亭脂、九灵黄童、山石住《石药尔雅》，黄硇砂[4]《海药本草》，将军[10]《汤液本草》，白硫磺《百草镜》，天生黄[11]《纲目拾遗》，硫黄花《中国医学大词典》，硫磺粉《药物图考》[17]，阳侯[10]、西土[18]、西丁[7]，舶来黄、倭硫黄《矿物药》，土硫磺《中国矿物药》。

【藏药名】索拉克、孕司达、质见、质俺、玛夏租普、巴扎拉咳、巴扎世拉、多丹夏[3]，母司《四部医典》，萨居、多丹夏、玛恰尔租谱、赤巴、赛尔母、遵母《词意太阳》，赤阿、多色巴、能哇《鲜明注释》，萨益超曲、热札麦巴尔《甘露本草明镜》[12]，木斯[17]《藏药标准》，木斯赛保[4]。

【蒙药名】古呼日《内蒙古中草药》，呼呼日、莫贼[5]，呼胡日《无误蒙药鉴》，木色依《认药白晶鉴》[13]。

【维吾尔药名】共古尔提《注医典》，其卜黎提、黄乞必里牙《回回药方三十六卷》，克比日提、古库日德、干代克《药物之园》[14]。

【苗药名】加往、房《贵州东南》，石硫黄、昆仑黄、硫黄花、硫黄粉[15]。

【傣药名】满勒《西双版纳傣药志》[16]。

【原矿物】自然硫。

【来源】本品为自然元素类矿物硫族自然硫（S）。采挖后，加热熔化，除去杂质；或用含硫矿物经加工制得。

【性状】本品呈不规则块状。黄色或略呈绿黄色。条痕白色至淡黄色。表面不平坦，呈脂肪光泽，常有多数小孔。用手握紧置于耳旁，可闻轻微的爆裂声。体轻，质松，易碎，断面常呈针状结晶形。有特异的臭气，味淡。

硬度　1～2。

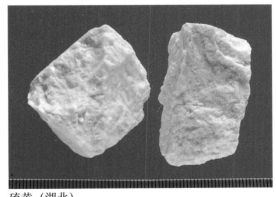

硫黄（湖北）

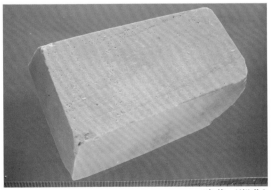

硫黄（湖北）

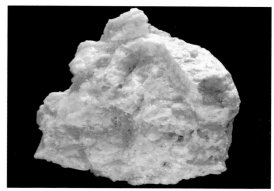

硫黄（山西阳泉）

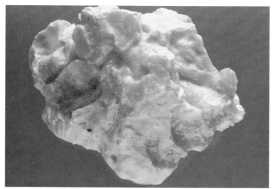

硫黄（山西阳城）

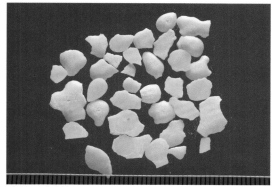

硫黄（市场）

相对密度 2.05~2.08[10]。

以色黄、有光泽、质松脆、整齐、无杂质者为佳。

【鉴别】1. 本品燃点为270℃，燃烧时易熔融（热至140℃时即融化），火焰为蓝色，并有二氧化硫的刺激性臭气。

2. 不溶于水及盐酸或硫酸；遇硝酸或王水被氧化成硫酸；溶于二硫化碳、醇、煤油及松节油。

3. 于闭口管中加热呈黑色液体，冷后变为黄色固体。

4. 本品置于湿银面上摩擦，银面变黑色。（检查硫）[13, 15]

5. 取本品0.1g，置烧杯中，加无水亚硫酸钠0.1g与水10ml，煮沸5分钟，滤过，取滤液2滴，置试管中，加硝酸银试液3滴，产生白色沉淀，并迅速显黄色，棕色，最后变成黑色[12]。

【含量测定】取本品细粉约0.2g，精密称定，置锥形瓶中，精密加入乙醇制氢氧化钾滴定液（0.5mol/L）50ml，加水10ml，置水浴中加热使溶解，并挥去乙醇（直至无气泡、无醇嗅）。加水40ml，于瓶颈插入一小漏斗，微沸10分钟，冷却，小心滴加过氧化氢试液5ml，摇匀，置沸水浴中加热10分钟，冷却至室温，用水冲洗漏斗及瓶内壁，加入甲基橙指示液2滴，用盐酸滴定液（0.5mol/L）滴定，并将滴定结果用空白试验校正。每1ml的乙醇制氢氧化钾滴定液（0.5mol/L）相当于8.015mg的硫（S）。

本品含硫（S）不得少于98.5%。

【化学成分】自然硫主要含硫，常含碲、硒，有时杂有沥青、黏土等[6]。

【产状与分布】自然硫常由火山作用所产生，故常产于温泉、喷泉、火山区域。可由金属硫化物、硫酸盐（如石膏）分解生成硫黄。沉积岩含硫黄，与石灰岩、黏土、石膏、沥青相伴生产出[24]。分布在河南、陕西、内蒙古、甘肃、山东、湖北、湖南、江苏、四川、广东和山西等地。人工制硫黄，系含硫矿物（如黄铁矿）经加工炼制而得。

【炮制】1. 净硫黄　除去杂质，敲成碎块；敲成小于1cm块，用50目筛筛去灰屑[18]。

2. 制硫黄　取净硫黄块，与豆腐同煮，至豆腐显黑绿色时，取出，漂净，阴干。

每100kg硫黄，用豆腐200kg。

3. 鱼子硫（黄）　取净硫黄置锅内，与豆腐、水同煮，煮至豆腐呈黑绿色时，去豆腐，另一盆装清水，上放一筛，将锅内熔化的硫黄汁趁热倒入筛内，流入盆中；或将熔化的制硫黄缓缓倒入水中，并不停搅动，使成细小颗粒，取出，晾干。

每100kg硫黄，用豆腐200kg[19~20]。

4. 制硫黄

（1）取净硫黄块，与豆腐同煮，至豆腐显黑绿色，浮起，具巢眼时，分出硫黄，漂净，晾干，碾末。

每100kg硫黄，用豆腐20kg[22]。

（2）取净鲜青松叶平铺锅底，再将小块硫黄置松叶上，加入新鲜豆腐浆和适量清水至高出药面7~10cm，加热煮沸后，用文火煮约4小时，至松叶煮烂、豆腐浆变黑绿色、硫黄烊化为度，放冷，取出，于清水内漂净，除去松叶，将硫黄晾干，碾末。

每100kg硫黄，用松叶10kg，用豆腐浆100kg[22]。

（3）萝卜制　取净硫黄与萝卜共煮至萝卜烂时，取出晒干。

每100kg硫黄，用萝卜40kg[17]。

5. 去毒　用藏菖蒲或白茅根50g，熬汤500ml，加入硫黄250g，煮沸几分钟后放置三天三夜，第四日再煮沸几分钟，倒出菖蒲水液，再用清水漂洗至硫黄无嗅味和变白色，即可[12]。

6. 取净硫黄与白茅根或水菖蒲汤煮3次（每次1小时），至无硫黄味，取出晾干。

每1kg硫黄，用白茅根或水菖蒲0.4kg[13]。

【炮制品性状】制硫黄　为不规则的小块或颗粒，灰黄色、黄褐色或黄绿色，微有光泽，质松，易碎，臭气不明显。

鱼子硫（黄）为细小颗粒状，黄色或黄绿色。

【药理】1. 溶解角质，杀疥虫、杀菌、杀真菌的作用　局部外用，在体温状态下，硫黄与皮肤接触，产生硫化氢；或与微生物或上皮细胞作用，氧化成五硫黄酸，因而有溶解角质、软化皮肤、杀灭疥虫等皮肤寄生虫及灭菌、杀真菌等作用[12]。

2. 缓泻作用　内服后一部分在肠内形成硫化氢，刺激肠壁增加蠕动，而起缓泻作用[12]。

3. 抗炎、镇咳、祛痰作用　硫黄对大鼠甲醛性关节炎有明显抑制作用[12]。硫黄对二氧化硫法引起的小鼠、大鼠及氨水引起的小鼠咳嗽有明显的镇咳作用[12]。能使大鼠实验性支气管炎症细胞浸润减轻，同时能使各级支气管黏膜的杯状细胞数有不同程度减少[8]。还能促进支气管分泌增加[12]。

4.其他作用　对氯丙嗪及硫喷妥钠的中枢抑制有明显增强作用[12]。

【毒理】服用过量硫黄，在肠内生成大量硫化氢及硫化物，被吸收入血液后能使血红蛋白转变为硫化血红蛋白，引起组织缺氧，可致中枢麻痹而死亡[7]；硫黄给小鼠灌胃的LD_{50}约为20g/kg[10]。

【性味与归经】酸，温；有毒。归肾、大肠经。

【功能与主治】外用解毒杀虫疗疮；内服补火助阳通便。外治用于疥癣，秃疮，阴疽恶疮；内服用于阳痿足冷，虚喘冷哮，虚寒便秘[1]。

排脓血，干黄水。用于麻风病及各种皮肤病。外用治疥癣等[4]。

【用法与用量】外用适量，研末油调涂敷患处；内服1.5～3g，炮制后入丸、散服。

【注意】1.孕妇慎用；阴虚火旺，阳强不痿者忌服；内有湿热，大便秘结，小便短赤者忌服；湿热所致疥癣瘙痒者忌服[9]。

2.不宜与芒硝、玄明粉[1]、朴硝[21]同用。

3.内服宜慎，未经炮制的天然硫黄含砷量较多，不宜内服，内服需用炮制过的硫黄，且不宜过量或久服以免引起砷中毒[11]。

4.本品有毒，炮制时用过的豆腐及煮液应妥善处理[23]。

【贮藏】贮干燥容器内，置干燥处，防火。

【附注】1.硫黄因颜色、形状、产地不同，而名称各异。在《本草纲目》中把颜色黄而明晶的称石硫黄；色显赤色的称石硫赤；色显黄青色的称石硫青等3种。产于硫黄泉附近，呈垂乳状形的称为天生硫，详见天生磺项下。日本进口的称倭硫黄或舶来硫。当代因加工制造方法不同分为升华硫、沉降硫、精制硫[24]。

2.**倭硫黄**[10]系进口商品，质佳。一般来自日本，系将硫黄经过提炼而成。呈不规则的块状，全体呈鲜黄色，半透明，有玻璃光泽，表面较光滑，无细孔[17]。体软而脆，易碎，断面不平坦，有臭气，味淡。久置，外表微带褐色。化学成分与硫黄同。

3."**石硫黄**"[6,10]即土硫黄，为不规则的块状，有光泽，鹅黄色，台湾1985二册收载了石硫黄，此种未经提炼多外用。但现多以天生黄代之。

以上4种硫黄检索表：

1.不规则块状

　　2.呈黄色或带浅绿色，不透明，表面较粗糙，具脂肪光泽，常有多数细孔………硫黄

　　2.呈鲜黄色半透明，表面较光滑，具玻璃光泽，无细孔……………………倭硫黄

　　2.呈鹅黄色，有光泽……………………………………………………………石硫黄

1.粉末状或少有碎片状，浅黄色…………………………………………………天生磺

　　4.中国药典2010年版二部收载有"升华硫"，详见升华硫项下。

　　5.中华本草维药[14]记载硫黄对脑、胃有害。矫正药为西黄芪胶、新鲜牛乳、天山堇

杨

药

421

菜、白砂糖。供临床参考。

参考文献

[1]国家药典委员会.中华人民共和国药典.2010年版一部.北京:中国医药科技出版社,2010,315.

[2]李时珍.本草纲目(校点本上册).北京:人民卫生出版社,1985,660.

[3]帝玛尔·丹增彭措,毛继祖,等译注.晶珠本草.上海:上海科学技术出版社,1986,44.

[4]青海省食品药品监督管理局.青海省藏药炮制规范(2010年版).西宁:青海人民出版社,2010,20.

[5]中国药学会内蒙古分会第二次会员代表大会汇编.1987,25.

[6]南京药学院药材学教研组.药材学.北京:人民卫生出版社,1960,1278.

[7]郭晓庄.有毒中草药大辞典.天津:天津科技翻译出版公司,1992,556.

[8]杨仓良,等.毒剧中药古今用.北京:中国医药科技出版社,1993,352.

[9]李兴广.常用中药宜忌速查.北京:人民军医出版社,2011,297.

[10]中国医学科学院药用植物研究所,中国协和医科大学,等.中药志:第六册.北京:人民卫生出版社,1998,374.

[11]郝近大.中华人民共和国药典辅助说明:2010年版一部·药材及饮片.北京:中国中医药出版社,2011,539.

[12]国家中医药管理局《中华本草》编委会.中华本草:藏药卷.上海:上海科学技术出版社,2002,29.

[13]国家中医药管理局《中华本草》编委会.中华本草:蒙药卷.上海:上海科学技术出版社,2004,52.

[14]国家中医药管理局《中华本草》编委会.中华本草:维吾尔药卷.上海:上海科学技术出版社,2005,37.

[15]国家中医药管理局《中华本草》编委会.中华本草:苗药卷.贵阳:贵州科技出版社,2005,541.

[16]国家中医药管理局《中华本草》编委会.中华本草:傣药卷.上海:上海科学技术出版社,2005,16.

[17]国家中医药管理局《中华本草》编委会.中华本草:第一册第二卷.上海:上海科学技术出版社,1999,421.

[18]上海市食品药品监督管理局.上海市中药饮片炮制规范.2008年版.上海:上海科学技术出版社,2008,344.

［19］安徽省食品药品监督管理局.安徽省中药饮片炮制规范.2005年版.合肥:安徽科学技术出版社,2006,31.

［20］河南省食品药品监督管理局.河南省中药饮片炮制规范.2005年版.郑州:河南人民出版社,2005,513.

［21］贵州省食品药品监督管理局.贵州省中药饮片炮制规范(2005年版).贵阳:贵州科技出版社,2005,247.

［22］江西省食品药品监督管理局.江西省中药饮片炮制规范.2008年版.上海:上海科学技术出版社,2009,547.

［23］天津市食品药品监督管理局.天津市中药饮片炮制规范.2005年版.2005,365.

［24］杨松年.中国矿物药图鉴.上海:上海科学技术文献出版社,1990,115.

天生磺[1]

【本草考证】本品为少用中药,始载于《本草纲目拾遗》,列入石部。赵学敏曰:"浪穹东城外五里,有温泉焉。乃昆明洱海之委也……泉底产硫黄,水热如汤……其气熏蒸上浮于石,沾濡流浃,如垂乳然,积时即久,质渐坚,色甚莹白。历数百余年,其色灰苍。堆聚岩下。魂碛玲珑与矾石相似。"可见与现今使用天生磺相符合[2,5]。

【别名】天生黄[3,8]。

【原矿物】自然硫。

【来源】本品为含硫温泉自然升华凝结而成的天然升华硫。主成分为硫(S)。全年均可采收,采集后,除去杂质。

【性状】本品呈大小不等的颗粒状或碎片状。淡黄色或黄绿色。微有玻璃样光泽。质轻松脆。具硫黄臭。

以色黄绿、体轻、成片状、纯净有光泽者为佳。

【鉴别】1.本品不溶于水,几乎不溶于醇。

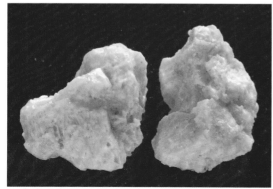

天生磺(山西吕梁)

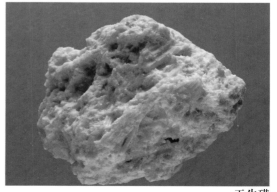

天生磺

第十二章 含硫的矿物药

423

2.取本品少许置具塞试管中加热，管壁可见细小类球形的升华硫，并可嗅及硫化氢臭，残留物呈棕褐色[1, 5]。

3.取本品少许直火燃烧，先熔化，后显蓝色火焰，并发出二氧化硫气体，有刺鼻臭[2, 5]。

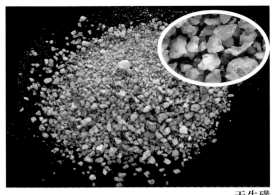

天生磺

【化学成分】主要成分为硫（S）。

【产地与加工】在含硫温泉岩边采集。先用冷水洗去泥土，再用热水烫7～10余次，然后用香麻油选浮，捞取表面上部的，即天生磺。主产于云南洱源、腾冲等地[3~4]。

【炮制】净天生磺　取天生磺，加热熔化，除去杂质，冷凝后，研成细粉[7]。

制天生磺（1）取净天生磺，用布包好，另取萝卜切成块，与天生磺同煮至萝卜烂时，取出天生磺，干燥。

每100kg天生磺，用萝卜40kg[6]。

（2）取净天生磺，打成小块，加豆腐和水同煮，至豆腐呈黑绿色时，取出，除去豆腐，晾干，碾成细粉。

每100kg天生磺，用豆腐200kg[7]。

【炮制品性状】净天生磺　为粉末状，黄绿色或浅黄色，微具硫黄气，其他同药材。

制天生磺　制后硫黄气微[7]。

【性味与归经】酸，温；有毒。归肾、心包经[6~7]。归胃、脾经[8]。

【功能与主治】壮阳散寒，通便杀虫。用于阳痿，虚寒下痢不止，老人寒结便秘，虚喘；外用治疥癣疮毒[8]。

解毒通便，杀虫疗疮，补火助阳。外治用于疥癣、秃疮、阴疽恶疮；内服用于阳痿足冷、虚喘冷哮、虚寒便秘[6~7]。

【用法与用量】1.5～3g，多入成药；外用适量[8]。

【注意】1.阴虚火旺及孕妇慎用[7]。

2.不宜与芒硝、玄明粉同用[2]。

【贮藏】置阴凉干燥处，防火。

【附注】天生黄功能主治与硫黄相似，但因其质纯净，故效力倍增[3]。

参考文献

[1]四川省卫生厅.四川省中药材标准.1987年版增补本.成都:成都科技大学出版社,1992,21.

［2］成都市卫生局.成都市习用中药材质量规定（1984年）.1984,13.

［3］中华人民共和国卫生部药政管理局,等.中药材手册.北京:人民卫生出版社,1992,735.

［4］中国医学科学院药物研究所等.中药志:第四册.北京:人民卫生出版社,1961,275.

［5］云南省卫生局.云南省药品标准.1974年版.1975,68.

［6］四川省药品监督管理局.四川省中药饮片炮制规范.2002年版.2002,331.

［7］重庆市食品药品监督管理局.重庆市中药饮片炮制规范及标准.2006年版.2006,329.

［8］北京市药品监督管理局.北京市中药饮片炮制标准.2000年版.2000,393.

升华硫

【性状】本品为黄色结晶性粉末，有微臭。

【鉴别】1.本品在水或乙醇中几乎不溶。

2.本品燃烧时火焰为蓝色，并有二氧化硫的刺激性臭气。

3.取本品约10mg，加氢氧化钠试液5ml，加热使溶解，放冷，加1滴亚硝基铁氰化钠试液（1→100），显蓝紫色。

4.取本品，热至约115℃，即熔融成黄色的流动液；热至约160℃，色变深，质变稠。

【检查】酸度　取本品1.0g，加新沸过的冷水25ml，强力振摇后，加酚酞指示液数滴与氢氧化钠滴定液（0.1mol/L）0.10ml，应显淡红色。

细度　取本品10.0g，用八号筛过筛，如有结块，可将团块轻轻拍碎后过筛。通过八号筛的粉末不得少于85%。

炽灼残渣　不得过0.2%（中国药典2010年版二部附录Ⅷ N 61页）。

砷盐　取本品0.50g，加氨试液15ml，浸渍3小时，滤过，分取滤液5ml，置水浴上蒸干后，加硝酸1ml，再蒸干，加盐酸5ml与水23ml，依法检查（中国药典2010年版二部附录Ⅷ J 58页第一法），应符合规定（0.0012%）。

【含量测定】取本品，置五氧化二磷干燥器中干燥4小时后，取约35mg，精密称定，照氧瓶燃烧法（中国药典2010年版二部附录Ⅶ C 46页）进行有机破坏，以过氧化氢试液5ml与水10ml为吸收液，俟燃烧完毕后，将燃烧瓶置冰浴中冷却并时时振摇约20分钟，使生成的烟雾完全吸收后，煮沸2分钟，放冷至室温，加入酚酞指示液2滴，用氢氧化钠滴定液（0.1mol/L）滴定，并将滴定的结果用空白试验校正。每1ml氢氧化钠滴定液（0.1mol/L）相当于1.603mg的S。

本品含硫（S）不得少于98.0%。

【药理】[2] 1.镇咳祛痰作用　详见硫黄项下。

2.消炎作用　升华硫能降低大白鼠毛细管因注射蛋清而产生的渗透压增高。

3. 对皮肤作用　升华硫对皮肤有溶解角质及脱毛的作用。

【毒理】升华硫西黄耆胶混悬液给小鼠灌胃的LD_{50}为0.266g/kg。中毒表现为拒食，肝肿大，有大量黄色肠积液[3]。

【性味与归经】不详。

【类别】杀虫药。

【贮藏】密封保存。

参考文献

[1] 国家药典委员会. 中华人民共和国药典. 2010年版二部. 北京: 中国医药科技出版社, 2010, 63.

[2] 杨松年. 中国矿物药图鉴. 上海: 上海科学技术文献出版社, 1990, 115.

[3] 岳旺, 等. 中国中药杂志. 1989, 14(2): 44.

黑硫黄[1]

【本草考证】本品为藏医习用药材。据《晶珠本草》记述：“本品分为白、黄、绿、黑四种。”“黑硫分为三种。”[2]

【藏药名】木斯那保。

【来源】为自然元素类矿物硫族自然硫，加热熔化，除去杂质；或用含硫矿物经加工而得。

【性状】本品为扁平，细长块状，状如银矿石和青灰。具硫黄气味[2]。

【性味与归经】同硫黄。

【功能与主治】主治炭疽病[2]。

【用法与用量】【注意】【贮藏】同硫黄。

参考文献

[1] 青海省卫生厅. 青海省藏药标准. 1992年版. 1992: 174.

[2] 青海省药品检验所, 青海省藏医药研究所. 中国藏药: 第二卷. 上海: 上海科学技术出版社, 1996, 178.

第十三章　含锌的矿物药

人体含锌总量为1.36～2.32g，以肝、骨骼肌和骨骼中含量最高，全血含锌总量为0.65～1mg%，其中85%存在于红细胞中，约12%存在于血浆内，3%左右存在于白细胞内。

血清中的锌绝大部分与白蛋白结合，一小部分与α球蛋白结合。

锌主要以各种金属酶的形式存在于体内，其余则以与蛋白质结合的形式存在。近年发现，在DNA和RNA中锌含量较高，并参与核糖体的形成，在人体内绝大多数组织都含有锌。

锌为人体必需的微量元素之一，参与人体碳酸酐酶、DNA聚合酶、碱性磷酸酶等许多重要的生物酶的合成。锌缺乏可能是营养不良性侏儒综合征产生的重要原因。锌可增进组织细胞的再生能力，加速伤口愈合，维持促进性器官的发育和性功能的正常。近来发现锌/铜比值增大，可引起胆固醇代谢紊乱而发生高血压病和冠心病。

炉甘石[1]

【本草考证】本品为专供外用的常用矿物药。始载于《外丹本草》。《本草纲目》列入金石部石类。李时珍谓："炉火所重，其味甘。故名。""炉甘石所在坑冶处皆有……其块大小不一，状似羊脑，松如石脂，亦粘舌。"[2]

【别名】甘石《品汇精要》，炉先生[2]，卢甘石《医学入门》，芦甘石《审视瑶函》，羊肝石《现代实用中药》，浮水甘石[3]，炉眼石《矿物药与丹药》，龙脑甘石[7]，干石《疮疡外用本草》[19]，白炉甘石《中国矿物药》，卢甘草、浮甘石、炉山生、挥甘石、羊脑、浮石、浮水石《矿物药》。

【藏药名】坑替《四部医典》，坑嘎切巴尔同布《鲜明注释》，拉肖《药物鉴别明镜》[20]，冈透、甘石[12]，刚特《矿物药》。

【蒙药名】查孙—道苏勒—楚鲁、刚提各[18]，查森—多斯勒—朝鲁《无误蒙药鉴》，刚梯格《认药白晶鉴》[21]，查森—多斯勒—绰鲁《内蒙古蒙药材标准》。

【壮药名】林踏养[11]。

【原矿物】菱锌矿。

【来源】本品为碳酸盐类矿物方解石族菱锌矿。主含碳酸锌（$ZnCO_3$）。采挖后，除去杂石，洗净，晒干。

【性状】本品为块状及肾状集合体，呈不规则的块状。白色、灰白色或淡黄、淡红色。条痕白色。表面粉性，无光泽，凹凸不平，多孔，似蜂窝状。体轻，易碎。断口不平坦参差状。气微，味微涩。

硬度　5。

相对密度　4.1～4.5[9]。

以块大、色白、体轻、质松、易碎、断面灰白色者为佳。

【鉴别】1.本品粉末白色。呈针状、类方形或不规则形小颗粒，半透明；较大的团块边缘半透明，有时可见针状纹理。

2.取本品粗粉1g，加稀盐酸10ml，即泡沸。发生二氧化碳气体，导入氢氧化钙试液

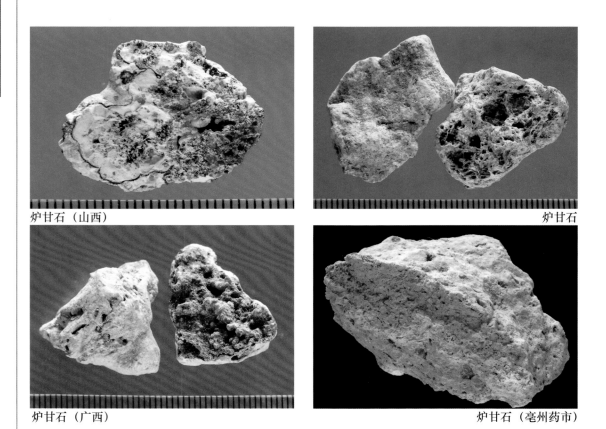

炉甘石（山西）　　　　　　　　　　　　　　　　　　炉甘石

炉甘石（广西）　　　　　　　　　　　　　　　　　炉甘石（亳州药市）

中，即生成白色沉淀。

3.取本品粗粉1g，加稀盐酸10ml使溶解，滤过，滤液加亚铁氰化钾试液，即生成白色沉淀，或杂有微量的蓝色沉淀。

4.取本品置紫外光灯（254nm）下检视，显浅蓝紫色荧光[19]。

【含量测定】取本品粉末约0.1g，在105℃干燥1小时，精密称定，置锥形瓶中，加稀盐酸10ml，振摇使锌盐溶解，加浓氨试液与氨-氯化铵缓冲液（pH10.0）各10ml，摇匀，加磷酸氢二钠试液10ml，振摇，滤过。锥形瓶与残渣用氨-氯化铵缓冲液（pH10.0）1份与水4份的混合液洗涤3次，每次10ml，合并洗液与滤液，加30％三乙醇胺溶液15ml与铬黑T指示剂少量，用乙二胺四醋酸二钠滴定液（0.05mol/L）滴定至溶液由紫红色变为纯蓝色。每1ml的乙二胺四醋酸二钠滴定液（0.05mol/L）相当于4.069mg的氧化锌（ZnO）。

本品按干燥品计算，含氧化锌（ZnO）不得少于40.0％。

【化学成分】主含碳酸锌（$ZnCO_3$），另含铁、钴、锰等碳酸盐以及微量的镉、铟等离子。煅烧后碳酸锌分解成氧化锌[10]。氧化锌（ZnO）64.8％，二氧化碳（CO_2）35.2％[3]。尚含少量氧化钙（CaO）、氧化镁（MgO）、氧化铁（Fe_2O_3）、氧化锰（MnO）[21]。

【产状与分布】菱锌矿是由闪锌矿经氧化作用而形成的次生矿物，常见于铅锌硫化物矿床的氧化带下部及其附近[9]。分布在山西、广西、四川、辽宁、云南、湖南等地。

【炮制】1.净炉甘石　除去杂质，打碎。

2.煅炉甘石　取净炉甘石，照明煅法（中国药典2010年版一部附录21页）煅至红透，再照水飞法（中国药典2010年版一部附录21页）水飞，干燥。

3.制炉甘石

（1）黄连汤制炉甘石　取黄连煎汤，滤过去渣，加入煅炉甘石细粉中拌匀，吸尽后，干燥。

每100kg净炉甘石，用黄连12.5kg[5，7]。

注：黄连汤（汁）：取生黄连片加5倍量水煎煮1小时，滤过，如上法操作共3次，合并煎出液，去渣，浓缩至炉甘石的20％，即得。

（2）三黄汤制炉甘石

a.取黄芩、黄连、黄柏煎汤，滤过去渣，加入煅炉甘石细粉中拌匀，吸尽后，干燥。

每100kg净炉甘石，用黄芩、黄连、黄柏各12.5kg[7～8]。

b.取净炉甘石照明煅法煅至红透，取出，立即投入三黄汤中淬之，反复经多次煅淬，再照水飞法水飞，干燥，研细，过120目筛。

注：三黄汤：取黄芩、黄连、黄柏加适量水煎煮2次，第一次1小时，第二次30分钟，滤过，去渣，合并煎出液，备用。

每100kg净炉甘石，用黄连、黄柏、黄芩各2.5kg[6]。

（3）五黄汤淬炉甘石　取黄连等五种药材煎成五黄汤，滤过，去渣，加入煅炉甘石细粉中拌匀，吸尽后，干燥。

每100kg净炉甘石，用黄连、黄柏、黄芩、栀子、大黄各1.2kg[7]。

4.火硝水煮炉甘石

（1）在含微量火硝的水中加入净炉甘石，煎煮约2小时，取出炉甘石，多次洗净，晒干[20]。

（2）取原药材砸碎成米粒大小，用清水洗净杂物，加火硝30%、"榜玛"10%，水适量，煮沸3小时，清水漂洗，晒干即得[12]。

【炮制品性状】煅炉甘石　本品呈白色、淡黄色或粉红色的粉末。体轻，质松软而细腻光滑。气微，味微涩。

【含量测定】同药材，含氧化锌（ZnO）不得少于56.0%。

制炉甘石　为黄色、深黄色或黄棕色微带红色的极细粉。触之易粘染。质轻松，气微，味苦。

【药理】炉甘石煅后可生成氧化锌，氧化锌能部分吸收创面分泌液，有中度防腐收敛、保护作用。此外，尚能杀灭和抑制局部葡萄球菌繁殖和生长[14]。

【毒理】河南产炉甘石，小鼠iv，LD_{50}为12.90g/kg[13]，并出现肝充血。炉甘石中铅的含量较高（0.42%～2.9%），铅能抑制人体血红蛋白合成中的酶体系和脑中葡萄糖代谢，导致脑组织缺氧产生脑损伤。此外镉含量也较高，它是一个有害的微量元素[19]。

【性味与归经】甘，平。归肝、脾经[1]。归肝、脾、肺经[19]。归胃经[11]。壮医甜，寒[11]。甘，寒[19]。

【功能与主治】解毒明目退翳，收湿止痒敛疮。用于目赤肿痛，睑弦赤烂，翳膜遮睛，胬肉攀睛，溃疡不敛，脓水淋漓，湿疮瘙痒[1]。

清热疏肝。用于肝热和肝炎[12]。

壮医　除湿毒，敛疮生肌。用于溃疡久不收口，能啥能累（湿疹）[11]。

煅炉甘石　增强收湿敛疮，溃疡不收功效[4]。

制炉甘石　增强清火解毒，清热消炎，明目退翳功效[4, 7]。

【用法与用量】外用适量。

【注意】1.忌内服，内服后会刺激腐蚀胃肠道[23]。

2.忌生用，宜炮制后应用[23]。

【贮藏】 贮干燥容器内，置干燥处，防尘。

【附注】 1.对广西等7个地区所用的炉甘石样品形态、物理性质、红外及晶体结构等鉴定，可知炉甘石来源主要为含水碳酸盐类矿物水锌矿。水锌矿也产于铅锌矿床氧化带，并为铅锌矿床氧化带中的一种表生矿物，和菱锌矿伴生，其形态与菱锌矿相似，只是光泽暗淡，不透明，硬度（2～2.5）、相对密度（3.5～3.8）均较小。条痕白色，断口参差状。闭口试管中加热生水，不熔融。经煅烧后可成氧化锌[15]。中药志[3]、安徽炮制[8]、中华本草[19]收载的炉甘石除菱锌矿外，还收载了碳酸盐类矿物水锌矿。日本使用的炉甘石即水锌矿[3]。水锌矿主含碱性碳酸锌$Zn_5(CO_3)_2(OH)_6$，其中ZnO 75.3％，CO_2 13.6％，H_2O 11.1％[3]。其他元素有Ca、Mg、Mn、Pb、Si、Fe、Cd等[15]。

2.药典规定炉甘石生品中氧化锌含量不得少于40％，但从各地来源的样品看差异较大。如四川重庆的炉甘石生品中只含氧化锌15.8％，山东平度的含39.05％，北京中医学院鉴定教研室的样品却含70.06％。可见某些地区并没按药典规定严格控制质量[16]。

3.根据等离子发射光谱分析结果，炉甘石中均含少量的Al、Fe、Ca、Mg、Cd、Pb，普遍含Mn、Co、Cr、Cu、Mo等微量元素，值得注意的是所测样品中Pb含量较高（0.42％～2.9％）。另外，Cd含量也较高，而Pb和Cd是有害的微量元素。因此应对炉甘石中Pb、Cd含量规定一个限量，作为质量标准的控制指标[16]。炉甘石经煅、水飞炮制，使收敛作用更强，并可除去大量铅，副作用更小，此不仅与$ZnCO_3$转变为ZnO有关，可能还与铅的碳酸盐，硫酸盐转化为难溶的氧化物有关。

4.氧化锌内服不吸收，外敷于黏膜疮疡面有收敛吸湿消炎作用。在眼内吸收还可参与维生素A还原酶的构成，因而可治疗暗适应能力下降等症。用黄连汤等药汁制可增加新的成分，并可形成络合物促进锌的吸收[22]。

5.广西、四川所产炉甘石除主含碳酸锌外，光谱半定量分析尚含较多量的铁、铝、钙、镁、钠、硅及少量的铅、钛、锰以及微量的铜、镍、锶、钒、铬、钴、镍、镓、锆等20余种元素[17]。

6.煅炉甘石最佳工艺条件：700℃下恒温煅烧30分钟，水淬一次。此温度恰为炉甘石煅烧"红透"的最低温度。煅后氧化锌的含量增加20％左右。另有报道含量约提高36％，三黄汤拌品及三黄汤淬后水飞约提高18％。三黄汤拌品的小檗碱含量高于三黄汤淬后水飞品4倍，但三黄汤淬后水飞品抑菌作用优于拌制品[22]。

［1］国家药典委员会.中华人民共和国药典.2010年版一部.北京:中国医药科技出版社,2010,211、附录21页.

［2］李时珍.本草纲目(校点本上册).北京:人民卫生出版社,1985,558.

［3］中国医学科学院药用植物研究所,中国协和医科大学,等.中药志:第六册.北京:人民卫生出版社,1998,347.

［4］北京市药品监督管理局.北京市中药饮片标准(2000年版).2000,407.

［5］甘肃省食品药品监督管理局.甘肃省中药炮制规范(2009年版).兰州:甘肃文化出版社,2009,325.

［6］上海市食品药品监督管理局.上海市中药饮片炮制规范.2008年版.上海:上海科学技术出版社,2008,340.

［7］河南省食品药品监督管理局.河南省中药饮片炮制规范(2005年版).郑州:河南人民出版社,2005,506.

［8］安徽省食品药品监督管理局.安徽省中药饮片炮制规范.2005年版.合肥:安徽科学技术出版社,2006,24.

［9］地质部地质辞典办公室.地质辞典(二):矿物 岩石 地球化学分册.北京:地质出版社,1981,95.

［10］南京药学院《中草药学》编写组.中草药学:下册.南京:江苏人民出版社,1980,1495.

［11］广西壮族自治区食品药品监督管理局.广西壮族自治区壮药质量标准:第一卷(2008年版).南宁:广西科学技术出版社,2008,144.

［12］青海省食品药品监督管理局.青海省藏药炮制规范(2010年版).西宁:青海人民出版社,2010,13.

［13］岳旺,等.中国中药杂志.1989,14(2):44.

［14］郭广义,等.中成药研究.1982,(12):1.

［15］封秀娥.中药通报.1986,11(5):16.

［16］张绍琴,等.中药材.1992,15(11):25.

［17］赵中杰.矿物药分析.北京:人民卫生出版社,1991,294.

［18］中国药学会内蒙古分会第二次会员代表大会汇编.1987,25.

［19］国家中医药管理局《中华本草》编委会.中华本草:第一册第二卷.上海:上海科学技术出版社,1999,381.

［20］国家中医药管理局《中华本草》编委会. 中华本草: 藏药卷. 上海: 上海科学技术出版社, 2002, 22.

［21］国家中医药管理局《中华本草》编委会. 中华本草: 蒙药卷. 上海: 上海科学技术出版社, 2004, 43.

［22］叶定江, 张世臣. 中药炮制学. 北京: 人民卫生出版社, 1999, 148.

［23］李兴广. 常用中药宜忌速查. 北京: 人民军医出版社, 2011, 306.

锌[1]

【本草考证】本品为藏医习用药材。据《晶珠本草》记述: "锌灰治眼病。"本品又名温却, 来自青石与红石。状如银, 比银色青, 牙咬发�======声。于炭火中烧, 冒青黄色烟[3]。

【藏药名】德擦嘎布[1], 德察[2], 得察嘎保, 温却[3]。

【原矿物】闪锌矿、红锌矿、菱锌矿。

【来源】本品为含锌矿物闪锌矿、红锌矿、菱锌矿等冶炼而成。主含锌（Zn）。

【性状】冶炼的锌多为锥状、柱状、纤维状集合体。淡灰白色。条痕为亮光的淡灰白色。质稍脆。断口参差状, 金属光泽。具延展性（温度100～500℃）。气微, 味淡[3]。

硬度 2。

相对密度 6.9～7.2[3]。

【鉴别】1. 本品溶于稀硝酸。

2. 在空气中能生成氧化锌, 在木炭上烧之, 生成白色氧化锌薄膜一层。火焰为蓝色[3]。

【化学成分】主要成分为锌（Zn）。

【炮制】1. 取原药材锤成蜂翼状薄片。

2. 以姜黄粉, 巴豆粉一起去毒。

3. 以黄矾、黑矾、藏酒等辅料一起去绣。

4. 以雄黄粉、硫黄粉一起搅匀, 做成包块, 晒干, 煅透即得。

【炮制品性状】为不规则团块状。表面灰黑色。多孔隙, 质脆。粉末可见闪闪发亮的星点。气微, 味淡。

【药理】1. 抗菌作用 锌在空气中生成氧化锌, 具有收敛和抗菌作用[3]。

2. 生理作用 锌是一种与人体健康关系密切的重要微量元素。对于维持机体的生理功能起重要作用。对人体的免疫起调节作用, 还有维持人体各种屏障的正常功能, 发挥防御感染作用。在机体内, 锌广泛参与酶的活动, 已知有80种生物酶中含有锌。缺锌时, 蛋白质合成受到抑制[3]。

3. 对儿童的生长发育作用　锌对儿童的生长发育关系重大，儿童的智力发育与锌有关。缺锌儿童可引起味觉、嗅觉减退或丧失，导致食欲不佳，味觉不灵敏，影响儿童身高，体重的正常发育[3]。

【性味】 涩、辛，平、糙。

【功能与主治】 明目，愈疮。用于翳障等各种眼病，疮痈。

【用法与用量】 配方用，0.3～0.6g。

【贮藏】 置通风干燥处。

【附注】 自然锌或冶炼的锌目前在临床上很少直接药用，需要加工冶炼成锌的氧化物或硫酸盐，方可使用。如甘草锌、氧化锌、硫酸锌等。

参考文献

［1］青海省食品药品监督管理局.青海省藏药炮制规范(2010年版).西宁:青海人民出版社,2010,22.

［2］青海省卫生厅.青海省藏药标准.1992年版.1992,附录171.

［3］青海省药品检验所,青海省藏医药研究所.中国藏药:第二卷.上海:上海科学技术出版社,1996,83.

第十四章　含锡的矿物药

人体含锡约为17mg。肝、肾、肺、脾、心等器官皆含有锡，其中以肾和肝的含量较多。

锡可能为人体必需微量元素之一，锡能促进蛋白质及核酸反应，与黄素酶的活性有关系，对维持某些化合物的三维空间结构有重要影响。锡可能促进动物生长。但锡过多可缩短动物寿命，促使肝脂肪变性和肾血管变化。

锡[1]

【本草考证】本品为极少用中药，始载于《神农本草经》。陶弘景曰："今出临贺，犹是桂阳地界。铅与锡相似，而入用大异。"李时珍曰："锡出云南、衡州。"[2]和现在锡矿产地一致。

【别名】白锡[11]《山海经》，钑《石药尔雅》，镴（《周礼》郑玄注），白镴（《石药尔雅》郭璞注），贺《本草纲目》[3]。

【藏药名】夏嘎尔[11]《四部医典》，路嘎、努旦起瓦间《晶珠本草》[8]，鲁嘎尔、磊丹且哇见嘎尔[4]。

【蒙药名】查干—托古拉嘎[10]。

【原矿物】锡石。

【来源】本品为氧化物类金红石族矿物锡石中炼出的锡。主含锡（Sn）。

【性状】本品为块状、粒状或片状。银白色。条痕亮银白色。不透明，具强金属光泽。体重，质软。有延展性，易切断，用力能折断，断口锯齿状。气微，味淡。

硬度　2[8]。

熔点　231.9℃，沸点　2260℃[5]。

以银白色、光亮、具强金属光泽、无杂质者为佳。

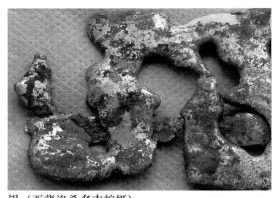

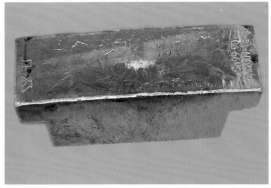

锡（西藏洛桑多吉拍摄）　　　　　　　　　　　　　　　　　锡（西藏洛桑多吉拍摄）

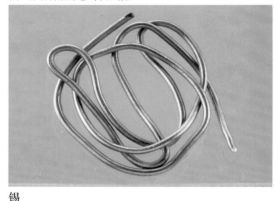

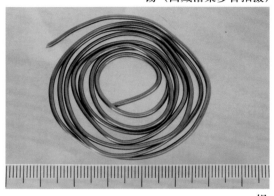

锡　　　　　　　　　　　　　　　　　　　　　　　　　　　　　　　　锡

【鉴别】1.在常温下不与稀硫酸、稀盐酸起作用。可溶于稀硝酸和热碱[5]；易溶于盐酸和王水[9]。

2.在13.2℃以下时，可发生晶形转变，成为粉状灰锡[5]。

3.烧之白炽，能发强光而燃成二氧化锡（SnO_2）[7]。

4.取本品粉末约0.2g，加盐酸2ml，激烈反应后，静置，取上清液供下列试验[1]：

（1）取上清液加氨试液，生成白色沉淀，不溶于过量的氨试液中。

（2）取上清液，加氯化汞少许，振摇，发生白色沉淀；放置后，沉淀变为黑色。

5.取锡颗粒置锌片上，加1滴盐酸，2～3分钟后放出氢气，即可见锡石颗粒，表面产生一层锡白色的金属锡薄膜（锡镜）[8]。

【化学成分】主含锡。并含微量铅、锌、铜、钒、钨、铋、钼、铟、镁、硅、钡、锶、铁、铝、钙、锰、钛、铬等[9]；含二氧化锡（SnO_2）、二氧化硫（SO_2）。此外尚含铅、锌、铜、钒、钨、铋、锰、钼、铟、锗、钛、铍、银、钙、镁、铁、铝、汞等微量元素[8]。

【制法与产地】将锡石打碎，淘得精砂，用炭灰和水团成泥块，与木炭相间置已燃着木炭之炼炉中，鼓风吹炼，使锡还原出来沉积炉底，流注模中。产于云南、湖南、广东、广西等地。

【炮制】1.去毒法　锡制成薄片。在350ml水中加锡片50g，诃子、毛诃子、余甘子粉末各20g，煎煮4小时，再按上述操作法重复一次，取出，洗净。

2.去积垢法　500ml水中加8岁童便500ml，沙棘40g，再加入去毒后的锡片，煎煮5小时，取出，洗净，晒干。

3.煅烧法　取硼砂50g，硫黄150g，诃子15g，研细，混匀制成糊状，再涂于去积垢的锡片的表面，晒干，煅烧约6小时，煅烧至泥沙箱变成红色，取出用清水洗净即可[8]。

4.取净锡1份，锤成薄片，加等量的三子汤，煮沸，保持微沸20～30分钟，取出，再加等量的沙棘汤，煮沸，保持20～30分钟，取出，晾干。与银朱1份，硫黄3份共研，照焖煅法煅透，放凉，取出[10]。

注：三子汤：诃子、栀子、川楝子各10g，粉碎，研匀，加水100ml，煮沸，滤过，取滤液备用。

沙棘汤：沙棘30g，加水100ml，煮沸，滤过，取滤液备用。

【炮制品性状】本品为不规则团块，黑色或灰黑色，表面多孔隙，质脆；粉末可见闪闪发亮的星点。气微，味淡[11]。

【药理】锡易与蛋白质结合，从而抑制了蛋白质分解酶消化锡的作用，故由胃肠道吸收很少，大部分皆由粪便中排出[5]。

【毒理】无机锡毒性很小，有机锡化合物毒性很大。对人危害，皮肤刺激性属剧毒，经口属高毒[6]。

【性味与归经】甘，寒，有毒。归脾、肾经[1]。涩、咸、平。

【功能与主治】清热解毒，祛腐生肌。用于疔疮肿毒，杨梅毒疮，恶毒风疮[1]。
愈伤。用于创伤"协日乌素"病[10]。

【用法与用量】外用少许，研末调敷；内服：研末1g；或入丸、散[8]。（指炮制去毒品）

【注意】本品有毒，不宜内服。同时避免用酒浸泡[9]。

【贮藏】密闭保存。

【附注】1.锡为人工炼制的金属锡。自然锡可与金、铜、锡石等矿物伴生。澳大利亚新南威尔斯曾有产出。

2.使用锡以前，应先测定其铅、锌及其他重金属含量。以减少其毒副作用。

3.明确的区分铅和锡两种金属是在汉代以后，唐宋乃至明清文献中仍有混淆不分者。

4.藏地产的白锡为中品。黑锡质劣。制锡愈疮生肌[4]。

5.食用含毒性较大的有机锡的药物可引起中毒。中毒表现为：初见眼和鼻黏膜的刺激症状，继则出现头晕、头痛、失眠、乏力、心动过缓，重者出现恶心、呕吐、昏迷、抽搐、瘫痪等。中医治疗，早期可选用甘草、淡竹叶、菊花、贯众，后期选用党参、麦冬、茯苓、苦杏仁等[5]。

6. 文献[9]记载，锡始载于《本草经集注》。

参考文献

[1] 湖南省食品药品监督管理局.湖南省中药材标准.2009年版.长沙:湖南科学技术出版社,2010,309.

[2] 李时珍.本草纲目(校点本上册).北京:人民卫生出版社,1985,481.

[3] 王嘉荫.本草纲目的矿物史料.北京:科学出版社,1957,19.

[4] 帝玛尔·丹增彭措,毛继祖,等译注.晶珠本草.上海:上海科学技术出版社,1986,34.

[5] 郭晓庄.有毒中草药大辞典.天津:天津科技翻译出版公司,1992,594.

[6] 温玉麟.药物与化学物质毒性数据.天津:天津科学技术出版社,1989,146.

[7] 李鸿超,等.中国矿物药.北京:地质出版社,1988,298.

[8] 国家中医药管理局《中华本草》编委会.中华本草:藏药卷.上海:上海科学技术出版社,2002,34.

[9] 国家中医药管理局《中华本草》编委会.中华本草:第一册第二卷.上海:上海科学技术出版社,1999,425.

[10] 内蒙古自治区卫生厅.内蒙古蒙药材标准.1986年版.赤峰:内蒙古科学技术出版社,1987,507.

[11] 青海省食品药品监督管理局.青海省藏药炮制规范.2010年版.西宁:青海人民出版社,2010,24.

锡矿[1~2](锡石)[3]

【本草考证】 本品为极少用中药。为藏医习用药材，始载于《药性考》载："锡矿，磨涂疗肿。"《晶珠本草》记载："夏嘎尔多愈疮生肌。多像欧多（银矿石），可冶炼出锡[3]。"

【别名】 锡石《石药尔雅》。

【藏药名】 夏嘎尔多[3]。

【原矿物】 锡石。

【来源】 本品为氧化物类金红石族矿物锡石。主含二氧化锡（SnO_2）。采挖后，除去杂石。

【性状】本品为四方双锥状、双锥柱状、膝状或不规则的粒状。蜡黄色、浅褐色或深黑色。条痕白色或浅棕色。半透明至不透明，具金刚光泽。质较重、硬。断面不平坦或次贝壳状，断口呈油脂样光泽。气微，味淡。

硬度　6～7。

相对密度　6.8～7.0[6]。

熔点　231.9℃。

以蜡黄色或浅褐色、双锥状、半透明、无杂石者为佳。

【鉴别】取本品碎粒少许置锌片上，加1滴盐酸，2～3分钟后放出氢气，使锡石碎粒表面产生锡白光亮金属锡薄膜（锡镜）。

【化学成分】主含二氧化锡（SnO_2）可达95%，尚含有Fe_2O_3、FeO、MnO、Se_2O_3、TiO_2等及少量WO_3[1]；含锡78.8%，常含有铁、锰、锌、铌、钽等[3]。

【产状与分布】主要产于花岗岩分布地区的伟晶岩、气化高温热液矿床和锡石硫化物热液矿床中[6]。原生锡矿床经风化破坏后，锡石常可转移到砂矿中[3]。主产云南、广东、江西、青海、广西、湖南等省。

【性味与归经】有毒。

【功能与主治】磨涂疗肿[4]；愈疮生肌[5]。用于疗肿，恶毒风疮，冷僻。

【用法与用量】外用少许，研末调敷。

【附注】1.锡矿为非金属，而锡为金属，古人将冶炼成的锡与原矿物锡石均谓之"矿"，易混淆。注意鉴别。

2.目前，临床很少应用锡石，但随着对矿物药微量元素生理作用的逐步了解，应对这味久已存疑的矿物药加以探讨、以利发掘和应用。

参考文献

[1]郭晓庄.有毒中草药大辞典.天津：天津科技翻译出版公司，1992，595.

[2]李鸿超，等.中国矿物药.北京：地质出版社，1988，241.

[3]青海省药品检验所，青海省藏医药研究所.中国藏药：第三卷.上海：上海科学技术出版社，1996，340.

[4]江苏新医学院.中药大辞典：下册.上海：上海科学技术出版社，1991，2495.

[5]帝玛尔·丹增彭措，毛继祖，等译注.晶珠本草.上海：上海科学技术出版社，1986，36.

[6]地质部地质辞典办公室.地质辞典(二)：矿物　岩石　地球化学分册.北京：地质出

版社, 1981, 52.

氧化锡[1]

【本草考证】本品为维吾尔医习用药材，始载于《拜地依药书》，谓："氧化锡，系指对锡采用一定的特殊方法，进行煅炼去毒后产生的灰白色粉末；锡，是众所周知的金属矿物。"根据上述维吾尔医本草所述药物特征和实物对照，与现代维吾尔医所用氧化锡一致。

【维吾尔药名】开来 库西提斯、艾尔 热萨苏里 艾比也孜、库西提依 艾日孜、库西提依 开里《拜地依药书》。

【原矿物】锡石。

【来源】本品为矿物锡石的氧化物。即系锡经煅烧后产生的二氧化锡的灰白色粉末。主含二氧化锡（SnO_2）。

【性状】本品为粉末状。表面灰白色。气微，味淡。

【化学成分】主含二氧化锡（SnO_2）。

【制法】维吾尔医采用特殊的煅制方法，对锡进行煅炼去毒后制成。

【性味】咸，寒；有毒。

【功能与主治】清热明目，软坚消肿，燥湿愈疮，净血解毒，固精止带。用于湿热性或血液质性眼疾和皮肤疾病，如各种眼疾，颈淋巴结核，各种肿瘤，痔疮，湿疹，乳腺疮疡，子宫疮伤，阴茎疮疡，各种性病，梅毒，淋病，滑精，早泄，白带过多等。

【用法与用量】内服：125～250mg。外用：适量。可入散剂，眼粉，点眼栓，软膏，敷剂等。

【注意】有剧毒，需去毒后方可内服，但过量仍可引起中毒，甚至导致死亡。

【贮藏】置干燥处。

参考文献

[1]国家中医药管理局《中华本草》编委会.中华本草:维吾尔药卷.上海:上海科学技术出版社, 2005, 31.

第十五章　含钾的矿物药

正常成人体内钾含量约为2g。钾在体内的分布与钠相反，98％存在于细胞内液，细胞外液中仅含2％，钾通过尿、大便和汗排出。正常情况下80％钾从肾脏经尿排出。

钾是维持骨骼肌正常张力所必需的阳离子，能促进运动终极及肌纤维的极化过程。钾能使肠管、子宫和支气管平滑肌的张力升高，大剂量可引起痉挛性收缩。血浆中和心肌细胞内外的K^+浓度影响心肌的自律性、传导性和兴奋性。缺钾时心肌的兴奋性增高，钾过多时则抑制心肌自律性、传导性和兴奋性。

钾是细胞内液主要阳离子，钾代谢异常可影响体液的酸碱平衡。

钾与细胞的新陈代谢密切相关，钾参与糖、蛋白质和能量代谢。葡萄糖合成糖原时需要一定量的钾随之进入细胞内。在蛋白质合成ADP转化为ATP也需要钾参与。

含钾的矿物药有硝石、银硝、正长石。

硝石[1]（火硝）[6]

【本草考证】本品为少用中药，始载于《神农本草经》，列为上品，原名消石。《开宝本草》载："此即地霜也，所在山泽，冬月地上有霜扫取，以水淋汁，后乃煎炼而成。盖能消化诸石，故名消石。非与朴硝、芒硝同类而有消名也。……与芒硝全别。"李时珍曰："消石，丹炉家用制五金八石，银工家用化金银，兵家用作烽燧火药，得火即焰起故有诸名。"上述本草记载与现今药用硝石基本一致[13]。

【别名】芒硝《名医别录》，苦硝《药性论》，焰硝《土宿本草》，北帝元珠、化金石、水石《石药尔雅》，火消[1]《本草纲目》，地霜《蜀本草》，生消《开宝本草》，炮硝[9]，消石、土硝[10]，银硝《矿物中药与临床》，朴硝、牙硝、皮硝[2]，焰消[1,13]，火硝[6,11]，北帝玄珠、土砂、生消石、硝、盐消、河东野岩石[14]。

【藏药名】赛察[4]，火硝[5]，塞察[11]《四部医典》，寒尔兴、察热坚、美巴察《晶珠本草》，玫孜《甘露本草明镜》[5]，塞叉[12]。

【蒙药名】嘎勒—疏《无误蒙药鉴》，色萨《认药白晶鉴》[6]，勒少—舍刷（内蒙古）。

【维吾尔药名】说热 开里密、艾比合尔、说热吉、说拉 卡尔《药物之园》，纳体笼、纳忒龙《回回药方三十六卷》[7]。

【原矿物】钾硝石（硝石）。

【来源】本品为硝酸盐类矿物硝石或硝土块的加工精制而成的结晶体。主含硝酸钾（KNO_3），全年均可开采和炼制。矿物硝石，采挖后，除去泥土和杂石。

【性状】本品为六角斜方形的柱状晶体或晶状粉末。白色、淡黄色或淡灰色。半透明。质脆，易碎。断面呈玻璃样光泽。气微，味苦且凉，具刺舌感。

以结晶性、色白、半透明、无杂质者为佳。

【鉴别】1.本品粉末白色。为不规则的透明块片，边缘清晰，光滑。加1滴0.1%的四苯硼钠溶液，即呈现雪花或羽毛状晶体[7]。

2.易溶于水，微溶于乙醇；易熔融，遇火产生喷射状紫色火焰，并发出爆炸声[7, 12]。

3.供试品及供试品溶液显钾盐和硝酸盐（中国药典2010年版一部附录28、29页）的鉴别反应。

【检查】重金属 取本品2.0g，加稀盐酸2ml与适量的水溶解使成25ml，依法检查（中国药典2010年版一部附录ⅨE 50页第一法），含重金属不得过百万分之十[3, 13]。

砷盐 取本品0.20g，加水23ml溶解后，加盐酸5ml，依法检查（中国药典2010年版一部附录ⅨF 50页），含砷量不得过百万分之十[3, 13]。

【化学成分】主含硝酸钾（KNO_3）47.45%～97.65%，硝酸钠、氯化钠0.03%～4.87%，水0.03%～3.84%[10]。主要为硝酸钾，其中含K 38.61%，NO_3 61.39%以及钠、钙、镁、氯等[5]。

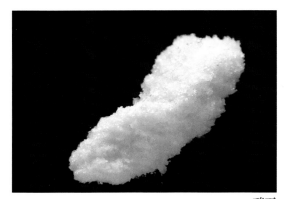

硝石

硝石

【产状与分布】常覆于地表面或干燥地区的土壤、岩石表面、洞穴中。在石灰岩、盐沼地带及沙漠区域亦多见。主产于山东、江苏、湖南、湖北、四川、贵州等地。

【制法】将含有硝的土块，砸碎，加水浸泡搅匀，滤过，滤液浓缩，冷却，收集析出的结晶[15]。

【炮制】1.硝石　除去杂质，打碎或研细粉。

2.制硝石　将洗净的白萝卜，切片，置锅内，加水适量煮透，再将硝石倒入共煮，至全部溶解，取出，滤过，滤液静置于阴凉处，待结晶析出，捞出，晾干，研细。

每100kg硝石块，用白萝卜20kg[2, 15]。

3.火制硝石　将硝石置入锅内，微火炒至洁白色膨松状，取出，备用[5~7]（注意火患）。

【炮制品性状】制硝石　本品为晶状粉末。白色，具玻璃光泽。气微，味苦而凉[15]。

【药理】1.利尿作用　服用硝石后，在血液中由于K^+、Na^+的渗透作用，能与组织内水分结合，通过肾小球，不为肾小管吸收，故呈利尿作用[8]。

2.解毒消肿　外用治疗痈肿疗毒，可能与其调节局部渗透压有关。也可通过疮面吸收，能补入人体内一定钾[8]。

3.泻下作用　硝石在肠中能保留水分，刺激肠黏膜，发生泻下作用[12]。

4.抑制结石基质形成，促进结石溶解，增强结石排出动力，即有抑石、溶石、排石作用[14]。

【毒理】内服大量能刺激消化道及肾脏，蓄积体中，过量时引起血色素变性[12]。服用硝石过量，可使患者肠道紊乱，胃酸减少，使肠内硝酸盐还原菌（其中大肠杆菌和沙门氏菌还原硝酸盐为亚硝酸盐的能力最大）大量繁殖，能使大量硝酸盐被还原为亚硝酸盐而致中毒[14]。

【性味与归经】咸、苦，寒。归胃、大肠、三焦经[1]。苦、咸，温；有毒。归脾、肺经[2]。咸、苦，寒。归心、脾经[13]。

【功能与主治】润燥软坚，荡涤肠胃实热、积滞。用于肠胃实热积滞，停痰痞满[1]。

攻坚破积，利尿泻下，解毒消肿。用于中暑伤冷，痧胀吐泻，心腹疼痛，黄疸，淋病，便秘，目赤，喉痹，疗毒，痈肿[3]。

杀虫，消石。用于虫病，肾及膀胱结石。外用，治皮肤瘙痒[11]。

【用法与用量】1.5~3g，多入丸、散。外用适量，研末点目、吹喉或水化敷[3]。

【注意】体弱者、胃虚无实热者及孕妇禁用；忌与硫黄同用[1]；心虚、胃虚、肠炎、膀胱炎患者禁用[7]。

【贮藏】置阴凉干燥处，防潮，防火。

【附注】1.自古对几种"消"的说法不一，诸家将硝石、芒硝、朴硝等相混淆。但其来源，主要化学成分均不相同，应注意辨别，区别使用。

2.硝石燃烧产生喷射状紫色火焰，芒硝、朴硝的火焰呈黄色。硝石遇氯化钡，不产生沉淀。而芒硝、朴硝则立即产生白色沉淀。以此可区别三者[12]。

3.各省收载的硝石（火硝）标准，对其性味归经、功能主治规定不同，在临床使用时注意总结，深入研究。

4.中华本草维吾尔药卷[7]在注意项下提出"本品对食道和肾脏有害"。临床使用时应引起重视。

参考文献

[1]北京市卫生局.北京市中药材标准.1998年版.北京：首都师范大学出版社,1998：252.

[2]山东省药品监督管理局.山东省中药材标准.2002年版.济南：山东友谊出版社,2002,230.

[3]湖南省食品药品监督管理局.湖南省中药材标准.2009年版.长沙：湖南科学技术出版社,2010,325.

[4]中华人民共和国卫生部药典委员会.中华人民共和国卫生部药品标准.藏药.第一册.1995,20.

[5]国家中医药管理局《中华本草》编委会.中华本草：藏药卷.上海：上海科学技术出版社,2002,11.

[6]国家中医药管理局《中华本草》编委会.中华本草：蒙药卷.上海：上海科学技术出版社,2004,32.

[7]国家中医药管理局《中华本草》编委会.中华本草：维吾尔药卷.上海：上海科学技术出版社,2005,37.

[8]国家中医药管理局《中华本草》编委会.中华本草：第一册第二卷.上海：上海科学技术出版社,1999,279.

[9]中国科学院四川分院中医中药研究所.四川中药志：第三册.成都：四川人民出版社,1962,2372.

[10]南京药学院药材学教研组.药材学.北京：人民卫生出版社,1960,1317.

[11]青海省食品药品监督管理局.青海省藏药炮制规范(2010年版).西宁：青海人民

出版社, 2010, 2.

[12] 青海省药品检验所, 青海省藏医药研究所. 中国藏药: 第二卷. 上海: 上海科学技术出版社, 1996, 229.

[13] 福建省食品药品监督管理局. 福建省中药材标准. 2006年版. 福州: 海风出版社, 2006, 245.

[14] 张保国. 矿物药. 北京: 中国医药科技出版社, 2005, 12.

[15] 湖北省食品药品监督管理局. 湖北省中药材质量标准(2009年版). 武汉: 湖北科学技术出版社, 2009, 133.

银硝[1~2]

【本草考证】 本品为少用中药, 历代本草未见以银硝之名收载。

【别名】 马牙硝、火硝、硝石。

【原矿物】 硝石。

【来源】 本品为硝酸盐类矿物硝石经加工而成的结晶体, 主含硝酸钾（KNO_3）。

【性状】 本品为白色或灰白色柱状结晶、结晶形团块或结晶性颗粒、粉末。具玻璃样光泽, 质脆易碎, 气微, 味苦而凉。

【鉴别】 1. 取铂丝, 用盐酸湿润后, 蘸取本品粉末, 在无色火焰中燃烧, 火焰即显紫色, 如有钠盐混存时, 需隔蓝色玻璃透视, 方能辨认。

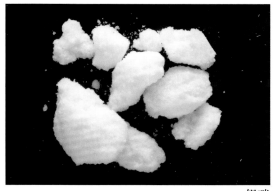
银硝

2. 取本品约0.1g, 加水5ml, 使成溶液, 滤过, 滤液照下述方法试验: ①取滤液约1ml, 加等量硫酸, 混合, 冷后, 沿管壁加硫酸亚铁试液, 使成两液层, 接界面显棕色。②取滤液约1ml, 滴加高锰酸钾试液, 紫色不应退去。

【炮制】 将鲜白萝卜洗净。切厚片, 置锅内, 加水煎汁, 去渣, 加入银硝, 煮沸, 待溶化后, 取出, 过滤, 滤液置缸内, 放些稻草硬梗, 静置过夜, 待滤液中有结晶体析出, 取出结晶体, 除去稻草硬梗, 晾干（本

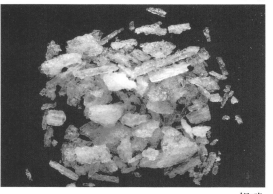
银硝

品宜在冬天炮制，并须防止成品风化）。

每100kg银硝，用鲜白萝卜30kg。

【性味】辛、苦、微咸，温。

【功能与主治】破积软坚，利水，泻下。用于黄疸，水肿，砂淋，便秘，伏暑，泻痢。

【用法与用量】1～2g，多入成药制剂；0.9～1.5g。

【贮藏】置密闭容器内，放阴凉干燥处。

【附注】本品与硝石应为同物，只因纯度不同收载标准名称不同，性味归经、功能主治不尽相同，故此处将其单列。

参考文献

［1］上海市卫生局.上海市中药材标准(1994年版).1994, 289.

［2］上海市食品药品监督管理局.上海市中药饮片炮制规范.2008年版.上海:上海科学技术出版社, 2008, 343.

正长石[1]

【本草考证】本品为藏医习用药材。

【藏药名】东泽嘎保、嘎保求特。

【原矿物】正长石。

【来源】本品为硅酸盐类矿物正长石。主含铝硅酸钾（$KAISi_3O_8$）。采得后，除去杂石。

【性状】本品呈短柱状或厚板状晶体，也有呈粒状或块状集合体。多为肉红色、黄褐色或灰白色。具玻璃光泽。质硬。气微，味淡[2]。

硬度 6～6.5。

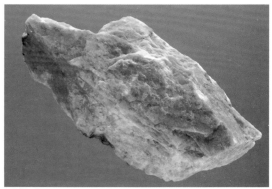 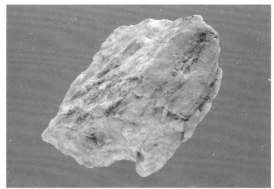

正长石　　　　　　　　　　　　　　　　　　　　　　　　　　　　　正长石

相对密度　2.57[2]。

【化学成分】主含铝硅酸钾（$KAlSi_3O_8$）。常含一定数量的$Na[AlSi_3O_8]$组分[2]。

【产状与分布】正长石产于酸性和碱性以及部分中性火成岩中，是某些片麻岩的主要矿物，在长石砂岩等碎屑岩中也有正长石存在[2]。主产于青海、西藏、浙江、广西等地。

【炮制】取原药材，砸碎成米粒大小，用清水将杂物洗净，然后加火硝30％、"榜玛"10％，水适量，煮沸3小时，清水漂洗，晒干，即得。

【炮制品性状】本品为不规则颗粒。表面淡红色或淡黄色。断面具玻璃光泽。气微，味淡。

【性味】苦，寒。

【功能与主治】干黄水，干脓愈疮，接骨。用于跌打损伤引起的骨伤、骨折、脑损伤、黄水病。

【用法与用量】配方用。

【贮藏】置密闭干燥处。

参考文献

［1］青海省食品药品监督管理局.青海省藏药炮制规范(2010年版).西宁:青海人民出版社,2010,3.

［2］地质部地质辞典办公室.地质辞典(二)：矿物　岩石　地球化学分册.北京:地质出版社,1981,80.

第十六章 化石类矿物药

化石类矿物药，是指由于自然作用保存在地层中的地史时期的生物遗体——化石，其中能够入药的仅少数品种。动物化石主要有龙骨、五花龙骨、龙齿、石燕、石蟹、石鳖等；植物（树脂）化石主要是指琥珀。

化石类矿物药在我国中医药文献中早有记载。《神农本草经》就记载有龙骨、龙齿等。化石类矿物药大多具有安神作用。

动物化石类矿物药主要化学成分为碳酸钙和磷酸钙。在药理上都具有钙的作用，又各自具有突出的功效。

动物化石类矿物若化石年代久远，已成为石质或年代较近尚未成为化石者，均不可供药用。

植物（树脂）类药用化石琥珀，主含二松香醇酸的聚酯化合物。其分解产物琥珀酸，现代药理研究证实具有抗惊、镇静、降温及镇痛等中枢抑制作用。

化石类矿物药，今后应着重其所含微量元素及炮制条件的研究，以求有新的发现。

龙骨[1][6]

【本草考证】本品为较常用中药，始载于《神农本草经》，列为上品。《本草纲目》列入鳞部龙类。《别录》曰："生晋地川谷，及太山岩水岸土穴中死龙处，采无时。"陶弘景谓："作白地锦文，舐之着舌者良。"雷敦曰："五色具者上，白色、黄色者中，黑色者下。"苏恭曰："今并出晋地。生硬者不好，五色具者良。"[2]现代商品龙骨分为五花龙骨与土龙骨（粉龙骨）两类。并认为五花龙骨较一般龙骨为优，与古代用药情况相吻合。因两者来源不同，故分别介绍。

【别名】白龙骨《千金方》，土龙骨，骨化石，龙骨头，青化龙骨《中国矿物药图鉴》，粉龙骨[25]。

【藏药名】周瑞《四部医典》[21]，周日《青海省藏药标准》，周热[12]。

【蒙药名】鲁—牙斯《认药白晶鉴》，布如格瑞《无误蒙药鉴》[22]，鲁音—亚苏《内蒙古中草药》，洛亚苏、布加各瑞[4]，洛—亚斯《内蒙古蒙药材标准》。

【傣药名】鲁那《西双版纳傣药志》[23]。

【来源】本品为古代哺乳动物如象类、犀牛类、三趾马、鹿类、羚羊、猪、牛等骨骼化石。挖出后，除去泥沙及杂质。

【性状】呈骨骼状或破碎呈不规则的块状或枯骨状，大小不一。表面白色、灰白色或淡棕黄色，多较平滑，有的具纹理与裂隙或棕色条纹和斑点。质硬，断面不平坦，色白、黄白或青灰色，以手抚之，有粉质细腻感。骨关节断面处有许多蜂窝状小孔。吸湿性强，舐之粘舌。气微，味淡。

以质硬、色白、吸湿性强、无杂质者为佳。

断面无吸湿性，烧之发烟有异臭气者不可供药用[16]。

【鉴别】1.取龙骨磨成薄片（横切）置偏光显微镜下观察，呈骨组织构造（骨管、骨板及骨细胞）；粉末呈白色或微显黄色，具棱角的化石块极多，大小不等，呈不规则块

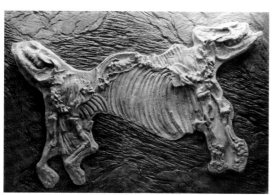

大唇犀化石（山西榆社）

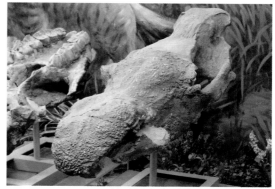

披毛犀牛头骨化石（山西榆社）

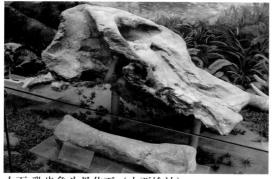

上面 乳齿象头骨化石（山西榆社）
下面 榆社剑齿象小腿骨化石（山西榆社）

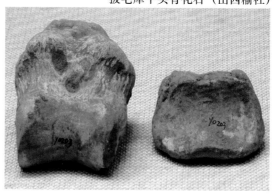

乳齿象第二指节骨化石（山西榆社）

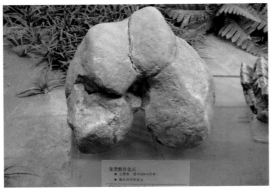

象类髋骨化石（山西榆社）

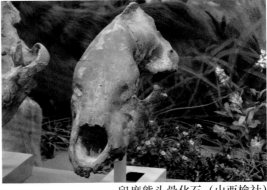

印度熊头骨化石（山西榆社）

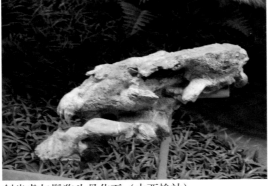

剑齿虎与鬣狗头骨化石（山西榆社）

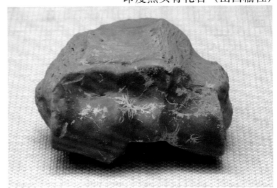

长颈鹿右肱骨化石（山西榆社）

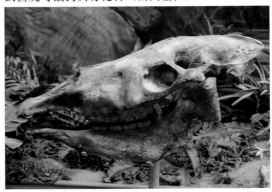

贺风三趾马完整头骨化石（山西榆社）

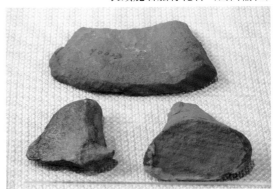

中国肯氏兽化石（山西榆社）

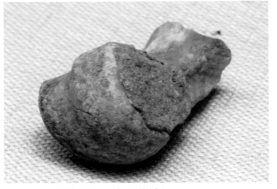

中间后裂爪兽化石（山西榆社）

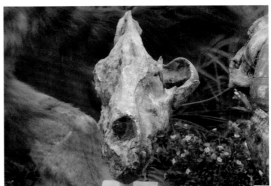

鬣狗头骨化石（山西榆社）

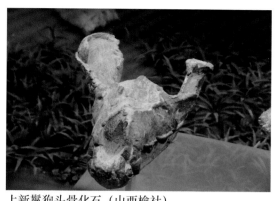

上新鬣狗头骨化石（山西榆社）

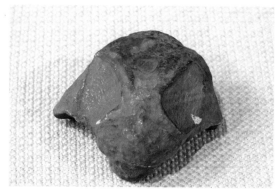

亚洲新前棱蜥头骨化石（山西榆社）

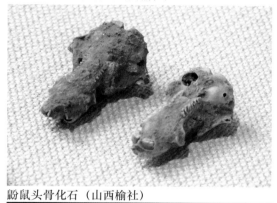

鼢鼠头骨化石（山西榆社）

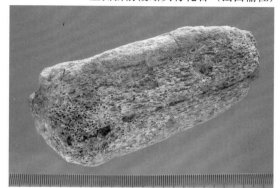

龙骨

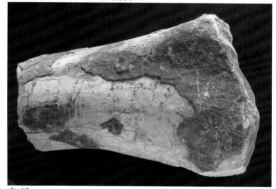

龙骨

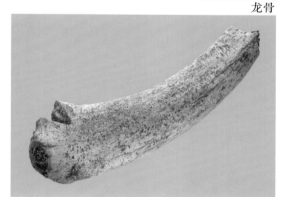

龙骨

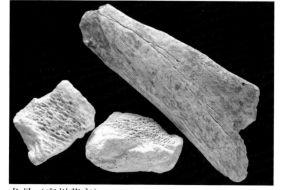

龙骨（亳州药市）

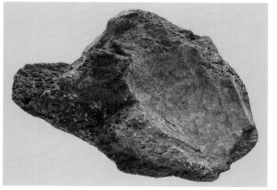

龙骨伪品（黑色）

状。白色或淡黄白色，边缘具棱角，表面有扭曲的剥离状纹理，有些小型的化石块呈小锥形或菱形，棱角尖锐，颗粒状团块较少。系由许多大小不等的不规则颗粒组成[5]。

2. 本品在无色火焰中灼烧，应不发烟，无异臭，不变黑。

3. 取本品粉末约2g，滴加稀硝酸10ml即泡沸，产生大量气体，将此气体通入氢氧化钙试液中，即发生白色沉淀。待泡沸停止，滴加氢氧化钠试液中和后，滤过，滤液应显钙盐与磷酸盐（中国药典2010年版一部附录28、30页）的鉴别反应[6]。

【检查】杂质　不得过5%[19]。

酸不溶性灰分　不得过8.0%[17]。

取本品粉末1g，加水10ml，振摇，滤过，滤液加茚三酮试液1～2滴，不得显色[19]。

重金属　取本品4g，加冰醋酸2ml与水98ml称定重量，煮沸10分钟，放冷，再称定重量，用水补足减失的重量，摇匀，滤过。取续滤液25ml，依法检查，含重金属不得过百万分之十[6, 16]。

砷盐　取本品0.1g，加盐酸2ml，加水至23ml，加热使溶解，放冷，依法检查，含砷量不得过百万分之二[6, 16]；含砷量不得过百万分之十[15]。

【含量测定】取本品细粉0.12g，精密称定，置锥形瓶中，加稀盐酸5ml，加热使溶解，加水100ml与甲基橙指示液1滴，滴加氢氧化钾试液至显黄色，继续多加10ml，再加钙黄绿素指示剂少量，用乙二胺四醋酸二钠滴定液（0.05mol/L）滴定至溶液黄绿色荧光消失而显橙色。每1ml乙二胺四醋酸二钠滴定液（0.05mol/L）相当于5.005mg的碳酸钙（$CaCO_3$）。

本品含总钙按碳酸钙（$CaCO_3$）计，不得少于65.0%[6]。

【化学成分】含有大量Ca^{2+}、CO_3^{2-}、PO_4^{3-}及少量Mg^{2+}、Fe^{2+}、Al^{3+}、Mn^{2+}、Cl^-。主要成分CaO 48.73%～54.98%，CO_2 4.5%～27.4%，P_2O_5 19.68%～33.74%，Fe_2O_3 0.81%～2.15%，MgO 0.58%～1.22%。此外龙骨中还含有α-龙脑、乙酸、丙酸、丁酸、异丁酸及己酸等[7]。还含有甘氨酸、胱氨酸、蛋氨酸等7种氨基酸。以富含Sr、Ba、La、Zn为主要特色，其中Sr、La的高含量为其他矿物药所罕见[25]。

【产状与分布】一般埋藏于第四纪的黄土层中，为古代哺乳动物化石。主要产于山西晋西北、忻州、晋东南、晋南等地区。内蒙古、陕西、甘肃、河北、广西、河南、山东、四川、贵州、云南、青海、新疆、江苏、安徽等地均有产出。

【炮制】净龙骨　除去泥沙及杂质，打碎或研成粉末。

煮龙骨　取净龙骨粉碎成青稞粒状大小，用水浸没，煮沸4小时，倒去水液，用清水漂洗数次，晾干，即得[12]。

【炮制品性状】煮龙骨　为不规则颗粒或粉末，表面灰白色、黄褐色，多平滑，具有纹理，吸湿性强。气微，味淡[12]。

【药理】1.遇胃酸即变为可溶性钙盐，吸收入血后能促进血液凝固，增强血管壁的致密性，以阻止血球及血清渗出血管外，同时又有减轻骨骼肌兴奋的作用[8]。

2.镇静、催眠作用　龙骨含有大量的钙离子，增加钙离子浓度可减弱神经细胞的兴奋性而起到一定的镇静作用。小鼠灌服20%龙骨混悬液能显著增加戊巴比妥钠的催眠率[22]，还可缩短正常小鼠的凝血时间[3]。

3.抗惊厥作用　小鼠连续4天灌服龙骨混悬液，具有抗回苏灵所致惊厥作用[22]。

4.抗抑郁作用　以龙骨等组成复方汤剂，动物实验结果，该汤剂具有明显抗抑郁作用[25]。

5.抗癫痫作用　以龙骨等组成的龙骨牡蛎汤，实验结果表明该汤剂具有抗癫痫作用。可能与脑内诸类氨基酸含量的变化有关[25]。

6.对佝偻病的防治作用　以龙骨为主的龙牡壮骨颗粒，动物实验结果，能显著降低尿钙，减少钙的丢失，有利于佝偻病新骨的形成；能显著升高血钙、磷及骨钙素含量，可提高佝偻病大鼠的骨密度、皮质密度，增加股骨干重、灰重及骨钙含量[25]。

【毒理】大同产龙骨煎液，急性毒性iv，LD_{50}为21.50g/kg[9]。

【性味与归经】甘、涩，平。归心、肝、肾、大肠经。

【功能与主治】镇静安神，敛汗固精；外用生肌敛疮。用于心悸易惊，失眠多梦，自汗盗汗，遗精，崩漏带下；外治溃疡久不收口，阴囊湿痒[1]。

消炎接骨，祛腐生肌，镇痛。用于骨折及由骨折引起的创口腐烂，狂犬病，头痛，腹痛及淋巴肿大等症[12]。

【用法与用量】15～30g，先煎；外用适量，研末敷患处；内服：煎汤，10～15g，打碎先煎或入丸、散[3]。

【注意】1.邪气实、热毒盛、湿热积滞者慎服[3]。

2.外感表证或表证未除者不宜服用；大便秘结者忌用[24]。

3.老年人或婴幼儿不宜大量长期服用[24]。

4.肾功能不全者不宜大量长期服用[24]。

5.临床上对于重症肌无力患者应慎用[24]。

【贮藏】贮干燥容器内，置干燥处，防潮。

【附注】1.据研究，日本皇宫正仓院内现存我国唐代的药物中龙骨、五花龙骨、白龙骨、龙齿等均属古代真象属（Elephas）及剑齿象属（Stegodon）的骨骼及门齿的化石[10]。

2.一般埋藏于疏松的风化层中的骨化石表面，有黑斑或为青色，内部呈灰白色或白色，质稍硬，粉性较小，而在坚硬的黄土层中的骨化石呈粉白色，质酥，体较轻（石化程度浅，钙化较深），肢骨中常填充有坚硬的泥土。在相距2～3m同一层的硬砂层中的骨化石，表面呈白色或灰白色，中间石化较深，粘舌力较弱。埋藏于更古老的地层中（中生代）的骨化石，则完全石化，不粘舌，不供药用[7]。

3. 全年均可采挖，但以冬、春两季采挖较多，挖出后，经挑选、刀刮或水洗，除去泥土、石心及体重、青色、不粘舌的骨化石（青骨）。少数青骨外皮有孔、粘舌、中央有石心，敲击石心后还可使用。头骨化石敲去牙齿后，其他部分亦做土龙骨使用[7]。

4. 据山西省地矿局实验室分析山西榆社产土龙骨成分：含CaO 52.00%，P_2O_5 17.69%，Fe_2O_3 0.81%，MgO 0.58%[7]。

5. 龙骨是古代地质时期各种脊椎动物的骨骼埋藏在地下经长时期矿物化作用变成的化石。因此，产于不同地区、埋藏于不同地层中的龙骨，受地下水的影响，其所含有的成分是很复杂的。1975年西安药检所委托检验的一批由甘肃天水调进的龙骨，呈土黄色，填充多量黄土，烧灼后变为赭石色。光谱分析发现含锶0.1%，钡0.3%，砷0.01%～0.03%。1977年山西省吕梁地区药材站送检宁夏中宁县产的龙骨，烧灼后变蓝色，光谱分析，发现含放射性元素铀0.1%～0.7%，经放射性测定总α-射线$1.81×10^{-9}$C/kg，总β-射线$1.52×10^{-5}$C/kg。

从29个龙骨样品的光谱分析结果来看，含量较高的有害元素有锶、锰、钛、钡、铀、砷等。

龙骨中的磷酸盐可以促进天然水中铀的沉淀，而使铀富集，尤其是在产铀矿的地区，龙骨中铀的含量可能很高[11]。

6. 临床使用，一般镇惊安神宜用生龙骨，用于收敛固涩宜用煅龙骨。

7. 市售龙骨，有的为矿石高岭土。因嵌在石块中而呈膝形团块或似骨状，且由于氧化铁、氧化锰等渗入，形成带锈色斑，但无骨骼构造，不可做龙骨药用[6,9]。应注意鉴别。

8. 尚未成为化石以及一般兽骨，断面无吸湿性，烧之发生黑烟，有异臭，变黑者，均不可供药用。

9. 采用激光荧光法测定龙骨样品中铀和钍，结果33个龙骨样品中钍的含量均低于5.3μg/g；铀的含量有的地区含量偏高，有的高达500～3000μg/g，入药时值得注意[13]。建议在修改"龙骨"质量标准时，【检查】项下应增加铀、钍的限量要求。以保证用药安全性。

10. 对龙骨的炮制研究应从微量元素的种类和量的角度来进行。故初步认为最佳炮制温度为750℃，时间4分30秒，块重8.5g[14]。

11. 安徽炮制[20]【炮制】项下收载有"朱龙骨"取净龙骨碎块，喷水少许，微润，用朱砂细粉拌匀，染成红色，干燥。每100kg龙骨，用朱砂2kg。用该方法炮制的"朱龙骨"不宜入煎剂。（朱砂在高温下产生氧化汞，增加毒性）

12.甘肃药材标准[15]含量测定方法与广东一册[6]稍有不同，但两者规定碳酸钙的含量差异较大。（甘肃：含钙以碳酸钙计，不得少于20.0%）列出供参考。

13.药材市场见部分龙骨中空部位填充有大量的无机物，经鉴定主要有磷灰石（又称磷钙石）、方解石及黏土矿物。

磷灰石：为疏松集合体或有呈晶形为小棒状磷灰石，灰白色，略带油脂状、土状光泽或似瓷状光泽。方解石：呈粒状，与雏晶磷灰石一起填充在骨骼的中空部位[3, 12]。此类龙骨含杂质多，质劣，不可供药用。

为了确保药材质量，控制泥沙等杂质混入。山东[17]在质量标准中增加了酸不溶性灰分检查项。规定不得过8.0%。测定结果有的样品酸不溶性灰分高达45.0%。值得关注。

参考文献

［1］中华人民共和国卫生部药典委员会.中华人民共和国药典.1977年版一部.北京:人民卫生出版社,1978,151.

［2］李时珍.本草纲目(校点本上册).北京:人民卫生出版社,1985,2375.

［3］国家中医药管理局《中华本草》编委会.中华本草:第一册第二卷.上海:上海科学技术出版社,1999,317.

［4］中国药学会内蒙古分会第二次会员代表大会汇编.1987,25.

［5］陈俊华,等.中药粉末显微鉴别手册.1985,73.

［6］广东省食品药品监督管理局.广东省中药材标准:第一册.广州:广东科技出版社,2004,68.

［7］山西省药品标准办公室.龙骨质量标准及起草说明书(讨论稿).1973年.

［8］毕焕春.矿物中药与临床.北京:中国医药科技出版社,19 92:68.

［9］北京中医学院中药鉴定教研室.中药鉴定学补充教材:下册.1984,209.

［10］朱晟.中药通报.1956,(2):194.

［11］袁伟盛,等.华北药检协作组中药专业会议资料.1978年.

［12］青海省药品检验所,青海省藏医药研究所.中国藏药:第三卷.上海:上海科学技术出版社,1996,232.

［13］赵中杰,等.中药材.1990,13(1):33.

［14］毛维伦,等.中国中药杂志.1989,14(12):21.

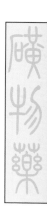

［15］甘肃省食品药品监督管理局.甘肃省中药材标准.2009年版.兰州:甘肃文化出版社,2009,370.

［16］湖南省食品药品监督管理局.湖南省中药材标准(2009年版).长沙:湖南科学技术出版社,2010,176.

［17］山东省药品监督管理局.山东省中药材标准(2002年版).济南:山东友谊出版社,2002,47.

［18］北京市药品监督管理局.北京市中药饮片标准.(2000年版).2000,400.

［19］上海市食品药品监督管理局.上海市中药饮片炮制规范.2008年版.上海:上海科学技术出版社,2008,332.

［20］安徽省食品药品监督管理局.安徽省中药饮片炮制规范.2005年版.合肥:安徽科学技术出版社,2006,11.

［21］国家中医药管理局《中华本草》编委会.中华本草:藏药卷.上海:上海科学技术出版社,2002,15.

［22］国家中医药管理局《中华本草》编委会.中华本草:蒙药卷.上海:上海科学技术出版社,2004,35.

［23］国家中医药管理局《中华本草》编委会.中华本草:傣药卷.上海:上海科学技术出版社,2005,13.

［24］李兴广.常用中药宜忌速查.北京:人民军医出版社,2011,214.

［25］张保国.矿物药.北京:中国医药科技出版社,2005,22.

煅龙骨[1]

【本草考证】同龙骨。

【别名】同龙骨。

【来源】本品为药材龙骨的炮制加工品。

【性状】本品呈不规则块状或青灰色粉末，碎块表面灰白色、青灰色或淡粉色。质酥脆易碎，微有吸湿性。气微，味淡。

【鉴别】取本品粉末2g,照龙骨项下的【鉴别】项试验，显相同的结果。

【检查】水分　不得过4.0%[2]。

酸不溶性灰分　不得过8.0%[4]。

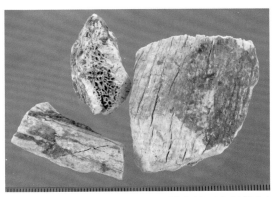

煅龙骨（亳州药市）

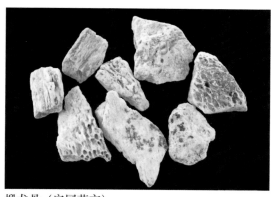

煅龙骨（安国药市）

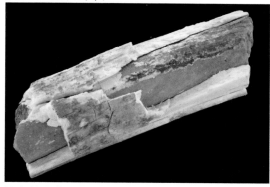

煅龙骨劣药（中心杂石）

重金属 取本品粉末4g，照龙骨项下的【检查】重金属项方法检查，含重金属不得过百万分之十五[2]；不得过百万分之十[3]。

砷盐 取本品细粉0.1g，照龙骨项下的【检查】砷盐项方法检查，含砷量不得过百万分之十[1]；不得过百万分之五[2]；不得过百万分之二[3]。

吸水量 取本品5g，加水50ml，放置片刻，用湿润后的滤纸滤过，所得滤液不得过47ml[2]。

【含量测定】 取本品细粉0.12g，精密称定，照龙骨项下的【含量测定】项的方法测定。

本品含钙以碳酸钙（$CaCO_3$）计，不得少于80.0%[1]；含总钙以碳酸钙（$CaCO_3$）计不得少于75.0%[2]。

【炮制】 取龙骨，除去杂质及灰屑，照明煅法（中国药典2010年版一部附录21页）煅至红透，放凉，取出，碾碎。

【性味与归经】 甘、涩，平。归心、肝经[1]。归心、肝、肾、大肠经[2]。

【功能与主治】 收敛固涩。用于自汗，盗汗，遗精，崩漏带下，久泻久痢[1, 5]。煅龙骨增强收敛固涩生肌作用。外敷用于收湿敛疮或疮口不敛[2]。

【用法与用量】 15～30g，先煎；外用适量；9～15g[5]。

【贮藏】 置干燥处，防潮。

【附注】 煅龙骨原来多放在龙骨炮制项下。但生龙骨与煅龙骨两者功能主治各有所偏重，故在此分别描述。

参考文献

［1］陕西省食品药品监督管理局.陕西省中药饮片标准:第一册.西安:陕西科学技术出版社,2008,43.

［2］广东省食品药品监督管理局.广东省中药饮片炮制规范:第一册.广州:广东科技出版社,2011,69.

　　[3] 湖南省食品药品监督管理局.湖南省中药材标准(2009年版).长沙:湖南科学技术出版社,2010,176.

　　[4] 山东省药品监督管理局.山东省中药材标准(2002年版).济南:山东友谊出版社,2002,47.

　　[5] 北京市药品监督管理局.北京市中药饮片标准(2000年版).2000,400.

五花龙骨[1,6]

【本草考证】同龙骨。

【别名】花龙骨、青化龙骨[7],白龙骨、粉龙骨[6],五化龙骨、黄化龙骨[2],五色龙骨《广利方》。

【来源】本品为古代哺乳动物象类门齿的化石,挖出后除去泥沙和杂质。由于本品质酥脆,出土后,露置空气中极易破碎,常用毛边纸粘贴。

【性状】本品呈不规则块状,有的呈半圆柱状或圆柱状,长短不一,直径5~25cm。全体呈灰白色、淡黄白色或淡黄棕色,夹有花青色、蓝灰色、红棕色深浅粗细不同的花纹,偶有不具花纹者。表面平滑,有时外层成片剥落,多具纵向小裂隙。质硬较酥脆。破

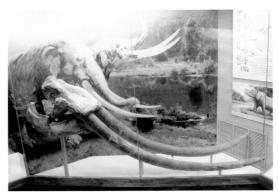

桑氏剑齿象门齿化石（山西榆社）

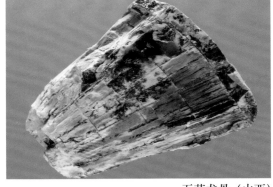

五花龙骨（山西）

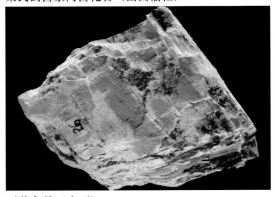

五花龙骨（山西）

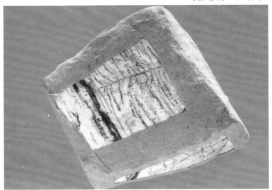

五花龙骨（山西）

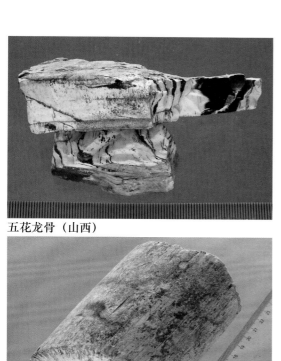

五花龙骨（山西）

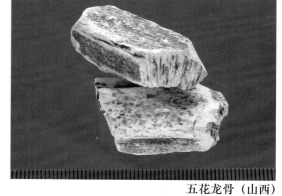

五花龙骨（山西）

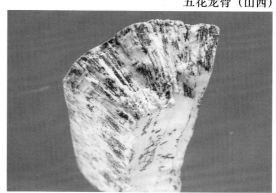

五花龙骨（山西）

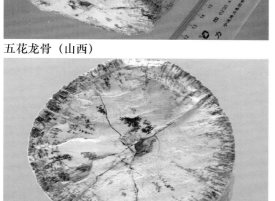

五花龙骨（山西）

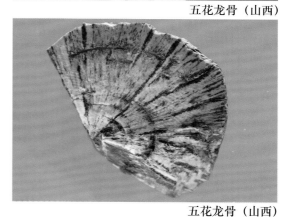

五花龙骨（山西）

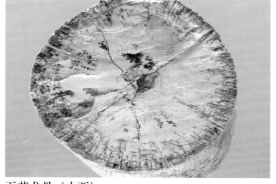

五花龙骨（山西）

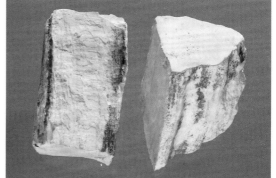

五花龙骨伪品（黏土矿物）

断面可见宽窄不一明显的同心层环纹，易成片状剥落，手捻易碎。吸湿性强，舐之粘舌。气微，味淡。

本品在无烟火焰中燃烧，应不发烟，无异臭，不变黑[5, 8]。

以体较轻、质酥脆、分层、有大理石样五色花纹、吸湿性强者为佳。

【鉴别】1.取五花龙骨磨成薄片（横切），置偏光显微镜下观察，呈微细类似指纹的层状构造。

2.本品在无色火焰中灼烧，若发烟，有异臭，变黑者不可供药用。

【检查】同龙骨。

【含量测定】同龙骨。

【化学成分】据分析山西榆社产品主要成分：CaO 51.29%，P_2O_5 33.50%，Fe_2O_3 2.15%，MgO 1.22%[3]。

【产状与分布】一般埋藏在黄沙土中。主产于山西榆社、武乡、沁县、保德、兴县、平陆、垣曲、芮城、吉县，陕西三原、华阴、渭南，甘肃天水、平凉等地。此外，河南、内蒙古等地也有少量产出[3]。

【炮制】净五花龙骨　除去泥沙及杂质，打碎或研成粉末。

煅五花龙骨　取净五花龙骨，照明煅法（中国药典2010年版一部附录21页）煅至红透，取出，放凉，碾碎。

【药理】五花龙骨无溶血作用，有显著促进凝血作用[3]。

【性味与归经】甘、涩，平。归心、肝、肾、大肠经。

【功能与主治】镇惊安神，敛汗固精；外用生肌敛疮。用于心悸易惊，失眠多梦，自汗盗汗，遗精，崩漏带下；外治溃疡久不收口，阴囊湿痒。

煅五花龙骨　增强收敛固涩、生肌的功能。用于自汗盗汗，遗精，崩漏，久泻久痢[4]。

【用法与用量】15～30g，先煎；外用适量，研末敷患处。

【注意】有实热积滞者不宜用。

【贮藏】置干燥容器内。宜用木箱包装，置干燥处，防尘[5]。

【附注】1.据记载山西榆社、保德等地所产的五花龙骨都是象类门齿的化石。如：长鼻目（象类）化石有：①秀丽三棱齿象（分布山西榆社）。②维氏三棱齿象（山西、甘肃）。③胡氏三棱齿象（山西榆社）。④保德四棱象（山西保德）。⑤中国五棱象（山西榆社）。⑥包氏轭齿象（山西）。⑦中间轭齿象（山西榆社）。⑧桑氏剑齿象（山西榆社）。此外还有古菱齿象属及原齿象属的化石[3]。

2.其他大型哺乳动物的门齿及牙根化石，性状类似五花龙骨，主要区别特征为：呈扁圆锥形或圆锥形，较细短，长10cm以下，直径4cm以下，无花纹或不明显，断面无轮状纹，不能层层剥离，中央有齿髓的小圆孔，其中有时可见亮晶的方解石，体较重[3]。不宜用做五花龙骨。

3.老药工经验鉴别五花龙骨可归纳其特征：①有青、黄、赤、白、绿五色花纹，也有纯白色者。②杈子细（断面纹理细）。③有松树花纹或布纹。④体质轻。⑤粘舌力强。

参考文献

[1]中华人民共和国卫生部药典委员会.中华人民共和国药典.1977年版一部.北京：人民卫生出版社,1978,151.

[2]北京中医学院中药鉴定教研室.中药鉴定学补充教材：下册.1984,209.

[3]山西省药品标准办公室.龙骨质量标准及起草说明书(讨论稿).1973年.

[4]北京市药品监督管理局.北京市中药饮片标准(2000年版).2000,400.

[5]山东省药品监督管理局.山东省中药材标准(2002年版).济南：山东友谊出版社,2002,47.

[6]广东省食品药品监督管理局.广东省中药材标准：第一册.广州：广东科技出版社,2004,68.

[7]国家中医药管理局《中华本草》编委会.中华本草：蒙药卷.上海：上海科学技术出版社,2004,35.

[8]河北省食品药品监督管理局.河北省中药饮片炮制规范.2003年版.北京：学苑出版社,2004,42.

龙齿[1]

【本草考证】本品为较少用中药，始载于《神农本草经》，列为上品，附于龙骨项下。

【别名】青龙齿，白龙齿、龙牙[11]，青条牙、小青齿、白条牙[6]，盘齿、真龙齿、正龙齿《中国矿物药》，龙齿墩[3]（盘龙齿）、土龙齿[4]，白条龙齿[3]。

【藏药名】周索《藏药标准》。

【来源】本品为古代哺乳动物如三趾马，犀类、鹿类、牛类、象类、羚羊等的牙齿化石。采挖后，除去泥沙及牙床。

【性状】本品呈齿状或破碎成不规则的块状，可分为犬齿及臼齿。完整者犬齿呈圆锥形，先端较细或略弯曲，直径0.8～3.5cm，近尖端处断面常中空；臼齿呈圆柱形或方柱形，略弯曲，一端较细，长2～20cm，直径1～9cm。多有深浅不同的沟棱。表面呈浅

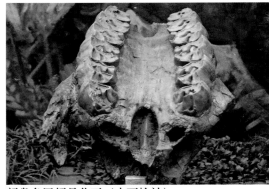

额鼻角犀颌骨化石（山西榆社）

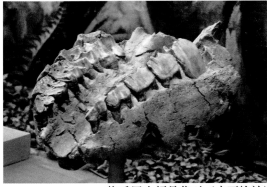

梅氏犀上颌骨化石（山西榆社）

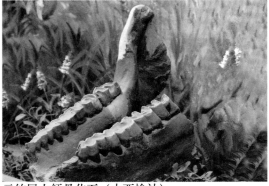

云竹犀上颌骨化石（山西榆社）

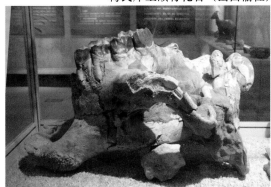

披毛犀头骨（山西榆社）

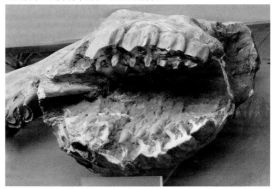

犀牛上颌骨化石（山西榆社）

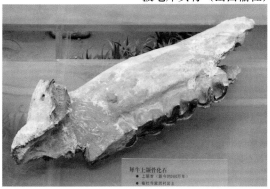

犀牛上颌骨化石（山西榆社）

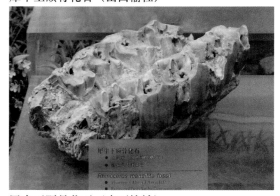

犀牛下颚骨化石（山西榆社）

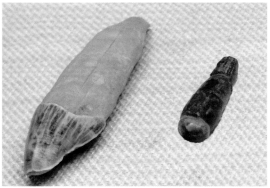

大唇犀门齿化石（山西榆社）

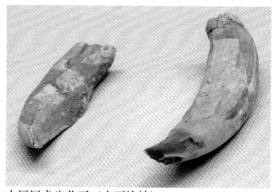

大唇犀犬齿化石（山西榆社）

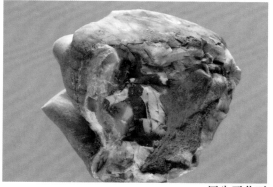

犀牛牙化石

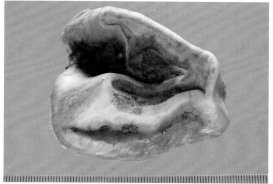

犀牛牙化石

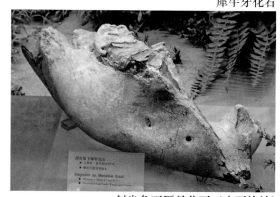

剑齿象下颚骨化石（山西榆社）

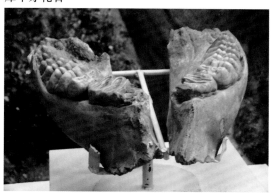

桑氏剑齿象下颚骨化石（山西榆社）

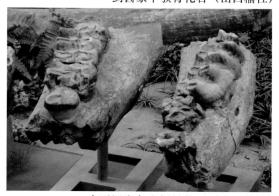

山西轭齿象上颌骨化石（山西榆社）

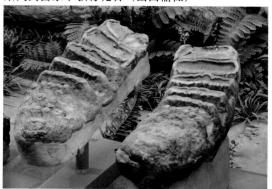

师氏剑齿象第三臼齿化石（山西榆社）

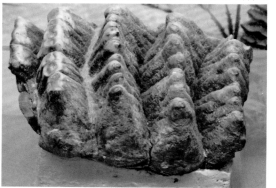

师氏剑齿象臼齿化石（山西榆社）

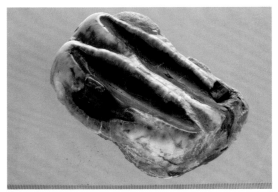

象牙化石

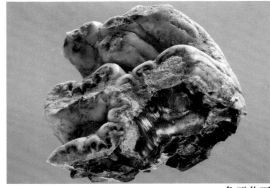

象牙化石

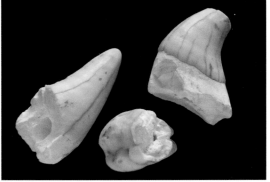

熊牙化石

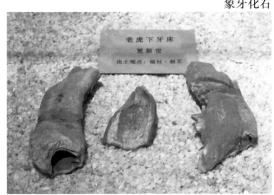

老虎下牙床化石（山西榆社）

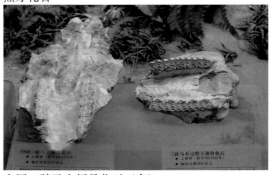

中国三趾马上颌骨化石（左）
三趾马不完整上颌骨化石（右）（山西榆社）

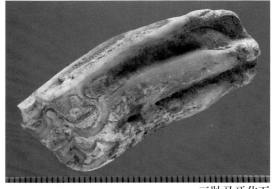

三趾马牙化石

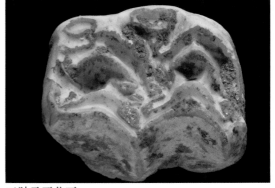

三趾马牙化石

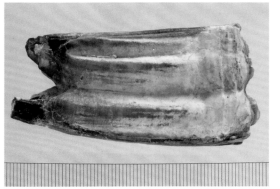

三趾马牙化石

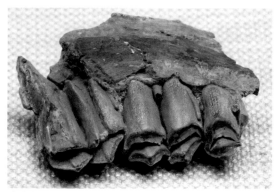

古中华野牛臼齿化石（山西榆社）

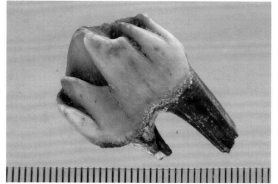

牛牙化石

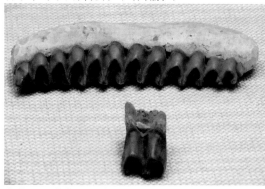

中华马臼齿化石（山西榆社）

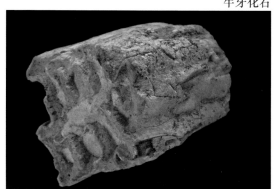

真马牙化石

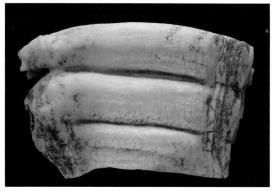

马牙化石

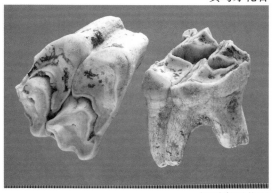

长颈鹿牙化石

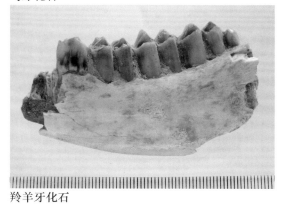

羚羊牙化石

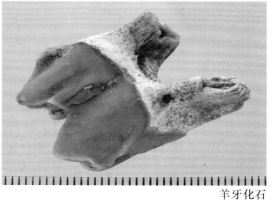

羊牙化石

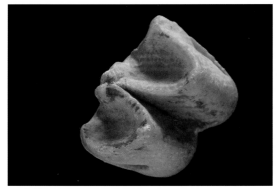

爪蹄兽牙化石

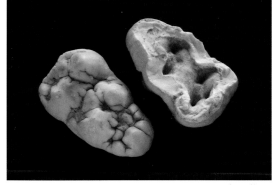

猪牙化石

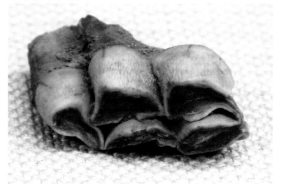

古麟下臼齿化石（山西榆社）

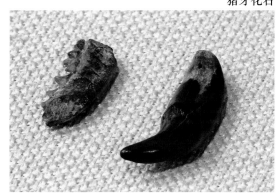

短颌近狼獾下颚化石（山西榆社）

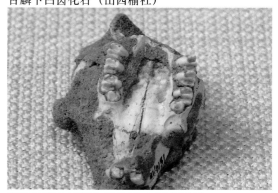

喜马拉雅山旱獭头骨化石（山西榆社）

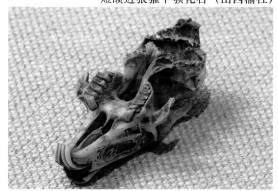

三裂齿兔头骨及下颚化石（山西榆社）

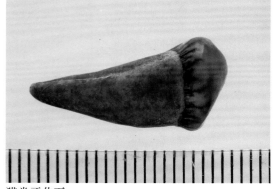

猫类牙化石

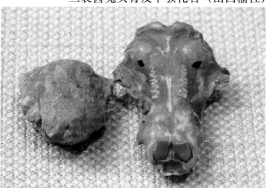

原鼢化石（山西榆社）

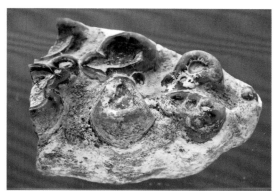

青龙齿化石

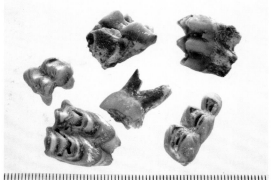

小青牙劣药（吸湿性差）

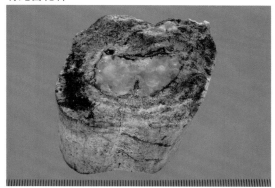

龙齿劣药（夹有杂石）

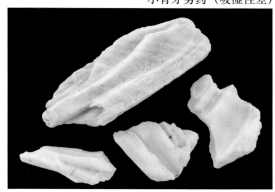

龙齿伪品（未成化石）

蓝灰色或暗棕色者，习称"青龙齿"。呈黄白色者，习称"白龙齿"。有的表面可见具光泽的釉质层（珐琅质）。质坚硬，断面粗糙，凹凸不平，外层微显纤维状层纹，内面色较深，常具蓝青色或棕色条纹或斑点。吸水性强。气微，味淡。

本品在无烟火焰上燃烧，应不发烟，无异臭，不变黑。

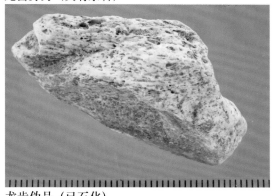

龙齿伪品（已石化）

以体完整、吸水性强、无杂石者为佳。

【鉴别】1. 本品粉末类白色。白色或黄白色不定形块片，透明或半透明的片状层纹，有的片层上具排列规则的圆形纹孔，有的呈鱼鳞状网纹[2]。

2. 取本品粉末约2g，滴加稀硝酸10ml，即泡沸，发生二氧化碳气，将此气通入氢氧化钙试液中，即发生白色沉淀。待泡沸停止，滴加氢氧化钠试液中和后，滤过，滤液显钙盐与磷酸盐（中国药典2010年版一部附录28、30页）的鉴别反应[4]。

【检查】取本品粉末1g，加水10ml，振摇，滤过，取滤液加茚三酮试液1～2滴，不得显蓝紫色[13]。

杂质 不得过5%[13]。

酸不溶性灰分 不得过2.0%[9]；不得过8.0%[3]。

重金属 取本品4g，加冰醋酸2ml与水98ml称定重量，煮沸10分钟，放冷，再称定重量，用水补足减失的重量，摇匀，滤过。取续滤液25ml，依法检查，含重金属不得过百万分之十；[8]不得过百万分之三十[3]。

砷盐 取本品1g，加盐酸2ml，加水至23ml，加热使溶解，放冷，依法检查，含砷量不得过百万分之二[8]；不得过百万分之八[2, 14]；不得过百万分之十[3]。

【含量测定】取本品细粉约1g，精密称定，置250ml锥形瓶中，加少量水润湿，加稀盐酸5ml溶解，加水至刻度，摇匀，精密量取25ml，置锥形瓶中，加水25ml与氢氧化钾试液（1→10）5ml使pH值大于12，再加钙紫红素指示剂少量，用乙二胺四醋酸二钠滴定液（0.05mol/L）滴定，至溶液由紫红色变为纯蓝色。每1ml乙二胺四醋酸二钠（0.05mol/L）相当于5.005mg的碳酸钙（$CaCO_3$）。

本品含钙以碳酸钙（$CaCO_3$）计，不得少于20.0%[2]；不得少于80.0%[14]。

【化学成分】含大量钙，碳酸根（CO_3）、磷酸根（PO_4）及少量Fe、Al和Mg等。山西榆社产不同脊椎动物来源的龙齿成分：CaO 45.16%～52.57%，P_2O_5 24.45%～35.97%，Fe_2O_3 0.6%～8.36%，MgO 0.64%～4.72%，Al_2O_3 0.01%～0.69%，TiO_2 0.06%～0.15%[2]。含少量铁、铅、镁、铝。又据报道，龙齿中含有主成分钙、铁、铝、钡、镁及五氧化二磷，其中以钙和五氧化二磷的含量高于其他成分10倍以上，另含锶、锰、锑等16种微量元素[2]。

【产状与分布】参见龙骨项下。

【炮制】净龙齿 刷净泥土，打成直径约4mm碎块即可。

【毒理】山西产龙齿，急性毒性iv，LD_{50}为26.10g/kg[5]。

【性味与归经】甘、涩，凉。归心、肝经。

【功能与主治】镇惊安神，清热除烦。用于惊痫癫狂，心悸怔忡，失眠多梦，身热心烦[2~3]。

【用法与用量】9～15g，先煎；10～20g[3]。

【贮藏】置干燥处，防潮。

【附注】1. 若化石年代久远，已为石质而无吸湿性或尚未成为化石者，以及一般兽类之牙齿，断面无吸湿性，烧之发烟有异臭者，均不可供药用。

2. 中华本草[6]在龙齿项下收载了"龙齿墩（俗称牙床）"，为不规则方形，长约

7cm。表面灰白色，粗糙或光滑，在龙齿脱落处有明显痕迹。质坚硬，断面粗糙，亦有吸湿力。质较次。药材市场部分龙齿中空部位填充有方解石等碳酸盐类颗粒状细小结晶。此类龙齿，不可供药用。

3. 采用激光荧光法测定龙齿样品中微量铀，用色层分离分光光度法连续测定样品的铀和钍。10个龙齿样品中钍含量均低于5.3μg/g，铀的含量均低于250μg/g[7]。

4. 龙齿与龙骨主成分均为碳酸钙和磷酸钙，但其他成分不尽相同。龙齿历代多用于安神、镇静、治惊悸，而龙骨主要是安神、固脱、涩精、止泻，外用生肌敛疮。说明两者安神功效是一致的，然而龙骨具固精止汗之效而龙齿则无，两药在功效上的差异临床上已证实。因而两药不宜混用。

5. 安徽炮制[12]在【炮制】项下收载了有朱龙齿的炮制方法：取龙齿碎块，喷水少许，微润，用朱砂细粉拌匀，染成红色，干燥。每100kg龙齿，用朱砂粉2kg。用该方法炮制"朱龙齿"不宜入煎剂。

6. 曾发现以马牙齿混充龙齿者。马齿白色体轻，牙根空心。烧之有奇臭。注意鉴别[10]。

7. 规格分档[3]：①历史规格分档：青排齿、青龙齿、大盘齿、白龙齿、粉龙齿等。②现代规格标志：青龙齿、白龙齿和龙齿墩。

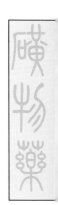

参考文献

[1] 中华人民共和国卫生部药典委员会.中华人民共和国药典.1977年版一部.北京：人民卫生出版社，1978，150.

[2] 甘肃省食品药品监督管理局.甘肃省中药材标准(2009年版).兰州：甘肃文化出版社，2009，367.

[3] 广东省食品药品监督管理局.广东省中药材标准：第二册.广州：广东科技出版社，2011，111.

[4] 中国医学科学院药用植物研究所，中国协和医科大学，等.中药志：第六册.北京：人民卫生出版社，1998，314.

[5] 岳旺，等.中国中药杂志.1989，14(2)：44.

[6] 国家中医药管理局《中华本草》编委会.中华本草：第一册第二卷.上海：上海科学技术出版社，1999，320.

[7] 赵中杰，等.中药材.1990，13(1)：33.

[8] 湖南省食品药品监督管理局.湖南省中药材标准(2009年版).长沙：湖南科学技术出版社，2010，175.

［9］山东省药品监督管理局.山东省中药材标准(2002年版).济南:山东友谊出版社,2002,49.

［10］内蒙古自治区卫生厅.内蒙古中药材标准.1988年版.1988,170.

［11］天津市食品药品监督管理局.天津市中药饮片炮制规范.2005年版.2005,347.

［12］安徽省食品药品监督管理局.安徽省中药饮片炮制规范.2005年版.合肥:安徽科学技术出版社,2006,12.

［13］上海市食品药品监督管理局.上海市中药饮片炮制规范.2008年版.上海:上海科学技术出版社,2008,332.

［14］陕西省食品药品监督管理局.陕西省中药饮片标准:第一册.西安:陕西科学技术出版社,2008,41.

［15］山西省药品标准办公室.龙齿质量标准及起草说明书(讨论稿).1973年.

煅龙齿[1]

【本草考证】同龙齿。

【别名】同龙齿。

【来源】本品为药材龙齿的炮制加工品。

【性状】本品为不规则的碎块或粉末。表面灰白色或白色,无光泽。质地疏松,粘舌力强。气微,味淡。盐淬龙齿形同煅龙齿,微有咸味。

【鉴别】照龙齿【鉴别】项下试验,显相同结果。

【检查】酸不溶性灰分　同龙齿。

重金属　同龙齿。

砷盐　同龙齿。

【含量测定】取本品细粉约0.12g,精密称定,照龙齿【含量测定】项下的方法测定。

本品含钙以（$CaCO_3$）计,不得少于80.0%。

【化学成分】同龙齿。

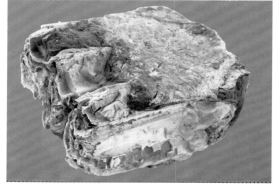

煅龙齿

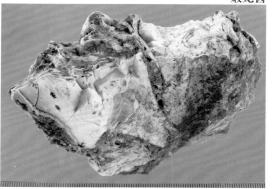

煅龙齿

【产状与分布】同龙齿。

【炮制】1.煅龙齿　取敲去牙床的龙齿，刷净泥土，打碎，照明煅法（中国药典2010年版一部附录21页）煅至红透，放凉，取出，碾碎。

2.盐淬龙齿　取净龙齿，置适宜容器内，用武火加热煅至红透，取出，立即喷洒食盐水，冷后研碎。

每100kg龙齿，用食盐12.5kg[3]。

【性味与归经】同龙齿。

【功能与主治】降低寒性，缓和解热镇惊功效，增强收敛固涩作用，并有较强的安神宁志功效。用于失眠多梦[2]。

【用法与用量】9～15g，打碎，先煎；或入丸、散。

【贮藏】密闭，置干燥处，防潮。

参考文献

[1] 陕西省食品药品监督管理局.陕西省中药饮片标准:第一册.西安:陕西科学技术出版社,2008,42.

[2] 北京市药品监督管理局.北京市中药饮片标准.2000年版.2000,399.

[3] 国家中医药管理局《中华本草》编委会.中华本草:第一册第二卷.上海:上海科学技术出版社,1999,320.

龙角[1]

【本草考证】本品始载于《名医别录》。苏颂曰："骨、齿医家常用，角则稀使，惟深师五邪丸用之，云无角用齿，而千金治心病有角、齿同用者。"[2]

【来源】本品为古代大型哺乳动物的角骨化石。挖出后除去泥沙及杂质。

【性状】多为略弯曲的长圆锥形，上部渐细。表面黄棕色或淡棕色。质硬。吸湿性强。气微，味淡。

【鉴别】1.本品在无色火焰中灼烧，应不发烟，无异臭，不变黑。

2.取本品粉末约2g，滴加稀硝酸10ml，即泡沸，产生大量气体，将此气通入氢氧化钙试液中，即发生白色沉淀。待泡沸停止，滴加氢氧化钠试液中和后，滤过，滤液显钙盐与磷酸盐（中国药典2010年版一部附录28、30页）的鉴别反应。

【化学成分】主含碳酸钙、磷酸钙。

【炮制】同龙骨[2]。

廣物藥

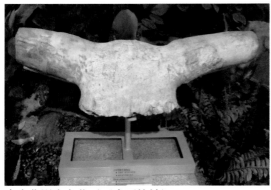

古中华野牛角化石（山西榆社）

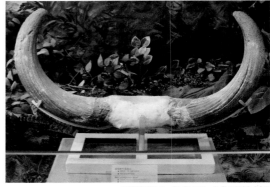

原始野牛角化石（山西榆社）

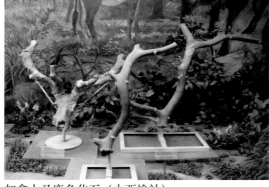

加拿大马鹿角化石（山西榆社）

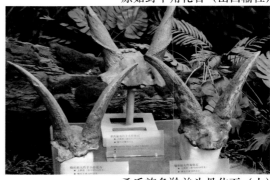

桑氏旋角羚羊头骨化石（上）
榆社原大羚羊角化石（下）

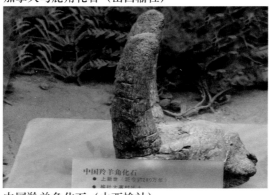

中国羚羊角化石（山西榆社）

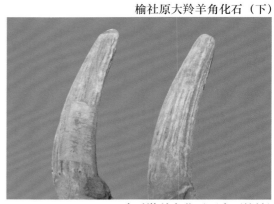

布氏羚羊角化石（山西榆社）

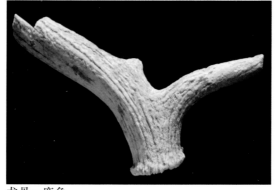

龙骨—鹿角

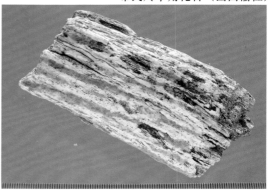

龙骨—鹿角

【性味与归羟】甘，平。

【功能与主治】用于惊痫瘿疯，身热如火，腹中坚及热泄；久服轻身，通神明，延年[2]。

【用法与用量】内服：煎汤，9～15g，或研末为丸。

【注意】畏干漆、蜀椒、理石。

【贮藏】贮干燥容器内，置干燥处，防潮。

参考文献

[1] 江苏新医学院.中药大辞典：上册.上海：上海科学技术出版社，1991，624.

[2] 李时珍.本草纲目（校点本下册）.北京：人民卫生出版社，1985，2379.

石燕[1]

【本草考证】本品为较少用中药，始载于《唐本草》。苏恭曰："掘深丈余取之，形似蚶而小，坚硬如石。"《本草纲目》收载有两种，其一列于石部，另一列于禽部。禽部收载的石燕早已绝迹。石部收载石燕"状类燕而有文，圆大者为雄，长小者为雌……"。[3] 历代使用石燕与现今药用腕足类石燕科动物化石相符合。

【别名】燕儿石、燕子石[2]，石燕子《简要济众方》，大石燕《历代中药炮制资料辑要》[17]，土燕，灵石燕（浙江）。

【藏药名】齐吾果《四部医典》、差果《鲜明注释》[18]，西果[4]，协古[5]，协果《中国藏药》。

【蒙药名】宝力珠木尔—陶鲁钙—朝鲁《认药白晶鉴》，吉乌告《无误蒙药鉴》[19]。

【来源】本品为古代腕足类石燕科动物中华弓石燕Cyrtiospirifer sinensis Grabau与戴维逊穹石燕Cyrtiopsis davidsoni Grabau及多种近缘动物的化石。主含碳酸钙（$CaCO_3$）。采挖后，除去泥沙，洗净。

【性状】本品形略似燕，表面青灰色或土棕色，贝体大小不等，轮廓有方形、圆形、

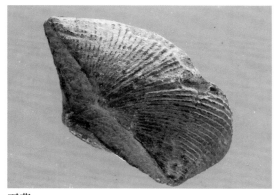

石燕

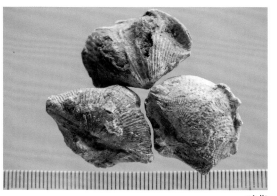

石燕

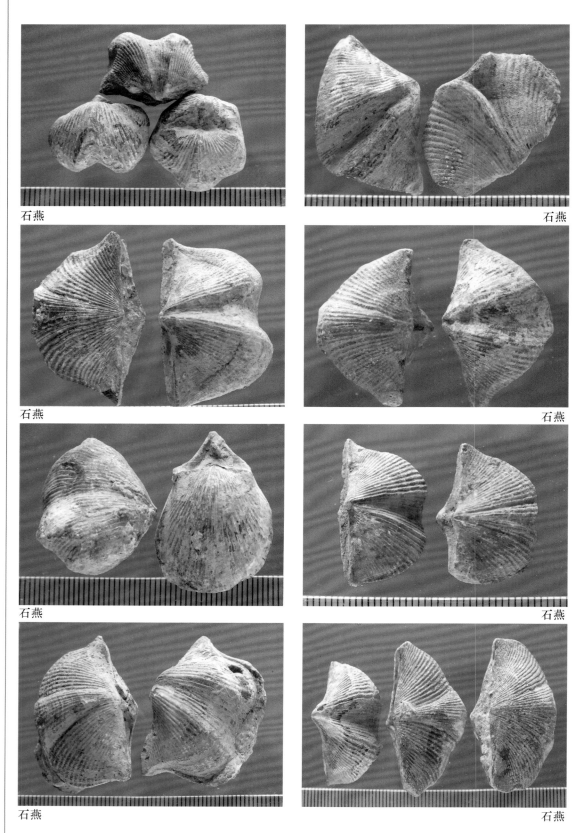

石燕

石燕

石燕

石燕

石燕

石燕

石燕

石燕

梯形、三角形及卵形，长1.5～2.5cm，宽1.5～4cm，厚1.5～2.5cm。它由不等的两个外壳叠合在一起而成，较大者称腹壳，位于上方，较小者称背壳，位于下方。两壳后缘较平齐，有一近于宽等腰三角形或呈宽缝状的铰合面，正中可见三角形洞孔或双板；前缘较圆，直伸或稍下弯，腹壳的顶区隆凸，

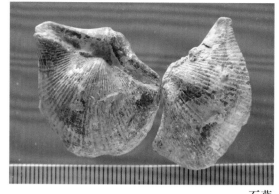

石燕

正中有一凹槽（称腹中槽），背壳正中常凸隆（称背中隆）；两侧壳面急剧倾斜呈翅状，壳面有放射状线纹（壳线）和圆心性层纹（壳层）。坚硬如石，砸碎后断面呈青灰色或红棕色，或有部分为白色，碎石堆集呈颗粒状。气微，味淡。

以状如蚶、色青黑、质坚硬、无杂石者为佳。

【鉴别】本品粉末土白色。不规则碎块无色透明，有立体感，有的为正方体、长方体或不规则立体。有的块体上有针束状纹理或点状物附着，偶见鲜黄色块[19]。

（1）取本品1g，加10ml稀盐酸，立即产生大量气体，将此气体通入氢氧化钙试液中，立即产生白色沉淀[19]。

（2）取上述反应后的液体，滴加氢氧化钠试液中和后，过滤，滤液加草酸铵试液，即生成白色沉淀[19]。

【检查】

重金属　取本品粗粉2g，加盐酸4ml使溶解，蒸干。残渣加水溶解成40ml，滤过，取滤液20ml，加稀醋酸2ml及维生素C 0.5g，溶解后依法检查。放置5分钟后比色。含重金属量均未超过百万分之二十[2]。

砷盐　取本品粗粉2g，加盐酸9ml溶解后，加水19ml，依法检查。含砷量均未超过百万分之一[2]。

【化学成分】主含碳酸钙（$CaCO_3$）含量均在90％以上。尚含少量磷及二氧化硅[7]。还含磷酸钙［$Ca_3(PO_4)_2$］及少量的铁、钾、钠、硫酸根[20]；还含有少量铜、铅、铬、镍、钛、锰、锶、硼、锑等微量元素[18]。

【产状与分布】产于古生代石灰岩中，古生物的介壳原由碳酸钙组成，与少量黏土质沉积物共同堆积于浅海（或泻湖）经过岩石化，形成了介壳内残留角质，原软组织部位亦充满碳酸钙质的石燕化石[8]。湖南、广西、四川、江西、辽宁、湖北、山西、河北等地区有产出。

【炮制】1.净石燕　取石燕，洗净，干燥，捣碎。或照水飞法水飞，干燥。[16]

2.煅淬石燕　取净石燕，砸成小块，照煅淬法（中国药典2010年版一部附录21页）煅至红透，取出，立即投入醋中淬酥，取出，放冷，研粉。

每100kg净石燕，用醋20kg。

3.煅石燕　取净石燕碎块，照明煅法（中国药典2010年版一部附录21页）煅至红透，取出，放凉，碾碎[6]。

4.乌头制石燕　取净石燕捣碎成青稞大小，加3倍量水。加美丽乌头和火硝温火中煎煮，约2小时后，取出石燕，用常水冲洗干净，晒干。

每100g石燕，用美丽乌头和火硝各2g[18]。

5.火硝制石燕　取原药材，砸碎成米粒大小，用清水洗净，加火硝30%、"榜玛"10%，水适量，煮沸3小时，清水漂洗，晒干即得[5]。

【炮制品性状】1.净石燕　为不规则碎块，表面青灰色或土棕色，有的具纹理或纵沟。气微，味淡[17]。

2.煅淬石燕　为灰褐色或灰棕色细粉。质疏松，微具醋香气[16]。

3.煅石燕　为青灰色或灰棕色粉末。质疏松，无醋香气。

4.火硝制石燕　为不规则的颗粒，表面青灰色，质硬。气微，味微涩[5]。

【性味与归经】咸，凉。归肾、膀胱经[1]。淡，凉[2]。涩，热、钝[5]。

【功能与主治】除湿热，利小便，退目翳。用于淋病，小便不利，湿热带下，尿血便秘，肠风痔漏，眼目障翳[1]。

接骨生肌。用于骨折，骨裂等症[5]。

补骨，健胃，生肌，托引黄水。用于骨伤，疮疡，黄水病[18]。

【用法与用量】汤剂3～9g先煎。外用适量，水飞点眼[1]；1.5～3g[4]。

【注意】体虚、无湿热者及孕妇忌用[17]。

【贮藏】置干燥处。

【附注】1.石燕来源复杂，据四川省中药材标准[2]记载：石燕为穿房贝科秃咀贝属动物肥厚秃咀贝Leiorhynchus obesus Grabau.、弱褶秃咀贝L.tenuiplicatus Chen；克拉克贝科扬子属动物波罗扬子贝Yangtzeella poloi（Martelli）；或全形贝科裂线贝属动物直脊裂线贝Schizophoria orthambonita Chen、裂线贝Schizophoria sp.的化石。还有曲靖裂线贝S.kiitsinges Grabau、卓越裂线贝S.Cf.excellens var.vicrus（Grabau）。秃咀贝Leiorhynchus sp.、锐重贝Oxoplecia sp.等。另据文献记载[9]：还有石燕科石燕Sinospirifer sinensis的化石等。中华本草[20]记载：石燕的品种尚有弓石燕Cyrtiospirifer sp.、对刀石燕Sinospirifer cultrijugatus、格

别石燕Sinospirifer paradoxus。动物本草[21]记载：石燕来源为古生代石燕贝超科动物Spirfer sp.。中华海洋本草[17]记载：市售石燕为Spirifer sp. 及其近似的动物化石。如：Cyrtica sp.；Martinia sp.；Martiniopis sp.；Reficularca sp.；Squamularia sp.等。

2. 按《本草纲目》记载，石燕有两种：一种列入禽部，别名"土燕"，是钟乳穴中石燕似蝙蝠者，食乳汁，能飞，乃禽类也，现已不用。而另一种石燕，列入石部，是古代一些腕足类动物的化石。《本草衍义》亦载："石燕如蚬蛤之状，色如土，坚重如石。"指现在供药用的石燕。

3. 市场上另有以形似蛤（为一种贝壳类）或瓦垄子的贝壳类化石混入石燕中使用者。此类混充品，外表虽有细密的辐射线纹，体坚硬沉重，但其形体较小，一般宽1.5～2cm，体扁平，微成圆形，前侧不下凹，两旁不翘起[10]。应注意和石燕区别。

4. 经鉴定湖南药用石燕，主要来源于腕足动物弓石燕科的弓石燕属（Cyrtospirifer）、穹石燕属（Cyrtiopsis）、帐幕石燕属（Tenticospirifer）及平石燕属（Platyspirifer）共13种石燕化石。以前两属为常见，约占全样的3/4。本草考证表明，宋代《证类本草》和李时珍的《本草纲目》所附的石燕图形为前两属的石燕化石。本文详述了石燕的基本构造，并附有13种石燕图谱[11]。

5. 中华弓石燕的属名应为Cyrtospirifer，而不是Cyrtiospirifer[11]。

6. 用原子吸收光度计测定了三种石燕的Ca、Fe、Mg、Mn四种元素含量。Ca为15.99%～17.53%，Fe为1.146%～1.690%，Mg为0.2259%～0.3122%，Mn为0.09842%～0.1839%[11]。

7. 采用高频电感耦合等离子发射光谱法测定，不同产地（湖南、山西等地）石燕中各成分的含量比较接近，氧化钙为49.9%～52.9%，二氧化硅为1.5%～3.9%，三氧化二铝为0.8%～1.8%，三氧化二铁为0.61%～2.12%[12]。采用光谱半定量分析广西产石燕含量＞1%的元素有Fe、Al、Si；1%～0.1%的有Mg；0.1%～0.01%的有Sr、Mn、Ti；0.01%～0.001%的有Ba、Na、Y、Yb；＜0.001的有Pb、Zr、B[13]。

8. 测定了石燕炮制前后煎出液中的Ca^{2+}浓度，实验结果表明炮制后煎液中Ca^{2+}浓度是炮制前的25倍[14]。证明石燕采用煅后水淬的炮制方法比较合理，炮制品的质量与煅的次数无明显关系[15]。

参考文献

［1］中华人民共和国卫生部药典委员会.中华人民共和国卫生部药品标准:中药材第一册.1992,27.

［2］四川省卫生厅.四川省中药材标准.1987年版.1987，77.

［3］李时珍.本草纲目(校点本上册).北京：人民卫生出版社，1985，620.

［4］青海省卫生厅.青海省藏药标准.1992年版.1992，19.

［5］青海省食品药品监督管理局.青海省藏药炮制规范(2010年版).西宁：青海人民出版社，2010，5.

［6］安徽省食品药品监督管理局.安徽省中药饮片炮制规范.2005年版.合肥：安徽科学技术出版社，2006，13.

［7］胡云清，等.中国药学杂志.1989，24(7)：421.

［8］李鸿超，等.中国矿物药.北京：地质出版社，1988，70.

［9］南京药学院药材学教研组.药材学.1960，1308.

［10］中国科学院四川分院中医中药研究所.四川中药志：第三册.成都：四川人民出版社，1962，2381.

［11］章乃荣，等.药物分析杂志.1991，11(3)：135.

［12］江佩芬，等.中国中药杂志.1989，14(6)：42.

［13］赵中杰.矿物药分析.北京：人民卫生出版社，1991，184.

［14］彭智聪，等.中国中药杂志.1989，14(5)：27.

［15］高天爱.中成药.1990，12(3)：19.

［16］江西省食品药品监督管理局.江西省中药饮片炮制规范.2008年版.上海：上海科学技术出版社，2009，528.

［17］管华诗，王曙光.中华海洋本草.第二卷.上海：上海科学技术出版社，北京：海洋出版社，2009，30.

［18］国家中医药管理局《中华本草》编委会.中华本草：藏药卷.上海：上海科学技术出版社，2002，14.

［19］国家中医药管理局《中华本草》编委会.中华本草：蒙药卷.上海：上海科学技术出版社，2004，34.

［20］国家中医药管理局《中华本草》编委会.中华本草：第一册第二卷.上海：上海科学技术出版社，1999，321.

［21］杨仓良，齐英杰.动物本草.北京：中医古籍出版社，2001，111.

石蟹[1]

【本草考证】本品为较少用中药，始载于宋《开宝本草》。马志曰："石蟹生南海。云是异常蟹尔。年月深久，水沫相着，因化成石，每遇海潮即漂出……皆细研水飞，入诸药相助用之。"苏颂谓："近海州郡皆有之。体质石也，而都与蟹相似，但有泥与粗石相着尔"。[2]记载与现今药材商品相同。

【别名】灵石蟹《矿物药浅说》，全石蟹《中医药用矿物》，大石蟹[4]，石螃蟹[17]，蟹化石[18]《药材学》。

【来源】本品为古生代节肢动物弓蟹科石蟹Telphusa sp.[1]；Macrophtalmus latreilli Edw.[5, 17]及其近缘动物的化石。主含碳酸钙（$CaCO_3$）。采集后，除去杂质，洗净泥沙，晒干。

【性状】本品全形似蟹，扁椭圆形或近六边椭圆形，完整者长3.5～8cm，宽5～7cm，厚1～2cm，（多残缺不全或成碎块），背面稍隆起，甲壳痕迹明显，略呈钝四棱状，角棱圆而无棘齿。青灰色、灰白色、灰棕色至深棕色，腹面色较浅。螯及节状足大多残缺不完整。体重，质坚硬，可砸碎。互击之，声如击瓷器。断面灰棕色，蟹壳部分呈薄层状，石质。气微，味微咸。

以体完整、青灰色、质坚而不夹泥石者为佳。

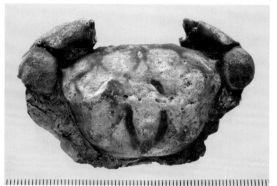

石蟹（背面观）

【鉴别】1.取本品粉末0.2g，加盐酸1ml，即产生大量气泡。

2.取本品粉末1g，滴加稀盐酸3ml，随滴随振摇，俟泡沸停止，加氢氧化钠试液中和，溶液显钙盐（中国药典2010年版一部附录28页）的鉴别反应。

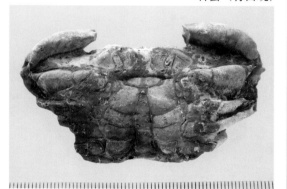

石蟹（腹面观）

【化学成分】主含碳酸钙（$CaCO_3$）。广东产石蟹尚含镁、钠、磷、硅、铁、铝、钡、锶等元素[7]。另含有Pb、Zn、Sn、Ga、Ti、Ag等微量元素[4]。还含锰、铝、钛等20余种微量元素[5]。碳酸钙含量约占61%。含较多的Si（34%）和少量黏土[18]。

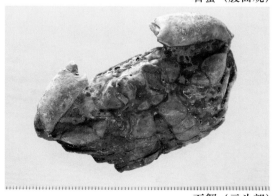

石蟹（示头部）

【产状与分布】产生于新生代第四纪的黄土、黄沙土层中。石化过程尚有其他物质组分的交代作用。主产于我国四川、广东、台湾、海南岛等地[4]；全国沿海海岸均有分布。

【炮制】净石蟹　除去杂质，洗净，干燥，捣碎。

煅石蟹　取净石蟹，置耐火容器内，用火煅至红透，取出，放冷，捣碎或研成细粉。

煅淬石蟹（醋石蟹）　取净石蟹，照煅（淬）法，煅至红透，趁热用醋淬透，再以水飞法制成极细粉末，干燥。

每100kg石蟹，用醋30kg[8]。

【炮制品性状】净石蟹　为不规则的碎块或粉末。灰白色或土棕色，有的碎块有点状小突起或偶见蟹壳样的纹理。质坚硬，碎断面灰棕色。气微，味咸[14]。

煅石蟹　为不规则碎块。灰白色或灰褐色。质酥脆[14]。

煅淬石蟹（醋石蟹）　为不规则细粒或细粉，瓦灰色或灰棕色。质疏松细腻。微具醋香气。[12, 17]

【毒理】邯郸产煅石蟹，小鼠iv，LD_{50}为21.50g/kg[9]。

【性味与归经】咸，寒。归肾经[1]。归肝、肾经[5, 12]。归肝、胆经[16]。归肝、胆、心、肾经[17]。

【功能与主治】清热利湿，去翳明目，催生。用于目赤目翳，时行热病，湿热淋浊，赤白带下，肠风痔瘘等症[1]。

清肝明目，解毒消肿。用于目赤，翳障，喉痹，痈肿，漆疮[12, 16]。

【用法与用量】5～15g[1]。1.5～3g。[3, 15]3～9g，水磨汁或入丸、散；外用适量，水飞（研细）点眼或以醋磨外涂[13]。

【注意】体虚无热、中寒及孕妇禁用[17]。

【贮藏】置干燥处，防尘。

【附注】1.石蟹来源除正文收载的品种外，还有扁蟹科动物双刺静蟹Galene bispinosa Herbst[3, 10, 15]。另有文献记载[3, 18]石蟹为鱼目蟹或扁沙蟹的近缘种动物化石。到目前为止，对石蟹的原动物尚未完全搞清楚。有待深入研究。

2.曾发现石蟹伪品为海相沉积作用而形成的碳酸盐类矿物。主要特征：呈光卵圆形、扁椭圆形或不规则块状，长3～6cm，直径2.5～5cm。表面棕灰色或青灰色，较尖滑，无蟹类纹理，有的表面附少量类白色贝类碎片。质坚硬如石，不易击碎，断面灰棕色或灰色，石质。气微，味淡[11]。注意鉴别。

3.有些地区用生活蟹混充石蟹[6]。应注意区分。

4.中华本草[5]、中华海洋本草[17]记载石蟹始载于《日华子本草》，有待进一步考证。

参考文献

[1] 中华人民共和国卫生部药典委员会.中华人民共和国卫生部药品标准.中药材,第一册.1992,28.

[2] 李时珍.本草纲目(校点本上册).北京:人民卫生出版社,1985,622.

[3] 四川省卫生厅.四川省中药材标准.1987年版增补本.1992,33.

[4] 李鸿超,等.中国矿物药.北京:地质出版社,1988,73.

[5] 国家中医药管理局《中华本草》编委会.中华本草:第一册第二卷.上海:上海科学技术出版社,1999,323.

[6] 王复振.海洋药物.1985,4(1):17.

[7] 赵中杰.矿物药分析.北京:人民卫生出版社,1991:184.

[8] 成都市卫生局.成都市习用中药材质量规定(1984年).1984,29.

[9] 岳旺,等.中国中药杂志.1989,14(2):44.

[10] 中国人民解放军后勤部卫生部,等.中国药用海洋生物.1977,44.

[11] 何永澄.中国中药杂志.1991,16(1):16.

[12] 湖南省食品药品监督管理局.湖南省中药饮片炮制规范(2010年版).长沙:湖南科学技术出版社,2010,489.

[13] 河南省食品药品监督管理局.河南省中药饮片炮制规范(2005年版).郑州:河南人民出版社,2005,494.

[14] 浙江省食品药品监督管理局.浙江省中药饮片炮制规范.2005年版.杭州:浙江科学技术出版社,2006,425.

[15] 重庆市食品药品监督管理局.重庆市中药饮片炮制规范及标准.2006年版.2006,310.

[16] 天津市食品药品监督管理局.天津市中药饮片炮制规范.2005年版.2005,347.

[17] 管华诗,王曙光.中华海洋本草.第二卷.上海:上海科学技术出版社,北京:海洋出版社,2009,32.

[18] 中国医学科学院药用植物研究所,中国协和医科大学,等.中药志:第六册.北京:人民卫生出版社,1998,313.

石鳖[1]（附石龟）

【本草考证】本品为极少用中药,始载于《本草纲目》。时珍曰:"石鳖生海边,

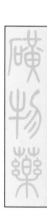

形状大小俨如䗪虫，盖亦化成者。䗪虫俗名土鳖。"[2]

【别名】鳖化石。

【来源】本品为石鳖科动物石鳖Chiton sp.的化石。主含碳酸钙（$CaCO_3$）。采挖后，洗去泥沙，晒干。

【性状】本品形状如鹰虫。长3～4cm，宽2～6cm，厚约1.5cm。盖亦成化石，背呈棕色，光滑而有小点状突起，腹部色较淡。质硬如石，不易碎。断面灰棕色。气微，味淡。

以体完整，色青，质坚者为佳。

【化学成分】主含碳酸钙（$CaCO_3$）及少量的磷、铁等。

【产状与分布】产于我国沿海浙江、江苏、福建、广东等地。

【炮制】洗净泥土，晒干，打碎研成细末。

【性味与归经】甘，凉。

【功能与主治】清热利水，通淋散结。

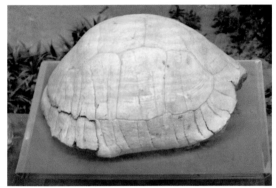

波伏鳖化石（山西榆社）

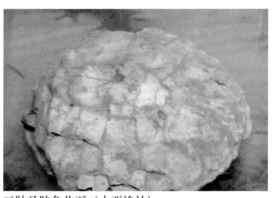

三趾马陆龟化石（山西榆社）

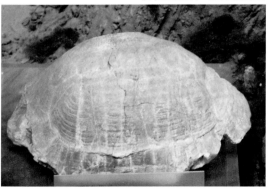

山西陆龟化石（山西榆社）

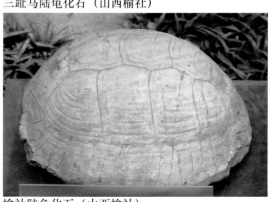

榆社陆龟化石（山西榆社）

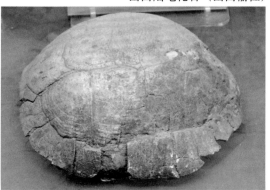

圆陆龟化石（山西榆社）

用于五淋，尿血，小便涩痛，妇女经闭，湿热下注所致的阴部盗汗，下肢水肿等。

【用法与用量】3～15g，煎汤或磨水服，或研末冲服。

【注意】体虚有寒者忌用。

【贮藏】置干燥处。

【附注】1.青岛中草药收载的石鳖（别名海八角毛）[3]和我国沿海产的海石鳖[4]（别名石鳖）系指隐板石鳖科动物红条毛肤石鳖Acanthochiton rubro Lineatus（Lischke）的干燥全体。动物本草[1]收载的海石鳖除红条毛肤石鳖外，还有朝鲜鳞带石鳖Lepidozona coreanica（Adamset-Reeve）、函馆（管）锉石鳖Lschnochiton hakodadensis Pilsbruy的干燥全体。与化石石鳖来源、性状、化学成分、性味、功能均不相同。不能与石鳖混用。注意鉴别。

红条毛肤石鳖性状特征：身体卵圆形，成体长约28mm，宽19mm左右。背面有8块呈覆瓦状排列的石灰质壳片，表面布有粒状突起，中间壳片的宽度与长度相近。峰部有纵肋，翼部有较大的颗粒状突起。壳片周围有18丛针束。壳片暗绿色，中部有3条红色色带。环带较宽，呈深绿色[1, 4]。朝鲜鳞带石蟹较红条毛肤石蟹为小。头壳片16条，由粒状突起联成的末端分叉的放射肋，嵌入片有14个齿裂，翼部有明显的粗肋数条，肋上有较大的粒状突起，嵌入片有12个齿裂。表面被以鳞片。全体灰黑色[1]。函馆锉石鳖与朝鲜鳞带石鳖相似。

2.药材市场有石龟（多不完整）使用情况。特征见附图。

参考文献

[1] 杨仓良,齐英杰.动物本草.北京：中医古籍出版社,2001,347,383,928.

[2] 李时珍.本草纲目（校点本上册）.北京：人民卫生出版社,1985,623.

[3] 青岛市中草药手册编写组.青岛中草药手册.1975,642.

[4] 邓明鲁,高士贤.中国动物药.长春：吉林人民出版社,1981,12.

琥珀[1]

【本草考证】本品为较常用中药。最早见于《山海经》，名育沛。做药用，以虎魄之名首载于《名医别录》，列为上品。陶弘景曰："松脂沦入地千年所化，今烧之亦作松气。"雷敩曰："凡用须分红松脂、石珀、水珀、花珀、物象珀、瑿珀、琥珀……琥珀如血色，以布拭热，吸得芥子者，真也。"古代所指琥珀虽然性状多样，但均来自古代松科植物的树脂，埋藏地下经久凝结而成。与现代文献所记和商品药材相符[3]。

【别名】育沛《山海经》，虎珀《汉书》，虎魄《急就篇》，江珠《本草纲目》，琥魄

《后汉书》，兽魄、顿牟《隋书》，血琥珀[4]、血珀、红琥珀[2][10]，珀、黑琥珀[6~7]，光珀[10]《矿物药浅说》，蜡珀、明珀、红松脂、西珀（上海·药材资料汇编），西血珀、毛珀《广西药材》，云南珀、河南珀、广西珀、辽宁珀[7]、云珀、苏云珀[4]，真琥珀[5]，煤珀，琥珀屑、遗玉[22]。

【藏药名】波炼[10]《格言·白琉璃珠》，嘎布热、布西《鲜明注释》，布马炼《晶珠本草》，尼马日巴扎《甘露本草明镜》[19]，布尔林[13]，布林《青海省藏药标准》。

【蒙药名】浩伯、博衣舍勒、布日论《无误蒙药鉴》[20]，琥巴《内蒙古蒙药材标准》，道色勒（内蒙古）。

【维吾尔药名】开合日巴《注医典》，可哈刺拔、可哈而八、可哈刺八《回回药方三十六卷》，买斯巴 欧力都木、开合如巴《药物之园》[21]。

【原矿物】琥珀亦称"遗玉"。

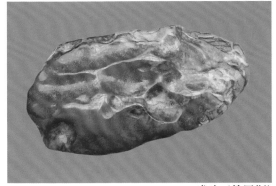

琥珀（俄罗斯）

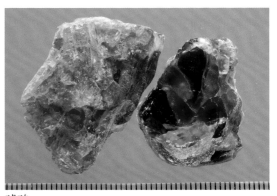

琥珀

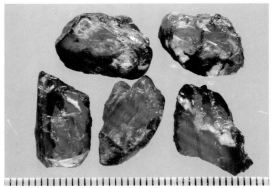

煤珀（辽宁抚顺）

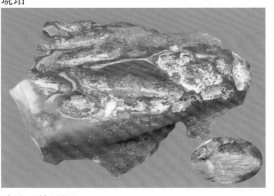

琥珀（俄罗斯）

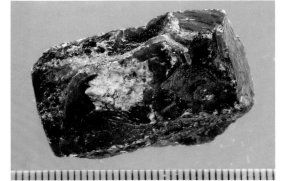

煤珀（云南）

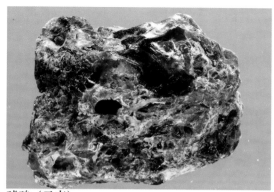

琥珀（云南）

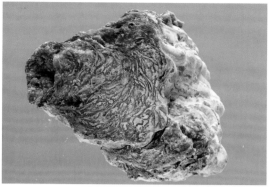

琥珀（广西）

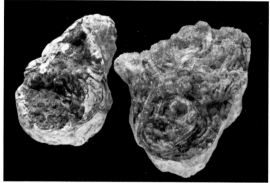

琥珀（青海）

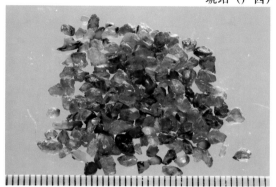

琥珀（药市）

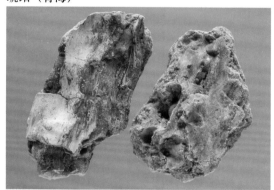

琥珀劣药（含杂质）

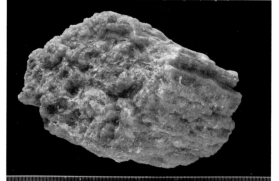

琥珀（亳州药市）

【来源】本品为古代松科植物的树脂埋藏于地下经年久转化而成的树脂化石。全年均可采收。按产状、性状不同，商品分为琥珀（从地下挖出者）和煤珀（从煤中选出者）。挖出后，除净沙石、泥土及煤屑等杂质。

【性状】琥珀呈不规则块状、颗粒状或多角形，大小不一。表面淡黄色、黄棕色、血红色或黑棕色，略透明。质硬而脆，断面平滑，有玻璃样光泽，有的颜色不一。手捻不黏手易成粉末，微有涩感。嚼之沙沙有声，但无砂砾感，气微，味淡。

硬度　2～2.5。

相对密度　1.05～1.09[3]。

以块整齐、色红、明亮、质脆易碎、断面光亮者为佳。

煤珀呈不规则多角形块状或颗粒，少数呈滴乳状，大小不一。表面淡黄色、红褐色或黑棕色，有光泽。质坚硬，不易碎，断面有玻璃样光泽。气微，味淡。

以色黄棕、明亮、断面有玻璃光泽者为佳。

【鉴别】1. 本品粉末淡黄色或淡黄棕色。不规则形碎片无色或微显淡黄色，半透明。棱角明显，富有立体感。有的表面可见顺直的或呈波状弯曲或放射状的微细纹理，有的一侧或表面可见细密的颗粒状突起[2, 8]。

2. 取本品火烧易溶，不能点燃。琥珀稍冒黑烟，刚熄灭时冒白烟，微有松香气；煤珀有似煤油的臭气[8~9]。

3. 取本品加水煮沸，不熔化，不软化[3]。

4. 取本品一小块投入水中，迅速下沉或易下沉[8~9]。

5. 取本品粉末3g，加水50ml煮沸，搅拌数分钟。冷却，离心。取上清液1ml，加水1ml摇匀，加碘试液1滴，即显黄色；另取上清液5ml，加乙醇5ml，摇匀，应无沉淀产生[3]。

6. 取本品粉末0.1g加入10ml醋酐和1滴浓硫酸，由棕黄色渐变为棕褐色[3]。

7. 取本品粉末0.2g，加乙酸乙酯15ml，超声处理20分钟，滤过，滤液蒸干，残渣加乙酸乙酯1ml使溶解，作为供试品溶液。另取琥珀对照药材0.2g，同时制成对照药材溶液。照薄层色谱法（中国药典2010年版一部附录34页）试验，吸取上述两种溶液各4μl，分别点于同一硅胶G薄层板上，以三氯甲烷-乙酸乙酯-乙酸（12∶4∶1.5）的上层溶液为展开剂，展开，取出，晾干，置紫外光灯（365nm）下检视。供试品色谱中，在与对照药材色谱相应的位置上，显一相同的淡蓝色荧光斑点；喷以2%香草醛硫酸溶液，105℃加热至斑点显色清晰，斑点变为紫红色[8~9]。

【检查】松香及其他树脂。

1. 取本品粉末1g，加石油醚（60~90℃）10ml，振摇，滤过，滤液加新制的0.5%醋酸铜溶液10ml，振摇，石油醚层不得显蓝绿色[2]。

2. 取本品粉末0.1g，加醋酐10ml和硫酸1滴，溶液不得显紫色渐变成紫黑色[8~9]。

3. 照薄层色谱法（中国药典2010年版一部附录34页）试验，吸取上述【鉴别】7项下两种溶液各4μl，分别点于同一硅胶G薄层板上，以环己烷-乙酸乙酯（4∶1）为展开剂，展开，取出，晾干，置紫外光灯（365nm）下检视。供试品色谱中，除在与对照药材色谱相应的位置上，显同一相同颜色的荧光斑点（喷以2%香草酸硫酸溶液，105℃加热至斑点显色清晰，斑点变为紫红色）外，不得出现对照药材色谱以外的其他斑点[8~9]。

总灰分 不得过2.0%（中国药典2010年版一部附录Ⅸ K 53页）[8]。

酸不溶性灰分 不得过1.0%（中国药典2010年版一部附录Ⅸ K 53页）[9]。

微生物限度应 符合规定（中国药典2010年版一部附录Ⅷ C 79、88页）[11]。

【浸出物】照醇溶性浸出物测定法项下的冷浸法（中国药典2010年版一部附录62页）测定，用乙醇做溶剂，琥珀应为5.0%～15.0%，煤珀应为1.0%～5.0%[8～9]。

【化学成分】主要含二松香醇酸（Diabietinolic acid）的聚酯化合物，以前报道所含琥珀酸（Succinicacid）、龙脑等均系分解产物[6]。含树脂、挥发油。树脂的主要成分为琥珀松香酸（Succinoa bietinolic acid，$C_{40}H_{60}O_5$）、琥珀脂醇（Succinoresinol，$Cl_{12}H_{20}O$）、琥珀松香醇（Succinabietinol，$C_{40}H_{60}O_2$）、琥珀银松酸（Succinosilvic acid，$C_{24}H_{36}O_2$）及琥珀酸等[4]。光谱半定量分析结果，吉林产琥珀尚含有钠、锶、硅、铁、钙、镁、铝、钴、镓等元素[14]。含碳78.94%，氢10.53%，氧10.53%[13]。挥发油中主要是芳香族化合物，如萜烯、倍半萜、双萜等。还含有丰富的元素种类达33种，常量元素在煎液中含Ca、K、Na、Mg、P。微量元素有Fe、Ze、Cu、Mn、Co、Ni、Cr、Mo、V、Sr、As、Al等27中[22]。

【产状与分布】系古代松科植物渗出的浓稠树脂，经久埋于地下转化而成的树脂化石。多埋藏于褐煤中、黏土中，现代沉积物中或冲积土壤中，属第三纪湖泊、河流相沉积物和陆缘成因的沉积物。分琥珀与煤珀两种，产土层、岩层中者俗称琥珀，分布于云南、广西、河南；产煤层中者俗称煤珀，分布于辽宁抚顺等地[7]。

【炮制】1.净药材　除去杂质，用时研成细粉。

2.飞琥珀　将净药材研粉，过100目筛。再照水飞法（中国药典2010年版一部附录21页）水飞，研至放在舌上尝之无渣感，晒干，研细，过120目筛[11]。

3.制琥珀（藏）取净药材，砸碎成块状，用布包扎，另取一只驴蹄粉碎成粉末，二者加水和藏酒适量，煮沸1小时后，用热水清洗数次，再用凉水清洗，晾干即得[10]。

4.取净琥珀，加含硼砂的水浸泡3夜后，去掉浸泡液，用常水冲洗干净，晾干。用时捣碎研成细粉后入药[19]。

5.制琥珀（蒙）取净琥珀，置入硼砂水中，浸泡3天后，取出，洗净，水飞至口尝无粗糙感时，晾干即可[20]。

【炮制品性状】1.飞琥珀　为灰白色或淡棕黄色至棕黄色的极细粉。气微，味淡[11]。

2.制琥珀（藏）　为灰黄色、黄褐色或红棕色的不规则颗粒或细粉，质松脆，断面具玻璃样光泽[10]。

【药理】1.琥珀酸主要有抗惊、镇静、降温及镇痛等中枢抑制作用。琥珀酸类似脑内抑制性递质r-氨基丁酸，故推断抗惊作用可能与脑内r-氨基丁酸水平增加相关[15]。琥珀酸对大鼠中枢神经系统有抑制作用，使小鼠自发活动减少，延长小鼠戊巴比妥睡眠时间，降低小鼠体温，抑制大鼠听源性惊厥，抑制小鼠电休克反应，推迟小鼠氨基脲、士的宁、苦味毒诱发惊厥出现的时间[2]。

2.对呼吸系统作用　琥珀酸有镇咳祛痰作用。琥珀酸钠用于各种过敏性哮喘、支气管喘息性哮喘以及不适于服用麻黄素、氨茶碱的患者[20]。

3.解毒作用　琥珀酸钠盐是重金属及戊巴比妥中毒的解毒剂。经小鼠试验表明从广西蛇药中分得琥珀酸有明显对抗眼镜蛇毒的作用[20~21]。

4.抗菌作用　2mg/ml水溶液对金黄色葡萄球菌、卡他球菌、伤寒杆菌、铜绿假单胞菌、变形杆菌及痢疾杆菌有抑制作用[21]。

5.抗溃疡作用　大鼠结扎幽门产生胃溃疡。腹腔注射或口服50mg/ml，可抑制胃液分泌和扩张胃肌而呈抗溃疡效果[21]。

6.其他作用　有利尿作用，治疗结石所致的尿血较好；外用于皮肤疮疡，能生肌收口；有降血脂、抗动脉硬化作用；尚能收缩横纹肌[20]。

【毒理】小鼠尾静脉注射，LD_{50}为1.40g/kg[15]。20%琥珀混悬液，给小鼠以10g/kg灌胃进行急性毒性实验，观察7天，全部存活，未发现异常，为临床用量667倍[22]。

【性味与归经】甘，平。归心、肝、膀胱经。

【功能与主治】安神镇惊，活血利尿。用于心悸失眠，惊风抽搐，癫痫，小便不利，尿血，尿痛[1]。

镇惊安神，散瘀止血，利水通淋，去翳明目。用于惊悸失眠，惊风癫痫，血滞经闭，产后瘀滞腹痛，癥瘕积聚，血淋尿血，目生障翳，痈肿疮毒[18]。

解毒，明目，除翳障。用于眼病[10]。

利尿，明目，愈伤。用于闭尿，目赤，云翳，久疮不愈，腰腿痛[20]。

【用法与用量】1～2g，研末吞服或入丸散服[1]。1.5～3g，宜用蜂蜜调服或入丸、散用[12]。外用研极细粉点或撒布患处[9]。

【注意】1.孕妇慎用[12]。

2.阴虚内热及无瘀滞者慎服[18]。

3.用量过多可引起头痛[21]。

【贮藏】贮干燥容器内，置阴凉干燥处，防尘。

【附注】1.用以假冒琥珀的"老材香"是古墓棺木中衬填于棺材底的松香。因伏土深久，其色已有黄转黑，而且无光泽，仅含轻微的松香气[2]。此松香不入药用，注意鉴别。

2.60年代初曾发现从云南思茅、西双版纳等地调出的琥珀，外形、颜色、光泽、透明度、质地均较差，性状与琥珀有异，经调查是橄榄属植物的树腊[4]，应注意鉴别。

3.伪品琥珀多以松香假冒。将松香熬化，倾倒地上，或将松香埋于地下一段时间，挖出，未经质变而诈称琥珀。此种假琥珀手捻粘手，久嚼发黏，味苦；以火烧之冒黑烟，伴有浓厚的松香气；用刀削可成碎块；水煮能溶化；石油醚提取液，加醋酸铜试液，石油醚层显蓝绿色或绿色；醋酐浓硫酸反应，溶液显紫色渐变成紫黑色；石油醚浸液在242～264nm紫外光下有吸收峰（琥珀226～228nm）以上方法可以辨真假琥珀[2, 7]。

4.湖南湘潭市曾发现掺多糖琥珀伪充琥珀[16]药用情况。伪品显灰棕色，粉末极细，略松散，手捻之微有涩感，有滑感。气弱，无味，嚼之有砂砾感，久嚼微粘牙。显微镜下可见部分小粒和小块组成的不透明或半透明的块状物，偶可见细小的断纤维和破碎的薄壁细胞壁。

5.近年发现一种煤珀伪品，经鉴定为蛋白石（主成分为$SiO_2 \cdot nH_2O$）。形状似煤珀，但颗粒较小，直径0.6～1.8mm。浅黄色、黄棕色。半透明，光泽较暗淡，质较硬，不易砸碎，可刻划玻璃留下划痕。硬度5～5.5。嚼之有砂石感，不易碎。无气，无味。相对密度1.9～2.5。用火燃之不熔化，不冒烟，具异臭气；不溶于硫酸。含Ca、Mg、Al、Fe的量较高，分别高于煤珀的10～70倍。有害元素Al、Ti、Ba、Sr、Dy、Bi的含量均高。蛋白石的物理性质、光学特性、荧光反应、化学组成与煤珀均不相同[17]，应注意鉴别。

6.四川省中药材标准1987年版增补本琥珀项下收载的"煤珀"，因其来源不确切，杂质及混淆品较多，不易区分和拣选，故此次标准修定琥珀项下删除"煤珀"[3]。

7.商品琥珀按产地不同分为[7, 18]：

（1）云南珀（云珀）：质坚脆，透明，色深红，手捻之成碎末，无黏性，质最佳。分两等：一等：血珀，橙红至赤褐色。二等：柳青，色淡而带黄绿色。

（2）河南珀：质松脆，色黄微红，手捻之易碎，略有黏性，烧之亦有松香气。

（3）广西珀：质松脆，色红而带黄，不甚透明，含泥，燃之略有松香气，次之。

（4）湖南珀：体重质硬，不发酥，色发黄，用手捻不碎，质差。

（5）辽宁珀(抚顺珀)：体重，质坚硬，色发黑，烧之发黑烟并有似煤油臭气，质更差。

过去尚有"毛珀"和"光珀"之分。"毛珀"系天然品，未经加工，表面不光滑，药用多为此种；"光珀"为加工品，表面光滑，都做器皿，又称器珀。

参考文献

［1］中华人民共和国卫生部药典委员会.中华人民共和国药典.1977年版一部.北京：人民卫生出版社,1978,567.

第十六章 化石类矿物药

[2]广东省食品药品监督管理局.广东省中药材标准:第二册.广州:广东科技出版社,2011,328.

[3]四川省食品药品监督管理局.四川省中药材标准(2010年版).成都:四川科学技术出版社,2011,600.

[4]中华人民共和国卫生部药政管理局,等.中药材手册.北京:人民卫生出版社,1992,624.

[5]李鸿超,等.中国矿物药.北京:地质出版社,1988,208.

[6]南京药学院《中草药学》编写组.中草药学.下册.南京:江苏人民出版社,1980,1508.

[7]中国医学科学院药用植物研究所,中国协和医科大学,等.中药志:第六册.北京:人民卫生出版社,1998,372.

[8]甘肃省食品药品监督管理局.甘肃省中药炮制规范(2009年版).兰州:甘肃文化出版社,2009,346.

[9]陕西省食品药品监督管理局.陕西省中药饮片标准:第一册.西安:陕西科学技术出版社,2008,218.

[10]青海省食品药品监督管理局.青海省藏药炮制规范(2010年版).西宁:青海人民出版社,2010,20.

[11]上海市食品药品监督管理局.上海市中药饮片炮制规范.2008年版.上海:上海科学技术出版社,2008,344.

[12]贵州省食品药品监督管理局.贵州省中药饮片炮制规范(2005年版).贵阳:贵州科技出版社,2005,243.

[13]青海省药品检验所,青海省藏医药研究所.中国藏药:第三卷.上海:上海科学技术出版社,1996,236.

[14]赵中杰.矿物药分析.北京:人民卫生出版社,1991,319.

[15]金园,等.药学通报.1983,18(2):36.

[16]宋树平.中药材.1988,11(3):33.

[17]王继光.中草药.1995,26(1):36.

[18]国家中医药管理局《中华本草》编委会.中华本草:第一册第二卷.上海:上海科学技术出版社,1999,426.

[19]国家中医药管理局《中华本草》编委会.中华本草:藏药卷.上海:上海科学技术出版社,2002,28.

[20]国家中医药管理局《中华本草》编委会.中华本草:蒙药卷.上海:上海科学技

◎矿物药真伪图鉴及应用◎

术出版社,2004,51.

[21]国家中医药管理局《中华本草》编委会.中华本草:维吾尔药卷.上海:上海科学技术出版社,2005,36.

[22]张保国.矿物药.北京:中国医药科技出版社,2005,352.

吉多果化石[1]

【本草考证】本品为维吾尔医少常用民族药,始载于《注医典》。《注医典》载:"吉多果化石,是一种石头;长卵形或椭圆形,有纵向细棱条突起和众多圆点。"与现代维吾尔医所用吉多果化石一致。

【维吾尔药名】也胡地 特石《注医典》,哈者卢黎野胡的《回回药方三十六卷》,艾节如里也胡地、散格 也胡德《明净词典》[1]。

【来源】为古代生物棘皮动物门、海胆亚门、海胆纲动物冠状头帕海胆Plegiocidaris Pomel.的大棘突化石。主含碳酸钙（$CaCO_3$）。可随时采挖,除去与其相连的杂石和泥土,洗净。

【性状】本品呈长卵形或椭圆形,长1～5cm,中部直径0.6～2cm。外表呈灰黄色至灰棕色,一端具短柄,柄长2～5mm,钝圆或微尖,有纵向细棱条突起和众多圆点,有时可见玻璃样光泽,质坚脆,易击碎,碎断面呈黄绿色,平滑,多为实心,少数有纵向中央圆孔。条痕白色。咀嚼初呈砂砾感后砂砾感减少,有土腥气味。

硬度 1～2。

【鉴别】1.本品在紫外光灯（365nm）下呈棕红色荧光,其乙醇溶液微显蓝色荧光。

2.本品粉末加入稀盐酸有大量气泡产生,并溶解,其滤液亦呈淡蓝色荧光。

【化学成分】主含碳酸钙（$CaCO_3$）[2]。

【产状与分布】我国不产。主产于约旦山区。

【药性】一级热、二级干、平。

【功能与主治】生干生热,软坚化石,利尿排石。用于湿寒性或黏液质性结石性疾病,如肾脏结石、膀胱结石、小便不通等。

【用法与用量】内服:1～2g。可入散剂、蜜膏、丸剂等。

【注意】肝脏病患者禁用。

【贮藏】置干燥处,防潮。

【附注】本品靠进口,近年货源短缺,多以国产古生代腕足类石燕贝科或石燕贝超科、弓石燕科及其近似动物化石石燕来代用。

参考文献

[1] 国家中医药管理局《中华本草》编委会. 中华本草: 维吾尔药卷. 上海: 上海科学技术出版社, 2005, 424.

[2] 刘勇民, 等. 维吾尔药志: 上册. 乌鲁木齐: 新疆人民出版社, 1986, 123.

第十七章　其他矿物药

硼砂[1]

【本草考证】本品为较常用中药，始载于《日华子本草》名蓬砂，又名硼砂。苏颂谓："今医家用硼砂治咽喉，最为要切。"李时珍谓："硼砂生西南番，有黄白二种。西者白如明矾，南者黄如桃胶，皆是炼结成，如碙砂之类。"[2]

【别名】蓬砂[3]、鹏砂《日华子本草》，大朋砂《丹房鉴源》，月石[3,17]《三因方》，盆砂[5]《本草纲目》[11]，西月石[17]，大硼砂、白硼砂《常用中药鉴定大全》，川硼砂、白月石、洋月石、川月石、焦性硼酸钠[22]。

【藏药名】察拉[1,9]《四部医典》，穷绞、措其、措点、桑雌瓦、塔醋、玛觉、西孜、塔门《鲜明注释》，酒其居其、徐孜《晶珠本草》西久、居孜《奇美眼饰》[12]，擦拉《青海省藏药炮制规范》。

【蒙药名】通萨《无误蒙药鉴》，擦拉《认药白晶鉴》[13]，佟萨一查拉（内蒙古），佟萨[4]。

【维吾尔药名】谈卡尔[16]《注医典》，谈那卡尔、苏阿各《药物之园》[14]。

【傣药名】三转《西双版纳傣药志》[15]。

【原矿物】硼砂。

【来源】本品为天然产硼酸盐类硼砂族矿物硼砂，经加工精制而成的结晶体。主含四硼酸钠（$Na_2B_4O_7 \cdot 10H_2O$）。

【性状】本品呈棱柱状、柱状或粒状结晶组成的不规则块状。大小不一，无色透明或白色半透明，有时显淡黄色或微带浅灰色、浅绿色。条痕白色。具玻璃光泽。久置空气中，易风化成白色粉末。体较轻，质脆易碎。气微，微咸，后微带甜，苦。

硬度　2~2.5[3]。

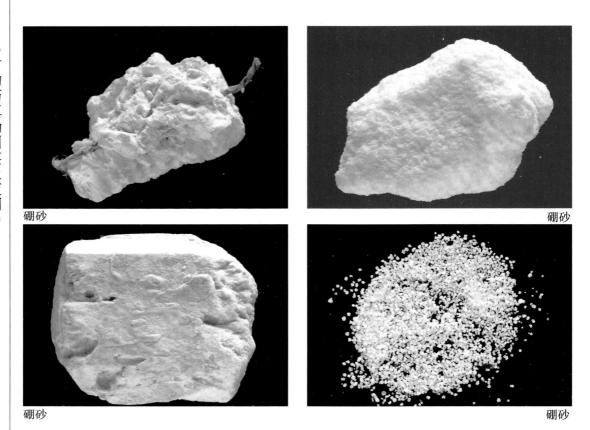

硼砂

硼砂

硼砂

硼砂

相对密度　1.7[8]。

熔点　75℃[8]。

以无色透明、纯净、体轻、质脆者为佳。

【鉴别】1.本品粉末白色，或无色透明。不规则片状，片面上有细小方晶或黑色点状物质，有时由黑色点状物构成纹理，或疏或密[3]。

2.本品可溶于水，易溶于沸水或甘油；不溶于乙醇中；水溶液显碱性[7]。

3.燃之易熔融，初则体积膨大酥松如絮状，同时产生强烈的黄色光，继者熔化成透明的玻璃球状[8, 17]。

4.取本品水溶液1滴，置载玻片上，小心蒸发至干，冷却后，在干燥的残渣上，加1滴醋酸氧铀$UO_2(CH_3COO)_2$溶液，数分钟后镜检其生成钠盐结晶，形状为正四面体或八面体[7]。取供试品的中性溶液，加醋酸氧铀锌试液，即发生黄色沉淀[16]。

5.本品水溶液显钠盐和硼酸盐（中国药典2010年版一部附录28、29页）的鉴别反应。

【检查】干燥失重　取煅硼砂在105℃干燥至恒重，减失重量不得过5.0%[19]。

溶液的澄清度　取本品0.5g，加水10ml溶解后，溶液应澄清；如显浑浊，与2号浊度标准液（中国药典2010年版二部附录ⅨB）比较，不得更浓[16]。

氯化物 取本品0.25g，依法检查（中国药典2010年版二部附录Ⅷ A），与标准氯化钠溶液0.5ml制成的对照液比较，不得更浓（0.02%）[16]。

硫酸盐 取本品0.50g，依法检查（中国药典2010年版二部附录Ⅷ B），与标准硫酸钾溶液2.0ml制成的对照液比较，不得更浓（0.04%）[16]。

碳酸盐与碳酸氢盐 取本品0.25g，加水5ml溶解后，加盐酸，不得发生泡沸[4]。

钙盐 取本品0.2g，加水10ml溶解后，加醋酸使成酸性，再加草酸铵试液0.5ml，不得发生混浊[4]。

铁盐 取本品1g，加水25ml溶解后，依法检查（中国药典2010年版二部附录Ⅷ G），如显色，与标准铁溶液3ml制成的对照液比较，不得更深（0.003%）[4]。

重金属 取硼砂、煅硼砂各1.0g，加水16ml溶解后，滴加1mol/L盐酸溶液至遇刚果红试纸变蓝紫色，再加水适量使成25ml，依法检查（中国药典2010年版一部附录Ⅸ E 50页第一法），含重金属不得过百万分之十[16, 19]。

【含量测定】 取本品粉末约0.4g，精密称定，加水25ml溶解后，加0.05%甲基橙溶液1滴，用盐酸滴定液（0.1mol/L）滴定至橙红色，煮沸2分钟，冷却，如溶液显黄色，继续滴定至溶液显橙红色，加中性甘油［取甘油80ml，加水20ml与酚酞指示液1滴，用氢氧化钠滴定液（0.1mol/L）滴定至显粉红色］80ml与酚酞指示液8滴，用氢氧化钠滴定液（0.1mol/L）滴定至显粉红色。每1ml氢氧化钠滴定液（0.1mol/L）相当于9.534mg的$Na_2B_4O_7 \cdot 10H_2O$。

本品含$Na_2B_4O_7 \cdot 10H_2O$应为99.0%～105.0%[16, 19]。

【化学成分】 主含四硼酸钠（$Na_2B_4O_7 \cdot 10H_2O$），其中氧化钠（Na_2O）16.2%，三氧化二硼（B_2O_3）36.6%，水（H_2O）47.2%。此外尚含有微量硅、锶、钙、镁、铁、铝、钴、镓等元素[6]。因产地不同常含铜、铅、镁、锌等[3]。

【产状与分布】 硼砂形成于干涸的含硼盐湖中，主要分布于干燥的内陆地区，如青海、西藏、陕西、甘肃、四川等地。在四川康定、邓柯、白玉及河南洛阳、郑州等地加工。

【采收加工】 将硼砂矿石溶化于沸水中后，用以下方法处理[3, 5]。

（1）倒入缸内，然后缸上放几条横棍，棍上系几条麻绳，下坠铁钉，垂入缸内，待溶液放冷后，即在绳上或缸底有成串的大块结晶析出，在绳上者称月石坠，生在缸底者称月石块。

（2）倒入盆中，将溶液向四周摆动，冷却后可得盆状之结晶体，称盆砂。

【炮制】 1.净硼砂 除去杂质，打碎或研成细粉。

2.煅硼砂 取净硼砂，适当粉碎，置适宜的容器内，用武火加热，煅或炒至鼓起小泡或雪白酥松的块状，取出，放晾，碾粉[20~21]。

3.煅硼砂　铁锅擦洗干净，用武火加热至铁锅发烫，锅底见红，取洁净的硼砂，均匀撒入锅内，约1分钟，再用铁铲轻轻翻炒至全部熔化发泡，水分蒸发尽，呈不规则粉片状，取出，放晾[12]。

4.炒硼砂　将生硼砂研成碎粒，置锅内，炒松至无僵粒[17]。

【炮制品性状】1.净硼砂　为不规则的碎块。其他特征同药材。

2.煅硼砂　为白色粉末。不透明，体轻，质酥松，无光泽[19, 21]。

3.煅硼砂　呈不规则的粉片状。其他特征同2煅硼砂。

4.炒硼砂　为白色粉末。易结成疏松的团状。气微，味咸、微苦[17]。

【药理】1.抑菌作用　培养基中含10％硼砂时，对大肠杆菌、绿脓杆菌、炭疽杆菌、福氏和志贺痢疾杆菌、伤寒、副伤寒杆菌、变形杆菌、葡萄球菌及白色念珠菌等均有抑制作用。应用纸片法证明对白喉杆菌、牛型布鲁菌、肺炎链球菌、脑膜炎球菌及溶血性链球菌也有抑制作用。在体外对红色毛癣菌、石膏样毛癣菌及紫色毛癣菌有较强的抑制作用，对白色念珠菌和絮状表皮癣菌作用较次[11, 15]。

2.抗惊厥作用　小鼠以硼砂灌胃或腹腔注射，连续5天，有显著抗电惊厥作用，对戊四氮阵挛性惊厥也有明显拮抗作用[11, 14]。

3.内服能刺激胃液分泌，至肠吸收后由尿排泄，能促进尿液排出，防止泌尿道的炎症[7]。

4.外用对皮肤黏膜均具收敛及抑制某些细胞发育作用，有缓和、防腐、消毒的作用，作用不强。但无刺激性[7]。

5.煅硼砂对羊毛样小孢子癣菌有较强的抑制作用[8]。

6.动物内服硼砂后能在体内与氟结合形成牢固的复合物BF-4，代替氟参与体内代谢，使氟引起的骨代谢异常，钙磷代谢紊乱和继发性甲状旁腺亢进得到纠正。同时易于从肾脏和肠道排出体外。因而可用于氟骨症的治疗[22]。

【毒理】小鼠腹腔注射硼砂，LD_{50}为2383±27mg/kg，其抗惊厥作用的ED_{50}为97mg/kg，治疗指数（LD_{50}/ED_{50}）约为24.6。另据报道，硼砂西黄花胶混悬液灌胃小鼠，LD_{50}为2454mg/kg[10, 14]；成人致死量为15~20g，幼儿为5~6g[22]。

【性味与归经】甘、咸，凉。归肺、胃经。

【功能与主治】清热解毒，消炎防腐，活血化瘀。用于咽痛肿痛，动脉硬化，月经闭阻，各种疮疡，瘀血不化。外用冲洗溃疡、脓肿[1, 9]。

清热解毒，消障翳，清肺化痰。用于痰热壅滞，咳吐不利，噎膈反胃。外用治咽喉肿痛，齿龈腐烂，口舌生疮，目赤翳障[3]。

清热消痰，解毒，防腐。用于咽喉肿痛，口舌生疮，目赤翳障，骨鲠，噎膈，痰热咳嗽[5, 20]。

通便消炎，排气消胀，消食开胃，理气止痛，通利经水。用于大便干结，中耳炎，痔疮，气阻腹胀，积食纳差，胃脘胀痛，经水不通[16]。

煅硼砂解毒消肿，燥湿收敛。用于吸湿敛疮，促进溃疡愈合[8]；煅硼砂增加收敛作用[2]。

【用法与用量】1.5～3g；外用研细，撒或调敷[1, 9]。外用：适量，沸水溶化冲洗；或研末敷[11]。内服：0.5～1g；外用适量[8]。内服：10g，泡于500ml酒中饮，每次10ml；外用：泡水含漱或火烧研粉撒于患处[15]。

【注意】1.外用为主，内服宜慎，不宜久服[1, 20]；硼砂经消化道黏膜及皮肤吸收很快，可在体内蓄积而导致中毒。特别是婴幼儿[22]。

2.体弱者慎服[3, 11]。

3.对脑、心、肝有害[14, 16]。

4.该药不宜与西药酸性类药物、氨茶碱、链霉素、卡那霉素、庆大霉素等药物合用，以免降低药物疗效或蓄积中毒[22]。

【贮藏】置通风干燥处，密封，防潮，防风化，防尘。

【附注】1.洋月石系化学硼砂，主要为进口货，雪白色，带粉性，凝成团，粘手，多为工业原料，不能供药用。

2.中国药典2010年版二部收载有硼砂，为消毒防腐药，在【检查】项下规定有"溶液的澄清度"、"氯化物"、"硫酸盐"、"碳酸盐与碳酸氢盐"、"钙盐"、"铁盐"、"重金属"等具体要求。蒙药86[4]、新疆炮制[16]与江西炮制[19]也规定了相应的检查项。并制定了四硼酸钠的含量要求。

3.煅硼砂的传统炮制方法由于操作条件差异，$Na_2B_4O_7$含量相差很大（60.05%～95.12%）。改用恒温干燥箱加热法，把硼砂颗粒平铺于盘中，厚度不超过1cm，温度控制在140℃，加热4小时，制品失水率可达40%。色白，质酥松均匀，粉末细腻，涂患处无异物感[7, 11]。质量稳定，克服了传统炮制方法的不足。

参考文献

[1]中华人民共和国卫生部药典委员会.中华人民共和国卫生部药品标准:藏药第一册.1995,114.

[2]李时珍.本草纲目(校点本上册).北京:人民卫生出版社,1985,659.

[3]甘肃省食品药品监督管理局.甘肃省中药材标准(2009年版).兰州:甘肃文化出

版社, 2009, 386.

[4] 内蒙古自治区卫生厅. 内蒙古蒙药材标准. 1986年版. 赤峰: 内蒙古科学技术出版社, 1987, 504.

[5] 山东省药品监督管理局. 山东省中药材标准 (2002年版). 济南: 山东友谊出版社, 2002, 244.

[6] 赵中杰. 矿物药分析. 北京: 人民卫生出版社, 1991, 311.

[7] 中国医学科学院药用植物研究所, 中国协和医科大学, 等. 中药志: 第六册. 北京: 人民卫生出版社, 1998, 384.

[8] 新疆维吾尔自治区卫生厅. 维吾尔药材标准: 上册. 乌鲁木齐: 新疆科技卫生出版社 (K), 1993, 366.

[9] 青海省卫生厅. 青海省藏药标准. 1992年版. 1992, 70.

[10] 岳旺, 等. 中国中药杂志. 1989, 14 (2): 44.

[11] 国家中医药管理局《中华本草》编委会. 中华本草: 第一册第二卷. 上海: 上海科学技术出版社, 1999, 276.

[12] 国家中医药管理局《中华本草》编委会. 中华本草: 藏药卷. 上海: 上海科学技术出版社, 2002, 33.

[13] 国家中医药管理局《中华本草》编委会. 中华本草: 蒙药卷. 上海: 上海科学技术出版社, 2004, 56.

[14] 国家中医药管理局《中华本草》编委会. 中华本草: 维吾尔药卷. 上海: 上海科学技术出版社, 2005, 42.

[15] 国家中医药管理局《中华本草》编委会. 中华本草: 傣药卷. 上海: 上海科学技术出版社, 2005, 17.

[16] 新疆维吾尔自治区食品药品监督管理局. 新疆维吾尔自治区中药维吾尔药饮片炮制规范. 2010年版. 乌鲁木齐: 新疆人民卫生出版社, 2010, 182.

[17] 上海市食品药品监督管理局. 上海市中药饮片炮制规范. 2008年版. 上海: 上海科学技术出版社, 2008, 346.

[18] 重庆市食品药品监督管理局. 重庆市中药饮片炮制规范及标准. 2006年版. 2006, 255.

[19] 江西省食品药品监督管理局. 江西省中药饮片炮制规范. 2008年版. 上海: 上海科学技术出版社, 2009, 551.

[20] 河北省食品药品监督管理局. 河北省中药饮片炮制规范. 2003年版. 北京: 学苑

出版社, 2004, 175.

[21] 河南省食品药品监督管理局. 河南省中药饮片炮制规范(2005年版). 郑州: 河南人民出版社, 2005, 518.

[22] 张保国. 矿物药. 北京: 中国医药科技出版社, 2005, 451.

无名异[1]

【本草考证】本品为较少用中药, 始载于《雷公炮炙论》。马志曰: "无名异出大食国, 生于石上, 状如黑石炭。番人以油炼如黳石, 嚼之如锡。"苏颂谓: "黑褐色, 大者如弹丸, 小者如黑石子, 采无时。"李时珍曰: "生用, 广深山中, 而桂林极多, 一包数百枚, 小黑石子也, 似蛇黄而色黑, 近处山中亦时有之。"[2]其记载与现今使用的无名异相吻合。

【别名】土子[3], 黑石子[4, 17], 铁砂《药材学》, 秃子[10]（青海）, 干子[19]《本草求真》, 无名土（浙江）, 铁矿、雷公子、羊屎石[19]。

【蒙药名】宝如其格图步—其格图步（内蒙古）。

【原矿物】软锰矿。

【来源】本品为氧化物类矿物金红石族软锰矿石, 主含二氧化锰（MnO_2）。采挖后, 除去泥土及杂质, 晒干。

【性状】本品为结核状、块状集合体, 呈类圆形或不规则块状, 多为凹凸不平或呈瘤状突起, 少数光滑, 大小不等, 直径7～30mm。外表面黄棕色或黑棕色。条痕黑色, 无光泽或局部微有光泽, 常被有黄棕色细粉。有的表面由褐色薄层风化膜所包围。体较轻, 质脆。敲之呈层片状破碎, 断面棕黑色或黄棕色, 有半金属样光泽, 手触之有滑腻感, 略染手。微有土腥气, 味淡。

相对密度　4.7～5[5]。

以粒大、形圆、色黑、有光泽、无杂质者为佳。

【鉴别】1. 本品粉末棕褐色至烟灰黑色, 为不定形或有规则的各种块状物, 有透明的淡黄色、红色或黄棕色的块状物; 不透明者为褐色或黑褐色。透明者上面布满小颗粒[5]。

2. 取本品粉末0.1g, 加30%过氧化氢溶液1ml, 即发生强烈的气泡, 并冒出白烟[1, 5]。

3. 取本品粉末0.3g, 加稀硫酸2～3ml, 再加铋酸钠0.1g使溶解, 放置, 上清液显紫红色[1, 14]。

4. 取本品粉末少许, 加盐酸1～2ml, 溶液呈棕黑色, 并放出氯气, 使湿润的碘化钾淀粉试纸变蓝色, 再加入氢氧化钠试液, 则生成棕色沉淀。

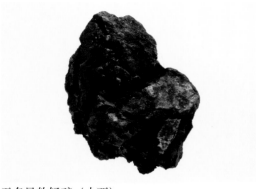

无名异软锰矿（山西）

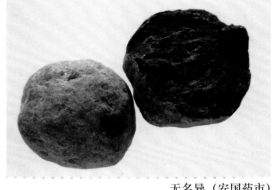

无名异（安国药市）

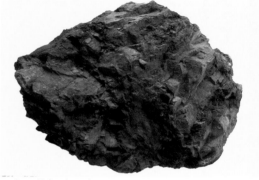

无名异软锰矿（山西）

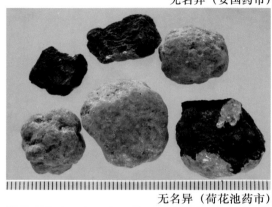

无名异（荷花池药市）

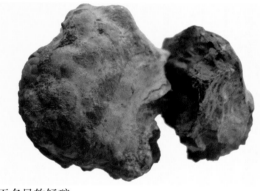

无名异软锰矿

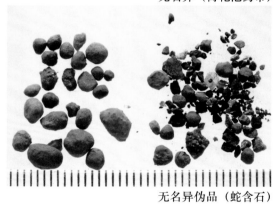

无名异伪品（蛇含石）

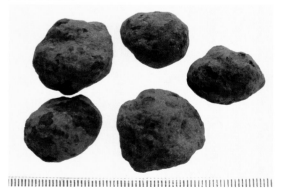

无名异

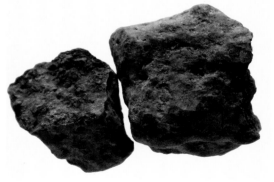

无名异伪品

5. 本品手摸有滑腻感，可染指，呈棕黄色[6, 14]。

6. 用硼砂球蘸本品的盐酸溶液，置氧化焰中烧之，熔球呈紫色[7]。

7. 在矿物表面上滴加醋酸联苯胺试剂，1分钟后用滤纸吸取薄膜颜色显蓝色[10]。

8. 取本品粉末少许于试管中，加磷酸显蓝紫色色晕[10]。

【检查】杂质（泥沙）不得过10%[15]。

【化学成分】主含二氧化锰（MnO_2），尚含有大量的铝、硅及少量铁、镁、钠、钾、钡、钙、钛及微量的锶、锆、铜、钴、镍、铬、锌等20余种元素[8, 13]。

【产状与分布】主要由沉积作用形成，为沉积锰矿床的主要成分之一。此外，在锰矿床的氧化带部分，它是所有原生低价锰矿物的氧化产物[9]。主产广西桂林、宜山及广东、四川、贵州、陕西、浙江、青海等地。

【炮制】1. 无名异　除去泥沙及杂质，洗净，晾干，碾碎即可。

2. 煅无名异　取净无名异，照煅淬法（中国药典2010年版一部附录21页）煅至红透，醋淬至棕黑色或黑色，取出，晾干，研粉。

每100kg无名异，用醋15kg[5, 17]。

【炮制品性状】无名异　本品为不规则的小碎块。外表棕色或黑棕色，断面紫棕色，大多无光泽。体较轻，质较软，易污手。微有土腥气[17]。

煅无名异　为黑褐色粉末，微具醋气。

【药理】1. 无名异所含成分锰、铁内服有补血强壮作用。外用氧化性强，能杀菌防腐并促进血液凝固[11]。

2. 具有预防和延缓骨质疏松的发生和发展作用[19]。

3. 以无名异为主的复方冲剂能促进骨折修复细胞的增殖，增加成骨细胞的活性，诱导骨形态发生蛋白（BMP）的合成，加速骨折愈合速度，提高骨折愈合质量[19]。

【性味与归经】咸、甘，平；有小毒。归肝、肾经。

【功能与主治】祛瘀止痛，消肿生肌。用于跌打损伤，金疮痈肿[1]；跌扑损伤，痈疽肿毒，创伤出血[16]。

跌扑损伤，金疮出血，痈肿疮疡，水火烫伤[6]。

【用法与用量】3～5g，外用适量，研末调敷患处[1]。3～9g，先煎[16]。

【注意】不可久服，无瘀滞者慎用[6]。

【贮藏】置干燥处，密闭，防尘。

【附注】1. 现市售品为锰矿结核，但氧化锰含量不同，矿物组分不均一。哈尔滨、德州、梧州、石家庄等市售品为较纯的锰结核，表面由褐色薄层风化膜所包围。杭州市售品多数混有铁质、砂质的黑褐色锰结核。长春市售品为粒径2mm左右的铁锰质结核，并夹有黏土、石英砂等[12]。

2. 无名异的外形和大小很像蛇黄，唯体轻，据资料记载四川、湖北等地有将粒大者作为蛇黄（蛇含石）药用。目前多数地区销售的无名异，多为直径0.5～1.8cm大小的蛇含石。两者矿物来源、化学成分、功能均不相同，不可混用，注意鉴别。

3. 对北京、辽宁、陕西、江苏、广西、湖北、四川7个地区市售无名异样品与对照标准品软锰矿同时进行形态、物理性质、光谱分析等研究比较，结果，无名异样品主为褐铁矿（$Fe_2O_3 \cdot nH_2O$），主含Fe，说明7个地区所用无名异都是褐铁矿与部标中药材[1]和四川[3]、贵州[6]等中药材标准收载的无名异不同，两者是否具有同样的作用，应做进一步考察和深入研究。

4. 中药志记载无名异主含二氧化锰，其中锰最高可达63.2%。此外尚有二氧化硅、五氧化二磷等[10]。据苏州、常州、徐州、扬州、南通、南京等6市提供7份无名异样品测试结果：二氧化锰最高含量为5.67%，最低含量为0.16%，总平均含量为2.40%[15]。若二氧化锰是有效成分的话，应对无名异标准进一步完善，补充增加其二氧化锰的含量测定方法和限度规定。

5. "土子"为重庆习用名[18]。四川87[3]以"土子（无名异）"之名收载。

6. 软锰矿的光泽和硬度视其结晶粗细和形态而异。结晶好者呈半金属光泽，硬度较高；而隐晶质块体和粉末状者，光泽暗淡，硬度低，极易污手[9]。

7. 另有水锰矿结核混充无名异。与软锰矿的主要区别：本品呈柱状（柱面具纵纹）、鲕状、钟乳状集合体。外表面黑色。条痕褐色、褐红色。半金属光泽。主成分$MnO_2 \cdot Mn(OH)_2$[9]。

参考文献

[1] 中华人民共和国卫生部药典委员会.中华人民共和国卫生部药品标准:中药材第一册.1992,11.

[2] 李时珍.本草纲目(校点本上册).北京:人民卫生出版社,1985,561.

[3] 四川省卫生厅.四川省中药材标准.1987年版.1987,34.

[4] 中国科学院四川分院中医中药研究所.四川中药志:第三册.成都:四川人民出版社,1962,2369.

[5] 国家中医药管理局《中华本草》编委会.中华本草:第一册第二卷.上海:上海科学技术出版社,1999,349.

[6] 贵州省药品监督管理局.贵州省中药材、民族药材质量标准(2003年版).贵阳:

贵州科技出版社, 2003, 70.

［7］江苏新医学院. 中药大辞典: 上册. 上海: 上海科学技术出版社, 1991, 340.

［8］赵中杰. 矿物药分析. 北京: 人民卫生出版社, 1991, 302.

［9］地质部地质辞典办公室. 地质辞典(二): 矿物 岩石 地球化学分册. 北京: 地质出版社, 1981, 52.

［10］中国医学科学院药用植物研究所, 中国协和医科大学, 等. 中药志: 第六册. 北京: 人民卫生出版社, 1998, 303, 368.

［11］毕焕春. 矿物中药与临床. 北京: 中国医药科技出版社, 1992, 92.

［12］李鸿超, 等. 中国矿物药. 北京: 地质出版社, 1988, 41.

［13］封秀娥. 中国中药杂志. 1989, 14(6): 11.

［14］成都市卫生局. 成都市习用中药材质量规定(1984年). 1984, 14.

［15］江苏省卫生厅. 江苏省中药材标准. 1989年版. 南京: 江苏科学技术出版社, 1989, 37.

［16］上海市食品药品监督管理局. 上海市中药饮片炮制规范. 2008年版. 上海: 上海科学技术出版社, 2008, 330.

［17］湖南省食品药品监督管理局. 湖南省中药饮片炮制规范(2010年版). 长沙: 湖南科学技术出版社, 2010, 491.

［18］重庆市食品药品监督管理局. 重庆市中药饮片炮制规范及标准. 2006年版. 2006, 343.

［19］张保国. 矿物药. 北京: 中国医药科技出版社, 2005, 6.

金（塞尔）[1] 黄金（阿里屯）[4]

【本草考证】本品为少用中药, 始载于《名医别录》。本品为藏医、维吾尔医习用药材。塞尔始载于《四部医典》, 阿里屯始载于《注医典》。《晶珠本草》云: "塞尔分赤、黄两类。赤者无锈, 似红铜, 色赤, 有光泽, 铸成铃子, 响声清脆; 黄者分上品和次品; 上品来源于海边砂金矿, 色红橙, 有红色光泽, 甚润; 次品黄色带红色, 淡黄色带蓝色, 微黄带白色, 依次前佳后劣。"[3]

根据上述特征分析, 塞尔有自然金和人工提炼所得的黄金两种, 因来源不同, 其质量又各异。藏医所用塞尔的原矿物为自然金[3]。

【藏药名】塞尔《四部医典》、喀拓桑布、吉娃均绝、塞尔梅朵、加碓《鲜明注释》, 仁青且、伟起巴、仁青多桑、糖丹、萨力扎木《词藻学》, 拓桑、仁青美、喀拓杰布《晶珠本草》, 萨衣凝布《奇美眼饰》[3]。塞儿[2]。

【维吾尔药名】阿里屯《注医典》, 再艾比、提拉、再尔、索那《明净词典》[4]。

【原矿物】自然金或其他含金矿物。

【来源】本品为金矿物、含金矿物和载金矿物，经冶炼而成[1]。为自然元素类矿物自然金。主要成分为金（Au）。

【性状】本品通常呈分散粒状或不规则树枝状集合体，偶见较大的块状，颜色和条痕均为光亮的金黄色，随含银量的增加，颜色和条痕逐渐变为淡黄色。金属光泽，随金含量的增高而加强，具强延展性，无解理[3]。

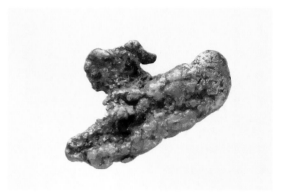

自然金

硬度 2.5～3.0。

相对密度 15.6～19.3（纯金密度）[5]。

熔度 1060℃[3]。

【鉴别】化学性质稳定，不溶于酸，能溶于王水[2~3]。

【化学成分】主成分为金（Au），常含银和微量铜；含少量铋、铂、铜等元素[2]；微量元素银、锑、锌等[4]。

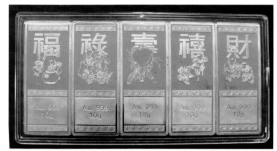

金币（正面）

【产状与分布】自然金按其产状不同，可分为脉金（也称山金）和沙金两种，脉金主要产于热液成因的含金石英脉。矿金产于冲积层中。主产于云南、广西、四川、西藏、青海、等地。

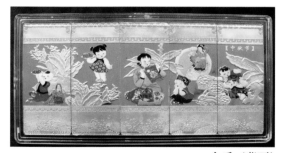

金币（背面）

【炮制】1.将纯金制成金箔或金粉备用。首先把金子加工成厚度均匀长方形的薄片。

2.去毒 ①以三酸水、8岁健康男童小便、碱花等辅料炮制去毒。②取金块1000g，加500ml青稞酒置于砂锅内，加绿矾、黄帆共300g的水浸泡液（泡12小时）500ml，沙棘200g的水浸液300ml，煎煮1小时后取出金块，用水冲洗几次。再用以上方法煎煮1次。最后，加适量童便和亚麻水浸液置砂锅内加40g碱花，把金块放到锅内煮2小时后，取金块用水洗几次就可[3]。

3.除金锈 ①以藏酒、碱花辅料炮制去锈。②取酸藏酒2500ml，硼砂、碱花各

200g，与金同置砂锅内煎煮2小时后，取金块用常水冲干净即可[3]。

4. 煅烧法　①与硫黄、雄黄、硼砂等辅料一起搅匀，做成包块，煅透，即得。②如取金块50g，将雄黄50g，铅灰100g，硫黄200g加山羊奶混成糊状，均匀地涂在金块上，干后用薄布把金块包起来放置耐高温的泥沙箱里，放1个金块，上面铺1层木炭粉，再放1个金块，上面再铺1层木炭粉，再放金块。如此装满箱后，上面再铺1层木炭粉并将四边的空间也塞满木炭粉，盖紧箱盖。上面再铺1层耐高温的泥沙，木炭火煅烧至泥沙箱变成红色，而闻不到硫黄味即成，取出用清水洗净即可[3]。

【炮制品性状】本品为不规则团块状，表面黑色或灰黑色。多孔隙，质脆。气微，味淡。

【性味】涩，寒[1]。涩，凉；有毒[2]。平，偏温[4]。辛，平；有毒。归心、肝经[5]。

【功能与主治】延年益寿，解毒。用于老年体虚，中毒症[1]。

延年益寿，解毒，绝育。用于体虚，各种珍宝中毒，增强"坐台"、"常觉"等贵重药的疗效，也是珍宝药不可缺少的毒八金属之一[3]。

【用法与用量】内服：适量，一般不单用，多入丸、散[3]。0.1～0.3g，金箔：多作丸药挂衣用[2]。

【注意】本品对膀胱和尿道有害。

【贮藏】置密闭容器中，防尘，防潮。

【附注】国内外资料报道，金制剂对类风湿性关节炎的急性期和亚急性期有良好的效果。但由于金在人体排出缓慢，有中毒之忧，所以中医药界不把金列为常规治疗用药[5]。

参考文献

［1］青海省食品药品监督管理局.青海省藏药炮制规范(2010年版).西宁:青海人民出版社,2010,12.

［2］青海省药品检验所,青海省藏医药研究所.中国藏药:第二卷.上海:上海科学技术出版社,1996,289.

［3］国家中医药管理局《中华本草》编委会.中华本草:藏药卷.上海:上海科学技术出版社,2002,21.

［4］国家中医药管理局《中华本草》编委会.中华本草:维吾尔药卷.上海:上海科学技术出版社,2005,32.

［5］杨松年.中国矿物药图鉴.上海:上海科学技术文献出版社,1990,112.

金箔[1]

【本草考证】本品为较少用中药。黄金药用最早见于梁·陶弘景《名医别录》。古人有"假其气尔"的说法。入药形式，据《海药本草》记载，宋以前主要是煎汤取汁，借"气"生药力，宋初为研粉兑入药内使用为多，宋末包金衣才大为盛行。唐代已有金箔，金箔之名始见于《本草蒙筌》。

【别名】金薄《药性论》，金页《化学药品辞典》[8]，太真、金、金屑[11]。

【蒙药名】尼斯莫勒—阿拉塔[1]《无误蒙药鉴》、斯日达伯《蒙药手册》[9]，尼苏莫勒—阿勒塔、色日得布[7]。

【维吾尔药名】阿里屯 瓦热克、外热克 再艾比、外热克 提拉、苏那克 瓦热克《药物之秘》、金纸[10]。

【原矿物】自然金。

【来源】本品为自然元素铜族矿物自然金经加工锤成的纸状薄片。主含自然金（Au）。

【性状】本品通常呈正方形或长方形的纸状薄片，夹于面积相同的薄纸层中。面积大小不等，有的呈圆形，直径3～5cm；有的为长方形，长2cm，宽1cm；有的为边长8cm的正方形。亮金黄色，平坦，具微细皱纹。不透明，具极强的金属光泽。质菲薄，易漂

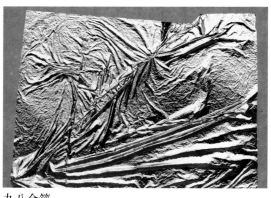

九八金箔

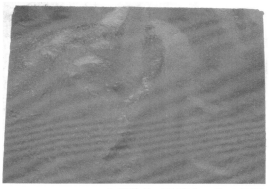

金箔伪品（玫瑰金，化工市场）

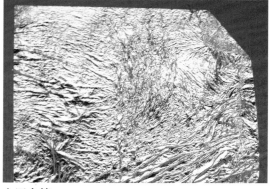

七四金箔

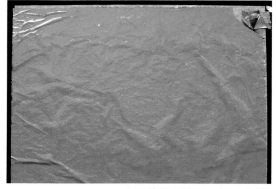

金箔伪品（铜箔，化工市场）

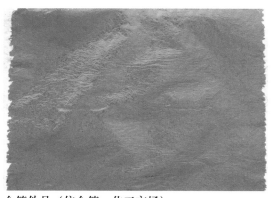

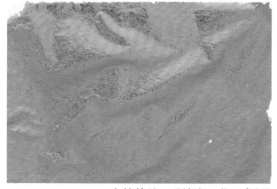

金箔伪品（仿金箔，化工市场）   金箔伪品（香槟金，化工市场）

浮，并易皱折而破裂。气微，味淡。

相对密度 15.6～19.3（纯金为19.3）[4]。

以完整、色亮金黄、质菲薄、易漂浮者为佳。

【鉴别】1.取小块金箔片，置镜下观察：为黄色至棕黄色。角叉状块交互相嵌，微透明，有的凸凹不平，似遥远之小溪山谷之象。微有金属光泽，空洞处呈角叉状裂隙[9～10]。

2.在空气中极稳定，不溶于酸、碱，可溶于王水中，溶解后立即变为鲜黄色透明液体[10]。加王水，溶解后，溶液加热浓缩成稠厚液，再用水冲淡，加热，加氯化亚锡试液，溶液变为紫色，并有紫色沉淀[8]。

【化学成分】主要成分为金，常含有银和微量铜等[3, 8]；微量元素银、锑、锌等[10]。

【产状与分布】自然金按其产状的不同，可分为脉金（也称山金）和沙金两种。脉金主要为热液成因的含金石英脉[4]。自然金在地壳中含量很少，集合体在石英或矿石块体中，呈不规则粒状；在矿床的风化带，呈钟乳状，在矿石的空隙中呈树枝状连晶和细片状、块状。金矿石之山，经风化，大雨冲流到河中掺入石砂，在有金的砂中，以水淘金，习称沙金[3]，沙金产于冲积层中。金箔主产江苏南京、福建福州、浙江、广东、北京等地。

【加工】将适量黄金放入多层叠好的纸层中，用木锤在上面长时间反复锤打，锤成纸样薄片，剪切成正方形或长方形，即为金箔[2]。

【药理】1.金离子对蛋白和酶的巯基有亲和力，从而抑制巯基酶的活性。体外实验还发现金易与脱氧核苷酸相结合，也易与cAMP和cGMP相结合，但不易与吡啶衍生物相结合。金与DNA结合，可能是金毒性作用的基础。体外实验还证明15～50μmol/L AuCl$_4$可引起红细胞凝集和溶血[5]。

2.金箔制成1%的混悬液与戊巴比妥钠有协同作用。对小鼠自发活动的影响—光电管法及抖笼法的实验中，都表明金箔无明显的镇静作用[6]。1%的金箔混悬液对士的宁致惊的动物无抗惊厥作用[6]。

3. 吸收排泄试验　试验结果说明试验组动物用1%的金箔混悬液按0.3ml/10g给小鼠灌胃，一日3次，连服2天后第3天在其心、肝、脾、肺、肾、脑的合并检品中分别用三种方法未检出金子，而在小鼠排出的大便中，观察到大量原形金箔排出，金箔不被吸收或难吸收[6]。

【毒理】1. 佩戴金首饰，有人可引起过敏接触性皮炎[3]。

2. 可溶性金的化合物，开始主要蓄积于肾脏，且集中于近端肾小管上皮细胞的线粒体中，其次为肝和脾脏。以后可部分地缓慢转移到骨骼、毛发、指（趾）甲和皮肤中去[3]。

【性味与归经】涩，凉；有毒[1]。辛、苦，平。归心、肝经[2~3]。

【功能与主治】镇心，平肝，安神，解毒。用于惊痫，癫狂，心悸，疮毒[2~8]。

强身，解毒。用于年老体弱，珍宝中毒[1, 9]。

补心，安神，爽心悦志，燥湿补脑，增强记忆、智力和视力，养神除癫，祛风解毒，增加色素。用于寒性或黑胆质性或黏液质性心脑疾病，如寒性心虚、心悸、心慌、抑郁症，湿性脑虚、健忘、智力下降、神经衰弱、癫痫、视力下降，湿寒性麻风、白癜风等[10]。

【用法与用量】内服：多入丸、散；一般多作贵重丸药挂衣[1]。或先以水煮金，再用水煮药[9]。外用：研末撒患处[8]。

【注意】1. 阳虚气陷，下利清冷者忌服[12]。

2. 本品对尿道有害[10]。

3. 不宜与免疫抑制剂或细胞毒药物并用[3]。

【贮藏】贮干燥容器内，平放，防皱折，置干燥处，防尘；贮在通风、干燥、无腐蚀的环境中[12]。

【商品规格】商品通常切成正方形，按其面积大小不同，分为6种规格：第一种为93.3mm²，第二种为83.3mm²，第三种为55mm²，第四种为44.5mm²，第五种为37mm²，第六种为27.5mm²[8]。

【附注】1. 金箔中有时掺杂银或铜，《本草纲目》记载："凡用金箔须辨出铜箔"；金箔随含银量增加，颜色和条痕色逐渐变为淡黄色[4]；金箔溶于王水中，溶解后立即变为鲜黄色透明液体。若有白色沉淀，表明样品中含有银[8]；随着含铜量的增加，颜色逐渐变为程度不同的铜红黄色。

2. 古人认为，金性本刚，生金有毒，服之伤肌损骨，唯有箔入药，可为镇心安神之用。

3. 金在人体排出很慢，有蓄积中毒作用。中药所用金箔，其量很少，未见中毒报道。

4. 中毒救治：青霉胺在动物实验和临床上都证明有较强的促排效果，其排金高峰主要在给药后的前两天。无明显的副作用。《得配本草》："中其毒者，鹧鸪肉可解。"[3]

5.金不是人体的一种重要的营养成分，也不是必要的微量元素。在人体排出很慢，有中毒之忧，所以医药界不把此药列为常规治疗用药。

6.轻工业标准[12]规定了金箔的分类与命名、要求、试验方法、检验规则和标志、包装、运输、贮存。本标准适用于建筑及雕（塑）像的贴金用金箔，亦适用于中成药裹金、砚墨的配方、家具与工艺品的装饰、装潢等用金箔。

金箔以金含量分类并命名为：九九金箔、九八金箔、九六金箔、九二金箔、七七金箔、七四金箔。

金箔以产品规格（长×宽）分类为：109.0mm×109.0mm；93.3mm×93.3mm；85.0mm×85.0mm；83.3mm×83.3mm；80.0mm×80.0mm；44.5mm×44.5mm。

外观 同批产品无色差，边角整齐，无破损。每张金箔中不应有大于0.5mm²的砂眼。

金含量 产品的金含量应符合如下规定：

——九九金箔金含量：99%±0.5%；

——九八金箔金含量：98%±1%；

——九六金箔金含量：96%±1%；

——九二金箔金含量：92%±1%；

——七七金箔金含量：77%±1%；

——七四金箔金含量：74%±1%；

规格及尺寸偏差 规格见前产品规格，尺寸偏差为±0.5mm。

厚度 每百张产品的单张平均厚度为（0.11±0.02）μm。

参考文献

［1］内蒙古自治区卫生厅.内蒙古蒙药材标准.1986年版.赤峰：内蒙古科学技术出版社,1987,441.

［2］河南省食品药品监督管理局.河南省中药饮片炮制规范(2005年版).郑州：河南人民出版社,2005,505.

［3］郭晓庄.有毒中草药大辞典.天津：天津科技翻译出版公司,1992,323.

［4］地质部地质辞典办公室.地质辞典(二)：矿物 岩石 地球化学分册.北京：地质出版社,1981,40.

［5］王世俊,等.金属中毒.第二版.北京：人民卫生出版社,1988,542.

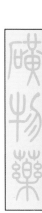

［6］中医研究院中药研究所资料室. 中药研究资料选编: 第一辑. 1972, 44～52.

［7］中国药学会内蒙古分会第二次会员代表大会汇编. 1987, 25.

［8］国家中医药管理局《中华本草》编委会. 中华本草: 第一册第二卷. 上海: 上海科学技术出版社, 1999, 419.

［9］国家中医药管理局《中华本草》. 编委会. 中华本草: 蒙药卷. 上海: 上海科学技术出版社, 2004, 43.

［10］国家中医药管理局《中华本草》编委会. 中华本草: 维吾尔药卷. 上海: 上海科学技术出版社, 2005, 27.

［11］张贵君. 常用中药鉴定大全. 哈尔滨: 黑龙江科学技术出版社, 1993, 521.

［12］中华人民共和国国家发展和改革委员会. 中华人民共和国轻工行业标准. QB/T 1734-2008.

银[1]

【本草考证】本品为极少用中药, 始载于《名医别录》。为藏医习用药材, 始载于《四部医典》。《晶珠本草》云: "其来源有土生、木生、石生三种。土生银: 据说在瞻部州的一个叫阿拉尹的地方土坑里, 由于雨淋形成像冰凌一样的土生银, 为银中上品。木生银: 卡拉萨纳地方有一种叫如巴达如的树, 烧成灰淋制而成。石生银: 冶炼放射蓝光的银矿石而得。"《格言白琉璃珠》云: "银有白色和青色两种纯银, 另有混铜、混铅等的银, 但前两种为上品。"

如上所述, 殴勒有土生、木生和石生三种。前两种不见实物, 到底为何物有待进一步研究; 石生者由冶炼矿石所得。藏医用银入药[3]。

【别名】白金[6]。

【藏药名】殴勒《四部医典》, 村健、比玛拉、扎果嘎、乔贝萨温《鲜明注释》, 多合安、嘎尔保、如巴、果布都、多宁、仁钦尼巴《晶珠本草》[3], 莪[3], 偶[4]。

【原矿物】自然银。

【来源】本品为自然元素类铜族矿物自然银、银金矿、辉银矿等, 经冶炼而成。

【性状】本品呈银白色, 表面常因氧化而呈棕、黑、灰色的细粒集合体, 有的呈树枝状或块状、鳞片状、网状、丝状。新鲜断口和条痕均为银白色, 具金属光泽。有强延展性[4～5]。

硬度　2.5～3.0[6]。

相对密度　10.1～11.1[5]。

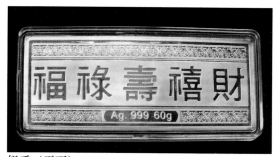

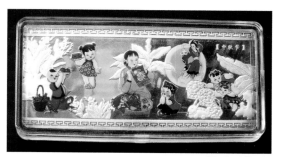

银币（正面）   银币（背面）

熔点　960.5℃[4]。

【鉴别】1.银在空气中不易氧化，但遇臭氧则生成氧化银的薄层[4]。

2.银遇硫化氢作用生成硫化银，呈黑色[4]。

3.银不溶于盐酸，能溶于硝酸及热硫酸[4]。

4.供试品溶液显银盐（中国药典2010年版一部附录29页）的鉴别反应。

【化学成分】主要成分为银（Ag），常含金、汞等[5]。

【产状与分布】自然银分布较广，但数量很少，主要产在银矿床的氧化带中，在中低温热液矿床中也有产出。自然银常与其他银矿物、方铅矿、黝铜矿、黄铁矿等硫化矿物以及方解石、石英、重晶石等矿物共生[3]。

【炮制】1.将纯银制成银箔或银粉备用。

2.以黄矾、黑矾等辅料炮制去毒。

3.以8岁健康男童小便、沙棘汁等炮制去锈。

4.与硼砂、硫黄等一起搅匀，做成包块，晒干，煅透，即得。

5.银片上涂一层硼砂与硫黄制好的药浆，放入泥罐中，用泥密封后文火煅制1天[3]。放冷，取出用清水洗净即可。

【炮制品性状】本品为不规则团块，表面灰色或灰黑色，多孔隙，质脆。气微，味淡。

【性味】苦，平[1]。涩、苦，平[3]。辛，寒。归心、肺、肝经[6]。

【功能与主治】祛腐生肌，干黄水，敛脓血。用于瘰疬，疔痈，黄水病[1]。

祛腐燥湿，干黄水，敛脓血。用于黄水，胸腔脓血，伤口腐烂，痞瘤，关节炎，水肿[3]。

安神，镇静。用于惊痫，癫狂，心悸，失眠等症[6]。

【用法与用量】内服：研末，2g；或入丸、散；外用：适量，研末撒[3]。内服入丸、散，或制银箔做丸药外衣使用[6]。

【贮藏】置干燥容器内，密封，防潮。

参考文献

[1]青海省食品药品监督管理局.青海省藏药炮制规范(2010年版).西宁:青海人民出版社,2010,19.

[2]青海省卫生厅.青海省藏药标准.1992年版.1992,附录171.

[3]国家中医药管理局《中华本草》编委会.中华本草:藏药卷.上海:上海科学技术出版社,2002,27.

[4]青海省药品检验所,青海省藏医药研究所.中国藏药:第二卷.上海:上海科学技术出版社,1996,57.

[5]地质部地质辞典办公室.地质辞典(二):矿物 岩石 地球化学分册.北京:地质出版社,1981,41.

[6]杨松年.中国矿物药图鉴.上海:上海科学技术文献出版社,1990,113.

银箔[1]

【本草考证】本品为极少用中药。生银载于《开宝本草》,银箔始载于《本草蒙筌》。李时珍曰:"入药只用银箔,易细,若用水银,盐消制者,反有毒矣。"[2]

【别名】银薄[1]《药性论》,银页《圣惠方》,银泊《救伤秘旨》[3],银屑[2],银纸[1],白金[3,8]。

【蒙药名】尼斯莫勒—孟格《无误蒙药鉴》,乌勒梢格《蒙药手册》[4],尼斯莫勒—孟各[6]。

【维吾尔药名】库木西 瓦热克《药物之园》,外热克 努克热、外热克 斯衣米、产地 克 外瓦热克《明净词典》[5]。

【原矿物】自然银。

【来源】本品为自然银或其他含银矿物提炼的银,经加工制成的纸状薄片。主含自然银(Ag)。

【性状】本品为菲薄的纸状薄片,常夹于面积相同的薄纸层中,类圆形或方形(正方形者边长一般为4~8cm)。亮银白色。具较强的金属光泽,表面平坦,具微细皱纹。不透明。质菲薄,极软,易漂浮、皱折、破碎或贴敷于手指上。气微,味淡。

相对密度 10.1~11.1[5~6]。

以张完整、色雪白、菲薄者为佳。

【鉴别】1.本品粉末银白色。为亮白色碎片,突起明显,均质,无内反射[1, 5]。

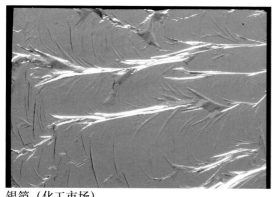
银箔（化工市场）

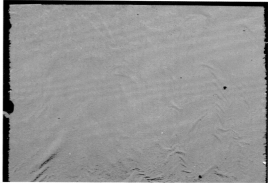
银箔伪品（仿银箔，化工市场）

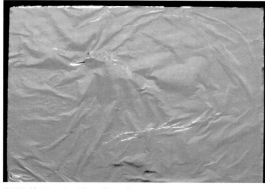
银箔伪品（铝箔，化工市场）

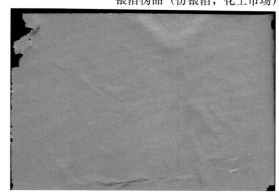
银箔伪品（香槟银，化工市场）

2.本品不溶于盐酸，硝酸及热硫酸。

3.本品溶液显银盐（中国药典2010年版一部附录29页）的鉴别反应。

4.本品遇碘酒表面即产生白色薄膜[8]。

【化学成分】主含自然银（Ag），有时含微量的金、铂、锑、铋、汞等[5]。

【产状与分布】多形成于低温热液矿床中。在含有机质的方解石脉内也常有自然银密集。此外，外生成因的自然银常见于硫化物矿床氧化带。主产于辽宁、青海、浙江、广东、四川、云南等地[3]。

【加工】将适量银放入多层叠好的纸层中，用木锤在上面长时间反复捶打，锤成薄片，即为银箔[7]；取自然银之片块，置于专用"薄皮"间锤击至薄而得。注："薄皮"为一种坚韧轻薄之皮革，专为制造金银箔用，此种薄皮为牛盲肠之外层薄膜[5]。

【性味与归经】辛，平。归心、肝经。

【功能与主治】安神，镇惊，定痫。用于惊痫癫狂，心悸恍惚，夜不安寐[3,7]。

爽身悦志，消除烦恼，补肝，补胃，明目，增强性欲，消炎。用于神经衰弱，心悸心烦，白内障，哮喘，咳嗽，疮疖溃烂及皮肤病等疾[1]。

燥脓血，燥协日乌素，止腐。用于协日乌素病，水肿，"奇哈"，淋巴结肿大[6]。

【用法与用量】0.3～0.9g，锉研细末用[1]。内服：研末1～2g；或入丸、散[4]。内服：3～5片；外用：适量[5]。入丸剂，多做丸药挂衣[7]。

【注意】1.对肠道有害，可导致肠道的干性偏盛[5]。

2.勿炼粉入药服[3]。

【贮藏】贮干燥容器内，平放，防皱折，置干燥处，防潮、防尘；贮存在通风、干燥、无腐蚀的环境中[9]。

【附注】1.银供药用，从《别录》"银屑"开始，至唐代《药性论》乃改用"银箔"，并逐步取代"银屑"。其后《本草拾遗》又出"生银"条，据《本草图经》记载，银屑多从含银矿中冶炼而得，生银则指未经冶炼的自然银，功能主治基本相同[3]。药效、临床有无区别，有待进一步研究。

2.贮藏时应注意防潮，如果受潮，银表面会变黑。

3.轻工行业标准[9]规定了银箔的分类、要求、检验方法、检验规则和标志、包装、运输、贮存；本标准适用于建筑及雕（塑）像的贴银用银箔，亦适用于中成药裹银、砚墨的配方、家具与工艺品的装饰、装潢等用银箔。

有关内容，简介如下供参考。

银箔按产品规格分（长×宽）：100.0mm×100.0mm；85.0mm×85.0mm；80.0mm×80.0mm。

外观 同批产品无明显色差，边角整齐，无明显破损。每20cm²银箔内不应有大于1mm²的砂眼。

银含量 产品银含量：99%±1%。

规格及尺寸偏差 规格见前产品规格，尺寸偏差为±0.5mm。

厚度 每百张产品的单张平均厚度为（0.20±0.02）μm。

参考文献

[1]新疆维吾尔自治区卫生厅.维吾尔药材标准:上册.乌鲁木齐:新疆科技卫生出版社,1993,317.

[2]李时珍.本草纲目(校点本上册).北京:人民卫生出版社,1985,461.

[3]国家中医药管理局《中华本草》编委会.中华本草:第一册第二卷.上海:上海科学技术出版社,1999,420.

[4]国家中医药管理局《中华本草》编委会.中华本草:蒙药卷.上海:上海科学技术

出版社，2004，49.

[5] 国家中医药管理局《中华本草》编委会.中华本草:维吾尔药卷.上海:上海科学技术出版社，2005，34.

[6] 内蒙古自治区卫生厅.内蒙古蒙药材标准.1986年版.赤峰:内蒙古科学技术出版社，1987，481.

[7] 安徽省食品药品监督管理局.安徽省中药饮片炮制规范.2005年版.合肥:安徽科学技术出版社，2006，31.

[8] 张贵君.常用中药鉴定大全.哈尔滨:黑龙江科学技术出版社，1993，757.

[9] 中华人民共和国国家发展和改革委员会.中华人民共和国轻工行业标准.QB/T 2995-2008.

黄石脂[1]

【本草考证】本品为极少用中药，为地区习用中药，始载于《神农本草经》，列为上品，附于五色石脂项下。［别录曰］："黄石脂生嵩高山，色如莺雏。""黄符生嵩山，色如纯脑、雁雏。"[2]《品汇精要》云："黄石脂，文理腻，缀唇者为上，质类滑石酥软，色黄。"[1]

【别名】黄符《吴普本草》[2]，赤石脂[4]。

【原矿物】由水云母（为主）、多水高岭石等组成的黏土矿物[6]。

【来源】本品为硅酸盐类水云母族矿物水云母—伊利石（含氢氧化铁）或（和）高岭石族矿物高岭石—多水高岭石为主要组分的细分散多矿物集合体。主含含水硅酸铝钾 $[KAl(Si_4O_{10})(OH)_8 \cdot 4H_2O]$。采挖后，除去泥土及杂石。

【性状】本品为不规则块状，略带深黄色，有的带有深黄色花纹或斑点。油脂光泽或土状光泽。质较硬（与赤石脂比较）。轻砸可碎，断面不平坦，显层状。摸之较滑腻，微有吸水性，舐之略吸舌。微有土腥气，味淡。

以色黄、有光泽、质地细腻、无杂质者为佳。

【化学成分】主含含水硅酸铝钾 $[KAl(Si_4O_{10})(OH)_8 \cdot 4H_2O]$。并含有混入物 $Fe(OH)_3 \cdot nH_2O$，（因此显黄色）另外还含有镁、钙、钛、钡、锰等微量元素。

【产状与分布】主要是酸性火成岩或

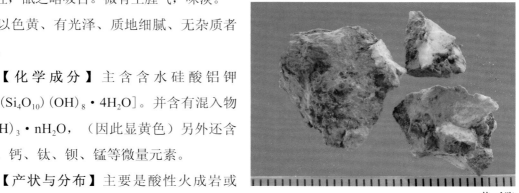

黄石脂

515

火山岩蚀变产物，主产于山西、河北、河南及华南多省。风化带淋滤富集的水云母质黄石脂，多出现于赤石脂层之下[1]。

【炮制】黄石脂　除去杂质，打碎或研细粉。

煅黄石脂　取净黄石脂块，照明煅法（中国药典2010年版一部附录21页）煅至红透。用时捣碎。

【性味与归经】苦，平。归脾、大肠经。

【功能与主治】健脾涩肠，止血敛疮。用于泻痢脓血，痈疽恶疮，久不收口。外用治溃疡不敛。

煅后增强收涩作用。

【用法与用量】内服：煎汤，10～20g，打碎先煎。

【注意】有湿热积滞者慎服。

【贮藏】置干燥处，防潮。

【附注】1.近代文献中虽未将黄石脂列一单味药记载，但根据历代文献记载和现代部分地区（如四川、贵州、株洲、哈尔滨等）药用情况，即是指黄石脂，主要成分$K_{<2}$（Al，Fe，Mg）$_4$（Si，Al）$_8O_{20}$（OH）$_4$·nH_2O[3]加之黄石脂与赤石脂的矿物来源及化学成分有别，认为黄石脂不宜作为赤石脂使用，故单列一品种较为妥当。

2.四川、贵州所用赤石脂（实为黄石脂），经电镜鉴定以云母类矿物为主。热差分析结果所成曲线鉴定也是水云母及针铁矿[5]。

参考文献

［1］国家中医药管理局《中华本草》编委会.中华本草:第一册第二卷.上海:上海科学技术出版社,1999,336.

［2］李时珍.本草纲目(校点本上册).北京:人民卫生出版社,1985,554.

［3］中华人民共和国卫生部药政管理局,等.中药材手册.北京:人民卫生出版社,1992,726.

［4］中国科学院四川分院中医中药研究所.四川中药志:成都:四川人民出版社,1962,2394.

［5］封秀娥.药物分析杂志.1986,6(3):165.

［6］李鸿超,等.中国矿物药.北京:地质出版社,1988,197.

玉[1]（玉石[6] 玉屑[10]）

【本草考证】本品为极少用中药，始载于《名医别录》，列为上品。《名医别录》

载："玉屑，生蓝田山谷，采无时。"陶弘景曰："好玉出蓝田及南阳徐善亭部界中，日南、卢容水中，外国于阗、疏勒诸处皆善。洁白如猪膏，叩之鸣者，是真也。""玉屑是以玉为屑，非别一物也。"李时珍曰："按许慎说文云：玉乃石之美者。王逸玉论，载玉之色曰，赤如鸡冠，黄如蒸栗，白如截肪，黑如纯漆……然服食者，惟贵纯白，他色亦不取焉。"[2]根据以上记载及考古资料和出土文物可知玉并非一种。按本草所述及其服食的性质，很像现代矿物学所说的软玉。

【别名】白玉屑《中国医学大辞典》[10]，玉、玄真[2]《抱朴子》，玉石[3]，玉英《山海经》，白玉《吴普本草》，纯阳主、赤玉、天妇、延妇《石药尔雅》。

【藏药名】具若架、脂白玉、脂红玉、灵玉[3]，优《四部医典》，仁布钦杰布、多乌杰布《蓝琉璃》[6]。

【维吾尔药名】卡西　特西《注医典》，艾节如里　业谢比、散格　业谢比《明净词典》[7]。

【原矿物】软玉、岫玉[1, 7]；硅酸盐类矿物绿松石[6]。

【来源】本品为硅酸盐类角闪石族矿物透闪石的隐晶质亚种软玉，或蛇纹石族矿物蛇纹石的隐晶质亚种岫玉；为矿物软玉的碎粒[10]。采挖后，除去附着的沙土及杂质。

【性状】玉为不规则块状。苹果绿色或白色、乳白色，偶有墨绿色。表面色泽较均匀，光洁，透明或半透明，质坚硬而不易压碎，用小刀不易刻划成痕，琢磨后显灿烂的蜡样光泽，具透明晶莹感。断口呈多片状，断面密布毛刺色泽变白。玉屑为玉的碎粒块状，气微，味淡[4~5]；岫玉一般为湖水绿、苹果绿或淡绿白色，微透明至半透明。硬度较低，用小刀可刻划成痕。

软玉硬度　5.5~6[4]；岫玉硬度　2.5~3.5[7]。

以质坚硬、色白或淡绿色、无瑕、滋润或油脂光泽者为佳。

【化学成分】软玉阳起石的成分为$Ca_2(Mg \cdot Fe)_5(Si_4O_{11})_2(OH)_2$；透闪石的成分为$Ca_2Mg_5(Si_4O_{11})_2(OH)_2$；岫玉成分为$Mg_6(SiO_{10})(OH)_8$[4]。

【产状与分布】软玉主要产于接触变质带及浅变质岩带的绿片岩相中，亦可由基性火成岩蚀变或变质而来。产于新疆于阗的玉龙哈什、哈拉哈什两河上游昆仑山脉的黑山山峰及山麓所产"于阗玉"、"羊脂玉"及陕西蓝田的"蓝田玉"等[4]。此外甘肃、青海、西藏、湖北、河南、云南、四川亦产；岫玉主产辽宁、吉林。

【炮制】净玉屑　除去杂质，洗净，干燥，研细粉。

水飞玉屑　照水飞法（中国药典2010年版一部附录21页）水飞，干燥。

制玉屑　将玉屑粉碎，用药物共煮一夜，继续在清水、酒中煮，反复炮制即可[6]。

【性味与归经】甘，平。归肺经、胃、心经。

【功能与主治】润肺清胃，除烦止渴，镇心，明目。用于喘息烦满，消渴，惊悸，目翳，丹毒[1]。

藏医：清热解毒，保肝。用于肝热病，中毒，眼病等症[6]。

维吾尔医：生干生寒，清热补心，凉血止血，燥湿补胃。用于湿热性或血液质性疾病，如热性心虚、心悸、心慌，血热出血，湿性胃虚[7]。

【用法与用量】1~5g，煎汤或入丸散；外用适量，研末调敷。藏医：内服：研末3~6g；或入丸、散[6]。维吾尔医：内服：1g。外用适量。可将小玉石块挂在颈部、心区和胃区等。本品可入制剂[7]。

【注意】1.脾胃虚弱者慎服；不可久服，不宜研末服。

2.本品对膀胱有害[7]。

【贮藏】置干燥处。

【附注】1.玉从矿物学角度，狭义言之，专指"硬玉"和"软玉"。广义言之，则包括许多用于工艺美术雕刻的矿物和岩石，如岫岩玉（蛇纹石族及软玉矿物）、碧玉（主要由海底火山喷发形成的硅质胶体沉积岩）、青田玉（主要成分是叶蜡石）等。硬玉是单斜辉石中碱性辉石的一种，即致密的块状钠辉石（翡翠），化学成分为$NaAl(Si_2O_6)$。硬玉流传虽广，确难得入药用。

2.测定岫岩玉中含10种以上微量元素，分别是：硒1.75ppm，铬5.00ppm，锌19.26ppm，铁67.91ppm，镉27.67ppm，铜28.90ppm，铅3.52ppm，锰14.12ppm，锗1.329ppm. 砷达300ppm以上。以上结果可以看出，玉石中含有较多的人体必需微量元素，但也含有大量的有害元素镉、砷等。但确有对尸体的防腐作用[8]。

3.软玉，因缅甸出产较多，亦称缅玉。云南西部由缅甸运入很多，成分为$Ca_2(Mg,Fe)_5(Si_4O_{11})_2(OH)_2$，主要是块状的透闪石和部分阳起石的极细集合体，是变质岩中的产物[9]。

4.玉石种类较多，一般指具有各种鲜艳的天然色彩，质地细腻，硬度较大。抛光后反光性强的矿物集合体，这类矿物多为硅酸盐类角闪石族矿物。目前藏医所用的玉石，多以硅酸盐类矿物绿松石入药[6]。详见绿松石项下。

参考文献

[1]国家中医药管理局《中华本草》编委会.中华本草：第一册第二卷.上海：上海科学技术出版社,1999,348.

[2]李时珍.本草纲目（校点本上册）.北京：人民卫生出版社,1985,498.

［3］帝玛尔·丹增彭措, 毛继祖, 等译注. 晶珠本草. 上海: 上海科学技术出版社, 1986, 26.

［4］地质部地质辞典办公室. 地质辞典（二）: 矿物　岩石　地球化学分册. 北京: 地质出版社, 1981, 107.

［5］李鸿超, 等. 中国矿物药. 北京: 地质出版社, 1988, 48.

［6］国家中医药管理局《中华本草》编委会. 中华本草: 藏药卷. 上海: 上海科学技术出版社, 2002, 13.

［7］国家中医药管理局《中华本草》编委会. 中华本草: 维吾尔药卷. 上海: 上海科学技术出版社, 2005, 16.

［8］贾玉梅, 等. 微量元素. 1991, 增刊: 136.

［9］王嘉荫. 本草纲目的矿物史料. 北京: 科学出版社, 1957, 22.

［10］江苏新医学院. 中药大辞典: 上册. 上海: 上海科学技术出版社, 1991, 554.

软玉[1]

【本草考证】本品为藏医习用药材。

【别名】缅玉、于阗玉、羊脂玉、蓝田玉[2]。

【藏药名】羊脂。

【原矿物】阳起石或透闪石纤维状微晶集合体。

【来源】本品是一种交织成毡状的阳起石或透闪石纤维状微晶集合体。阳起石的主成分$Ca_2(Mg，Fe)_5[Si_4O_{11}]_2(OH)_2$，透闪石的主成分$Ca_2Mg_5[Si_4O_{11}]_2(OH)_2$。采挖后，除去杂石。

【性状】本品为不规则块状。阳起石颜色较深，一般由墨绿色到苹果绿色；透闪石色较浅，常由乳白色到苹果绿色，偶有墨绿色。透明或半透明，质坚韧而不易压碎，但易

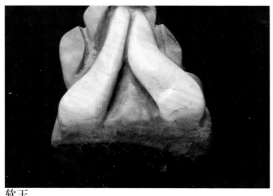

软玉

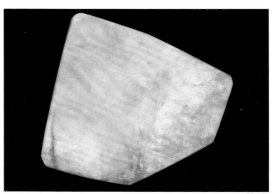

软玉

熔。琢磨后显灿烂的腊状光泽，具透明晶莹感[2]。气微，味淡。

硬度　5.5～6[2]。

【化学成分】 阳起石的主成分为$Ca_2(Mg，Fe)_5[Si_4O_{11}]_2(OH)_2$，透闪石的主成分为$Ca_2Mg_5[Si_4O_{11}]_2(OH)_2$[2]。

【产状与分布】 主要产于接触变质带及浅变质岩带的绿片岩相中，亦可由基性火成岩蚀变或变质而来。主产新疆于阗的玉龙哈什、哈拉哈什两河上游，昆仑山脉的黑山山峰及山麓以及陕西的蓝田[2]等地，或从缅甸进口。

【性味与归经】 涩，凉。

【功能与主治】 解毒。用于各种中毒症。

【用法与用量】 2～4g。

【贮藏】 置干燥处，防尘。

【附注】 1. 药用多为琢磨工艺品时所剩余的边角料。

2. 硬绿蛇纹石、仿制合成宝石以及经染色改善原色者易与软玉相混。注意鉴别。

参考文献

［1］林瑞超.中国药材标准名录.北京：科学出版社，2011，281：西藏自治区XZ-BC-0033-2004.

［2］地质部地质辞典办公室.地质辞典（二）：矿物　岩石　地球化学分册.北京：地质出版社，1981，107.

红宝石[1]

【本草考证】 本品为维吾尔医、藏医习用药材，始载于《拜地依药书》。《药物之园》载："红宝石，是一种名贵矿石；有红宝石、蓝宝石、黄宝石、绿宝石和白宝石等多种；以红色，与石榴粒相似，透明、发光、光泽、质硬、无石纹者为佳品，除了上述特征外，越个大、越好看者为上品。"根据上述维吾尔医本草所述药物特征和实物对照，与现代维吾尔医所用红宝石一致[3]。

【维吾尔药名】 亚库提《拜地依药书》，牙兀古石、雅胡提、阿思忙攻《回回药方三十六卷》，亚库提 如麻尼、亚库提 苏如合、马尼克《药物之园》[3]，克孜力亚库提[2]。

【藏药名】 白玛热各[5]。

【原矿物】 红宝石。

【来源】 本品为红色、透明的刚玉晶体矿物红宝石中的石榴石[1~2]；为氧化物类矿物。属刚玉类，主要成分为三氧化二铝Al_2O_3[5]。

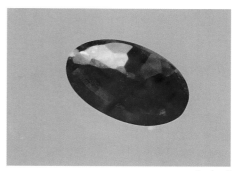

红宝石

【性状】本品呈六边形的桶状柱状或红色粉末。红色的色调变化较大，有粉红、鳞红、紫红至暗红等色。由于在晶体中含有微量的三氧化铬（Cr_2O_3），在可见光下显红色。具有双折射率。具玻璃或金刚光泽。质硬，性脆，撞击时易碎。

硬度　9[4]。

以大红色，著名品种有"鸽血红"最佳。

【鉴别】在紫外光灯（365nm）下显鲜红色荧光。

【检查】杂质　不得过2.0%[2]。

【化学成分】主要含三氧化二铝（Al_2O_3）[4]，微量的三氧化二铬（Cr_2O_3）。

【产状与分布】产于太古代结晶片岩或结晶灰岩中，为高铝质沉积岩之"变成矿床"。矿化成浸染状。与尖晶石共生。在原生矿床的地表及附近河流冲积层中有砂矿存在。主产地在缅甸[4]。

【炮制】除去杂质，洗净，干燥，研磨成极细粉。

【性味】二级干热。

【功能与主治】爽神悦志，养心益脑，理血解毒。用于精神错乱，眩晕神弱，心悸不安，癫痫，霍乱[1]。

生干生热，祛寒补心，燥湿补脑，爽神悦志，解癫除郁，滋补神经，解毒明目。用于湿寒性或黏液质性疾病，寒性心悸，心慌，湿性脑虚，寒性精神衰弱，精神分裂，癫痫，眼疾，各种中毒性疾病[2~3]。

【用法与用量】0.1～0.3g[2]；0.25～0.5g[1]。外用：适量。可入舒心膏、散剂、糖膏、眼粉等制剂[3]。

【注意】对膀胱有害。

【贮藏】置干燥处，防尘。

【附注】红宝石可以人工制造，我国早在1958年正式生产。但人工制品只在工业上广泛使用[4]。不能做宝石和药用。

参考文献

［1］中华人民共和国卫生部药典委员会.中华人民共和国卫生部药品标准:维吾尔药分册.乌鲁木齐:新疆科技卫生出版社,1999,35.

［2］新疆维吾尔自治区食品药品监督管理局.新疆维吾尔自治区中药维吾尔药饮片

炮制规范.2010年版.乌鲁木齐:新疆人民卫生出版社,2010,89.

[3] 国家中医药管理局《中华本草》编委会.中华本草:维吾尔药卷.上海:上海科学技术出版社,2005,24.

[4] 地质部地质辞典办公室.地质辞典(二):矿物 岩石 地球化学分册.北京:地质出版社,1981,100.

[5] 林瑞超.中国药材标准名录.北京:科学出版社,西藏自治区 XZ-BC-0019-2004.

翡翠[1]

【本草考证】本品为藏医习用药材。《晶珠本草》记载:玛尔嘎利诸病。又称玛拉嘎德。本品分三种:拉达玛拉嘎德、奴拉玛拉嘎德、西达玛拉嘎德[2]。

【藏药名】玛尔嘎、玛拉嘎德《晶珠本草》[2]。

【原矿物】硬玉。

【来源】本品为一种翠绿色和粉红色的硬玉。是单斜辉石中碱性辉石的一种。主要成分为硅酸钠铝NaAl(Si$_2$O$_6$)。采集后,除去附着泥土及杂石。

【性状】常呈隐晶质致密状,由无数细纤维状微晶交织成的不定性块状。翠绿色、苹果绿色、绿色、粉红色、具珍珠或玻璃光泽,透明或微透明。质硬而不脆。

硬度 6~7[3]。

以浓绿清澈、晶莹透明、色泽浓淡均匀、凝重者最佳。

【化学成分】主要成分为硅酸钠铝NaAl(Si$_2$O$_6$)。含氧化钠15.4%,三氧化二铝25.2%,二氧化硅59.4%[2]。

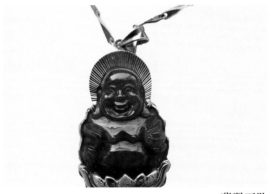

翡翠玉坠

【产状与分布】产于围岩为结晶片岩的串珠状-脉状岩脉中,成群出现,是一种与蛇纹石化橄榄岩有关的伟晶状岩脉,这种脉,可能是在低温高压区域变质条件下橄榄岩浆分异而成。主产于缅甸孟拱一带[3]。

【性味】不详。

【功能与主治】利诸病。主治三灾病(龙、赤巴、培根三要素俱损的病症)[2]。

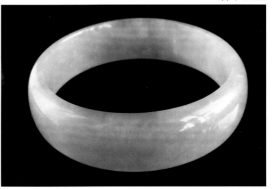

翡翠手镯

522

【用法与用量】常配方用。

【贮藏】置干燥处，防潮，防尘。

【附注】1. "红色为翡，绿色为翠"。故翡翠不应该认为一定是绿色。"翡玉"较少，且价格远不如"翠玉"，故逐渐形成了翡翠是绿色的专用词。翡翠的绿色，还可分为葱绿、葡萄绿、秧绿、豆绿、青绿、翡翠绿，其中以翡翠绿最好。评价翡翠，主要看色彩及"水"，要从色素的浓淡、透明程度、色泽的均匀及"瑕疵"等方面来考虑[3]。

2. 玛尔嘎《藏汉大辞典》译注为绿宝石，《格西曲札藏文辞典》译注为子母绿。据藏医介绍的特征，本品似为祖母绿。也有人认为本品可能为欧泊，欧泊为一种奶黄白色具美丽变色及蛋白光彩的蛋白石，琢磨后闪烁着彩虹般珍珠亮光，从不同角度看，变彩强烈。注意和翡翠区别[2]。

参考文献

[1] 青海省卫生厅. 青海省藏药标准. 1992年版. 1992, 附录171.

[2] 青海省药品检验所, 青海省藏医药研究所. 中国藏药: 第三卷. 上海: 上海科学技术出版社, 1996, 237.

[3] 地质部地质辞典办公室. 地质辞典 (二): 矿物 岩石 地球化学分册. 北京: 地质出版社, 1981, 106.

猫眼石[1]

【本草考证】本品为藏医习用药材，未见本草记载。

【别名】金绿宝石、东方猫眼、锡兰猫眼，金绿猫眼石[2]。

【藏药名】许木。

【原矿物】金绿宝石（即铍尖晶石）[2]。

【来源】为宝石中因呈奇丽猫眼效应（或认为内部具平行C-轴排列针状结晶物质）而得名，有两类宝石，一类为金绿宝石类，称金绿猫眼石；一类为锡兰猫眼[1]。尖晶石族一种具有活光的金绿宝石。主含$BeAl_2O_4$[2]。

【性状】本品淡绿黄色或淡绿黄褐色。具玻璃光泽，半透明至透明。具形如猫眼的"活光"。

硬度 8.5。

相对密度 3.75[2]。

以质坚、色美、具形如猫眼的"活光"者为佳。

【化学成分】主含 $BeAl_2O_4$，含BeO 19.8%[2]。

【产状与分布】常产于接触变质带或区域变质岩中，也见于伟晶岩中[2]。

【性味】不详。

【功能与主治】不详。

【用法与用量】不详。

【贮藏】置通风干燥处，防尘。

【附注】矿物猫眼石与世人所称的猫眼石即金绿宝石是完全不同成分的矿石。矿物猫眼石是含水较少的蛋白石（$SiO_2 \cdot nH_2O$）。颜色有黄色、棕色或乌黑色。表面也有一道形如猫眼中所见的"活光"。是宝石中之珍品[2]。注意鉴别。

参考文献

[1]青海省卫生厅.青海省藏药标准.1992年版.1992,附录171.

[2]地质部地质辞典办公室.地质辞典(二)：矿物 岩石 地球化学分册.北京：地质出版社,1981,56、101、104.

松石[1]

【本草考证】本品为藏医习用药材。《晶珠本草》记载："瑜"解毒，清肝热。又称为贝拉杂，是众宝之王或众石之王。

据调查，本品各地藏医用药基本一致，均使用各种形状和颜色的松石[4]。

【藏药名】瑜[2]，优、绿松石、松耳石[3]，贝拉杂[4]。

【原矿物】绿松石（土耳其玉）[5]。

【来源】本品为一种表生条件下有含铜水溶液与含氧化铝矿物及含磷矿物的岩石作用后，在裂隙中沉淀而成的矿物结核。主含铜铝的含水磷酸盐$CuAl_6(PO_4)_4(OH)_8 \cdot 4H_2O$。采挖后，除净泥土及杂石。

【性状】本品为大小和性状不同的致密块状皮壳状。呈苹果绿色、蓝绿色或天蓝色。微透明或不透明，具蜡状光泽。体重质硬脆较疏松。气微，味淡。

硬度 5～6[5]。

相对密度 2.6～2.83[4]。

【鉴别】1.本品置高温下，失去结晶水

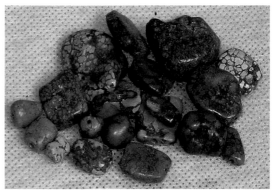

松石（西藏洛桑多吉拍摄）

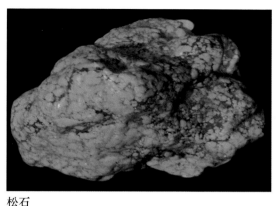

松石

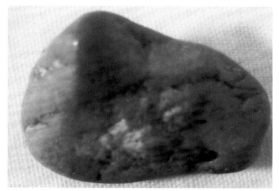

松石（内蒙古包哈申拍摄）

而变黑褐色[1~2]。

2.本品与有色溶液接触时，易受渗透而变色且无法除去[1~2]。

【化学成分】为铜铝的含水磷酸盐$CuAl_6(PO_4)_4(OH)_8 \cdot 4H_2O$，含氧化铜9.78%，三氧化二铝37.60%，五氧化二磷34.90%，水17.72%。化学成分变化极大。其次常含铁、锌等[4]。

【产状与分布】为一种表生条件下由含铜水溶液与含氧化铝矿物（如长石等）及含磷矿物（如磷灰石）的岩石作用后，在裂隙中沉淀而成的矿物。湖北郧县产者质量最佳。湖北竹山，陕西白河、新疆、安徽等地亦产出[2, 5]。

【炮制】1.松石，除去杂质[3]。

2.取原药材500g，破碎成粗粒（如青稞粒大小），与火硝500g，骨碎补150g，硼砂500g，乌奴龙胆150g，诃子25g，贝齿炭25g，麝香1g，沙棘果膏250g，8岁健康男童小便500ml等共煮4小时，放置一昼夜，倾去药液，清水洗3次，倾去清水，藏酒中煮2小时，再在清水中煮沸3次，每煮一次用温水清洗3次，晒干即得[3]。

【性味】涩、凉[1]；涩，寒[3]。

【功能与主治】清热解毒，保肝。用于肝热病，肝中毒，眼病。

【用法与用量】3~6g[1]；1.5~3g[4]。

【贮藏】置通风干燥处，防尘。

【附注】本品为贵重宝石之一，晶体结构中［OH］根及结晶水，受温度影响，很易脱离结晶格架而失去，因此即使在火炉旁边也易变色。因质较疏松，当与有色物质接触时，易受渗透而变色，甚至与肥皂水接触，也会渗入松石内无法除去。通过人工加色的松石，遇水即变色[4~5]。

参考文献

[1] 中华人民共和国卫生部药典委员会.中华人民共和国卫生部药品标准.藏药.第一册.1995,54.

[2] 青海省卫生厅.青海省藏药标准.1992年版.1992,33.

[3] 青海省食品药品监督管理局.青海省藏药炮制规范(2010年版).西宁:青海人民出版社,2010,12.

[4] 青海省药品检验所,青海省藏医药研究所.中国藏药:第三卷.上海:上海科学技术出版社,1996,290.

[5] 地质部地质辞典办公室.地质辞典(二):矿物 岩石 地球化学分册.北京:地质出版社,1981,108.

绿松石[1]

【本草考证】本品为常用藏药、蒙药。以沃优载于《认药白晶鉴》："沃优存在于岩石或沙土中,色淡绿白或色绿红……另有功效更好者'优璋'(即指绿松石)比上述两种沃优质佳。"《无误蒙药鉴》称:"老沃优中。色淡蓝白,光泽强者称'茹格嘎日'……色淡蓝红,有浅红色纹理,呈紫色者称'茹格玛日'……另有呈鲜淡蓝绿色者称绿松石,药用疗效好,比上述两种沃优质更佳。"蒙医沿用的绿松石形态特征基本符合本草描述,历代蒙医药文献所载的优宁即沃优(绿松石)[2]。

【蒙药名】沃优《认药白晶鉴》,优《无误蒙药鉴》,优宁《蒙药志》,土耳其石[5]。

【原矿物】绿松石。

【来源】本品为磷酸盐类矿物绿松石的绿色矿石。主含含水铜铝磷酸盐[$CuAl_6(PO_4)_4(OH)_8 \cdot 4H_2O$]。采挖后,除去泥沙及杂石;或为加工工艺品及剩余边角料[1~2]。

【性状】本品为不规则块状。表面蓝绿色、淡蓝色、苹果绿色或灰绿色。条痕白色

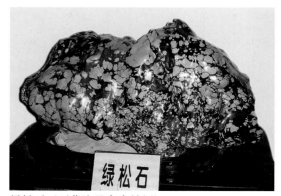

绿松石(西藏洛桑多吉拍摄)

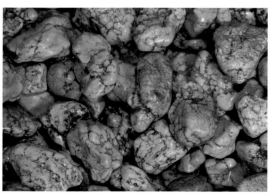

绿松石

或淡绿色。体重，质硬脆，难砸碎。断面贝壳状，蜡样光泽。气微，味淡。

硬度 5～6。

相对密度 2.60～2.83[5]。

以块大、深蓝绿色、蜡样光泽、无黑石者为佳。

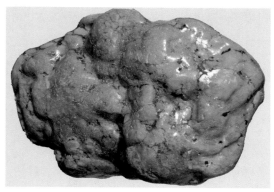

绿松石

【鉴别】 本品粉末蓝灰色。为不规则的蓝绿色、灰黄色块状体，微透明至透明。表面呈颗粒状堆积，边缘不整齐，亦可见不透明黑色颗粒状物[2]。

【化学成分】 主含含水铜铝的碱性磷酸盐 $[CuAl_6(PO_4)_4(OH)_8 \cdot 4H_2O]$，并含有铁盐[3, 5]。含氧化铜9.78%，三氧化二铝37.60%，五氧化二磷34.90%，水17.72%，其次常含铁，锌等[7]。

【产状与分布】 是地表含铜水溶液与含铝（如长石等）和含磷（如磷灰石等）岩石互相作用而形成[5]，常与褐铁矿、高岭石及蛋白石等一起出现，分布于湖北云盖寺、河南、浙江等地[4]。

【炮制】 制绿松石 取净绿松石，涂麻油，照明煅法（中国药典2010年版一部附录21页）煅至红透，取出，放冷，研成细粉[2]。

【性味】 甘、凉。

【功能与主治】 清肝、解毒。用于肝热，反变毒，配毒症[1]；主治肝热，各种中毒症[2]。

【用法与用量】 1～1.5克，多入丸、散[4]。

【贮藏】 置通风干燥处，防尘。

【附注】 本品为常用藏药，藏药名"优"藏医常用玉石入药，所用种类较多，目前多用绿松石[4]。中华本草藏药卷[6]收载"玉石"，矿物来源即"为硅酸盐矿物绿松石"。其炮制方法是将原矿物粉碎，用药物共煮一夜，继续在清水、酒中煮，反复炮制后使用。中国藏药[7]收载的"松石"是矿物绿松石。临床使用时要注意区分。

参考文献

［1］内蒙古自治卫生厅.内蒙古蒙药材标准.1986.赤峰:内蒙古科学技术出版社,1987,485.

［2］国家中医药管理局《中华本草》编委会.中华本草:蒙药卷.上海:上海科学技术

出版社, 2004, 51.

［3］刘玉琴.矿物药.呼和浩特:内蒙古人民出版社, 1989, 116.

［4］王强,徐国钧.道地药材图典:西南卷.福州:福建科学技术出版社, 2003, 179.

［5］地质部地质辞典办公室.地质辞典(二):矿物　岩石　地球化学分册.北京:地质出版社, 1981, 89.

［6］国家中医药管理局《中华本草》编委会.中华本草:藏药卷.上海:上海科学技术出版社, 2002, 13.

［7］青海省药品检验所,青海省藏医药研究所.中国藏药:第三卷.上海:上海科学技术出版社, 1996, 290.

金刚石[1]

【本草考证】本品为藏医习用药材,始载于《本草纲目》。葛洪抱朴子云:"扶南出金刚,生水底石上,如钟乳状,体似紫石英,可以刻玉。"[2]

【别名】金刚钻[2]。

【原矿物】金刚石。

【来源】是高温高压下使碳形成结晶的自然元素类宝石。主含碳（C）。

【性状】晶体细小,常呈八面体或菱形十二面体。质纯者无色透明,一般带黄、蓝、褐、黑等色调。金刚光泽。

硬度　10。

相对密度　3.47～3.56[3]。

【鉴别】本品在紫外线或X射线照射下发天蓝色或紫色荧光[3]。

【化学成分】主含碳（C）。

【产状与分布】产于金伯利岩中。含金刚石的岩石遭受风化破坏后,它往往转入砂矿中[3]。

【功能与主治】用于烫火伤。作钗环服佩,辟邪恶毒气[2]。

【用法与用量】外用磨水涂[2]。

【附注】透明色美的金刚石,是高级的宝石。一般的金刚石是高级的切削、研磨材料[3]。

参考文献

［1］青海省卫生厅.青海省藏药标准.1992年版.1992,附录170.

［2］李时珍.本草纲目(校点本上册).北京:人民卫生出版社, 1985, 615.

［3］地质部地质辞典办公室.地质辞典(二)：矿物　岩石　地球化学分册.北京:地质出版社,1981,42.

石炭 [1]

【本草考证】本品为极少用中药，首载于《本草纲目》，列入石部。谓："石炭即乌金石，上古以书字，谓之石墨，今俗呼为煤炭。""石炭南北诸山产处亦多，昔人不用，故识之者少……有大块如石而光者，有疏散如炭末者，俱作硫黄气……入药用坚块如石者。" [2]

【别名】煤炭，石墨《大戴礼》、乌金石、铁炭《儒门事亲》、焦石《拾遗记》 [2]，石涅《山海经》，黑丹《孝经援神契》，炭《后汉书》，画眉石《一统志》。

【原矿物】煤。

【来源】本品为碳质的可燃性有机岩、煤岩中的烟煤或无烟煤。主含碳（C）。采挖后，除去杂石。

【性状】本品为不规则块状或碎粉状。黑色或黑褐色，条痕黑色或微带褐色。不透明，具半金属光泽或树脂光泽。体轻，质硬脆，易砸碎。断面不平坦，呈层状或贝壳状，光泽较强，易燃。气微，味淡。

硬度　2～2.5。

相对密度　1.0～2.25（多为1.1～1.8）。

以块大、体轻、色黑、有光泽、易燃者为佳。

【化学成分】主含碳46%～97%，其组成成分涉及几十种元素。除氢、氧外，硅、铝、铁、镁、钙等元素含量较大。其他元素含量较小。

【产状与分布】全国各地均产，主产于山西、陕西、新疆、东北等地。

【性味与归经】甘、辛，温，有毒。

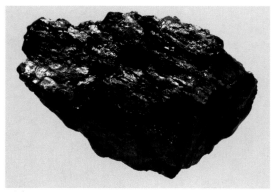

石炭

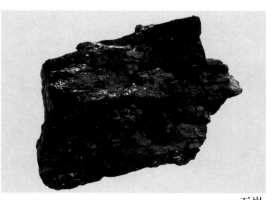

石炭

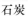

第十七章　其他矿物药

529

【功能与主治】活血止血，化积止痛。用于血瘀疼痛，月经不调，金疮出血，疮毒。

【用法与用量】内服：研末，0.3～0.6g，酒或米粥送服。外用：适量，研末掺。

【注意】内服宜慎。

【贮藏】置干燥处。

【附注】石炭即今工业和民间广泛用的煤炭。一般按煤化程度不同分为泥炭、褐炭、烟煤、无烟煤。药用坚块如石者，则属烟煤或无烟煤中黏结性强为块状者。

参考文献

[1] 国家中医药管理局《中华本草》编委会.中华本草：第一册第二卷.上海：上海科学技术出版社，1999，429.

[2] 李时珍.本草纲目(校点本上册).北京：人民卫生出版社，1985，571.

陈墨[1～2]（香墨）[8]

【本草考证】本品为极少用中药，始载于宋《开宝本草》。以"墨"之名收载。时珍曰："古者以黑土为墨，故字从黑土。""上墨，以松烟用梣皮汁解胶和造，或加香药等物。"[3]宗奭曰："墨，松之烟也。世有以粟草灰伪为者，不可用；须松烟墨才可入药，惟远烟细者为佳，粗者不可用。"[3]

【别名】墨《开宝本草》，乌金，陈玄，玄香，乌玉块[6]《本草纲目》[1]，古墨、香墨、京墨[2]（部标藏药），徽墨[5]。

【藏药名】汉墨、甲那合《青海省藏药标准》，甲那（部标藏药）。

【蒙药名】铂和，扎那格《观者之喜》[7]。

【来源】本品由油烟或松烟、明胶及芳香药料加工制成的半成品墨锭。

【性状】本品为圆柱形或长方形块状，形状不一，长5～10～20cm，直径1.5～2.5cm。外表常见有布纹状痕迹或龟裂纹。质坚硬而脆。断面光滑，有光泽或无，

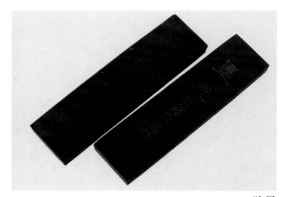

陈墨

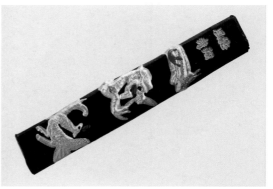

陈墨（劣药）

常有小孔。气香，嚼之较黏，舌尖清凉。

以色黑，光亮，气味清香，见风酥者为佳。

【制法与产地】全年均可生产，先将胶溶解成液体和以墨灰，搅拌均匀，压成饼状，晾半干用笼屉蒸透，再用锤子砸匀，用棋子印成条块形，再晾至半干后，去掉飞边，描金，晾干即得。[2]全国各地均产，主产北京、安徽。以安徽产"徽墨"著名。

【炮制】取原药材，除去杂质，用时捣碎。

【性味与归经】辛，温[1~2]。辛，平。归心，肝经[5]。涩，平[8]。

【功能与主治】止血。用于吐血，衄血，下血[1~2]。

清肺生津，止血消肿。用于肺热咳嗽，吐血，衄血，崩中漏下，血痢，痈肿发背[5~6]。

清热，止血，消肿，杀"粘"虫，明目[8]。

【用法与用量】1.5~4.5g，多供配置成药或制剂用[1~2]。3~9g。或入丸、散。外用磨汁涂[6]。

【贮藏】置密闭干燥处，防潮。

【附注】1.安徽炮制05[5]以"徽墨"之名收载；河南炮制[6]05以"墨"之名收载；江西炮制08[4]、药典2010年版附录、部标蒙药98附录、蒙药86[8]、中华本草蒙药卷[7]以"香墨"之名收载。

2.墨入药以陈久者为佳[6]。

3.江西炮制08[4]、中华本草蒙药卷[7]收载的"香墨"其来源为松烟、胶汁、冰片和香料等经加工制成的墨锭。

参考文献

[1]上海市卫生局.上海市中药材标准(1994年版).1994,154.

[2]甘肃省食品药品监督管理局.甘肃省中药材标准(2009年版).兰州:甘肃文化出版社,2009,392.

[3]李时珍.本草纲目(校点本上册).北京:人民卫生出版社,1985,446.

[4]江西省食品药品监督管理局.江西省中药饮片炮制规范.2008年版.上海:上海科学技术出版社,2009,567.

[5]安徽省食品药品监督管理局.安徽省中药饮片炮制规范.2005年版.合肥:安徽科学技术出版社,2006,439.

[6]河南省食品药品监督管理局.河南省中药饮片炮制规范(2005年版).郑州:河南人民出版社,2005,541.

第十七章 其他矿物药

531

［7］国家中医药管理局《中华本草》编委会.中华本草：蒙药卷.上海：上海科学技术出版社，2004，305.

［8］内蒙古自治区卫生厅.内蒙古蒙药材标准.1986年版.赤峰：内蒙古科学技术出版社，1987，457.

石脑油[1]

【本草考证】本品为极少用中药，首载于《本草拾遗》，谓："堪然，烛膏半缸，如漆，不可食。此物水石之精，固有所主疗[2]"。时珍曰："石油所出不一……自石岩流出，与泉水相杂……黑色颇似淳漆，作雄硫气。"[3]

【别名】石漆《博物志》，石脂水《酉阳杂俎》，猛火油[3]《昨梦录》，鄜延脂《梦溪笔谈》，石油、雄黄油、硫黄油[3]，地脂《方镇编年录》，泥油《纲目拾遗》，石烛，火井油，火油《石药尔雅》。

【原矿物】石油，又名：石油原油。

【来源】低等动植物埋藏地下，经地质作用形成的液态可燃性有机岩。采集后，除去杂质。

【性状】常温下为油状液体，有的浓稠如胶。褐绿色至黑褐色。微透明至透明。具特殊之油臭气，极易燃，燃烧时发黑色浓烟，常有不燃的残渣。

相对密度　0.6～0.9，或趋近于1.0[2]。

以液稠，色黑，无杂质者为佳。

【化学成分】主要含有链烷烃（C_nH_{2n+2}），环烷烃（C_nH_{2n}），芳烃，此外还含有氮、硫及氧的杂环化合物。石油中含有许多致癌成分；石油的灰分中含银、铝、钡、钙、铜、铁、镁、锰、钼、钠、铅、硅、锡、锶、钛、钒、锌等元素[2]。

【产状与分布】通常贮存在地下深处岩石裂隙及矿物颗粒间微孔隙中。亦可露于地表，浸漫于砂砾、泥土粒间（泥油、石油苗）或随水漂浮（石油泉、石油河）。我国各油田开采地区均产。主产陕西、甘肃、黑龙江、辽宁、新疆、山东、江苏、四川、贵州。

【性味与归经】辛、苦、寒、有毒。

【功能与主治】解毒杀虫。用于疮疖，顽癣恶疥，蛲虫。

【用法与用量】外用：适量，冷敷患处。

【注意】本品有毒，故一般不内服。

【贮藏】贮存于密闭容器里。

【附注】原油品质因地区差异而不同；除中药有少量应用外，印度药使用天然的沥青，亦属石油原油类药物。

参考文献

［1］国家中医药管理局《中华本草》编委会.中华本草：第一卷第二册.上海：上海科学技术出版社，1999，429.

［2］管华诗，王曙光.中华海洋本草：第二卷.上海：上海科学技术出版社，北京：海洋出版社，2009，33.

［3］李时珍.本草纲目(校点本上册).北京：人民卫生出版社，1985，570.

锑[1]

【本草考证】本品为维吾尔医习用药材，始载于《注医典》，载："锑，是一种矿石，以分段、光泽、有层次、质不硬、易解开、无杂物者为佳品。"《白色宫殿》载："锑，是一种矿石；称'艾斯密德'者多指伊朗国伊斯法罕一带所产锑矿石，药力与氧化锡接近。"根据维吾尔医本草所述药物特征和实物对照，与现代维吾尔医所用的锑一致。

【维吾尔药名】苏日买《注医典》，艾斯密德、库合里、苏日买 斯亚、安占《明净词典》。

【原矿物】锑矿石。

【来源】本品为锑矿石加工制成。主含锑（Sb），采挖后，去净泥土及杂石。

【性状】本品呈长柱状或小段，柱面具纵条纹，颜色和条痕均为铅灰色。具金属光泽。解理平行完全。质不硬。气微，味淡。

以暗色、有光泽、有层次、质不硬、易解理、无杂物者为佳。

【化学成分】主要含锑（Sb）。

【炮制】取适量锑矿石，放入在牛脂肪中，加热烧焦备用。

【性味】苦，寒。

【功能与主治】清热明目，燥湿止泪，祛肉除翳，祛风止痛，除腐生肌。用于湿热性或血液质性各种眼疾，如热性目糊、视力下降、目赤眼痛，湿性迎风流泪，眼角生肉，眼疾性偏头痛，各种烧伤等。

【用法与用量】外用：适量。不宜内服。可入眼粉、鼻吸粉、伤粉、软膏、敷剂等。

【注意】若误用内服少量对肺脏和关节有害，并引起声音嘶哑。若误服中毒，可引起死亡。

第十七章　其他矿物药

【贮藏】置干燥处。

参考文献

[1] 国家中医药管理局《中华本草》编委会.中华本草:维吾尔药卷.上海:上海科学技术出版社,2005,41.

地蜡[1]

【本草考证】本品为维吾尔医习用药材,始载于《注医典》。《药物之园》:"地蜡,蜂蜡相似的药物,多渗出于大山岩部裂缝处,渗出后硬化,有多种颜色,以暗黑色为多见,分正品和次品两种,以上者为正品;另一种为猴子粪便……常食用地蜡后立即发生腹泻,猴子的这种腹泻物为次品。"根据上述维吾尔医本草所述药物特征和实物对照,与现代维吾尔医所用地蜡一致。

【维吾尔药名】木蜜亚《注医典》,木蜜纳亦《回回药方三十六卷》,艾热困吉巴里、木蜜亚依《明净词典》。

【原矿物】天然石蜡。

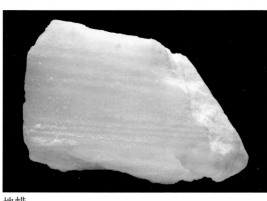

地蜡

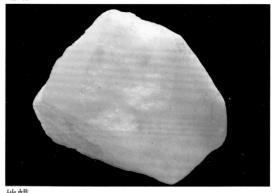

地蜡

【来源】为天然石油或油页岩中得到的固体烃类混合物天然石蜡。主含烷类化合物。

【性状】本品为结晶状固体,白色,黄棕色,绿色或黑色。纯者半透明。手摸有脂感。气微,味淡。

相对密度 0.85～0.95。

熔点 55～110℃,通常为70℃左右。

【鉴别】易溶于氯仿、乙醚、苯、石油醚。挥发油或多数脂肪油,不溶于水和乙醇。

【化学成分】主要含烷类化合物[2]。

【性味】干热。

【功能与主治】消炎退肿,防腐生肌,除脓愈伤,化瘀壮骨。用于湿寒性或黏液质性疾病,如各种炎肿,各种脓疮,跌打损伤，骨折脱位等。

【用法与用量】内服：0.1～0.3g；外用：适量。本品可入汤剂，煎剂，散剂，小丸，鼻滴剂，耳滴剂，敷剂，软膏剂等。

【注意】本品对热性气质者有害，禁用。

【贮藏】置阴凉处，防热。

参考文献

[1] 国家中医药管理局《中华本草》编委会.中华本草:维吾尔药卷.上海:上海科学技术出版社,2005,22.

[2] 张彦福.维吾尔药材真伪鉴别.1999,378.

井底泥[1]

【本草考证】本品为极少用中药，始载于《本草经集注》。

【别名】井底沙《证类本草》[3]。

【来源】本品为淤积在井底的灰黑色泥土。采集后，除去杂质和沙石，晒干。

【性状】本品为细腻的灰黑色泥土。气微，味淡。

【性味与归经】淡，寒。归心、肝经。

【功能与主治】清热解毒，安胎。用于妊娠热病，胎动不安，风热头痛，天疱疮，热疖，烫火烧伤。

【用法与用量】外用：适量，涂敷。

【注意】不宜内服。

【贮藏】置干燥处，防尘。

【附注】《本草纲目》[2]记载井底泥始载于《证类本草》。

参考文献

[1] 国家中医药管理局《中华本草》编委会.中华本草:第一册第二卷.上海:上海科学技术出版社,1999,429.

[2] 李时珍.本草纲目(校点本上册).北京:人民卫生出版社,1985,439.

[3] 江苏新医学院.中药大辞典:下册.上海:上海科学技术出版社,1991,313.

第十七章 其他矿物药

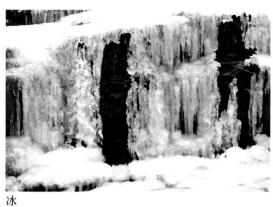

冰

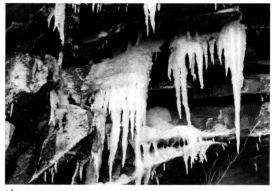

冰

冰[1]

【本草考证】本品为极少用中药，始见于《本草拾遗》。时珍曰："冰者，太阴之精，水极似土，变柔为刚，所谓物极反兼化也。"[2]

【别名】凌[2]，石水《中国医药大辞典》，夏冰《本草拾遗》[2]。

【原矿物】冰。

【来源】为氧化物大类简单氧化物类冰族矿物冰。

【性状】常为细粒致密块体或为具六方对称的雏晶，树枝状连晶等（见于雪花，霜华、冰花）。无色透明，大块纯净的冰，散射光略带淡蓝色调，断口贝壳状、次贝壳状。性脆易碎。气微，味淡。

硬度　1.5。

相对密度　0.917。

【产状与分布】冰分布于冰川、雪山；北方省区冬冷见冰雪，秋凉见霜；人工制冰。

【性味与归经】甘，寒。

【功能与主治】退热消暑，解渴除烦。用于伤寒阳毒，热甚昏迷，中暑烦渴。

【用法与用量】内服：含化。外用：罨敷。

【注意】不可过食。

参考文献

[1]国家中医药管理局《中华本草》编委会.中华本草:第一册第二卷.上海:上海科学技术出版社,1999,432.

[2]李时珍.本草纲目(校点本上册).北京:人民卫生出版社,1985,394.

泉水[1]

【本草考证】本品为极少用中药，始见于《本草拾遗》。《纲目》记载："出岩泉水，此山岩土石间所出泉，流为溪涧者也……其泉源远清冷，或山有玉石美草木者为良；

其山有黑土毒石恶草者不可用。"[2]

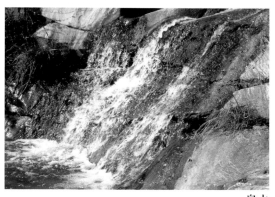
泉水

【别名】山岩泉水，井泉水，矿泉水。

【原矿物】水（天然井泉水）。

【来源】本品为未受污染的天然井泉中新汲水或矿泉水。

【性状】本品为透明的澄明液体，无色，有时具有极少量矿物盐沉淀。无异臭，无异味，具有矿泉水的特征性口味。

品质标志按《中华人民共和国标准》（GB8537-87）规定：

（1）确定引用天然矿泉水的界限指标（mg/L）：锂≥0.2；锶≥0.2；锌≥0.2；溴≥1；碘≥0.2；偏硅酸≥25；硒≥0.01；游离二氧化碳≥250；矿物质≥1000。

注：凡符合以上各项指标之一者，可称为饮用天然矿泉水。

（2）某些元素和组分的限量指标（mg/L）：锂<5；锶<5；碘<1；锌<5；铜<1；钡<5；镉<0.01；铬<0.05；铅<0.05；汞<0.001；银<0.05；硼（以H_3BO_3计）<30；硒<0.05；砷<0.05；氟化物（以F计）<2.5；耗氧量（以O_2计）<3；硝酸盐（以NO_3计）<45；^{226}Ra放射性<1.1Bq/L。

（3）污染物指标（mg/L）：酚类化合物（以苯酚计）<0.002；氰化物（以CN计）<0.01；亚硝酸盐（以NO_2计）<0.005；总β活性<1.5BO/L。

（4）微生物指标：细菌总数<100个/ml；大肠菌群<3个/L。

【产状与分布】矿泉水主产于青岛、广东、贵州，其他省也有产。

【性味与归经】甘，凉。

【功能与主治】益五脏，清肺胃，生津止渴，养阴利尿。

【用法与用量】饮服，适量。

【注意】注意水质，有硫黄味、朱砂色者，均不可饮用。

【附注】《食物本草》记载：各地名泉649处，有的能养生保健，有的可用以治病，也有的仅供水浴而不可饮服，随各处地质不同而有差异。至于各种饮用矿泉水的功能主治尚待研究。

参考文献

[1] 国家中医药管理局《中华本草》编委会.中华本草:第一册第二卷.上海:上海科

第十七章 其他矿物药

学技术出版社, 1999, 431.

[2] 明·李时珍. 本草纲目. (校点本上册). 北京: 人民卫生出版社, 1985, 404. 397

温泉[1]

【本草考证】本品为极少用中药, 始见于《本草拾遗》, 谓之"温汤"。藏器曰: "下有硫黄, 即令水热, 犹有硫黄臭。硫黄主诸疮, 故水亦宜然。"[2]

【别名】温汤[2]《本草拾遗》, 沸泉[2]。

【来源】本品为下渗的雨水和地表水, 循环至地壳深处而形成的温度超过20℃以上的自然积水。

【性状】本品为超过20℃的自然积水, 微有硫黄气。

【产状与分布】多是大气降水和地表水渗入地下, 沿岩石空隙和断裂循环至地壳深处, 遇到局部热源增温, 并在高温和高矿化条件下, 含有一定数量特殊化学成分的温泉, 全国大多数地区均有分布。著名温泉如陕西华清池、北京小汤山、重庆北温泉等[3]。

【性味与归经】甘、辛、热。

【功能与主治】祛风通络, 解毒杀虫。用于筋骨拘挛, 顽痹, 手足不遂, 眉发脱落, 疥癣, 疮疡。

【用法与用量】外用: 沐浴; 或取适量, 外洗。

【附注】1. 温泉有词典解释: "温度在当地年平均气温以上的泉水。"

2. 古代文献记载温泉有治病作用之温泉以硫黄泉为主, 此外尚有礜石泉, 朱砂泉等, 与现今情况基本一致。礜石泉, 朱砂泉, 浴之有毒。不可随意沐浴。

参考文献

[1] 国家中医药管理局《中华本草》编委会. 中华本草: 第一册第二卷. 上海: 上海科学技术出版社, 1999, 431.

[2] 李时珍. 本草纲目 (校点本上册). 北京: 人民卫生出版社, 1985, 403.

[3]《地质学词典》编委会. 地质学词典. 上海: 上海辞书出版社, 1983, 736.

纤维石[1]

【本草考证】本品为藏医习用药材。本草未见记载。

【藏药名】东孜嘎布。

【原矿物】纤维状硅镁石。

【来源】本品为碳酸盐类硅镁石族矿物纤维状硅镁石。采挖后，除去泥沙及杂石。

【性状】本品呈针状或纤维丝状平行排列而成的集合体。白色或淡黄色。有层纹，质脆端尖，纹理呈菱形交织或草束状。玻璃光泽。气微，味淡。

硬度　6～6.5。

相对密度　3.15～3.30[2]。

【化学成分】本族矿物由若干层$Mg_2[SiO_4]$层与一层$Mg(OH,F)_2$层相间结合而成[2]。

【产状与分布】产于石灰岩、白云岩与火成岩的接触变质带中，常与金云母、尖晶石共生[2]。

【性味与归经】不详。

【功能与主治】明目，接骨，通经活络。用于筋骨僵化，骨折，视力减退，白内障，翳障。

【用法与用量】1～2g。

【贮藏】置阴凉干燥处，防尘。

参考文献

[1] 林瑞超.中国药材标准名录.北京：科学出版社，2011，212：西藏自治区XZ-BC-0021-2004.

[2] 地质部地质辞典办公室.地质辞典(二)：矿物　岩石　地球化学分册.北京：地质出版社，1981，30，65.

晃石[1]

【本草纲目】本品为藏医习用药材，本草未见收载。

【藏药名】埠。

【原矿物】不详。

【来源】不详。

【性状】不详。

【性味】不详。

【功能与主治】不详。

【用法与用量】不详。

【附注】未查到该品种完整质量标准。有待进一步调查充实。

参考文献

[1]林瑞超.中国药材标准名录.北京:科学出版社,2011,388:西藏自治区XZ-BC-0037-2004.

卤碱[1]（卤盐）[4]

【本草考证】本品为极少用中药，始载于《神农本草经》。李时珍谓："凡盐未经滴去苦水，则不堪食，苦水即卤水也，卤水之下，澄盐凝结如石者，即卤碱也。"[2]以上说明卤碱系由盐的苦水（盐卤）凝结而成。又为蒙医的习用药材。本品载于《认药白晶鉴》："硇布如萨有天然形成者，色白，状如白石脂者为上品。用盐类做的白色人造卤盐为下品。[3]"

【别名】卤咸《神农本草经》，卤盐[3~4]、寒石《吴普本草》，石碱《本草衍义补遗》，盐卤（东北习称）[1]，卤水[7]。

【蒙药名】乌奴日图—达布斯[4]《认药白晶鉴》，硇布如萨《无误蒙药鉴》[3]，色伯如萨（内蒙古）。

【原矿物】卤水。

【来源】本品为氯化物类矿物卤块（固体卤水）经加工煎熬制成的白色结晶体。主含氯化镁（$MgCl_2$）。

【性状】本品为团块状结晶。可见分层，一般分为厚薄不同的三层，色泽略有不同。主为灰白色，空气中放久者显黄色。用手敲之有空声，触之有疏松感。质脆易碎，断面颗粒状。有潮解性。气微，味苦、咸（涩）。

以色白、有玻璃光泽、未潮解、结晶者为佳。

【鉴别】1.本品粉末颗粒状白色。呈规则的白色或黄色的小颗粒，似圆形粉粒。表面布满网状花纹，边缘波状似小花瓣附于周围。

2.本品供试品溶液应显氯化物和镁盐（中国药典2010年版一部附录29页）的鉴别反应。

【化学成分】主要含氯化镁（$MgCl_2$），尚含钠、钾、钙和硫酸根，其次为二氧化硅、氟、锶、铁、硼、溴及微量元素锂、铝、锰、锌、铜、钛、铬、硒、镍、碘、汞、银、钍、锗等[5]。

【制法与产地】取卤块用水洗净，打碎，入盆内加热溶化，用多层纱布或白布过滤后，滤液加等量水，用急火煎熬，保持沸腾状态，勿搅拌，带水蒸干，刺激性气味挥散，并由深褐色液体变成白色固体，即为卤碱。主产于天津汉沽、塘沽地区；沿海诸省及内陆湖泊、盐井亦产。每1000g卤块可熬卤碱（盐）220g左右[3]。

【药理】[6] 1.对磷酸二氢钠氟氢可的松以及异丙基肾上腺素所致的心肌坏死有保护作用，而单用氯化镁（$MgCl_2$）则无明显的防止作用。

2.对心脏冠状动脉有明显的扩张作用。与卤碱中的镁离子有关。

3.降压作用　塘沽海盐卤碱能使高血压狗的血压轻度下降，脉搏变慢。

4.利尿作用　卤碱水悬液可使正常大白鼠尿量增加，4小时时增加最多。

5.镁对平滑肌也有舒张、解痉作用　通过对胆道口括约肌的松弛而呈利胆作用。

6.镁与一些疾病有关，如原发性高血压、慢性胃炎、慢性肾炎、甲状腺功能减退、白血病、慢性肝炎、肝硬化、糖尿病、克山病等。

7.放射加卤碱阳离子导入，有增强放射效应作用。卤碱中的氯化镁是起增敏作用的主要成分，其中的镁离子是最起作用的有效成分[7]。

【性味与归经】苦、咸，寒。归心、肺、肾经。咸、腻、锐、稀、柔、热[4]。

【功能与主治】清热泻火，化痰，软坚，明目。用于大热烦渴，风热目赤涩痛。现用治疗克山病，大骨节病，甲状腺肿，风湿性心脏病，风湿性关节炎，高血压病，慢性支气管炎[1]。

温中，开欲，破痞，通便。用于胃痞满，胀、鸣，便秘，消化不良，呃逆，食欲不振[3]。

【用法与用量】内服：开水溶化后冷服，成人每次1～2g，每日2～3次。6～10岁，每次0.3～0.5g；10～15岁，每次0.5～1g；15岁以上同成人量。外用：适量，制成膏剂涂搽；溶液点眼或洗涤[1]。内服：研末，1.5～3g；或入丸、散[3]。

【注意】1.服用时必须用开水溶化，放冷后服用。

2.应用时宜先小剂量，不宜超过最大剂量。

【贮藏】置通风干燥处，密闭，防潮。

【附注】1.服用时必须用开水溶化，放冷饭后服用，以免药粉沾于口腔黏膜而造成腐蚀；应用时宜由小量开始，视反应情况而逐渐增加，但不宜超过最大剂量。

2.常用治疗量不会发生不良反应，但部分病人出现胃部有烧灼感、口干、恶心、肠鸣增强、轻度腹泻、皮肤瘙痒，一般情况可继续给药，如症状不减甚至加重，可酌情减量或停药[6]。

3.卤碱制剂注射速度过快或浓度过高，均可造成中毒甚至引起严重后果。主要是中枢神经系统受抑制（呼吸中枢的抑制尤为明显）和横纹肌松弛，呼吸肌的麻痹，又可加重呼吸抑制程度。其次是心脏机能的抑制和血压下降。重者可立即导致呼吸循环衰竭、昏迷而死。因此，角膜反射的消失和呼吸次数的明显减少应看作是中毒的早期指征。

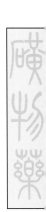

4.海盐、湖盐、井盐和盐碱地四种卤水和卤碱成分有所不同。主要化学成分均为镁和氯，但镁的含量海盐卤水中最高，依次为盐碱地卤水、湖盐卤水和井盐卤水；氯的含量在井盐和海盐卤水中最高；井盐卤水和卤碱钙的含量显著高于其余三种；盐碱地卤水和卤碱的硫酸根和氟的含量显著高于其余三种，盐碱地卤水和卤碱中均未检出锰；井盐卤水和卤碱中锂的含量显著高于其余三种[5]。

参考文献

［1］国家中医药管理局《中华本草》编委会.中华本草:第一册第二卷.上海:上海科学技术出版社,1999,291.

［2］李明珍.本草纲目(校点本上册).北京:人民卫生出版社,1985,637.

［3］国家中医药管理局《中华本草》编委会.中华本草:蒙药卷.上海:上海科学技术出版社,2004,42.

［4］内蒙古自治区卫生厅.内蒙古蒙药材标准.1986年版.赤峰:内蒙古科学技术出版社,1987,423.

［5］赵中杰.矿物药分析.北京:人民卫生出版社,1991,308.

［6］《全国中草药汇编》编写组.全国中草药汇编:上册.北京:人民卫生出版社,1975,438.

［7］张保国.矿物药.北京:中国医药科技出版社,2005,229.

硇砂[1]（白硇砂）[2]

【本草考证】本品为少用中药，始载于《唐本草》。李时珍曰："硇砂亦消石之类，乃卤液所结，出于青海……附盐而成质，房人采取淋炼而成。状如盐块，以白净者为良。"[3]指的是本品。现市售商品有白硇砂与紫硇砂两种。从本草记载硇砂的形性、成因、产地分析，与今白硇砂相近，故硇砂应以白硇砂为正品。

【别名】淡硇砂[4]、岩硇砂[2]、硇砂[12][16]、破砂、狄盐、北庭砂、气砂、碯砂、透骨将军[3]，赤砂、黄砂[9]，蛲砂[15]，戎硇《本草求原》[12]，戎盐[5]。

【藏药名】加察《四部医典》，吉毕、多唐玛、曲己尼普《鲜明注释》，毛夏多、察杰、曲达奇、仁毕、曲多《晶珠本草》，寸恰苦布、加那门仁《奇美眼饰》[19]，甲察[1]，加擦[14]。

【蒙药名】赫乐—朝日给其—达布苏内蒙古，赫勒—朝日格其—达布斯《认药白晶鉴》，札萨《无误蒙药鉴》[20]；赫乐—朝日给其—达布斯[7]。

【维吾尔药名】奴守都尔《注医典》，欧卡比、奴夏地尔、奴萨地尔《药物之园》[21]，沙特尔[5]。

【原矿物】硇砂。

【来源】本品为卤素化合物类矿物硇砂矿石，主含氯化铵（NH_4Cl）。采挖后除去杂石和泥土。

【性状】本品为不规则块状或粒状结晶体。表面粗糙，底层致密呈纤维状。白色或稍带有淡黄色。条痕白色。质较脆，易砸碎，用指甲可刮下白色粉末。断面有玻璃样光泽。有的显束针状纹理。新鲜品有氨臭，味苦咸、而刺舌。易潮解。

硬度　1.5～2。

相对密度　1.53[6]。

以呈块状、白色、断面有光泽、无杂石者为佳。

【鉴别】1. 粉末灰黄色。不规则浅黄色或棕黄色透明块片。无棱角。表面有不规则的网纹，也有呈重叠片状者，但少见[4, 20]。

2. 本品水溶液显铵盐与氯化物（中国药典2010年版一部附录28、29页）的鉴别反应。

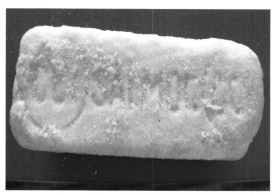

白硇砂

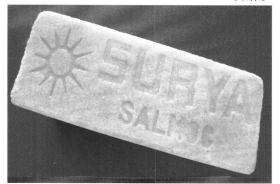

白硇砂

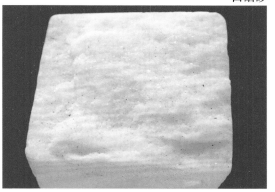

白硇砂（断面）

3. 取本品水溶液，滴加硝酸银溶液，即产生白色凝聚状沉淀；滴加氨水，沉淀即溶解，再滴加硝酸酸化，沉淀重新生成[8]。

4. 取本品少许入坩埚中灼烧，逐渐挥散，不留残渣。

5. 本品置具塞试管中加热，不熔融，但产生白色细棒状升华物[19]。

【化学成分】主含氯化铵（NH_4Cl），其中NH_4^+ 33.72%，Cl^- 66.28%。光谱全分析尚检出Ca、Mg、Fe、Al、Si、Ti、V、Mn、Cu、Pb、B、Ba[6]。

【产状与分布】见于火山附近，为火山喷气凝华物，多产于火山熔岩的岩穴内，或为煤层在地下燃烧逸散之气体凝华产物[6]，有时与石炭、石盐伴生，或成壳皮状覆于岩石表面。并有人工合成者。主产于青海、新疆、甘肃等地。

【炮制】净白硇砂　取原药材，除去杂质，砸成小块或研成细粉。

制白硇砂　取净白硇砂，捣碎研细，加开水溶化，过滤，将滤液倒入容器内，加入定量的醋，隔水加热，随时捞出液面析出的白霜，干燥。

每100kg白硇砂，用醋30[2]～50kg[4]。

制硇砂　取硇砂碎粉放入铁锅内，盖上响铜制的供水杯，接口处涂湿沙子封闭，用火烧制成烟汁，将供水杯冷却，取响铜杯内的烟汁，备用[19]。

【炮制品性状】净白硇砂碎块同药材；细粉为灰白色有时带淡黄色的细粉，具光泽。气微，味咸、苦，有刺舌感[17]。

制白硇砂　为灰白色或淡黄色结晶性粉末。

【药理】1.内服适量有祛痰、利尿作用[9]。

2.对临床患者IgA、IgG备解素用药前后测定表明，用药后明显升高，说明硇砂可能有增强机体特异免疫功能的作用[5]。

【毒理】氯化铵：小鼠皮下注射，LD_{50}为0.5g/kg。大鼠肌肉注射，LD_{50}为30mg/kg[10]。

白硇砂：小鼠给予本品西黄芪胶悬浮液腹腔注射，LD_{50}为3.517g/kg[11]。

内服量超过3g，可引起中毒，甚至导致死亡[21]。

【性味与归经】咸、苦、辛，温；有毒。归肝、脾、胃经。咸、苦、辛，锐、重、糙、温；有小毒[7]。咸，热[14]。

【功能与主治】消积，化痰，散瘀，消肿。用于癥瘕，痰稠，咳逆，喉痹、咽膈反胃，积痢，目翳胬肉，赘疣，痈肿，疮毒[2]。

消积软坚，破瘀去翳。用于虫病绞痛，肉积癥瘕，泻脉利尿，排脓去腐，疔疮痈肿，眼中胬肉，翳障[1]；用于白喉，中毒症，虫病，小便不利等[14]。

【用法与用量】0.3～0.9g；外用适量[2]；本品不入煎剂；单用0.3g或配方用。

【注意】1.内服宜慎，不宜过量，孕妇禁服[16]。

2.体虚无实邪积聚、有肝脏病者忌服[9]。

3.肝、肾功能不全及溃疡病患者慎服[12]。

4.生品有腐蚀性，忌内服，只作外用。

【贮藏】密闭，置阴凉通风干燥处，防潮，防尘。宜在30℃以下保存。

【附注】1.易潮解，贮藏时应包装严密，置干燥处。

2.《增订伪药条辨》："上品之谈硇，内地不可能得，近今所通行者，皆咸硇、石硇，为不道地，亦有高下不同。如色如朱砂，或淡红起镜面，西土产者佳。如猪肝色者，名猪肝硇，或曰洋硇者次之。山西出者为石硇，亦次。陕西出者为香硇，红色者亦佳。湖广出者为咸硇，又名江砂，其色要白者佳，食盐色者次之。"由此可知，自古硇砂就有紫硇砂和白硇砂之分，产地不同，质量有较大区别，用药时应注意产地和来源，以保证用药安全有效。

3.南京药材公司商品中有一种名叫白江砂的。为不规则的块状，外表灰白色，有亮星点，质较坚硬，内部为淡黄白色，微带玻璃光泽，粉末白色。味咸而辣。其成分为氯化铵，含量90%左右。与《增订伪药条辨》中湖广出者为咸硇，又名江砂相符[13]。

4.部标藏药[1]、甘肃09[16]、青海藏药92[18]、中华本草[12]、中华本草藏药卷[19]等白硇砂均以"硇砂"之名收载。

5.河南炮制05[23]、浙江炮制05[22]等硇砂项下同时收载了白硇砂和紫硇砂。两者的来源、性状、成分均不相同。据研究报道白硇砂的毒性为紫硇砂的4倍多[5]。作为一种药材应用欠妥。应分别收载使用，才有利于临床合理用药。两者功效究竟如何，有待今后临床研究探讨。

6.道地药材三北卷[25]收载硇砂应为白硇砂。但在品质评价项下描述"以块整齐，色紫红，断面明亮，无杂石者为佳"及所附彩图应为紫硇砂。注意鉴别。

7.内蒙古医学院药学院顾艳丽等[24]对不同产地白硇砂及炮制品样品中的氯化铵进行了含量测定。结果见表17-1。

表 17-1　不同产地白硇砂及炮制品中氯化铵的含量

样品（产地）	白硇砂	制白硇砂	炒白硇砂
内蒙古天力药业（西藏）	90.63	91.28	91.24
安国药材市场（西藏）	90.17	91.52	91.67
成都荷药池（西藏）	95.80	97.47	97.13

8.白硇砂近代常人工制作，纯度极高[20]。

参考文献

[1]中华人民共和国卫生部药典委员会.中华人民共和国卫生部药品标准:藏药第一册.1995,93.

[2]山东省药品监督管理局.山东省中药材标准.2002年版.济南:山东友谊出版社,2002,65.

[3]李时珍.本草纲目(校点本上册).北京:人民卫生出版社,1985,655.

[4]北京市卫生局.北京市中药材标准.1998年版.北京:首都师范大学出版社,1998,97.

[5]张保国.矿物药.北京:中国医药科技出版社,2005,334.

[6] 李鸿超,等.中国矿物药.北京:地质出版社,1988,194.

[7] 内蒙古自治区卫生厅.内蒙古蒙药材标准.1986年版.赤峰:内蒙古科学技术出版社,1987,400.

[8] 赵中杰.矿物药分析.北京:人民卫生出版社,1991,283.

[9] 郭晓庄.有毒中草药大辞典.天津:天津科技翻译出版公司,1992,479.

[10] 温玉麟.药物与化学物质毒性数据.1989,28,388.

[11] 岳旺,等.中国中药杂志.1989,14(2):44.

[12] 国家中医药管理局《中华本草》编委会.中华本草:第一册第二卷.上海:上海科学技术出版社,1999,281.

[13] 南京药学院药材学教研组.药材学.北京:人民卫生出版社,19,1299

[14] 青海省食品药品监督管理局.青海省藏药炮制规范(2010年版).西宁:青海人民出版社,2010,18.

[15] 成都市卫生局.成都市习用中药材质量规定(1984年).1984,30.

[16] 甘肃省食品药品监督管理局.甘肃省中药材标准.2009年版.兰州:甘肃文化出版社,2009,382.

[17] 甘肃省食品药品监督管理局.甘肃省中药炮制规范.2009年版.兰州:甘肃文化出版社,2009,330.

[18] 青海省卫生厅.青海省藏药标准.1992年版.1992,57.

[19] 国家中医药管理局《中华本草》编委会.中华本草:藏药卷.上海:上海科学技术出版社,2002,26.

[20] 国家中医药管理局《中华本草》编委会.中华本草:蒙药卷.上海:上海科学技术出版社,2004,38.

[21] 国家中医药管理局《中华本草》编委会.中华本草:维吾尔药卷.上海:上海科学技术出版社,2005,33.

[22] 浙江省食品药品监督管理局.浙江省中药炮制规范.2005年版.杭州:浙江科学技术出版社,2006,438.

[23] 河南省食品药品监督管理局.河南省中药饮片炮制规范.2005年版.郑州:河南人民出版社,2005,510.

[24] 顾艳丽,王烈群,等.中国民族医药杂志.2008,(12):57.

[25] 王强,徐国钧.道地药材图典:三北卷.福州:福建科学技术出版社,2003,43.

盐胆水（附盐卤）[1]

【本草考证】本品始载于《本草拾遗》，云："盐初熟槽中沥下黑汁也。"李时珍："盐下沥水，则味苦不堪食。今人用此水收豆腐。"可见，盐胆水即今卤水。

【别名】卤水《本草纲目》，滴卤（姚可成《食物本草》），盐卤水《本草求原》[2]、苦卤、盐卤、苦汁[3]。

【来源】为食盐制备过程中沥下的液汁。除去杂质。

【性状】本品为灰黑色汁液，味苦。

【化学成分】主含氯化镁、硫酸镁、溴化镁、氯化钠，还含钾、钙、锌、铜、铅、碘、钡、钴、锂、锶、砷、锑、铷、铯、铋等。

【产状与分布】产于海边、内陆盐湖、盐井及盐碱地。

【性味与归经】咸、苦。有大毒。

【功能与主治】解毒杀虫。外用于疖痈，疥癣等。

【用法与用量】外用：适量，涂患处。

【注意】大毒，禁内服。

【附注】1.《本草拾遗》记载："盐胆水，毒，六畜饮一合，当时死，人亦如之。此乃盐初熟槽中沥黑汁也。有血不可傅（敷）也。"说明有大毒，不可内服。

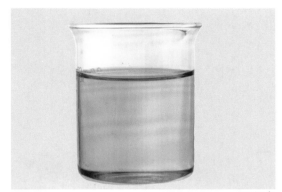

盐胆水

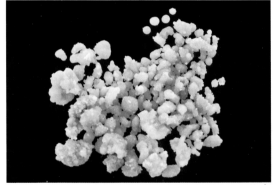

盐卤

2. 盐卤为盐胆水（即卤水）内的结晶。《中国中药资源志要》记载了盐卤的来源及功用。盐卤用于克山病，大骨节病，瘿瘤，高血压，风湿性心脏病，慢性咳嗽痰喘，皮炎，风热赤眼。

参考文献

［1］管华诗, 王曙光. 中华海洋本草: 第二卷. 上海: 上海科学技术出版社, 北京: 海洋出版社, 2009, 9.

［2］李时珍. 本草纲目（校点本上册）. 北京: 人民卫生出版社, 1985, 403.

［3］江苏新医学院. 中药大辞典: 下册. 上海: 上海科学技术出版社, 1991, 1817.

附录一　医疗用毒性药品管理办法

中华人民共和国国务院令第23号

《医疗用毒性药品管理办法》已经一九八八年十一月十五日国务院第二十五次常务会议通过，现予发布施行。

总理　李鹏（签字）

一九八八年十二月二十七日

关于贯彻执行《医疗用毒性药品管理办法》的通知

各省、自治区、直辖市卫生厅（局）、计划单列市、海南行政区、南京、成都市卫生局：

现将国务院一九八八年十二月二十七日发布的《医疗用毒性药品管理办法》发给你们，请转发各医疗单位及医疗用毒性药品生产、供应单位，认真贯彻执行。

卫生部

一九八九年五月三十一日

医疗用毒性药品管理办法

第一条　为加强医疗用毒性药品的管理，防止中毒或死亡事故的发生，根据《中华人民共和国药品管理法》的规定，制定本办法。

第二条　医疗用毒性药品（以下简称毒性药品），系指毒性剧烈、治疗剂量与中毒剂量相近，使用不当会致人中毒或死亡的药品。

毒性药品的管理品种，由卫生部会同国家医药管理局、国家中医药管理局规定。

第三条　毒性药品年度生产、收购、供应和配制计划，由省、自治区、直辖市卫生行政部门审核后，由医药管理部门下达给指定的毒性药品生产、收购、供应单位，并抄报卫生部、国家医药管理局和国家中医药管理局。生产单位不得擅自改变生产计划自行销售。

第四条　药厂必须由医药专业人员负责生产、配制和质量检验，并建立严格的管理制度，严防与其他药品混杂。每次配料，必须经二人以上复核无误，并详细记录每次生产所用原料和成品数。经手人要签字备查。所有工具、容器要处理干净，以防污染其他药品。标示量要准确无误，包装容器要有毒药标志。

第五条　毒性药品的收购、经营，由各级医药管理部门指定的药品经营单位负责；配方用药由国营药店、医疗单位负责。其他任何单位或者个人均不得从事毒性药品的收购、经营和配方业务。

第六条　收购、经营、加工、使用毒性药品的单位必须建立健全保管、验收、领发、核对等制度，严防收假、发错，严禁与其他药品混杂，做到划定仓间或仓位，专柜加锁并由专人保管。

毒性药品的包装容器上必须印有毒药标志。在运输毒性药品的过程中，应当采取有效措施，防止发生事故。

第七条　凡加工炮制毒性中药，必须按照《中华人民共和国药典》或者省、自治区、直辖市卫生行政部门制定的《炮制规范》的规定进行。药材符合药用要求的，方可供应、配方和用于中成药生产。

第八条　生产毒性药品及其制剂，必须严格执行生产工艺操作规程，在本单位药品检验人员的监督下准确投料，并建立完整的生产记录，保存五年备查。在生产毒性药品过程中产生的废弃物，必须妥善处理，不得污染环境。

第九条　医疗单位供应和调配毒性药品，凭医生签名的正式处方。国营药店供应和调配毒性药品，凭盖有医生所在的医疗单位公章的正式处方。每次处方剂量不得超过二日极量。

调配处方时，必须认真负责，计量准确，按医嘱注明要求，并由配方人员及具有药师以上技术职称的复核人员签名盖章后方可发出。对处方未注明"生用"的毒性中药，应当付炮制品。如发现处方有疑问时，须经原处方医生重新审定后再行调配。处方一次有效，取药后处方保存二年备查。

第十条　科研和教学单位所需的毒性药品，必须持本单位的证明信，经单位所在地县以上卫生行政部门批准后，供应部门方能发售。

群众自配民间单、秘、验方需用毒性中药，购买时要持有本单位或者城市街道办事处、乡（镇）人民政府的证明信，供应部门方可发售。每次购用量不得超过二日极量。

第十一条　对违反本办法的规定，擅自生产、收购、经、营毒性药品的单位或者个人，由县以上卫生行政部门没收其全部毒性药品，并处以警告或按非法所得的五至十倍罚款。情节严重、致人伤残或死亡，构成犯罪的，由司法机关依法追究其刑事责任。

第十二条　当事人对处罚不服的，可在接到处罚通知之日起十五日内，向作出处理的机关的上级机关申请复议。但申请复议期间仍应执行原处罚决定。上级机关应在接到申请之日起十日内作出答复。对答复不服的，可在接到答复之日起十五日内，向人民法院起诉。

第十三条　本办法由卫生部负责解释。

第十四条　本办法自发布之日起施行。一九六四年四月二十日卫生部、商业部、化工部发布的《管理毒药、限制性剧药暂行规定》，一九六四年十二月七日卫生部、商业部发布的《管理毒性中药的暂行办法》。一九七九年六月三十日卫生部、国家医药管理总局发布的《医疗用毒药、限制性剧药管理规定》，同时废止。

附录二　毒性药品管理品种（中药）

毒性中药品种

砒石（红砒、白砒）	砒霜	水银	生马钱子
生川乌	生草乌	生白附子	生附子
生半夏	生天南星	生巴豆	斑蝥
青娘虫	红娘虫	生甘遂	生狼毒
生藤黄	生千金子	生天仙子	闹羊花
雪上一枝蒿	红升丹	白降丹	雄黄
蟾酥	洋金花	红粉	轻粉

附录三　毒性药品（矿物药）用量表

品名	有毒成分	用法	成人一日最高剂量	注意
红砒 （红信石）	三氧化二砷（As_2O_3）	内服入丸散用，外用研末撒调敷或入膏药外贴	0.003g/d外用适量	不可久用；体虚、孕妇忌用
白砒 （白信石）	三氧化二砷（As_2O_3）	内服入丸散用，外用研末撒调敷或入膏药外贴	0.003g/d外用适量	不可久用；体虚、孕妇忌用
砒霜	三氧化二砷（As_2O_3）	外用，内服	0.003g/d外用适量	不可久用；体虚、孕妇忌用
水银	汞离子（Hg^{++}）氧化汞（HgO）	外用，不宜内服	外用适量	不可过量或久用；孕妇禁用
轻粉	氯化亚汞（Hg_2Cl_2）	内服多入丸剂、胶囊剂，外用适量	一次0.1～0.2g，一日1～2次	内服慎用，服后漱口；孕妇禁服
红粉	红氧化汞（HgO）	只可外用，不可内服	外用适量	外用亦不宜大量持久使用；孕妇禁用
红升丹	红氧化汞（HgO）	只可外用，不可内服	外用适量	外用亦不宜大量持久使用
白降丹	氯化亚汞（Hg_2Cl_2）氯化汞（$HgCl_2$）	外用	外用适量	不宜大量持久使用
雄黄	二硫化二砷（As_2S_2）	内服：入丸散用 外用：熏涂患处	0.5～0.1g/d，外用适量	内服宜慎，不可久用，孕妇禁用
朱砂	硫化汞（HgS）	内服：多入丸散用，不宜入煎剂	0.1～0.5g/d，外用适量	不宜大量服用，不宜少量久服；孕妇及肝肾不全者禁用

附录四　中药配伍中相反、相畏及妊娠禁忌

十八反歌诀

本草明言十八反，半蒌贝蔹及攻乌。

藻戟遂芫俱战草，诸参辛芍叛藜芦。

十九畏药歌诀

硫黄原是火中精，朴硝一见便相争。

水银莫与砒霜见，狼毒最怕密佗（陀）僧。

巴豆性烈最为上，偏与牵牛不顺情。

丁香莫与郁金见，牙硝难合荆三棱。

川乌草乌不顺犀，人参最怕五灵脂。

官桂善能调冷气，若逢石脂便相欺。

大凡修合看顺逆，炮爁炙煿莫相依。

相畏表（矿物药部分）

硫黄	畏	朴硝、芒硝、玄明粉
水银	畏	砒霜
狼毒	畏	密佗（陀）僧
牙硝	畏	荆三棱
桂枝、官桂、肉桂	畏	赤石脂、白石脂、黄石脂

妊娠禁忌歌诀

蚖斑水蛭及虻虫，乌头附子配天雄。

野葛水银并巴豆，牛膝薏苡与蜈蚣。

三棱芫花代赭麝，大戟蝉蜕黄雌雄。

牙硝芒硝牡丹桂，槐花牵牛皂角同。

半夏南星与通草，瞿麦干姜桃仁通。

硇砂干漆蟹爪甲，地胆茅根都失中。

妊娠禁忌品种

（矿物药）

水银、赭石、雄黄、雌黄、牙硝、芒硝、玄明粉、白硇砂、紫硇砂。

附录五　标准人体的化学组成

元素	人体内的含量（%）	质量（g）	元素	人体内的含量（%）	质量（g）
氧	65.0	45,000	砷	$< 1.4 \times 10^{-4}$	< 0.1
碳	18.0	12,600	锑	$< 1.3 \times 10^{-4}$	< 0.09
氢	10.0	7,000	镧	$< 7 \times 10^{-5}$	< 0.05
氮	3.0	2,100	铌	$< 7 \times 10^{-5}$	< 0.05
钙	1.5	1,050	钛	$< 2.1 \times 10^{-5}$	< 0.015
磷	1.0	700	镍	$< 1.4 \times 10^{-5}$	< 0.01
硫	0.25	175	硼	$< 1.4 \times 10^{-5}$	< 0.01
钾	0.2	140	铬	$< 8.6 \times 10^{-6}$	< 0.006
钠	0.15	105	钌	$< 8.6 \times 10^{-6}$	< 0.006
氯	0.15	105	铊	$< 8.6 \times 10^{-6}$	< 0.006
镁	0.05	35	锆	$< 8.6 \times 10^{-6}$	< 0.006
铁	0.0057	4	钼	$< 7 \times 10^{-6}$	< 0.005
锌	0.0033	2.3	钴	$< 4.3 \times 10^{-6}$	< 0.003
铷	0.0017	1.2	铍	$< 3 \times 10^{-6}$	< 0.002
锶	2×10^{-4}	0.14	金	$< 1.4 \times 10^{-6}$	< 0.001
铜	1.4×10^{-4}	0.1	银	$< 1.4 \times 10^{-6}$	< 0.001
铝	1.4×10^{-4}	0.1	锂	$< 1.3 \times 10^{-6}$	$< 9 \times 10^{-4}$
铅	1.1×10^{-4}	0.08	铋	$< 4.3 \times 10^{-7}$	$< 3 \times 10^{-4}$
锡	4.3×10^{-5}	0.03	钒	$< 1.4 \times 10^{-7}$	$< 10^{-4}$
碘	4.3×10^{-5}	0.03	铀	3×10^{-8}	2×10^{-5}
镉	4.3×10^{-5}	0.03	铯	$< 1.4 \times 10^{-8}$	$< 10^{-5}$
锰	3×10^{-5}	0.02	镭	$< 3 \times 10^{-9}$	2×10^{-6}
钡	2.3×10^{-5}	0.016	镭	1.4×10^{-13}	10^{-10}

注：引自（日本）《保健的科学》1971年第三期。

摘自赵中杰《矿物药分析》1991年版。

附录六　人体某些金属的化验正常值

元素名称	化验项目	正常值
铅	尿铅 血铅 发铅	<0.08mg/L <0.04mg% 2～9.5μg/g
汞	尿汞 血汞	<0.01mg/L（蛋白沉淀法） <0.05mg/L（双硫腙法） 0～0.0315mg%
锰	尿锰 血锰 粪锰	<0.01mg/L 0.012～0.015mg% <4～5mg/100g
砷	尿砷 血砷 甲砷 发砷	0～0.088mg/L 0.001～0.064mg% 0.087～4.0μg/g 0～0.53μg/g
铍	尿铍	0.000mg/L
钡	血钡	平均0.0069mg%
铬	尿铬 血铬	0.0018～0.011mg/L 0.00128～0.00554mg%
银	血银	平均0.0024mg%
铝	血铝 血清铝	平均0.0207mg% 平均0.040mg%
硼	尿硼 血硼	0.04～6.6mg/L 0.0039～0.0365mg%
镉	尿镉 血镉	0～0.025mg/L 0.0005～0.0142mg%
钴	尿钴 血钴	0.001～0.007mg/L <0.00025mg%
铜	尿铜 血清铜 血铜	0.04～0.1mg/L 0.1～0.22mg% 0.016～0.348mg%
钼	尿钼 血钼	0.116～0.252mg/24h 0～0.041mg%
镍	尿镍 血镍	<0.03mg/L 0.0009～0.0455mg%
硒	尿硒 血硒	0～0.04mg/L 0.01～0.034mg%
硅	尿硅	平均59.2±2.5mg/24h
锡	尿锡	0.003～0.04mg/L
碲	尿碲 血清碲	0.26～1.00mg/L 0.05～0.16mg%
钒	尿钒 血钒	平均0.0116±0.0062mg/L <0.001mg%
铊	尿铊	0.000mg/L
锌	尿锌 血锌	0.4～0.5mg/d 0.06～1.987mg%
锗	尿锗	0.4～2.16mg/L
锆	尿锆	0.000mg/L
锶	血锶 血清锶	平均0.0039mg% 平均0.0046mg%

摘自赵中杰《矿物药分析》1991年版。

附录七　原子量表（^{12}C=12.00）

（录自2001年国际原子量表）

中文名	英文名	符号	原子量	中文名	英文名	符号	原子量
氢	Hydrogen	H	1.00794 (7)	砷	Arsenic	As	74.92160 (2)
氦	Helium	He	4.002602 (2)	硒	Selenium	Se	78.96 (3)
锂	Lithium	Li	6.941 (2)	溴	Bromine	Br	79.904 (1)
硼	Boron	B	10.811 (7)	锶	Strontium	Sr	87.62 (1)
碳	Carbon	C	12.0107 (8)	锆	Zirconium	Zr	91.224 (2)
氮	Nitrogen	N	14.0067 (2)	钼	Molybdenum	Mo	95.94 (2)
氧	Oxygen	O	15.9994 (3)	锝	Technetium	Tc	[99]
氟	Fluorine	F	18.9984032 (5)	钯	Palladium	Pd	106.42 (1)
钠	Sodium (Natrium)	Na	22.989770 (2)	银	Silver (Argentum)	Ag	107.8682 (2)
镁	Magnesium	Mg	24.3050 (6)	镉	Cadmium	Cd	112.411 (8)
铝	Aluminium	Al	26.981538 (2)	铟	Indium	In	114.818 (3)
硅	Silicon	Si	28.0855 (3)	锡	Tin(Stannum)	Sn	118.710 (7)
磷	Phosphorus	P	30.973761 (2)	锑	Antimony (Stibium)	Sb	121.760 (1)
硫	Sulfur	S	32.065 (5)	碘	Iodine	I	126.90447 (3)
氯	Chlorine	Cl	35.453 (2)	碲	Tellurium	Te	127.60 (3)
氩	Argon	Ar	39.948 (1)	氙	Xenon	Xe	131.293 (6)
钾	Potassium (Kalium)	K	39.0983 (1)	钡	Barium	Ba	137.327 (7)
钙	Calcium	Ca	40.078 (4)	镧	Lanthanum	La	138.9055 (2)
钛	Titanium	Ti	47.867 (1)	铈	Cerium	Ce	140.116 (1)
钒	Vanadium	V	50.9415 (1)	钬	Holmium	Ho	164.93032 (2)
铬	Chromium	Cr	51.9961 (6)	镱	Ytterbium	Yb	173.04 (3)
锰	Manganese	Mn	54.938049 (9)	钨	Tungsten (Wolfram)	W	183.84 (1)
铁	Iron (Ferrum)	Fe	55.845 (2)	铂	Platinum	Pt	195.078 (2)
钴	Cobalt	Co	58.933200 (9)	金	Gold(Aurum)	Au	196.96655 (2)
镍	Nickel	Ni	58.6934 (2)	汞	Mercury (Hydrargyrum)	Hg	200.59 (2)
铜	Copper (Cuprum)	Cu	63.546 (3)	铅	Lead(Plumbum)	Pb	207.2 (1)
锌	Zinc	Zn	65.409 (4)	铋	Bismuth	Bi	208.98038 (2)
镓	Gallium	Ga	69.723 (1)	钍	Thorium	Th	232.0381 (1)
锗	Germanium	Ge	72.64 (1)	铀	Uranium	U	238.02891 (3)

注：1. 原子量末位数的准确度加注在其后括号内。

2. 中括号内的数字是半衰期最长的放射性同位素的质量数。

摘自：中华人民共和国药典2010年版一部附录。

附录八　矿物、岩石、矿床学有关名词简释★

【矿物学】研究矿物的化学成分、内部结构、形态、性质、成因、产状、共生组合、变化条件、用途以及它们之间相互联系的一门科学。

【矿物】由地质作用所形成的天然单质或化合物。它们具有相对固定的化学组成，呈固态者还具有确定的内部结构；它们在一定的物理化学条件范围内稳定，是组成岩石和矿石的基本单元。目前已知的矿物约有3000种左右，绝大多数是固态无机物，液态的（如自然汞）、气态的（如氡）以及有机物（如琥珀）仅占数十种。

【金属矿物】指具有明显的金属性，如呈金属或半金属光泽，表现为各种金属色，不透明，导电性和导热性较好的矿物。

【非金属矿物】指不具有金属或半金属光泽，无色或呈各种浅色，在0.03mm厚的薄片下透明或半透明，导电性和导热性差的矿物。

【原生矿物】指在内生条件下的造岩作用和成矿作用过程中，同所形成的岩石或矿石同时期形成的矿物。

【次生矿物】在岩石或矿石形成之后，其中的矿物遭受化学变化而改造成的新矿物。

【表生矿物】在地表和地表附近范围内，由于水、大气和生物的作用而形成的矿物。

【共生矿物】同一成因、同一成矿期（或成矿阶段）中所形成的，出现在一起的不同种矿物。

【伴生矿物】在自然界共同出现于同一空间范围内的不同种矿物。

【岩石学】地质科学中的一门基础科学。主要研究岩石的物质成分、结构、构造、形成条件、分布规律、成因、成矿关系以及岩石的演变历史和演变规律。

【岩石】指天然产出的具有一定结构构造的矿物集合体，它构成地球上层部分（地壳和上地幔），在地壳中具有一定的产状。主要由造岩矿物组成（少数由天然玻璃质或胶体或生物遗骸组成）。岩石按成因可分为：火成岩、沉积岩和变质岩三类。

【火成岩】由岩浆在地下或喷出地表后冷却凝结而成的岩石，又称"岩浆岩"。由于岩浆固结时的化学成分、温度、压力及冷却速度的不同，可生成各种不同的岩石。

【沉积岩】是由成层沉积的松散沉积物固结而成的岩石。

【沉积物】一种沉积在陆地或水盆地中的松散矿物质颗粒或有机物质，如砾石、砂、黏土、灰泥、生物残骸等。

【变质岩】由变质作用所形成的岩石。它的岩性特征，一方面受原岩的控制，而具一定的继承性；另一方面，由于经受了不同的变质作用，在矿物成分和结构构造上具有其特征性；由于热或压力而改变的岩石，形成一种新矿物组成的岩石。

【伟晶岩】一种具有巨粒或粗粒结构的脉岩。常呈脉状，并成群产出。

【矿床】由一定的地质作用，在地壳的某一特定地质环境内产出并适合于当前开采利用的矿物堆积体。

【矿产】泛指一切埋藏在地下（或分布于地表的）可供人类利用的天然矿物资源。

【矿石】在现有的技术和经济条件下，能够从中提取有用组分（元素、化合物或矿物）的自然矿物聚集体。

【宝石】凡矿物颜色鲜艳美观，折光率高，光泽强，透明度好，硬度高（一般5以上），化学性稳定者，都可作为宝石。狭义的宝石，专指金刚石、红、蓝宝石等；广义的宝石，还包括各种玉雕石料甚至彩石石料。

【瑕疵】宝石的瑕疵包括"脏"、"裂纹及绵纹（蝉翼）"、"包裹体"等。"脏"就是宝石矿物在晶体形成过程中杂质混入而出现的小点、丝纹、斑点以至斑块。脏是最主要的瑕疵。习惯上把瑕疵分为六等，以十倍放大镜下观察为准。

【合成宝石】实验室制造的宝石，其化学成分和光学性质与天然真品相似。

【古生代】地球史上5.7亿年至2.3亿年前的时期。

【中生代】地球史上2.3亿年至6500万年前的时期。

【新生代】地球史上6500万年至现代年间的时期。

【化石】由于自然作用保存在地层中的地史时期的生物遗体、遗迹统称为"化石"，化石保存类型很多，有实体化石、遗迹化石、模铸化石等。近来又将保存在地层中的由生物体分解而形成的有机物称为"化学化石"。化石都能指示古代生物的存在，是古生物学研究的对象，对研究生物进化，确定地层年代，推断古地理环境和古气候等都极重要。

【木化石】又称"石化木"，指已石化的植物次生木质部，其物质成分多已变为氧化硅、方解石、白云石、磷灰石、褐铁矿或黄铁矿等，如主要是氧化硅者则称为"硅化木"。

【活化石】曾经繁盛于某一地史时期，种类很多，分布甚广，形成重要化石的生物类别，其残存于现代个别地区变化不大的孑遗称"活化石"。某个动植物物种历经漫长地质时代几乎无变化地延续至今者。如银杏纲在中生代特别发达，分布极广，几乎遍及全球，白垩纪末衰退，现存者只有一属一种，即银杏，仅见于中国和日本，故名活化石。

【晶体】由结晶质构成的物体，即内部的原子或离子有规律地在三维空间呈周期性重复排列的，因而具有格子构造的固体。

【晶形】晶体的几何外形。每一种矿物的晶体常有一定的习见晶形，这是由晶体内部的化学组成和晶体结构决定的，因此，晶形可作为鉴定矿物的依据之一。

【晶面】在晶体生长过程中自发形成的包围晶体表面的平面。

【晶系】晶体按对称分类的级别之一。晶体的32种对称型按对称特点的不同可划分为七个晶系，它们分属于三个晶族。低级晶族的三斜、单斜、斜方晶系；中级晶族的四方、三方、六方晶系；高级晶族的等轴晶系。

【晶簇】由生长在岩石的裂隙或空洞中的许多单晶体所组成的簇状集合体。它们一端固着于共同的基底上，另一端自由发育而具有良好的晶形。常见的有石英晶族、方解石晶族。

【假象】地质作用过程中，某种后来形成矿物，其外形保持了原来的他种矿物的晶形的现象。如黄铁矿氧化后，其成分已转变为褐铁矿，但褐铁矿可保持黄铁矿原来的立方体或五角十二面体等晶形，便称褐铁矿呈黄铁矿的假象，此种褐铁矿则称为假象褐铁矿。

【放射状集合体】由呈针状、长柱状或片状的许多同种晶体以一点为中心向外呈放射状排列而成的矿物集合体。

【纤维状集合体】由呈针状或纤维丝状的许多同种晶体平行排列而成的矿物集合体，常见的如纤维石膏、石棉等。

【钟乳状集合体】指在岩石的洞穴或空隙中，从同一基底向外逐层生长而形成的呈圆锥形、圆柱形或乳房状的矿物集合体。在横断面上可见具同心层状构造，或同时还具放射状构造。最常见的如石灰岩溶洞中的石钟乳和石笋（钟乳状的方解石）以及针铁矿等。

【肾状集合体】外表形态呈扁平长圆形，状如腰子的矿物集合体，大小一般为几厘米。其他特点及成因均同钟乳状集合体，常见的如肾状赤铁矿等。

【鲕状集合体】某种物质的腔体以其他物质颗粒（矿物或生物体的碎屑以及气泡等）为核心，逐层凝聚而形成呈鱼子状的一系列球体、椭球体（称为鲕状体）所组成的矿物集合体。鲕状体的大小一般小于2mm，具同心层状构造。

【结核】指沉积岩中与围岩成分有明显区别的某种矿物质团块。其形态有球状、卵状及各种不规则状。内部构造式样很多，有同心圆状、放射状等。

【解理】晶体或晶粒在外力打击下总是沿一定的结晶方向裂成平面的固有性质。所裂成的平面称为解理面。

【断口】矿物在外力打击下，不依一定结晶方向破裂而形成的断开面。断口按其形态可区分为贝壳状断口、锯齿状断口、参差状断口及平坦状断口等。

【矿物颜色】矿物对可见光中不同波长发生选择性吸收和反射后在人眼中引起的感觉表现为颜色。

【条痕】矿物在白色无釉瓷板上摩擦时所留下的粉末痕迹。矿物碎成粉末后可消除假色并减弱他色，故矿物条痕的颜色较矿物颗粒的颜色为固定。条痕色主要对于金属矿物具有鉴定意义。

【透明度】物体容许可见光透过的程度。在矿物学中，一般以1cm厚的矿物的透光程度为准，将矿物的透明度分为三级：①透明；②半透明；③不透明。

【光泽】矿物表面对可见光反射的能力。矿物光泽的强弱取决于矿物的折射率、吸收系数和反射率，其中反射率又是折射率和吸收系数的函数。反射率越大，矿物的光泽就越强。在矿物学中，将光泽的强度由强而弱分为以下四级：它们的名称及相应的反射率R的范围如下：①金属光泽；②半金属光泽；③金刚光泽；④玻璃光泽。

【硬度】固体抵抗某种外来机械作用（如刻划、压入、研磨）的能力。在矿物学中通常所称的硬度多是指摩氏硬度，即矿物与摩氏硬度计相比较的刻划硬度。

【延展性】物体受到张力作用时能延伸成为细丝的性质称为延性，受到锤压或滚轧时能展成薄片的性质称为展性。金属自然元素矿物以及个别硫化物矿物，具有延展性。

【挠性】具有片状解理的矿物，其薄片在外力作用下能显著弯曲而不断裂，但在外力除去后不能恢复原状的性质。如绿泥石、蛭石等。

【可塑性】物体在外力作用下极易发生塑性变形，可以随意塑造成各种形状而不破碎的性质。如高岭石、蒙脱石等，潮湿时具有良好的可塑性。

【脆性】物体受外力打击或碾压时易于发生碎裂的性质。

【弹性】这一术语在矿物学中一般专指具有片状解理或呈纤维状的矿物，其薄片或纤维在外力作用下能显著弯曲而不断裂，当外力除去后又能恢复原状的性质。例如，云母、石棉等。

【比重】（相对密度）物体在空气中的重量与4℃时同体积的水的重量之比。

【磁性】物体在外磁场作用下被磁化时所表现的性质（如被外磁场所吸引、排斥或产生转矩以及对外界产生磁场等）。在矿物学中习惯上按磁性的强弱将矿物分为：强磁性矿物、中等磁性矿物、弱磁性矿物和无磁性矿物四类。

【结晶水】在矿物晶格中占有确定位置的中性水分子H_2O，水分子的数量与该化合物中其他组分之间有一定的比例。如石膏Ca［SO_4］·$2H_2O$、胆矾Cu［SO_4］·$5H_2O$，分别表示其中含有2、5分子的结晶水。

【常量元素】构成生物主要部分的常见元素。如氢、氧、碳、氯、钠、镁、磷、硫、钾、钙及血红蛋白里的那些元素，如铁等。

【微量元素】以百万分之一、二，有时以十亿分之几的浓度出现，占有机体（总重量或总体积）内不足0.01％的一些元素。这些元素看来主要是与酶的活性相关，它们在其中通常起到调节器的作用。如钴、钼、铬、碘、铜和锌等。

*摘自中华人民共和国地质部地质辞典办公室编.地质辞典.北京:地质出版社,1979～1986.

附录九　常用矿物药鉴定表
（不包括岩石类、化石类、加工制品）

一、具金属光泽，硬度小于指甲的矿物药

药材名	矿物名	硬度	颜色	条痕	相对密度	解理(c) 晶系(x)	构造或集合体形状	其他特征	备注
无名异	软锰矿	2~2.5	黄棕色 黑棕色	黄棕色 黑棕色	4.7~4.82	C 多片状 X 斜方晶系	结核状、块状	略染手	有时为半金属光泽
密佗（陀）憎	方铅矿	2~3	黑灰色	黑色	7.6	C 立方体 X 四方晶系	立方形晶体或块状	——	部分硬度大于指甲

二、具金属光泽，硬度大于指甲，小于玻璃的矿物药

药材名	矿物名	硬度	颜色	条痕	相对密度	解理(c) 晶系(x)	构造或集合体形状	其他特征	备注
赭石	赤铁矿	5.6~6	暗棕红色、灰黑色	樱红色、红棕色	5.3	C 菱片状 X三方晶系	鲕状、豆状、肾状	——	有时为非金属光泽
礜石	毒砂	5.5~6	银白色至钢灰色	灰黑色	5.9~6.2	X单斜或三斜晶系	柱状、棒状、散射状、粒状	用铁锤击有蒜臭气	——
自然铜	黄铁矿	6.5	亮淡黄色	绿黑色或棕红色	5.0	X等轴晶系	致密块状	晶面有条纹	——
禹余粮	褐铁矿	4.5~5.5	红棕色、灰棕色、浅棕色	棕黄色	4.0	——	块状	——	光泽暗淡
磁石	磁铁矿	5.5~6.5	灰黑色或棕褐色	黑色	5.2	C无解理 X等轴晶系	块状	有强磁性	——

三、具非金属光泽、条痕无色、硬度能用指甲刻划的矿物药

药材名	矿物名	硬度	颜色	相对密度	解理(C) 断口(F) 晶系(S)	构造或集合体形状、光泽	其他特征	备注
滑石	滑石	1	白色,黄白色、淡蓝灰色	2.7～2.8	C 完全 F 薄片状 S 单斜晶系	致密块状,蜡样光泽	手摸有润滑感	——
硫黄	硫黄	1～2	黄色或略呈绿黄色	2.08	C 无 F 参差状 S 斜方晶系	土状、粒状、不规则块状,脂肪光泽	燃烧易熔融,火焰为蓝色,并有二氧化硫刺激性臭气	有时晶面具金属光泽
石膏 玄精石	石膏	2	白色、灰白色、淡黄色	2.3	C 完全 F 薄片状 S 单斜晶系	粒状、棱柱状、纤维状、叶片状,绢丝样光泽	有的具燕尾双晶	——
北寒水石	含少量的$Fe^{2+}Al^{3+}$的石膏	2	粉红色、肉红色	2.3	C 完全 F 薄片状 S 单斜晶系	不规则的扁平块状,微有光泽	——	
芒硝	芒硝	1.5～2	无色、类白色	1.5	C 一组发育 F 贝壳状 S 单斜晶系	棱柱状、长方形、不规则块状、粒状,玻璃光泽	味咸、苦,溶于水	——
信石	砷华	1.5	白色、粉红色	3.86	C 八面体清楚 S 等轴晶系	粒状、粉状、毛发状,玻璃光泽	闭口管加热,有白色升华物	有毒
赤石脂 白石脂	多水高岭石	1～2	粉红色,红色、紫红色、白色	2.2	C 无 F 平坦或贝壳状 S 单料晶系	块状,蜡样光泽	吸水性强	——
金精石	蛭石	1～1.5	褐黄色、暗棕色	2.4～2.7	C 完全 S 单斜晶系	片状、不规则板状、扁块状,玻璃光泽	加热体积膨胀18～25倍	——
白硇砂	硇砂	1.5～2	白色,稍带淡黄色	1.53	S 等轴晶系	不规则结晶块状、粒状,玻璃光泽	质较脆,易碎,易溶于水	

四、具非金属光泽、条痕无色、能用玻璃刻划的矿物药

药材名	矿物名	硬度	颜色	相对密度	解理(c)断口(F)晶系(s)	构造或集合体形状，光泽	其他特征	备注
大青盐	石盐	2.5	青白色、暗白色	2.1~2.6	C 完全 F 参差状 S 等轴晶系	立方体、致密块状，脂肪光泽	性脆，有咸味，易溶于水	—
云母石	白云母	2.5~3	无色略带浅黄棕色、浅绿色，浅灰色	2.76~3.10	C 完全 F 参差状 S 单斜晶系	板片状，珍珠样或玻璃样光泽	加王水后，再加10%亚铁氰化钾溶液，显碧绿色，20分钟后为暗绿色	条痕白色
银精石	白云母	2.5~3	银白色	2.76~3.10	同上	片状，玻璃光泽	加王水后，再加10%亚铁氰化钾溶液，显碧绿色	—
南寒水石	方解石	3	无色、白色、黄白色、灰色	2.6~2.8	C 完全 S 三方晶系	斜方块状、斜方板状，玻璃光泽	加稀盐酸.发生大量气泡	条痕白色或淡灰色
硼砂	硼砂	2~2.5	白色、浅灰色、浅绿色、浅蓝色	1.69~1.72	C 良好 S 单斜晶系	菱形、柱形、块状，玻璃光泽	燃之易熔融，初则体积膨大，酥松如絮状，继则成玻璃球状	—
胆矾	胆矾	2.5	淡蓝色、深蓝色	2.1~2.3	C 不完全 F 贝壳状 S 三斜晶系	斜方形棱柱状，玻璃光泽	火烧之，失去水变白色，遇水又变蓝	—
钟乳石	方解石	3	白色、灰白色、棕黄色	2.6~2.8	F 参差状	钟乳状	对光观察具闪星状的亮光，近中心常有一圆孔，有同心环层	—
鹅管石	方解石	3	同上	2.6~2.8	同上	圆柱状	表面颗粒状，断面有较大空洞，可见环形层次	—
白矾	明矾石	3.5~4	无色、淡黄白色	2.6~2.8	C 完全 F 贝壳状 S 三斜晶系	块状、粒状，玻璃光泽	味酸、微甘而极涩	—
紫石英	萤石	4	紫色、绿色深浅不匀	3.18	C 显著 S 等轴晶系	块状、粒状、立方体、八面体、菱形十二面体，玻璃光泽	紫外光灯下显亮紫色、紫色至青紫色荧光	—
炉甘石	菱锌矿	4.5~5	灰白色、淡红色	4.4	F 参差状 S 三方晶系	块状，玻璃光泽	体轻，味微涩	有的无光泽
阳起石	透闪石	5.5~6	白色、浅灰白色、淡绿白色	2.9~3.0	C 单向完全 S 单斜晶系	长柱状、针状、纤维状，丝绢样光泽	纵面呈纤维状或细柱状	有时条痕为浅绿色
玛瑙	玛瑙	6.5~7	白色、灰色、浅红色、棕色、红棕色	2.6~2.7	C 无解理 F 贝壳状	同心圆构造，蜡样光泽	溶于氟氢酸	条痕白色或近白色
白石英	石英	7	白色、乳白色	2.65~2.66	C 不明显 F 贝壳状 S 三方晶系	六方柱状、粒状、致密块状，玻璃光泽	溶于强酸，触舌有冰凉感	—
长石	硬石膏	3~3.5	白色、灰白色、微带浅蓝、浅红、紫色	2.8~3.0	C 完全 S 斜方晶系	厚板状、块状、粒状，玻璃光泽	——	—

五、具非金属光泽、有色条痕、硬度能用玻璃刻划的矿物药

药材名	矿物名	硬度	颜色	条痕	相对密度	解理(c) 断口(F) 晶系(s)	构造或集合体状，光泽	其他特征
雄黄	雄黄	1.5~2	深红色、橙红色	淡橘红色	3.56	C 不清楚 S 单斜晶系	块状、粒状树脂样光泽	烧灼时发出蒜臭气
雌黄	雌黄	1~2	黄色	柠檬黄色有时略带浅褐色	3.4~3.5	C 完全 S 单斜晶系	短柱状、梳状、块状、粉末状、板状，金刚光泽至油脂光泽	烧灼时发出蒜臭气
朱砂	辰砂	2~2.5	鲜红色、暗红色	红色至褐红色	8.09	C 柱面解理完全 F 三方晶系	粒状、块状，金刚光泽	有银镜反应
琥珀	琥珀	2.0~2.5	黄色、淡黄褐色、红黄色	白色、淡黄色	1.06~1.07	F 贝壳状 S 非晶质	不规则块状，松脂或珍珠光泽	—

中文名索引
（按笔画顺序排列）

四画
井开天元无云扎木五支厅不太牙比瓦中冈水贝
毛气升长仁片化公月风丹乌文方火心引丑孔巴

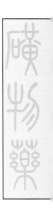

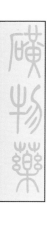

五画

玉末巧正甘艾古术札可石布龙平东卡北卢且目叶甲申
生代白处外冬主立玄兰汉司尼弗辽奴尕加皮圣台母幼丝

◎矿物药真伪图鉴及应用◎

八画

武青玫拓坦拉其苦英直苔林枧松画刺矾矿码欧软虎具味果昆国明固呼岩罗岫帕制
岱依质金乳肺肥周鱼狗炙京放育卷炉河泡泥沸波泽宝定官空郎房居孟降驾参细

九画

珀珍珊玻毒拾指挥草垩胡南药枯查相柏柳欧咸砒砂面轻哇星昭咱响哈炭骨钟钢氟香秋保信泉禹须叙食盆胆将帝差美姜迷娄逆炼炮烂活染洛洋浓恰觉宫扁祖神说娃姹架贺柔给绛统

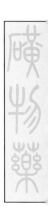

十一画

理措排堆推埠接菱勒黄菊菩萤萨梢梅硅硇硪雪虚蛇
崩铜银偶得盘舶脱猫猛麻康章盖粘粗兽混液淡密续绰绿

十二画

琥琼斑塔越提博斯散葛董朝棋森酥硬硝硫裂雄雅紫跑
遗蛭喀黑铺锌锑智氯鹅焦釖番鲁猩然道曾焰湘温滑寒缅

十三画

瑟瑜摄碁鹊蓝蓬蒙楚硼雷跳路锡锦鼠微腻腰鹏解酱鄜新慈煤煅煌满滥塞福障缩缠

十四画

碧赫截碱磁翡雌嘎蜡锻熏彰瞀熔漳滴赛察褐翠

十五画

撒赭樟橄磊碾墨箭僵德虢熟摩遵澒澄额劈黏

图书在版编目（CIP）数据

矿物药真伪图鉴及应用 / 高天爱，马金安，刘如良主编.——太原：山西科学技术出版社，2014.2

ISBN 978-7-5377-4645-8

Ⅰ.①矿… Ⅱ.①高…②马…③刘… Ⅲ.①矿物药—中药鉴定学—图解 Ⅳ.①R282.76-64

中国版本图书馆CIP数据核字（2013）第271615号

矿物药真伪图鉴及应用

主编：高天爱　马金安　刘如良

出版：山西出版传媒集团·山西科学技术出版社

（太原市建设南路21号　邮编：030012）

发行：山西出版传媒集团·山西科学技术出版社

（电话：0351-4922121）

印刷：山西臣功印刷包装有限公司

开本：787mm*1092mm　1/16

印张：37

字数：720千字

版次：2014年2月第1版

印次：2014年2月太原第1次印刷

书号：1SBN 978-7-5377-4645-8

定价：298.00元

如发现印、装质量问题、影响阅读、请与发行部联系调换。